Spurenlesen im Sprachdschungel

Spurenlesen im Sprachdschungel

Svenja Sachweh

Svenja Sachweh

Spurenlesen im Sprachdschungel

Kommunikation und Verständigung
mit demenzkranken Menschen

2., vollständig überarbeitete und ergänzte Auflage

hogrefe

Dr. phil. Svenja Sachweh
Sprachwissenschaftlerin und Kommunikationstrainerin, „Talkcare“ – Kommunikations-Training für Pflege und Betreuung, Bochum
Universitätsstr. 100a
44799 Bochum
E-Mail: sachweh@talkcare.de
Website: www.talkcare.de

Bibliografische Information der Deutschen Nationalbibliothek
Die Deutsche Nationalbibliothek verzeichnet diese Publikation in der Deutschen Nationalbibliografie; detaillierte bibliografische Daten sind im Internet über http://www.dnb.de abrufbar.

Anregungen und Zuschriften bitte an:
Hogrefe AG
Lektorat Pflege
z. Hd.: Jürgen Georg
Länggass-Strasse 76
3012 Bern
Schweiz
Tel: +41 31 300 45 00
E-Mail: verlag@hogrefe.ch
Internet: www.hogrefe.ch

Lektorat: Jürgen Georg, Lea Zenger, Antonia Halt
Herstellung: Daniel Berger
Umschlagabbildung: Martin Glauser, Uttigen
Umschlag: Claude Borer, Riehen
Illustration/Fotos (Innenteil): Raimund Beerwerth, Maria Brakhane, Christine Enzmann, Grit Herrchen, Inge Hofmann, Werner Krüper, Karin Peters, Jo Pöttgens, N. Schröder, Marianne Strutz, Lubomir Tükör
Cartoons: Elmar Frink, Limburg
Satz: punktgenau GmbH, Bühl
Druck und buchbinderische Verarbeitung: Finidr s. r. o., Český Těšín
Printed in Czech Republic

2., vollst. überarb. u. erg. Auflage 2019

(E-Book-ISBN_PDF 978-3-456-95749-4)
(E-Pub-ISBN_PDF 978-3-456-75749-0)
ISBN 978-3-456-85749-7
http://doi.org/10.1024/85749-000

Inhaltsverzeichnis

Vorwort zur 2. Auflage

In den letzten 10 Jahren hat die Erforschung der Kommunikation von und mit Menschen mit Demenz erfreulicherweise einige neue Erkenntnisse zutage gefördert. Aus diesem Grund habe ich die angegebene Literatur aktualisiert, nahezu alle Abschnitte (z.B. zu den Themen Körpersprache und Umgang mit der Wahrheit) erheblich erweitert, und ein neues Kapitel (über Strategien zum Motivieren von Betroffenen) eingefügt. Auch habe ich viele veranschaulichende Gesprächsbeispiele ergänzt.

Bitte lassen Sie sich nicht durch die Fußnoten (die ja zumeist nur Literaturangaben sind!) abschrecken: Durch die sicher dem einen oder anderen überpenibel erscheinende Nennung der Quellen möchte ich im Zeitalter der Plagiatoren und der Copy-und-Paste-Mentalität ein Zeichen setzen und verdeutlichen, welches Wissen auf wessen Mist gewachsen ist. Zudem beabsichtige ich natürlich, allen Interessierten das schnelle Auffinden einschlägiger Veröffentlichungen zu erleichtern. [Verweise auf Abbildungen und Kapitel wurden bei Erstnennung fett hervorgehoben und bei weiteren Nennungen in Grundschrift verfasst. Anm. d. Lek.]

Auf dass die Lektüre Sie zu einem noch besseren Sprachdetektiv mache und Ihnen begehbare Pfade durch den Sprachdschungel weise!

Svenja Sachweh
Bochum, im August 2018

Danksagung

Wer Bücher schreibt, braucht mehr als eine gute Idee und einen langen Atem: nämlich Menschen, die sich für den Prozess und das Endprodukt interessieren und, alltagssprachlich formuliert, ihren Senf dazu geben. Nur durch ihre Beiträge und Rückmeldungen konnte dieses Buch in ästhetischer und inhaltlicher Hinsicht zu dem werden, was es jetzt ist. Ganz herzlich bedanken möchte ich mich deshalb:

- bei Jürgen Georg und Gaby Burgermeister vom Hogrefe Verlag für die seit vielen Jahren zuverlässige und humorvolle Betreuung,
- bei Elmar Frink für die wie immer köstlichen Cartoons,
- bei den Gewinnern meines Fotowettbewerbs, und ganz besonders bei Raimund Beerwerth für die ansprechenden Bildbeiträge,
- bei Marco Beckendorf für die künstlerischen Demenz-Texte,
- bei Marion Kainz (marion.kainz@gmx.de), der Regisseurin der zu Recht preisgekrönten WDR Demenz-Dokumentation „Der Tag, der in der Handtasche verschwand", für die Erlaubnis, einen Gesprächsausschnitt aus diesem Film verwenden zu dürfen,
- bei meinen Korrekturlesern Eckhard Hofmann, Peter Hetzel und Dr. Klaus Maria Perrar für konstruktive und inspirierende Kritik,
- bei allen beruflich und privat Pflegenden, die mir erlaubt haben, ihre Gespräche mit Menschen mit Demenz aufzunehmen,
- und natürlich bei allen demenziell Erkrankten, die mir einen Blick in ihre Welt gestattet haben – und hier ganz besonders bei Richard Taylor, der meine vielen Fragen geduldig beantwortet hat. Ihm möchte ich, stellvertretend für alle Betroffenen, die darum kämpfen, von uns als Personen wahrgenommen und behandelt zu werden und so lange wie möglich mit uns im Gespräch zu bleiben, dieses Buch widmen.

Einleitung

Wir Menschen sind soziale Wesen, die die Interaktion und die Begegnung mit anderen brauchen, um existieren, uns wohlfühlen und entwickeln zu können. Kommunizieren ist in unserer Welt eine Überlebensnotwendigkeit. Die Kommunikationsfähigkeit ist aber leider auch etwas, was Menschen mit Demenz nach und nach verlorengeht: Für sie wird zum Leidwesen aller Beteiligten die Verständigung mit anderen (und damit auch die Aufrechterhaltung sozialer Beziehungen) immer schwieriger. Viele der Betroffenen reagieren darauf mit Rückzug, Verzweiflung und Depressionen. Man sollte also meinen, dass angesichts der Millionen von Menschen, die weltweit an einer Demenz erkrankt sind, das Thema Sprache und Demenz von großer Wichtigkeit ist. Erstaunlicherweise bietet aber der deutschsprachige Fachbuchmarkt nach wie vor sehr wenig darüber, wie sich die Fähigkeit demenziell erkrankter Menschen, sich selber auszudrücken und andere zu verstehen, verändert, und wie man angemessen mit ihnen kommunizieren kann - und das, obwohl unter Pflegepersonen, Betreuungskräften und Angehörigen ein sehr großes Interesse an diesem Thema (und zuweilen auch ein nicht geringer Leidensdruck) besteht. Auch bietet die Pflegeausbildung in Deutschland, Österreich und der Schweiz noch immer zu wenig wissenschaftlich fundiertes und zu wenig konkret anwendbares und praxisnahes Wissen für den kommunikativen Umgang mit Menschen mit Demenz.

Das Problem bei den vorhandenen Artikeln und Büchern zum Thema ist meines Erachtens das Folgende: Die Demenz-Theoretiker untersuchen in Experimenten, also in unnatürlichen Stresssituationen, wie eine meist geringe Anzahl von Betroffenen kommuniziert, bzw. mehr oder weniger komplexe kommunikative Aufgaben bewältigen kann. Ihre Fragestellungen, die sie mit statistischen Methoden bearbeiten, sind jedoch eher theoretischer Natur. Sie zielen in der Regel nicht darauf ab, die Lebensqualität von Personen mit Demenz zu verbessern; sie beabsichtigen zumeist nicht, Hilfestellungen hinsichtlich Verstehen und Verständigung zu geben. Somit stellt sich die Frage, inwiefern ihre Ergebnisse für die alltägliche Kommunikation mit den erkrankten Menschen überhaupt relevant sind. Die Demenz-Praktiker, die bestens über das Leben mit Demenz und regelmäßig auftauchende Verständigungsprobleme Bescheid wissen, sind demgegenüber meistens nicht ausreichend geschult, um kommunikative Phänomene angemessen untersuchen und darstellen zu können.

In diesem Buch werden deshalb die Erkenntnisse aus Pflegepraxis, Pflegewissenschaft, Neurolinguistik, Sprachpathologie und diversen anderen Fachrichtungen zusammengetragen und auf ihre Relevanz für die alltägliche Kommunikation mit demenziell erkrankten Menschen hin überprüft. Ich möchte das Wissen von Demenz-ExpertInnen aus dem deutschen Sprachraum sowie dem englischsprachigen Ausland und die Erfahrungen Betroffener dabei durch meine eigenen Untersuchungen von Gesprächen aus der Altenpflege untermauern, um letztendlich Verstehen und Verständigung zwischen Menschen mit und ohne Demenz zu verbessern. Mein Blick auf das Thema ist dabei in erster Linie ein sprachwissenschaftlicher: Es wird beschrieben, welche kommunikativen Probleme die Erkrankten haben, und warum. Da ich mich darüber hinaus als anwendungsorientierte Gesprächsforscherin verstehe, soll natürlich auch dargestellt werden, wie man angemessen mit demenziell bedingten Kommunikationsproblemen im Alltag umgehen kann. Insofern steht im Zentrum meiner Bemühungen der Versuch, nicht bei der fatalistischen Beschreibung der Verluste und Einbußen stehen zu bleiben, sondern gleichermaßen zu zeigen, wie die Betroffenen und ihre Gesprächspartner sie bewältigen können.

Von entscheidender Bedeutung scheint mir zu sein, sich von der reinen Defizitorientierung der Neurowissenschaften zu verabschieden: Denn auch wenn Demenzen mit erheblichen Verlusten kognitiver Fähigkeiten einhergehen, sind doch die von der Krankheit betroffenen Menschen keine passiven Bündel von Defiziten. Ganz im Gegenteil: Viele haben gelernt, auf erstaunlich kreative Art und Weise mit den verschiedenen kommunikationsbehindernden Einschränkungen umzugehen. Insofern steht dieses Buch in der Tradition von Demenz-Fachleuten wie Heidi Hamilton, John Killick, Tom Kitwood, Steven Sabat und Betroffenen wie Christine Bryden, Diana McGowin, Helga Rohra, Christian Zimmermann und ganz besonders Richard Taylor, die auf ihre je unterschiedliche Art und Weise unsere gewohnte Sichtweise auf Personen mit Demenz auf den Kopf gestellt und gezeigt haben, dass diese nicht in erster Linie demenzkrank, sondern Menschen sind:

- Menschen, von denen wir vieles lernen können im Hinblick auf Lebensfreude, Selbstachtung, Humor und die Annahme eines schweren Schicksals;

- Menschen, die es verdienen, ungeachtet ihres oft hohen Alters und der Unaufhaltsamkeit der Demenz medizinische und therapeutische Angebote zu bekommen;
- Menschen, die es verdienen, menschenwürdig und respektvoll von uns behandelt zu werden;
- Menschen, die es verdienen, von speziell dafür ausgebildeten und ihrerseits respektvoll und menschenwürdig behandelten (sowie angemessen bezahlten!) Pflege- und Betreuungspersonen durch den für sie immer schwieriger werdenden Alltag begleitet zu werden;
- Menschen, die es verdienen, angehört und besser verstanden zu werden – denn sie haben uns durchaus noch viel zu sagen.

Wenn in diesem Buch von Demenz die Rede ist, so ist damit in erster Linie die häufigste Form der Demenz, die Alzheimer-Krankheit, gemeint. Grundsätzlich ähneln sich die Bilder hinsichtlich der kommunikativen Ausfälle und Schwierigkeiten bei anderen Demenzformen aber bis auf wenige Ausnahmen derart, dass man als Laie kaum Unterschiede feststellen kann. Entsprechend sollen diesbezüglich im Hinblick auf den Erhalt bzw. Verlust von kommunikativen Fähigkeiten nur an sehr wenigen Stellen weitere Unterscheidungen getroffen werden. Eine differenzierte Darstellung der Abbauprozesse bei einzelnen Demenz-Untertypen findet sich z. B. in Gutzmann/Brauer (2007).

Um die Veränderungen der Kommunikationsfähigkeit von Menschen mit Demenz verständlich darstellen zu können, bedarf es manchmal einiger Begrenzungen und Vereinfachungen. Selbstverständlich kommen nicht alle der hier beschriebenen Phänomene bei allen Betroffenen vor – dafür gibt es einfach zu große Unterschiede zwischen den Fähigkeiten einzelner Individuen. Außerdem scheint es im Einzelfall je nach Tagesform gravierende Schwankungen im Sprachvermögen der Erkrankten zu geben.[1] Wie haben es Tom Kitwood[2] und Betroffene wie Richard Taylor[3] doch auf ihre je eigene Weise so treffend formuliert? Wenn Sie eine Person mit Demenz kennengelernt haben, haben Sie genau eine einzige Person mit Demenz kennengelernt – und können auf der Grundlage dieser einen Erfahrung nicht ohne weiteres auf alle anderen Betroffenen schließen. Zudem kann man viele sprachliche Phänomene nicht einem bestimmten Krankheitsstadium zuordnen. Betrachten Sie den Inhalt dieses Buches also:

- als Sammlung der kommunikativen Erfahrungen von Demenz-ExpertInnen aus Wissenschaft und Praxis mit mehreren demenziell erkrankten Menschen,

- als Darstellung individueller Erfahrungen einzelner Personen,
- als forschungs- und erfahrungsgestützte sowie zum Lernen und Merken didaktisch aufbereitete Annahmen über die Veränderungen der Kommunikationsfähigkeit bei Demenz,
- als Zusammenstellung von Hinweisen, wie man das Gespräch mit Betroffenen befriedigend gestalten kann,
- und als Einladung, sich durch die genannten Beispiele für sprachliche Dinge sensibilisieren zu lassen und im Umgang mit den Ihnen anvertrauten Menschen eigene Überlegungen und Beobachtungen anzustellen.

Zum Aufbau des Buches

Zunächst wird in einem kurzen Exkurs Wissenswertes über das Gehirn und die Aufgabenteilung der beiden Hirnhälften skizziert. Anschließend werden die Veränderungen der verbalen (**Kapitel 1**) und der nonverbalen (**Kapitel 2**) Kommunikationsfähigkeit bei Menschen mit Demenz dargestellt. Im Anschluss daran geht es um die Beziehungsgestaltung (**Kapitel 3**) und um die Optimierung der Gesprächsführung (**Kapitel 4**). Nach einigen konkreten Hinweisen zur Verbesserung der Kommunikation während der Pflege (**Kapitel 5**) befasst sich das neue **Kapitel 6** damit, wie man Menschen mit Demenz motivieren kann. In **Kapitel 7** geht es ausführlich um die Bewältigung so genannter herausfordernder Verhaltensweisen. **Kapitel 8** schließlich erläutert und problematisiert verschiedene Ansätze zum Umgang mit der Wahrheit.

Jedes Kapitel umfasst eine Darstellung des Forschungsstandes, wo möglich auch illustrative Gesprächsbeispiele aus dem Pflegealltag und Tipps zur demenzgerechten Gesprächsführung.

Den besonders wissbegierigen Leserinnen und Lesern werden überdies die auf die Schädigungen des Großhirns zurückzuführenden Ursachen der beschriebenen Phänomene in optisch abgesetzten Kästen erklärt. Zudem habe ich an einigen Stellen thematisch passende (und von mir z. T. aus dem Englischen übersetzte) Zitate von Betroffenen eingefügt.

Exkurs: Wissenswertes über das Gehirn

Dass demenzielle Veränderungen etwas mit der Funktionsfähigkeit des Gehirns zu tun haben, ist unumstritten – was dieses Etwas aber genau ist bzw. was die Veränderungen auslöst, bleibt auch nach mehr als 100 Jahren Demenz-Forschung und tausenden von Veröffentlichungen zu diesem Thema rätselhaft. Tatsache ist jedenfalls, dass man die neuropathologischen Veränderungen (Plaques und Neurofibrillenbündel), die man ehedem für ein eindeutiges Anzeichen einer Demenz hielt, einerseits auch in den Gehirnen kognitiv gesunder Menschen gefunden hat – und dass andererseits einige erheblich demenziell veränderte Personen keinerlei derartige Ablagerungen aufwiesen[4].

Unser Wissen über die Funktionsweise des Gehirns ist zum einen von Berichten über selektive Störungen bei Schlaganfall- und anderen neurologischen PatientInnen abgeleitet. Zum anderen stammt es aus Untersuchungen, die durch den Einsatz bildgebender Verfahren kranken und gesunden Gehirnen quasi bei der Arbeit zugeschaut haben. Die dadurch entstandene Vielzahl von Mosaik- und Puzzlesteinchen ergänzt sich immer mehr zu einem Bild, das Laien viele erstaunliche Erkenntnisse bescheren kann. Ich meine: Wenn man verstehen will, wie eine demenzielle Erkrankung die Kommunikationsfähigkeit eines Menschen verändert, hilft es, sich einmal vor Augen zu führen, wie unser Gehirn funktioniert – bzw. welche kognitiven und vor allem sprachlichen Fähigkeiten schwerpunktmäßig wo darin angesiedelt sind.

Hemisphärendominanz

Die linke und die rechte Hirnhälfte steuern nicht nur die jeweils gegenüberliegende Körperseite – sie haben im Hinblick auf die menschliche Denk- und Kommunikationsfähigkeit auch sehr unterschiedliche Funktionen und Aufgaben (s. **Abb. 0-1**). Sehr grob verallgemeinernd gesagt, ist die linke Hirnhälfte bei den meisten Rechtshändern vorwiegend (aber nicht ausschließlich) zuständig für:

- das logische und abstrakte Denken[5],
- das Rechnen[6],
- die phonetische Analyse gehörter Sprachlaute[7],
- das Lesen[8] und Schreiben[9],
- die verbale Sprache inkl. Wortschatz und Grammatik[10],
- und das Verstehen von Witzen.[11]

Die rechte Hirnhälfte ist demgegenüber bei den meisten Rechtshändern schwerpunktmäßig zuständig für:

- die räumliche Wahrnehmung[12],
- Ausdruck und Erfassen von Emotionen[13],
- die Steuerung und Wahrnehmung von Körpersprache[14],
- pragmatisches Sprachverstehen, d.h. das Verstehen davon, wie Äußerungen in konkreten Situationen gemeint sind[15],

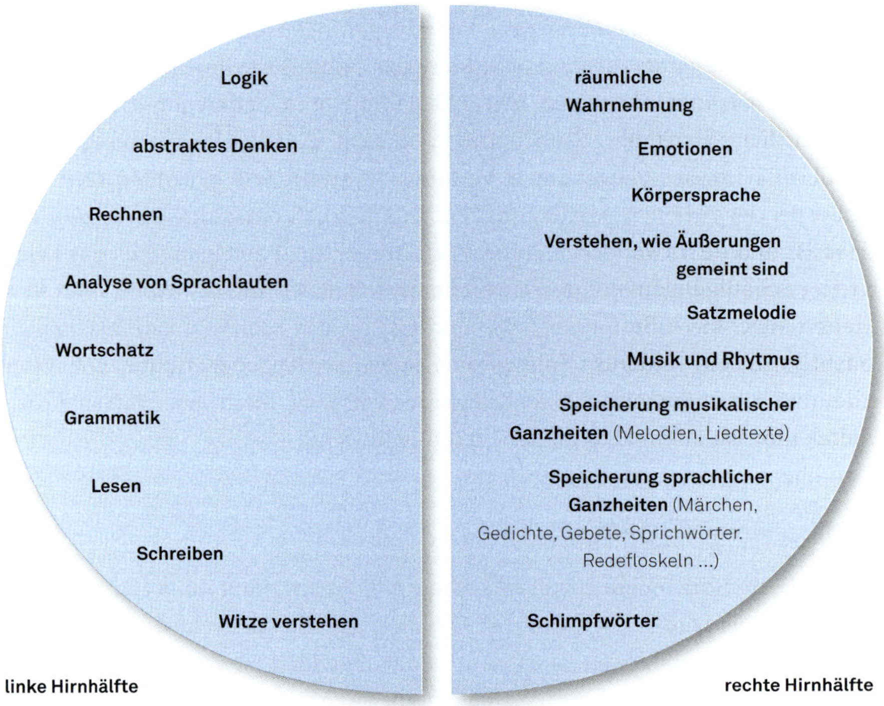

Abbildung 0-1: Die unterschiedlichen Aufgaben der beiden Hirnhälften (Quelle Sachweh, 2008)

- die Analyse der Prosodie, vor allem des emotionalen Gehalts der Satzmelodie[16],
- Musik und Rhythmus[17],
- die Speicherung von musikalischen (Melodien und Liedtexte), rhythmischen und lautlichen bzw. textuellen Gefügen, wie z. B. Gedichte, Gebete, Sprichwörter, Redefloskeln, Märchen etc.[18],
- sowie Schimpfwörter[19].

Bei Linkshändern liegen die Dinge komplizierter: Während die Gehirne der meisten von ihnen so strukturiert sind wie die der Rechtshänder, sind doch die Zuständigkeiten in den beiden Hirnhälften einiger weniger entweder genau seitenverkehrt, oder noch komplexer verteilt[20].

Eingeschränkte Gehirntätigkeit bei Demenz

Offenbar besteht auch bei gesunden Menschen ein Ungleichgewicht zwischen den beiden Hirnhälften: Die linke Hirnhälfte scheint Energie sehr viel schneller zu verbrennen als die rechte, wird dabei aber mit weniger Blut versorgt als diese[21]. Außerdem scheint die linke Hirnhälfte generell störungsanfälliger bzw. verletzlicher zu sein als die rechte. Das belegt die Tatsache, dass ein Schlaganfall viel öfter die linke als die rechte Hirnhälfte betrifft[22].

Bei Menschen, die an einer Demenz des Alzheimertyps leiden, scheint die linke Hirnhälfte im Vergleich zur rechten einigen Studien zufolge trotz symmetrischer Schädigungen beider Seiten aufgrund einer zu geringen Blutzufuhr und eines schlechteren Stoffwechsels in ihrer Funktionsfähigkeit massiver beeinträchtigt zu sein[23]. Meines Erachtens passen diese Befunde relativ gut zu dem Bild, das sich in diagnostischen Untersuchungen wie auch in alltäglichen Kommunikationssituationen zeigt: Menschen mit Demenz haben in den früheren Krankheitsstadien vorwiegend Probleme mit den höheren kognitiven Fähigkeiten, die von der linken Hirnhälfte gesteuert werden (vgl. **Kapitel 1**), während viele der schwerpunktmäßig von der rechten Hirnhälfte organisierten emotionalen, körpersprachlichen und musikalischen Fähigkeiten länger erhalten zu bleiben scheinen (vgl. **Kapitel 2**).

> *„Der Schwerpunkt meiner Aufmerksamkeit verlagert sich offensichtlich vom Kopf ins Herz.“* (Taylor, 2010, S. 131)

Fußnoten

1 Maclagan/Mason, 2005
2 Kitwood, 2016
3 Taylor, 2010
4 Sabat, 2018; Whitehouse/George, 2009
5 Prado et al., 2011
6 Baldo/Dronkers, 2007; Semenza et al., 2006
7 Friederici et al., 2004; Price, 2012; Spironelli/Angrilli, 2006; Vigneau et al., 2011
8 Joubert et al., 2004; Rapp/Lipka, 2011
9 Planton et al., 2017
10 Friederici et al., 2004; Paradis, 2001; Pulvermüller, 2012; Rohrer et al., 2008; Ward, 2006a
11 Wild, 2010
12 Gazzaniga et al., 1998
13 Bourne, 2010; Ferré et al., 2011; Gainotti, 2012; Lehman Blake, 2010; Perry et al., 2001
14 Devinsky, 2000; Paradis, 2001
15 Cutica et al., 2006; Ferré et al., 2011; Lehman Blake, 2010; Paradis, 2001; Van Lancker Sidtis, 2012
16 Ferré et al., 2011; Friederici et al., 2004; Lehman Blake, 2010; Witteman et al., 2011
17 Stewart et al., 2006; Tervaniemi/Hugdahl, 2003; Zatorre et al., 2002
18 Schöler/Grötzbach, 2004; Van Lancker Sidtis, 2012; Van Lancker Sidtis et al., 2015
19 Schöler/Grötzbach, 2004; Van Lancker Sidtis, 2012; Van Lancker/Cummings, 1999
20 Knecht et al., 2000; Willems et al., 2014
21 Pagani et al., 2002
22 Foerch et al., 2005; Hedna et al., 2013; Naess et al., 2006.
23 Herholz et al., 2002; Lee et al. 2013; Ott et al., 2000; Thompson et al., 2003; Zahn et al., 2004

1 Veränderungen der verbalen Kommunikationsfähigkeit

1.1 Wortfindungsstörungen

Die Wortfindungsstörung ist die bekannteste Auswirkung der Demenz auf das Sprechenkönnen. Sie ist teilweise bereits im frühen Krankheitsstadium zu beobachten und kommt im Laufe der Krankheit immer häufiger vor. In den folgenden Abschnitten wird gezeigt, was darunter zu verstehen ist (**Abschnitt 1.1.1**), mit welchen kommunikativen Strategien die Betroffenen darauf reagieren (**Abschnitt 1.1.2**) und wie wir mit diesem Problem umgehen sollten (**Abschnitt 1.1.3**).

1.1.1 Was bedeutet Wortfindungsstörung?

Von einer Wortfindungsstörung spricht man, wenn jemandem mitten im Sprechen plötzlich die Worte für das fehlen, was er sagen möchte: Der Zugriff auf einzelne, für den jeweiligen Gedanken passende Begriffe ist gestört. So begründete beispielsweise einmal eine Dame ihren Wunsch, auf dem Weg von ihrem Zimmer zum Speisesaal von einem Pflegenden begleitet zu werden, mit den folgenden Worten: „Wenn jemand na äh hinten/ nebenher läuft, na is er/ is man/ fühlt man sich gleich beha/ be " be be be-was-t? Behutet!"

„Es ist, als wären die Regale mit den ordentlich sortierten Wörtern umgefallen und als müsste ich mir aus den unsortierten Haufen das Wort heraussuchen, das ich brauche. Wenn ich dieses Wort oder sein Äquivalent finde, muss ich mir überlegen, wie ich es ausspreche und an welche Stelle des Satzes es gehört." (Bryden, 2011, S. 125)

„Ich kann verrückt werden, wenn ein Name mir auf der Zunge liegt und ich komme nicht mehr darauf... Dinge, die ich immer gewusst habe, sind weg, einfach weg." (Andersson, 2007, S. 62)

Dieses Phänomen erleben durchaus auch jüngere und sprachgesunde Personen, und zwar gar nicht so selten – nämlich dann, wenn ihnen weniger gebräuchliche Wörter und insbesondere Namen von Menschen oder Restaurants sowie Film- und Buchtitel zwar, wie das die Betroffene im Zitat oben so treffend ausdrückt, „auf der Zunge liegen", aber sie einfach nicht darauf kommen. Manchmal weiß man, mit welchem Buchstaben das gesuchte Wort beginnt. Man hat sogar eine ungefähre Vorstellung davon, wie viele Silben es hat – und kann es doch trotz höchster Konzentration und angestrengten Überlegens nicht aussprechen[1]. So ähnlich ergeht es auch Menschen mit Demenz, nur leider sehr viel häufiger: Für sie wird nicht nur das Suchen nach Personennamen[2], sondern auch nach ganz einfachen, alltäglichen Wörtern zur Regel. Ihr aktives Vokabular schrumpft sozusagen[3], wobei später im Leben erworbene Wörter früher verloren gehen und die zuerst in der Kindheit gelernten am längsten erhalten bleiben.[4]

„Die Krankheit stört besonders den Zugriff auf die Namen der Dinge, aber ich (er-)kenne das Ding noch. Im frühen Stadium ist es der Wortschatz, der verschwunden ist, nicht das Konzept." (Davis, 1989, S. 100)

Ausgenommen hiervon bleiben vorwiegend automatisierte Formulierungen[5]: Am wenigsten betroffen sind Wörter und Ausdrucksweisen, die wir quasi im Schlaf beherrschen, wie etwa:

- die in unserer Sprache und Kultur üblichen Gruß-, Abschieds- und Glückwunschformeln: „hallo", „tschüss", „gute Nacht", „Mahlzeit"[6]
- Sprichwörter[7]
- formelhafte Redewendungen und Floskeln wie etwa „ach du liebe Zeit", „Menschenskinder noch mal", „Gott sei Dank", „der Wind, der Wind, das himmlische Kind..."[5]
- die Fähigkeit, akustische Verständnisprobleme zu signalisieren: „wie bitte?", „Was sagten Sie?", „Hä?"[5]
- sprachliche Mittel, um die Aufmerksamkeit anderer zu erregen, wie beispielsweise „hallo!", „Hilfe!", „Schwester!", „kuck [nordd. für gucken, Anm. d. Lek.] mal!"[5]
- Kosenamen wie „Schätzchen"[5]
- Schimpfwörter[8]
- fachsprachliche Ausdrücke aus dem eigenen Beruf[5]
- und individuelle Lieblingsformulierungen[9].

Der Abbauprozess verschont meistens auch die so genannten grammatischen Wörter wie etwa Konjunktionen (z. B. und, dass, weil) und Präpositionen (z. B. an, in, über, unter). Er betrifft demgegenüber zumeist Inhaltswörter, nämlich Substantive (Hauptwörter, z. B. Blume), Adjektive (Eigenschaftswörter, z. B. bunt) und Verben (Tätigkeitswörter, z. B. malen)[10], wobei Verben offenbar mehr Schwierigkeiten bereiten als Substantive.[11] Dabei besteht eine Tendenz dahingehend, dass Menschen mit Demenz umso mehr Probleme mit der Wortfindung haben, je seltener der gesuchte Begriff ist[12] und je weniger gut man ihn sich bildlich/plastisch vorstellen kann[13]. Auch scheinen seltsamerweise Ausdrücke für Lebendiges (z. B. Tiere und Pflanzen) schneller verloren zu gehen als solche für Künstliches, von Menschen Geschaffenes (z. B. Werkzeuge).[14]

Während anfangs nur weniger gebräuchliche Begriffe betroffen sind[15], kann es im fortgeschrittenen Stadium vorkommen, dass selbst einfachste und alltäglichste Wörter blockiert sind. Einigen Menschen kann es in späten Krankheitsstadien passieren, dass sie gar keine eigenen Äußerungen mehr formulieren können, sondern quasi zwanghaft die Worte ihres Gesprächspartners wiederholen müssen[16]. Das nennt man fachsprachlich Echolalie. Andere wiederum bleiben an etwas kleben, was sie selber gesagt haben und müssen es endlos wiederholen. In diesem Fall spricht man von Palilalie oder Perseveration[17].

Wortfindungsstörungen führen bei Menschen mit Demenz häufig dazu, dass sie ins Schwimmen geraten und ihre einmal begonnen Äußerungen nicht zu Ende führen können: Einzelne, nicht ganz treffende Begriffe werden schon nach dem Anlaut abgebrochen und nicht zu Ende gesprochen; Sprechpausen und kleine Wörtchen wie äh, ähm und na zeigen, dass sie sich große Mühe geben, doch noch auf das gesuchte Wort zu kommen[18]. Ihre Sätze erscheinen uns deswegen unvollständig[19], umständlich[20], leer[21] und vage[22].

Neben der Tagesform und dem Grad der Wachheit bzw. Müdigkeit beeinflussen auch verschiedene andere Faktoren die Häufigkeit und den Ausprägungsgrad von Wortfindungsstörungen. Eine nicht unerhebliche Rolle spielt die Kognition, also die Denkfähigkeit. Während manche Forscher glauben, dass die Betroffenen krankheitsbedingt Teile ihres Wissens über die Welt und Wortbedeutungen ähnlich wie Teile ihrer Erinnerung gänzlich verloren haben[23], gehen andere eher davon aus, dass sie nur vorübergehend nicht aktiv darauf zugreifen können[24]. Es mehren sich allerdings die Anzeichen dafür, dass eine Kombination von Wissensverlust und Zugriffstörung für die Wortfindungsprobleme von Personen mit Demenz ursächlich ist.[25]

Auch Gefühle spielen eine wichtige Rolle: Bei Themen, die die Menschen emotional berühren und interessieren[26], oder über die sie sich ärgern[27], funktioniert die Wortfindung offensichtlich besser als bei alltäglichen und banalen Gesprächsinhalten. Zudem scheint es einen Zusammenhang zwischen psychischen Begleiterscheinungen der Demenz und der Ausdrucksfähigkeit der Betroffenen zu geben: Wahnvorstellungen einerseits und Depressionen andererseits gehen mit einer Verschlechterung der Wortfindung einher.[28]

Von erheblicher Bedeutung ist schließlich auch die eingeschränkte Konzentrationsfähigkeit von Menschen mit Demenz. Sie bewirkt, dass die Betroffenen im Gespräch sehr leicht von inneren und äußeren Reizen, also beispielsweise von auftauchenden Gedanken wie auch von visuellen und akustischen Stimuli, ablenkbar sind.[29] Das bedeutet, dass sie umso mehr Probleme mit der Wortfindung haben, je mehr Leute, störende Geräusche und interessante Dinge um sie herum sind. Ihr Gehirn schafft es einfach nicht, alles das auszublenden, was nichts mit dem gerade stattfindenden Gespräch zu tun hat.

„Früher konnte ich in der U-Bahn lesen. Oder im Wartezimmer des Zahnarztes meine Predigten schreiben. Ich konnte abschalten. Jetzt höre ich alle Stimmen um mich herum, höre das Klingeln von jedem Mobiltelefon. Es ist komisch. Das ist der Grund, warum ich nicht mehr auf Feste gehen und nicht mehr viele Menschen gleichzeitig um mich haben kann.“ (Andersson, 2007, S. 66)

1.1.2 Wie reagieren Menschen mit Demenz auf Wortfindungsstörungen?

„Ich stelle fest, dass manchmal sinnloses Zeug herauskommt, wenn ich den Mund aufmache und einen Strom von Wörtern entlasse. Dabei ist jedes Wort für sich verständlich, aneinander gereiht ergeben sie allerdings keinen Sinn. Verdammt, was meint er nur?, wird dann gerätselt.“ (Taylor, 2010, S. 57)

Die eine demenztypische Reaktion gibt es nicht: Grundsätzlich sind die Reaktionsweisen so unterschiedlich wie die Menschen selber. So versuchen einige Betroffene anfänglich, das Problem zu vertuschen[30], indem sie einfach das Thema wechseln[31] oder wie der sehr gebildete Richard Taylor schwierige und imponierende Fremdwörter benutzen, die keiner anzuzweifeln wagt.[32] Manche lachen.[33] Andere wiederholen einfach das, was ihr Gesprächspartner zu ihnen gesagt hat, und versuchen so die Illusion aufrecht zu erhalten, sie seien ganz normale Gesprächsteilnehmer ohne kommunikative Probleme.[34]

Einige weichen defensiv auf entschuldigende und teilweise nichtssagende Allerweltsweisheiten aus und klopfen Sprüche wie: „Ja ja, so ist das halt im Leben.", „Man wird auch immer älter!" oder: „Was sein muss, muss sein!".[35] Im schlimmsten Fall ziehen sie sich ganz zurück und stellen das Sprechen aus lauter Frustration völlig ein.[36] Manche, die selbstbewusster sind und sich von verständnisvollen Menschen umgeben wissen, bitten ihre Gesprächspartner offensiv um mehr Zeit[37] und Geduld[38], damit sie die passenden Begriffe suchen können.

In spontanen, alltäglichen Gesprächen verwenden Menschen mit Demenz eine erstaunlich große Bandbreite von zumeist konstruktiven und kreativen, aber leider nicht immer zum Erfolg führenden Strategien, um ihre Gedanken und Ideen trotz der Probleme mit der Wortfindung mitzuteilen, nämlich:

- Körpersprache,
- Umschreibungen,
- inhaltsleere Ersatzwörter,
- inhaltlich verwandte Wörter,
- lautlich ähnliche Wörter,
- und selbst erfundene Wörter.

Ungewollt schleichen sich allerdings auch einige Ausdrucksweisen und Fehler in die Äußerungen der Betroffenen, die ihre Gesprächspartner verwirren, oder auf eine völlig falsche Fährte locken können, nämlich:

- der übermäßige Gebrauch von Pronomen,
- das Vertauschen von Wörtern mit gegensätzlicher Bedeutung,
- die Verwechslung äußerlich ähnlicher Gegenstände,
- und das unbeabsichtigte Einflechten fremdsprachlicher Begriffe.

Die Kenntnis dieser Strategien und Lösungswege ist der Schlüssel zum besseren Verständnis von Menschen mit Demenz. Tatsächlich hat vieles von dem, was sie sagen, und was uns sinnlos und unverständlich erscheint, einen rekonstruierbaren Sinn.[39] Deshalb möchte ich jede einzelne der oben genannten Strategien vorstellen und mit alltäglichen Beispielen illustrieren.

Körpersprache

Manchmal helfen die Betroffenen sich erfolgreich mit nonverbaler Kommunikation und Körpersprache (siehe auch **Kapitel 2**): Sie setzen ihre Körperhaltung, den Klang ihrer Stimme, ihre Mimik, sowie Gestik und Pantomime ein, um zu zeigen, was sie meinen (s. **Abb. 1-1**).[40]

> *„Auf die Frage hin, wie es ihr denn so ginge und ob sie recht gesund und fit sei, machte sie sogar einige ausgelassene Turnübungen. Sie wollte einfach zeigen, wie gelenkig sie noch war, fing an, auf der Stelle wie der weltbeste Jogger zu laufen, schmiss mal kurz die Beine hoch und strahlte über das ganze Gesicht, weil das alles so gut klappte."* (Ahlborn, 2013, S. 71)

Im folgenden Gesprächsausschnitt (vgl. zur Darstellungsweise **Abb. 1-2**) fällt einer Bewohnerin das Wort „rauslutschen" nicht ein. Sie verdeutlicht deshalb durch Pantomime und durch ein lautmalendes, schlürfendes Geräusch, wie die Marmelade aus der für sie schwer handhabbaren Portionspackung in ihren

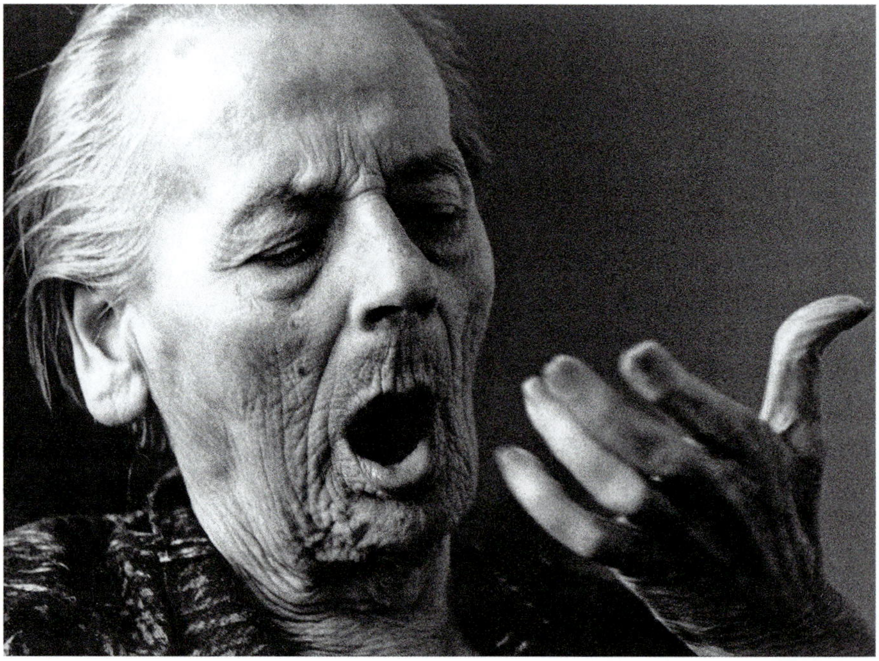

Abbildung 1-1: Die Opernsängerin-Pantomime (Foto: Lubomir Tükör)

Mund gelangt ist (vgl. überdies den Abschnitt zu Lautassoziationen: in der letzten Zeile verwendet sie das Reimwort rausgerutscht!):

Beispiel 1

01 P: Schmeckt dat ohne Butterbrot so gut?
02 Is dat nich zu süß? *2*
03 B: Das hab ich so.
04 MACHT SCHLÜRFENDES/SAUGENDES GERÄUSCH VOR
05 P: Ja, hab ich gesehen.
06 B: So.
07 P: Ja.
08 B: Rausgerutscht.

Die hier verwendeten Beispiele wurden teilweise aus nord- und süddeutschen Dialekten in die deutsche Umgangssprache „übersetzt". Alle Namen und Namenskürzel entsprechen aus Datenschutzgründen nicht den echten Namen der Sprechenden (Ausnahme: Autorin).

Die Zeilen werden zum schnelleren Auffinden der diskutierten Phänomene durchnummeriert. Die Schreibweise lehnt sich an die deutsche Rechtschreibung an, berücksichtigt aber alltagssprachliche Besonderheiten wie das Zusammenziehen von Worten oder das Auslassen von Endlauten. So wird beispielsweise „Sie" zu „Se", „nicht" zu „nich", „mal" zu „ma", „machst du" zu „machste", etc.

Des Weiteren bedeuten:

/	abgebrochene Äußerung
<ja>	lauter gesprochenes Wort
>ja<	leiser gesprochenes Wort
*	kurze Pause
**	mittlere Pause
***	längere Pause
# #	signalisiert die Erstreckung eines Kommentars zur Art des Sprechens
SCHRILL	(Großbuchstaben) Kommentar zu Sprechweise oder Stimmqualität
(aber)	vermuteter Wortlaut
..	je 2 Punkte stehen für eine unverständliche Silbe
...	3 Punkte an der linken Seite verweisen auf eine Auslassung
——	(Unterstreichung) zeigt gleichzeitiges Sprechen mehrerer Personen an
fett	verweist auf im Text Diskutiertes
P	bedeutet Pflegekraft oder Präsenzkraft
B	steht für Bewohner/in
S	bezieht sich auf die Autorin
A, G, R	Angehörige, Gast, Regisseurin

Abbildung 1-2: Erläuterungen der Sonderzeichen

Umschreibungen

Im anfänglichen Stadium umschreiben viele demenziell Erkrankte das von ihnen gemeinte Wort gleichzeitig verbal und nonverbal.[41] Das tun sie etwa, indem sie:

- gestisch Größe und Form zeigen und zugleich entweder
- die Funktion bzw. Eigenschaften (vor allem die Farbe!) des gemeinten Gegenstandes nennen, wie z. B. „Das Ding ist weiß und dann schwarzweiß, mit langen Ärmeln." statt Bluse; „so ein silbernes Schmuckteil" statt Brosche; „Es ist so wie ein Gestrick oder etwas drum." statt bestickte Serviettentasche; „rote runde" statt Tomaten, „das Weiße" statt Milch[42],
- oder sagen, was es nicht ist[43]: „Nicht Knöchel, nicht Knie, aber die sind so kaputt!".

Ein Streichholz wird beispielsweise als „Ding zum Zigarettenanzünden" beschrieben, eine Nadel als „Nähding" und ein Stift als „Schreibding" (vgl. auch den nächsten Abschnitt über inhaltsleere Ersatzwörter). Statt „Ruderboot" und „Taschentuch" bekommen wir vielleicht die funktionalen Beschreibungen „zum Angeln" bzw. „für die Nase" zu hören, oder statt „Sonne" wird eine optische Beschreibung wie „es glitzert und funkelt" oder „das schöne hellrote Helle da draußen" gegeben. Ihre Frisur nannte eine Dame einmal „so'n Kopf Haare" ...

Das folgende Beispiel zeigt, wie eine Bewohnerin vergeblich versucht, das ihr nicht einfallende Wort Infusion zu erklären:

Beispiel 2

01 B:	Ich hab ja schon wieder **diese lange Schnur** mit/ **die Sachen dafür**
02 P:	Was denn? Der/ ** Die Klingel?
03 B:	Ja .. nee, **ist was anderes.** * 2*
04 P:	Lange Schnur? Wel/ Welche lange Schnur?
05 B:	Ja.
06	**Die gehört mit dazu.** *
07 P:	Wo?
08 B:	**Beim Arm und beim Gesicht.** *
09 P:	Ne lange Schnur?
10 B:	Naja, so beinah (sehr ..). *

11 P: Hm.
12 B: Is auch nich schlimm.
13 P: LACHT KURZ HILFLOS Also die Klingel meinen Sie nicht im/
14 am Bett.
15 B: Nee.

Inhaltsleere Ersatzwörter

Wenn ihnen gar kein halbwegs passendes Stellvertreterwort einfällt, werden Menschen mit Demenz sehr vage und benutzen nichts sagende Begriffe wie irgendwas, jemand, Sachen, Zeug, Ding(er), oder Dings(da).[44]

„*Meistens benutze ich das Wort „thingy“* [dt.: Dings oder Dingsbums, Anm. d. Verlags] *für sämtliche Wörter die ich vergessen habe!*“ (Bryden, 2011, S. 125)

Eine Kunsttherapeutin wurde einmal mit der Frage nach dem „Ding mit den Dingern“ konfrontiert – und konnte dann anhand der ihr bekannten Interessen der betreffenden Dame sowie ihres auf den Tisch bzw. die Malutensilien gerichteten Blickes herausfinden, dass der Malkasten gemeint war.[45] Zuweilen bekommen wir pantomimische Hilfestellungen, um das Gemeinte erraten bzw. herausfinden zu können. Manchmal hilft es, genau nachzusehen, worauf demenzkranke Menschen beim Sprechen schauen, bzw. womit ihre Hände herumspielen. Welche Stelle am Körper hält oder reibt beispielsweise jemand, der zu Ihnen sagt: „Mir tut der Dings so weh.“ (s. **Abb. 1-3**)?

In gar nicht wenigen Fällen müssen wir jedoch kapitulieren und erkennen, dass wir es auch bei größtmöglichem, beiderseitigem Bemühen nicht schaffen, das Gemeinte, das „Dings“ zu entschlüsseln.

Inhaltlich verwandte Wörter

Wenn Menschen mit Demenz auf ein gesuchtes Wort nicht kommen, verwenden sie häufig entweder einfachere, unspezifischere, in ihrer Muttersprache häufiger vorkommende Begriffe[46] oder Synonyme, d.h. Wörter, die dasselbe bedeuten, wie z.B. Autor und Schriftsteller.[47]

In vielen Fällen gibt es einen semantischen, also einen inhalts- und bedeutungsmäßigen Bezug zwischen dem Wort, das gesagt wird, und dem, das gemeint war.[48]

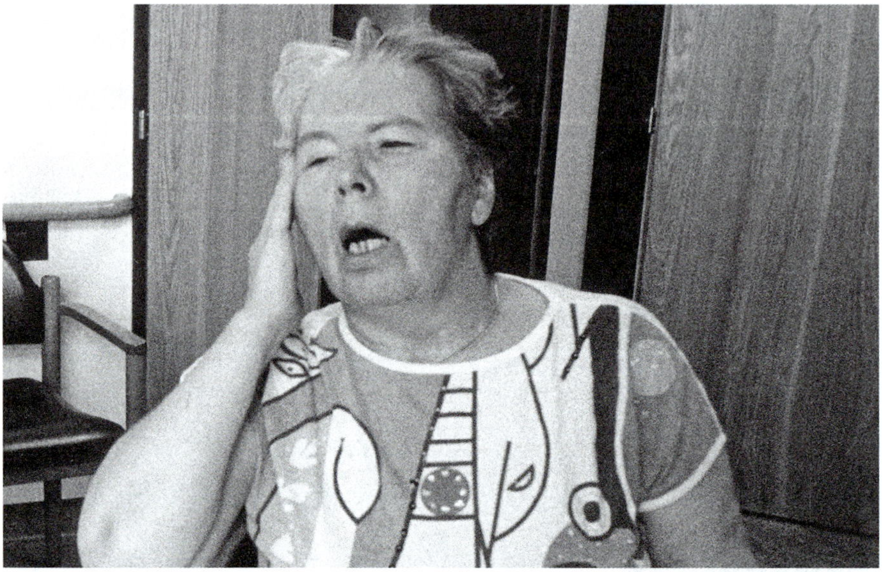

Abbildung 1-3: Körpersprachliches Anzeichen für Schmerzen (Foto: Lubomir Tükör)

Unser internes Lexikon ist äußerst komplex aufgebaut. Alle Wörter und Wortbedeutungen sind wie alle Erinnerungen nach einem bestimmten Muster mehrfach (!) in unserem Kopf gespeichert. Dabei scheint grob vereinfachend gesprochen jeder Mensch mindestens vier Ordnungssysteme zu haben (s. **Abb. 1-4**):

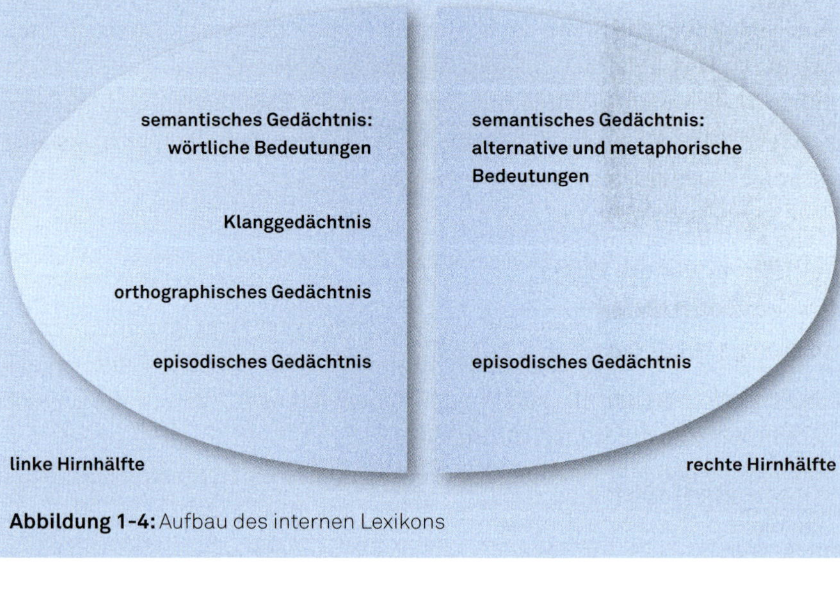

Abbildung 1-4: Aufbau des internen Lexikons

Wir sortieren und speichern die Wörter

- **nach ihren Bedeutungen,** (Caramazza, 1996; Engel, 2012; Killick/Allan, 2001; Thompson-Schill, 2003; Verma/Howard, 2012),
- **nach ihren Klängen,** d. h. nach akustischer Ähnlichkeit (Coltheart, 2004; Engel, 2012; Killick/Allan, 2001; Ward, 2006)[49],
- **nach ihrer Schreibweise** (Coltheart, 2004),
- und **im Zusammenhang mit individuellen Erfahrungen, Erlebnissen und Gefühlen** (Binder et al., 2009).

Das Verwechseln inhaltlich ähnlicher Wörter geschieht sozusagen im Wortbedeutungslexikon. Um sich bildlich vorzustellen, wie dieses inhaltliche Ordnungssystem unseres Gehirns funktioniert, denken Sie am besten an eine Apotheke (s. **Abb. 1-5**):

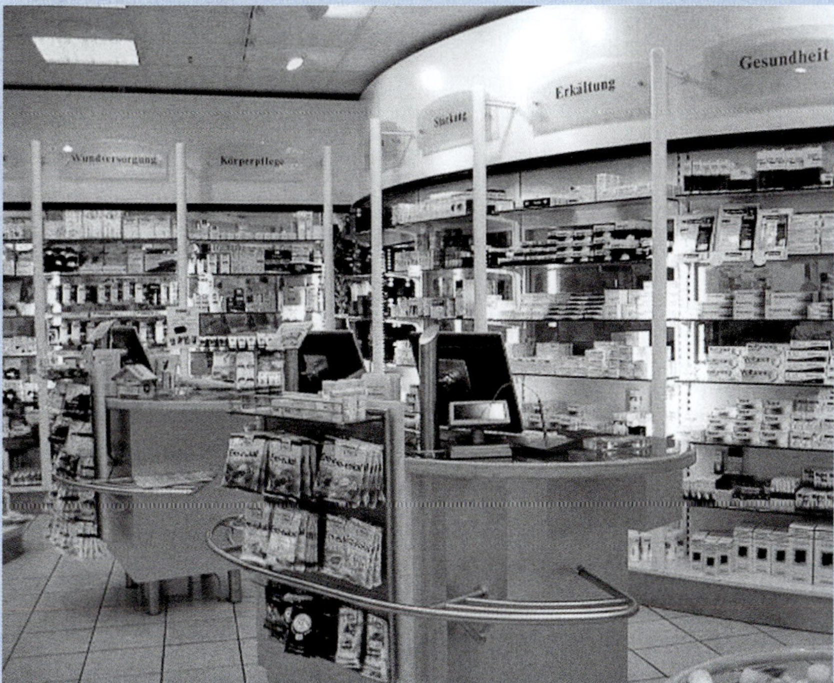

Abbildung 1-5: Das Ordnungssystem einer Apotheke (Foto: Inge Hofmann)

Der Apotheker hat seine Regalwände und Schubladen nach einem bestimmten System geordnet: Auf der einen Seite finden sich Mittel gegen Erkältungen, in der Mitte Schmerzmittel, und auf der anderen Seite sehen Sie beispielsweise Medikamente gegen Verstopfung und Durchfall. Ähnlich kann man sich auch unser inhaltliches Wortgedächtnis vorstellen (Aitchison, 2003):

Wie in einem Apothekerschrank oder einer Kommode mit ganz vielen kleinen Schublädchen sind alle Wörter einsortiert, die wir kennen. Da gibt es beispielsweise eine Reihe von Schubladen, in der alle Tiere untergebracht sind und eine, in der Sie die Namen der Ihnen bekannten Blumen finden. Sie haben möglicherweise Bereiche für Farben, für Sportarten und für Automarken (s. **Abb. 1-6**).

Haustiere	Blumen	Farben	Ballsportarten
Hund	Rosen	rot	Fußball
Katze	Tulpen	gelb	Basketball
Maus	Nelken	blau	Volleyball
Pferd	Veilchen	grün	Handball
Schwein	Sonnenblumen	orange	Tennis
Kuh	Vergissmeinnicht	violett	Tischtennis

Abbildung 1-6: Das inhaltliche Ordnungssystem im Kopf

Bei einer Wortfindungsstörung passiert nun Folgendes: Die Schublade, in der der von uns benötigte Begriff (z. B. Hund) ist, klemmt, wie bei vielen älteren und häufig benutzten Schränken. Beim Ruckeln und Ziehen geht aber plötzlich eine andere Schublade auf, die ein inhaltlich verwandtes Wort (z. B. Katze) enthält (s. **Abb. 1-7**). So kommt es, dass demenzkranke Menschen immer mal wieder Wörter verwenden, die dem Gemeinten zwar ähnlich sind, aber nicht wirklich passen.

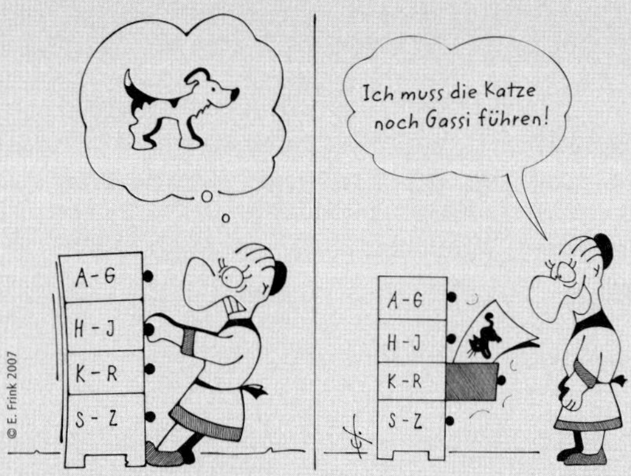

Abbildung 1-7: Das Verwechseln ähnlicher Wörter (Elmar Frink)

Interessant ist nun, welche unterschiedlichen Arten von Bezügen es zwischen dem Gemeinten und dem Gesagten geben kann. In einigen Fällen verwechseln Menschen mit Demenz sozusagen die Begriffe einer inhaltlichen Kategorie (oder wie im obigen Beispiel die Schubladen), indem sie Katze statt Hund sagen, Blau statt Rot, Seehund statt Seepferd, Schwester statt Tochter, Gabel statt Messer, Radio statt Fernseher, oder Mumie statt Sphinx.[50] Dasselbe gilt auch für die Verben: Inhaltlich ähnliche Tätigkeitswörter werden unabsichtlich miteinander vertauscht. So hat beispielsweise eine Bewohnerin die Frage nach dem Namen des neuen Pflegers mit den Worten begründet: „Ich muss Sie ja irgendwie behandeln! Betiteln!" (statt anreden oder nennen). Später ergänzte sie dann: „Wenn Sie was äh de/ an/ auszusagen/ auszuhändeln (statt auszusetzen) haben, dann sagen Sie's ruhig!" Eine andere Betroffene sprach vom Quietschen des Stationskaters und meinte damit dessen Maunzen oder Miauen (vgl. Beispiel 43 in **Abschnitt 3.4**).

Somit ist jemand, der morgens danach fragt, ob sein Buch schon gekommen sei, nicht unbedingt verwirrt – er hat nur im Schrankfach mit der Aufschrift „Lesestoff" nicht die Zeitung zu fassen bekommen. Ähnliches gilt für die Dame, die beim Zubettgehen sagte: „Bloß meine Nase ist schon wieder weg. Meine Nase. Wo hab ich die jetzt wieder. Die muss doch jetzt hier sein! Wo hat sie die hingepackt?" Diese Frau phantasiert nicht von einer „Nasenprothese" – sie sucht lediglich nach ihren Taschentüchern, und hat dabei verbal im Bereich der „Erkältungswörter" in die falsche Schublade gegriffen.

Gelegentlich behelfen sich Menschen mit Demenz, indem sie im Falle einer Wortfindungsstörung den übergeordneten Kategoriebegriff nennen, nach dem die Schubladen sortiert sind: Statt Dackel sagen sie dann möglicherweise Hund, und statt Hund im noch weiter fortgeschrittenen Stadium vielleicht Tier. Der Pelikan wird als Vogel, der Spargel als Gemüse bezeichnet.[51] In sehr seltenen Fällen besteht auch eine Teil-Ganzes-Beziehung zwischen dem, was gesagt wird (z. B. Haus), und dem, was gemeint ist (z. B. Fenster).[52]

> *„Und genau wie Kinder Kategorien einführen – dass eine Ente zum Beispiel alles repräsentiert, was fliegt –, fasste sie Dinge wieder in Hauptrubriken zusammen, Erscheinungen und Eigenschaften."* (Peterson, 2006, S. 35)

Selbst, wenn wir eine Person gut kennen, haben wir im Fall des ganz individuellen Kategoriensystems (in dem die Wortbedeutungen mit eigenen Erlebnissen und Gefühlen sowie individueller Logik verknüpft zu sein scheinen; vgl.

Kasten S. 32) nur bedingt Chancen, das Gemeinte herauszufinden.[53] Man vermutet, dass dieses episodisch genannte Gedächtnis dann angesteuert wird, wenn der Zugang zum Weltwissen im semantischen Gedächtnis blockiert ist. Ein gutes Beispiel hierfür liefert eine Dame, die beim Zuknöpfen ihrer Bluse zur Pflegeperson sagt: „Ach, hier sind wirklich viele Nägel dran!" Ganz offensichtlich bilden in ihrem privaten Universum Dinge, die man zum Befestigen verwendet, eine eigene Kategorie – für sie haben also Knöpfe und Nägel eine Ähnlichkeit. Sie hat diese Begriffe, bildlich gesprochen, in untereinander liegenden Schubladen einsortiert. Wenn aber jemand Glühwürmchen statt Streichholz sagt, oder wenn er die Postkarte als Strumpf bezeichnet[54], kann guter Rat ganz schön teuer sein! Wie würden Sie sich z.B. folgenden Wortwechsel erklären?

Beispiel 3

01 P: Gut geschlafen?
02 B: Och jaaa. * Mit Ab/ äh **Abnehmen.**

Lautlich ähnliche Wörter

Die experimentelle Wissenschaft ist sich noch uneins, ob sich Menschen mit Demenz im Falle einer Wortfindungsstörung in einem späteren Krankheitsstadium anstatt mit semantisch ähnlichen unbewusst auch manchmal mit lautlich ähnlichen Begriffen behelfen. Die einen behaupten, dass sie phonetisch ähnliche Wörter benutzen[55], die anderen sagen, dass sie das nicht tun.[56] Viele Berichte aus natürlichen und stressfreien Alltagssituationen[57] sowie meine eigenen Beobachtungen zeigen indes, dass ihnen gar nicht selten Klangassoziationen und Reimwörter statt des gesuchten Zielwortes einfallen. Sogar beim Lesen wurde bei einer demenzkranken Person die Verwechslung lautähnlicher Wörter beobachtet.[58] Wojnar zufolge setzen sich mit fortschreitender Erkrankung lautliche Assoziationen immer mehr gegen inhaltliche durch.[59]

Klangassoziationen können dabei in verschiedener Gestalt vorkommen. Manchmal stimmen lediglich die Anzahl der Silben und die Vokale von Gemeintem und Gesagtem überein. So stellte sich beispielsweise heraus, dass ein älterer Herr, der aufgeregt und ärgerlich um Hilfe mit seinen „Marken" bat, tatsächlich den Kragen seines Hemdes meinte. Die Pflegenden waren ratlos, weil sie auf der Suche nach einem inhaltlich ähnlichen Begriff zunächst an Brief- oder Rabattmarken dachten. Erst ein Blick auf seine nestelnden Hände, die vergeblich versuchten, den obersten Knopf des Hemdes zu schließen, ergab des Rätsels Lösung: eine Lösung, auf die man ohne die aufmerksame Beobachtung der Körpersprache und ohne das Wissen um mögliche Klangassoziationen bei Wortfindungsstörungen niemals gekommen wäre. In einem anderen Fall hielt eine Bewohnerin der Pflegenden vorwurfsvoll ihre leere Tasse hin und sagte: „Du hast noch nicht mal meinen Kaffee einiges verdient!" (statt eingeschenkt).

Manchmal verwenden Menschen mit Demenz klangassoziative Lautmalereien. So ahmte beispielsweise eine Britin, die nicht auf die richtigen (englischen) Wörter (*handkerchief* oder *tissue*) für das Wort Taschentuch kam, das Geräusch des Naseputzens nach: Sie fragte nach einem „sniff-sniff".[60] Hierzulande kommt es vor, dass Demenz-Betroffene das Schrillen des Telefons als „Klingelingeling", und ein Martinshorn als „Tütata" bezeichnen; mit „gluck gluck gluck" imitieren sie die beim Trinken entstehenden Geräusche, und durch „plapper plapper plapper" kommentieren sie das sie störende Gerede andere Leute.

Hin und wieder weichen Menschen mit Demenz auf Reimwörter aus. Reimwörter unterscheiden sich ja im Prinzip nur in einem Laut. Im Falle von Wortfindungsstörungen bei Demenz ist das häufig der Anlaut.[61] So rief beispielsweise einmal ein Betroffener, der sich über den Besuch seiner Gattin freute, zu deren Leidwesen aus: „Gott sei schlank, da kommt meine Sau!" (statt Gottseidank, da kommt meine Frau!). Eine andere Dame sagte beim Waschen: „Da is Nasser (statt Wasser) drin!" (und hat damit ein nicht nur lautliches, sondern auch inhaltlich ähnliches, wenn auch im Deutschen nicht existierendes Ersatzwort gefunden). Eine weitere Person fragte, ob sie „strafen" (statt schlafen) gehen könne.

Der Rest des Behelfswortes klingt manchmal nur entfernt so ähnlich wie das Zielwort, oder er ist verkürzt[62], wie in den Beispielen „Magel lang" statt Nagellack und „Blaubeerlameile" statt Blaubeermarmelade[63], oder in dem Ausspruch „Das waren ja Fremde (statt: Freunde) von mir!". Es kommt aber auch vor, dass ein oder zwei Laute im Wortinneren ergänzt oder weggelassen werden.[64] So erklärt sich auch die folgende Äußerung: Eine Frau, die im Bett gewaschen wurde, kommentierte dieses Erlebnis mit den Worten „Oh, ich werde hier eingesteift!" (statt eingeseift). Eine der witzigsten reimenden Klangassoziationen, von denen mir je berichtet wurde, erfolgte im Rahmen eines Gesprächs über Frühlingsblumen. Der Beitrag einer Betroffenen zu diesem Thema lautete nämlich: „Wir hatten ja früher Lokusse in Raten!" (statt Krokusse im Garten).

Wenn Menschen beim Sprechen Wörter aus ihrem inneren Lexikon abrufen, aktivieren sie nicht nur inhaltlich, sondern auch lautlich ähnliche Begriffe (Aitchison, 2003; Ward, 2006). Reime und Lautliches werden vorwiegend in der bei demenzkranken Menschen massiver von der Krankheit beeinträchtigten linken Hirnhälfte gespeichert und verarbeitet (D'Hondt/Leybaert, 2003; Krach/Hartje, 2006). In ihr existiert eine Art Reim- oder Klanglexikon. Um es wieder mit dem Bild der Kommode mit den klemmenden Schubladen verständlich zu machen: In diesem Lexikon sind die Wörter nicht nach Inhalten, sondern nach Klängen sortiert. In ihm würden wir Wörter wie Dank, Trank, Gesang oder auch singen, springen, klingen in den Schubladen über- oder nebeneinander eingeordnet finden. Bildlich gesprochen geht den Betroffenen nun nicht nur die räumliche Orientierung, sondern auch die Orientierung in ihrem Kopf verloren: Sie öffnen auf der Suche nach dem inhaltlichen Lexikon viele Türen und Schränke. Die Tür zum semantisch organisierten Wortspeicher klemmt aber immer häufiger, während sich die Tür zum Klanglexikon länger und besser öffnen lässt. Ohne das selber zu merken, wählen sie dann statt eines inhaltlich passenden Begriffs eine Klangassoziation.

Zuweilen werden demenzkranke Menschen auch von Lautkombinationen oder Wörtern „angesteckt“, die andere kurz zuvor zu ihnen gesagt haben.

So wollte eine Frau jemandem Inhalationen gegen dessen Husten empfehlen. Da jedoch kurz zuvor das Setzen einer Insulinspritze angekündigt wurde, sagte sie statt Inhalieren „Insulieren“.[65]

Ein anderes Beispiel: Nachdem der Pfleger das Gesäß einer Bewohnerin eingecremt und als „wund“ bezeichnet hat, bezieht diese sich mit dem inhaltlich gänzlich unpassenden, aber reimenden Wort „Hund“ auf ihren Allerwertesten (oder möglicherweise auch auf ihre Unterhose oder die Einlage):

Beispiel 4

01 B: Vor allen Dingen zwischen den Beinen, das tut immer so weh.

02 P: Ja, is bisschen **wund**, gell?

03 B: Ja. *5*

04 P: So. *5*

05 B: Und der **Hund** is/ ähm der * is noch einigermaßen in Ordnung, ja?

Menschen mit Demenz sind also sehr viel weniger verwirrt, als wir glauben – sie klingen nur so! Ein wunderbares Beispiel hierfür hat mir eine Kursteilnehmerin erzählt. Sie hatte eine demenziell erkrankte Nachbarin besucht, die sie schon seit ihrer Kindheit kannte. Auf die Frage, ob sie wisse, wer die Besucherin sei, entgegnete die: „Keine ist wie diese!“ Diese Antwort könnte man nun als ausweichende Floskel missverstehen. Tatsächlich liegt aber ein biografisch verankerter Reim auf den ihr gerade nicht einfallenden Vornamen des Gastes vor. Früher hatte sie die Besucherin nämlich (in Anlehnung an einen Schlager aus den 1930er-Jahren) stets mit den Worten: „Marliese, Marliese, keine ist wie diese!“ begrüßt. Was auf der Oberfläche wie ein Ausdruck von Desorientierung scheint, ist also eigentlich ein Anzeichen für Klarheit und wirkliches Wiedererkennen.

Selbst erfundene Wörter

Im fortgeschrittenen Stadium kommt es vor, dass die Betroffenen im Falle von Wortfindungsstörungen aus bestehenden sprachlichen Elementen neue Wörter bilden.[66] Beispiele hierfür wären „Barockhöschen“ statt Inkontinenzmaterial[67], „Müsliwasser“ statt Milch[68], „Stinkapparat“ statt Nase[69] oder „Bettenbalken“ statt Bettgitter. Auf eine gewisse, eigentlich logisch einleuchtende Art kreativ war auch eine Dame mit Demenz, die während eines Spaziergangs ein dringendes Bedürfnis verspürte und ihre Not folgendermaßen kommunizierte:

Beispiel 5

01 B: Ich kann da auf dem Weg nich hier. *2* Ja, ich geh mal **wassern**!
02 P: Jaha? *
03 B: Ich weiß wo (die nachkommen.) *3*
04 P: Wasser/ Jetz Wasser lassen? *
05 B: Ja.

In einigen Fällen können sie sich nicht zwischen mehreren inhaltlich und lautlich ähnlichen Redewendungen entscheiden und vermischen diese quasi miteinander. So sagte ein Mann, der ausdrücken wollte, dass es im Fall eines Mitbewohners mit einem ausgeprägten Laufzwang nichts zu beschönigen gebe: „Ich habe keine Lust, das Süßholz umme Backe zu rasen!“ Zum einen konnte er sich also nicht zwischen dem inhaltlich ähnlichen „Süßholz raspeln“ und „Honig um den Bart schmieren“ entscheiden; zum anderen hat er „Bart“ durch das ähnlich anlautende Wort „Backe“, und „raspeln“ durch das entfernt ähnlich klingende „rasen“ ersetzt. Überdies hat wohl der „Bart“ das Verb „rasen“ getriggert, weil es dem inhaltlich mit dem Bart gekoppelten „Rasieren“ ähnelt.

Manchmal erfinden demenzkranke Menschen sogar selber bildliche Ausdrucksweisen[70]. Leider klingen diese zwar in vielen Fällen äußerst poetisch – ihr Sinn aber bleibt uns oft verschlossen ... oder hätten Sie eine schlüssige Idee, für was die Begriffe „Augenmaler“ (vielleicht ein Augenbrauenstift?) und „Klebebälle“, „Geldaugen“ und „Bettkugel“ stehen könnten?

Übermäßiger Gebrauch von Pronomen

Für uns als Zuhörer wird es schwierig, wenn Menschen mit Demenz nicht auf die Namen der Personen kommen, über die sie reden. So kann es passieren, dass sie aus heiterem Himmel vorwurfsvoll sagen: „Der ist böse!“, ohne vorher überhaupt einen Mann namentlich erwähnt zu haben. Der bei Demenz nicht selten übermäßige Gebrauch von Pronomen (Fürwörtern), also von kleinen Wörtchen wie „er“ oder „sie“, und vor allem von Demonstrativpronomen wie „der“ und „die“, die sich nicht erkennbar auf vorher besprochene Dinge oder Personen beziehen, macht es uns zuweilen fast unmöglich, ihren Gedanken zu folgen und sie zu verstehen[71], wie im folgenden Gesprächsbeispiel:

Beispiel 6

01 B: **Die** sind (mer) gleich eher * so frech gewesen.
02 P: Ja wer ist denn so frech? *
03 B: Na die Größeren. *
04 P: Der Größere?
05 B: Die Größeren.
06 P: Die oder der?
07 B: Waren doch/ **Die** waren da doch zusammen da noch die vier Kerle.
08 P: Aha.
09 B: Und da hat **sie** die eine/ der einen Frau ins Gesicht geschlagen.

Verwechseln gegensätzlicher Begriffe

Manchmal sagen Menschen mit Demenz unabsichtlich das Gegenteil von dem, was sie meinen.[72] Sie verwechseln dann Wörter wie:

- heiß und kalt,
- ja und nein,
- rein und raus,
- er und sie.

Es kann auch vorkommen, dass jemand sagt, er wolle einen Brief schreiben, wenn er eigentlich ein Buch lesen möchte.[73] Neulich saß eine demenziell erkrankte Bewohnerin mit dem Löffel in der Hand vor ihrer Kaffeetasse und sagte: „Kann ich bitte mal den Pfeffer haben?" Als sie in die ratlosen Gesichter ihrer Tischnachbarinnen schaute, verbesserte sie sich: „Ach Quatsch, das Salz meine ich natürlich!". Erst jetzt begann den anderen zu dämmern, dass sie wohl tatsächlich den Zucker meinte.

Gegensätzliche Begriffe werden (nicht nur von demenzkranken Menschen!) deshalb miteinander verwechselt, weil sie im mentalen Lexikon sehr eng miteinander verknüpft sind (Aitchison, 2003; Jones, 2007) – ihre Schubladen dürften, bildlich gesprochen, nebeneinander liegen.

Verwechseln äußerlich ähnlicher Gegenstände

Wenn Menschen mit Demenz Gegenstände benennen sollen, die ihnen auf Fotos oder Zeichnungen präsentiert werden, passiert es in seltenen Fällen[74], dass sie ähnlich aussehende Dinge miteinander verwechseln.[75] So wurden beispielsweise

- ein Hammer als Anker,
- eine Feile als Messer,
- eine Garnspule als Mülltonne,
- ein Haltegriff als Knüppel,
- eine Taschenlampe als Röhre,
- und ein Bettgitter als Gräten bezeichnet.

In diesem Fall ist klar, dass hier entweder eine altersbedingte Sehbehinderung, oder aber eine demenziell bedingte Störung der Verarbeitung optischer Reize ausschlaggebend sind: Je schlechter die Betroffenen sehen, desto häufiger kommt es zu entsprechenden, visuell bedingten Fehlbenennungen.[76]

Möglicherweise fällt es einigen demenzkranken Menschen leichter, Dinge zu benennen, die ihnen nicht nur als Zeichnung oder Foto gezeigt, sondern konkret vorgeführt, d.h. in die Hand gegeben werden. Das Hantieren mit dem Objekt hilft offensichtlich manchmal, das entsprechende Wort dafür zu finden.[77] Dass das leider auch nicht immer klappt, zeigt der folgende Gesprächsausschnitt, in dem eine Bewohnerin nach einer Scheibe Käse greift, diese aber nicht benennen kann:

Beispiel 7

01 B: Ich hab jetz RÄUSPERN eine/ *3*
02 P: Ja.
03 B: Weiß ich nich.
04 P: Ein Käse.
05 B: Käse.
06 P: Jaha
07 B: Das is zwei, ne?
08 P: Macht nix. *
09 B: Ess ich. *
10 P: Bitte!

Das unbeabsichtigte Einflechten fremdsprachlicher Begriffe

Bei Menschen mit Demenz, die mehrere Sprachen beherrschen, oder für die Deutsch beispielsweise nicht die Muttersprache ist, kommt es beim Formulieren manchmal zu einer Vermischung aus Wörtern dieser Sprachen:[78] Dann werden wie in Beispiel 8 fremdsprachliche Begriffe anstelle der für uns eher erwartbaren deutschen in die Sätze eingebaut.

„Du sprichst plötzlich Französisch. Englisch. Italienisch. Auch alles gleichzeitig. Wild durcheinander.“ (Broer, 2012, S. 120)

Beispiel 8

01 P: Kaffee is wichtig, ne?
02 B: Ja.
03 P: Ja? *
04 B: LACHT ODER WEINT
05 P: Was. * Was noch. <Was is noch wichtig?>
06 B: Joghurt! *8* #(**obraje kawe.**)# UNVERSTÄNDLICHES POLNISCH
07 P: Hm.
08 B: #<(**Obraje!**)># UNVERSTÄNDLICHES POLNISCH
09 P: Ja Sie müssen Deutsch mit mir sprechen Herr D., ne?
10 B: Jo. Jo.
11 #(**Iwe grade.**)# UNVERSTÄNDLICHES POLNISCH
12 P: Ich kann kein Polnisch. *
13 B: Ja.

1.1.3 Wie sollten wir damit umgehen, wenn Menschen mit Demenz die Wörter nicht finden?

Viele Wissenschaftler und Praktiker haben sich Gedanken darüber gemacht, wie wir im Falle von Wortfindungsstörungen gute Beziehungsarbeit leisten und zugleich das Verstehen der Äußerungen von Betroffenen verbessern können.

Ihre Tipps beziehen sich auf:
- unsere eigene Haltung,
- das anzuratende psychische Eingehen auf die Erkrankten
- und selbstverständlich auf den kommunikativen Umgang mit dem Problem.

Die richtige innere Einstellung

Unverständliche Äußerungen von Menschen mit Demenz sind nicht bedeutungslos: Grundsätzlich sollten Sie ganz im Gegenteil davon ausgehen, dass hinter jeder Äußerung eine subjektiv sinnvolle Botschaft steckt – und dass es Ihre Aufgabe ist, danach zu suchen.[79] Daher sollten Sie sich aktiv darum bemühen, die Welt aus der Perspektive der Betroffenen zu betrachten.[80] Schlüpfen Sie in die Rolle des Übersetzers oder verbalen Detektivs, der Herz und Verstand daran setzt, das Gesagte zu entschlüsseln.[81]

Der angemessene psychische Umgang mit den Betroffenen

Das Wichtigste ist, Menschen mit Wortfindungsstörungen keinesfalls unter Druck zu setzen: Sie müssen ihnen bei ihren Formulierungsversuchen und für das Beantworten von Fragen viel Zeit lassen[82] und sollten sie nicht unterbrechen.[83] Sagen Sie niemals: „Denken Sie doch mal nach!"![84]

> *„Ich will wissen, dass ich ihre Namen kenne, und wenn es mich ein paar Sekunden kostet sie zu finden, bleibt bitte ganz ruhig und wartet zusammen mit mir, bis die richtige Antwort aus meinem Mund kommt."* (Taylor, 2010, S. 179)

Bemühen Sie sich, eine vertrauensvolle und wertungsfreie Atmosphäre zu schaffen.[85] Auch sollten Sie deutlich Empathie und Verständnis signalisieren, wenn die Betroffenen wegen der Schwierigkeiten mit der Wortfindung frustriert sind.[86]

Machen Sie sich klar, dass manchen Missverständnissen nicht eine demenzbedingte Wortfindungsstörung, sondern eine dialektale, altmodische, umgangssprachliche oder individuelle, biografisch bedingte Ausdrucksweise zugrunde liegt.[87] Ich selber hatte beispielsweise den mir merkwürdig erscheinenden Begriff „Heildiener“ als eine Erfindung einer demenzkranken Dame aus dem Ruhrgebiet angesehen – bis ich darüber aufgeklärt wurde, dass im Bergbau die Sanitäter oder Ersthelfer früher tatsächlich so genannt wurden!

Bestehen Sie nicht darauf, alle potenziellen Missverständnisse zu klären, und helfen Sie demenzkranken Menschen so, ihr Gesicht zu wahren.[88] Lassen Sie Mehrdeutigkeiten und Unklarheiten ab und an zu.[89] Versuchen Sie bei erheblichem Nichtverstehen anhand der Körpersprache herauszufinden, was eine angemessene Reaktion auf das Gesagte sein könnte.[90] Reagieren Sie auf weiterhin unklare Äußerungen gegebenenfalls auch mehrdeutig[91], bzw. so, als hätten Sie verstanden, worum es geht. Im folgenden Beispiel gelingt es einer Pflegenden und mir, das Gespräch (dem viel Gelächter und einige Frotzeleien vorausgingen) humorvoll weiter zu spinnen, obwohl wir keine Ahnung haben, worüber genau die Dame redet. Dennoch vermitteln wir ihr das Gefühl, verstanden und ernst genommen zu werden:

Beispiel 9

01 B:	Die sollen mir * gar keine bringen. *
02 S:	Gar keine?
03 B:	Mhm.
04 S:	Och. *
05 B:	Ja. *2* Ich brauch keine.
06 S:	Ich schon. *3*
07 B:	Dann nehmen Sie se.
08 S:	Genau. *2* Wenn ich alle Ihre krich, * dann bin ich froh. *2*
09 B:	Alle meine?
10 S:	Mhm. Wenn Sie sagen Sie brauchen Ihre nich, dann nehm ich die.
11 B:	Ja ich * kann se ja wieder gebrauchen.
12 S:	Ja? Ja gut!
13 B:	Ja.
14 S:	Dann behalten Sie Ihre. Und ich krieg nur meine.
15 B:	Will ich ja auch.
16 P:	Was brauchen Se denn? *
17 B:	Gar keine. Ich/ Ich hab meine. *2*

18 P: Aber/
19 Was denn? *
20 B: Alle.
21 P: Alle?
22 B: Alle hab ich. *
23 P: Gibste mir was ab? *
24 B: Jaha.
25 P: Ja? Okay. *
26 B: Dir geb ich was ab.

Gaukeln Sie aber auch nicht ständig Verstehen vor.[92]

Sollte es einmal überraschend reibungslos mit der Kommunikation klappen, ist das ein Lob oder einen aufmunternden Kommentar wert.[93] Das zeigt die erfreute Reaktion einer Betroffenen auf einen entsprechenden Hinweis ihrer Gesprächspartnerin: „Kuck mal an, du hast mir schon Mut gemacht!“

Lenken Sie ihre Aufmerksamkeit nicht unnötig auf Fehler und Unklarheiten und verbessern Sie sie nicht.[94] Probieren Sie stattdessen unauffällig aus, ob Sie sie richtig verstanden haben:

Beispiel 10
01 B: Wir vier werd mer schon (**ferterlich**), ne?
02 P: Wir werden schon **fertig**.
03 Das denk ich schon, ja, dass wir **fertig** werden.

Leisten Sie auch unauffällig Übersetzungsarbeit, wenn Sie merken, dass andere die durch Wortfindungsstörungen „entstellten“ Äußerungen der Erkrankten nicht verstehen:

Beispiel 11
01 B: ZU MITBEWOHNERIN Du **stehst mir** doch sch/ z/ zu, ne? *
03 Bist du mit mir **zufrieden**? * 3*
04 P: ZUR SELBEN FRAU <**Stimmste** ihr **zu**?> * 2* Was sie sagt?

Um Menschen mit Demenz nicht das Gefühl zu geben, dass Sie sie oberlehrerhaft ausfragen bzw. ihnen ihre Schwierigkeiten mit dem Benennen unter die Nase reiben wollen, sollten Sie niemals (!) Fragen stellen wie: „Wie heißt dieses Ding?“ oder gar: „Wissen Sie noch wie ich heiße?“![95]

Vorbildliche kommunikative Strategien

Machen Sie sich klar, dass wir unser Gesprächsverhalten an das der Menschen mit Wortfindungsstörungen anpassen müssen. Die folgenden Strategien könnten Ihnen bei der detektivischen Übersetzungsarbeit helfen:[96]

- Überlegen Sie nicht, was an einer Äußerung falsch und merkwürdig, sondern was verständlich und richtig an ihr ist.[97]
- Versuchen Sie, die ausgedrückten Gefühle zu verstehen[98] und darauf zu reagieren.[99]
- Nehmen Sie das Gesagte nicht unbedingt wörtlich, sondern ergänzen Sie in Gedanken „oder so ähnlich".[100]
- Denken Sie nach, ob das Gesagte eine versteckte oder metaphorische Bedeutung haben könnte.[101]
- Konzentrieren Sie sich auf mögliche Schlüsselwörter.[102]
- Überprüfen Sie Ihre Interpretation, indem Sie Ihrem Gegenüber das verstanden Geglaubte zurückspiegeln: Formulieren Sie es um bzw. sagen Sie es mit Ihren eigenen Worten und fragen Sie, ob es so gemeint war.[103]
- Zeigen Sie Ihr Interesse an und Ihr Bemühen um Verständigung, indem Sie den Betroffenen bitten, eine für Sie unklare Äußerung noch einmal anders zu formulieren.[104]
- Fragen Sie nach, wer mit den von Ihrem Gesprächspartner verwendeten Pronomina gemeint ist.[105]
- Wenn Sie gar keine Ahnung haben, worauf der Mensch mit der Wortfindungsstörung wohl hinaus will, können Sie:
  - sich fragen, mit welchen anderen Wörtern und Inhalten der von ihm verwendete Ausdruck normalerweise geäußert wird[106],
  - überlegen, ob das Gesagte Sinn ergibt, wenn man es mit seiner Biografie in Verbindung bringt[107] und sich bewusst macht, dass manchmal die Personen, Ereignisse oder Orte in einer konfabulierten Geschichte mit ähnlichen Personen, Ereignissen oder Orten aus dem früheren Leben der Erzähler verwechselt oder vermischt werden[108],
  - versuchen, durch Ja-nein-Fragen das Thema etwas einzugrenzen[109],
  - oder ihn beispielsweise konkret fragen, ob das Gemeinte gut oder schlecht ist, um sich so vorsichtig an die Bedeutung heranzutasten.[110]
- Suchen Sie im sichtbaren Hier und Jetzt der Gesprächssituation nach Hinweisen darauf, was selbst erfundene Wörter bedeuten könnten.[111]

Wenn Sie als „Sprachdetektiv" selber herausfinden wollen, wie das Gesagte zu verstehen ist, sollten Sie sich beim Zuhören auch auf die Körpersprache konzentrieren[112]: Das bedeutet:

- dass Sie unbedingt darauf achten sollten, wie Ihr Gesprächspartner seine Worte nonverbal untermalt,
- dass Ihnen der Klang der Stimme in vielen Fällen verrät, welche emotionale Botschaft dem Gesagten zugrunde liegt,[113]
- und dass es hilfreich und sinnvoll sein kann, den Menschen mit der Wortfindungsstörung zu ermutigen, im wahrsten Sinne des Wortes mit Händen und Füßen zu verdeutlichen, was er sagen möchte.[114]

Weitgehende Einigkeit besteht unter Demenz-ExpertInnen darüber, dass man im Falle einer Wortfindungsstörung nur dann Wortvorschläge machen bzw. zu raten versuchen sollte, wenn der oder die Betroffene das selber wünscht.[115] Lassen Sie die Erkrankten für sich selber sprechen und vermeiden Sie es, Fragen an ihrer Stelle zu beantworten.[116] Ferner kann man ihnen insbesondere in den anfänglichen Krankheitsstadien weiterhelfen,

- indem man sie ermuntert, das Gemeinte zu umschreiben oder mit inhaltlich ähnlichen Begriffen auszudrücken[117],
- indem man ihnen denkbare Anlaute, Reimwörter[118] oder auch inhaltliche Oberbegriffe anbietet[119]
- und indem man ihnen, sofern das möglich ist, das Ding in die Hand gibt, dessen Name ihnen gerade nicht einfallen will.[120]

Empfehlenswert ist es schließlich auch, Menschen mit Wortfindungsstörungen abzulenken und den Fokus des Geschehens mehr oder weniger unauffällig vom Reden zum Miteinander-etwas-Tun zu verschieben, wenn sie ihre Sätze nicht beenden können und dadurch immer ärgerlicher und frustrierter werden.[121]

Wenn Sie trotz aller Bemühungen nicht verstehen, was man Ihnen erzählen will,

- sollten Sie trotzdem interessiert zuhören, lächeln und sich für die Mitteilung bzw. das in Sie gesetzte Vertrauen bedanken[122],
- oder Bedauern ausdrücken und einen weiteren Anlauf zu einem späteren Zeitpunkt in Aussicht stellen, d.h. das Problem höflich und gesichtswahrend auf Ihre Kappe nehmen: „Tut mir Leid, ich (!) habe heute eine lange Leitung!"[123]

Mit anderen Worten: Fundiertes Wissen über die Sprachschwierigkeiten bei Demenz hilft. Einfühlungsvermögen auch.

1.2 Sprachverständnis

„Wenn ich einige Worte nicht mitbekomme, habe ich Schwierigkeiten zu verstehen, was gesagt wird und kann dem Gespräch nicht mehr folgen. Ein Wort, das ich nicht mitbekomme, verwandelt den Satz in unverständliche bedeutungslose Laute. Und selbst wenn ich alles höre was gesagt wird, verstehe ich manchmal den Sinn nicht. [...] Dann muss ich meinen Gesprächspartner bitten, sich zu wiederholen." (Bryden, 2011, S. 113)

Bei Menschen mit Demenz nimmt die Leistungsfähigkeit des Gehirns (und insbesondere des Kurzzeitgedächtnisses) immer weiter ab. Welchen Einfluss hat das nun auf das Verstehen von Sprache? In den folgenden Abschnitten wird skizziert, welche Einbußen beobachtet werden können. Es wird u. a. gezeigt, dass demenzkranke Menschen Probleme mit allen Arten von Äußerungen haben können (nicht müssen!), die nicht wörtlich gemeint sind (**Abschnitt 1.2.1**). Nach einer Darstellung der Strategien, mit denen sie sich bei Verständnisschwierigkeiten zu helfen versuchen (**Abschnitt 1.2.2**), werden Tipps zum optimalen Umgang mit bzw. Vermeiden von Verstehensproblemen gegeben (**Abschnitt 1.2.3**).

1.2.1 Abnehmende Verstehensfähigkeit

Im Laufe der Krankheit bekommen Menschen mit Demenz immer mehr Probleme mit dem Erfassen von Geschriebenem: Sie können zwar z. T. sowohl noch leise für sich als auch laut vorlesen, verstehen aber immer weniger, was sie da lesen.[124]

„Lesen ist sinnlos geworden, denn während ich einen Abschnitt lese, habe ich den vorherigen bereits vergessen." (Swaffer, 2017, S. 38)

„Ich muss viele Wörter zu einem sinnvollen Ganzen zusammenfügen, doch in meinem Kopf ist nicht genug Platz, um aus den Wörtern eine Geschichte zu machen und sie mir so lange zu merken, dass ich den Handlungsablauf verfolgen kann." (Bryden, 2011, S. 126)

Auch das Verstehen von Gesprochenem bereitet ihnen immer größere Probleme.[125] Demgegenüber nimmt das Bewusstsein dafür ab, Probleme mit dem Verstehen zu haben.[126]

Am besten verstehen demenzkranke Menschen meist ihre Muttersprache. Das bedeutet zum einen, dass Betroffene, die in der Kindheit gewissermaßen als erste verbale Sprache überhaupt einen Dialekt wie Schwäbisch oder Sächsisch gelernt und in der Familie gesprochenen haben, diesen länger beherrschen als die in der Schule vermittelte Schrift- bzw. Landessprache[127]. Hochdeutsch wiederum verstehen sie immer schlechter, so dass es ihnen am Ende im Extremfall wie eine exotische Fremdsprache erscheint. So erklärt sich, dass man einen in einem Heim in Hannover lebenden Bayern fälschlicherweise als stumm betrachtet hatte: In der dortigen Gegend wird deutschlandweit das reinste Hochdeutsch gesprochen, es gibt praktisch keine Mundart. Der Mann hatte nie auf an ihn gerichtete Äußerungen reagiert. Als er allerdings Besuch aus der Heimat bekam, sprach er plötzlich wie ein Wasserfall!

Es bedeutet zum anderen auch, dass sie ihre Fremdsprachenkenntnisse oft früher einbüßen als ihre muttersprachlichen. Das gilt selbst dann, wenn sie 50 Jahre in einem anderen Land gelebt und die dortige Sprache perfekt gesprochen haben.[128] Grundsätzlich scheint es so zu sein, dass man eine Fremdsprache umso länger sprechen und verstehen kann, je besser man sie vor der Erkrankung beherrscht hat[129], je früher man sie erlernt hat[130], und je öfter man sie tagtäglich verwendet hat[131]. In der Regel gelingt einem das Verstehen besser als das Sprechen.[132]

Offenbar gibt es große individuelle Unterschiede, wann und wie sehr die Betroffenen ihre Verstehensfähigkeit einbüßen. Nur so lässt sich erklären, dass die einen behaupten, Menschen mit Demenz hätten auch zu Beginn der Krankheit schon Schwierigkeiten, selbst einfachen Unterhaltungen zu folgen[133]. Andere (wie ich selbst) haben erlebt, dass demenziell erkrankte Menschen sogar in einem fortgeschrittenen Krankheitsstadium noch mit Witz und Verstand aktiv an komplexen Unterhaltungen teilnehmen.[134] Auf jeden Fall scheinen Probleme beim Verstehen später aufzutreten als Probleme mit der Wortfindung.[135]

Wie es um das Sprachverstehen einzelner Personen bestellt ist, kann man möglicherweise daran „ablesen", wie sie sich selber ausdrücken: Wie lang und komplex sind ihre Sätze? Wie einfach oder auch gewählt sind die Wörter, die sie verwenden?[136] Es ist jedoch sinnvoll, grundsätzlich erst einmal davon auszugehen, dass die Betroffenen wesentlich mehr verstehen, als sie selber ausdrücken können.[137]

Ausschlaggebend für die Probleme mit dem Sprachverstehen ist einerseits die **eingeschränkte Merkfähigkeit des Kurzzeitgedächtnisses**. So verstehen beispielsweise viele nur „Bahnhof", wenn wir lange Bandwurmsätze bilden: Oft haben sie die ersten drei Wörter unseres Satzes schon längst vergessen, wenn wir bei Wort 7 angekommen sind. Entsprechend überfordern wir die meisten Betroffenen, wenn wir im Rahmen gut gemeinter, aktivierender Pflege zu viele Schritte in eine einzige Aufforderung packen:[138] Das bewirkt leider nicht selten, dass sie völlig blockieren.

Das Kurzzeitgedächtnis macht Menschen mit Demenz auch beim Verstehen von Fürwörtern, also Pronomen, einen Strich durch die Rechnung: Obwohl sie selber sie übermäßig häufig verwenden, verstehen sie sie doch immer schlechter:[139]

> *„Die Wörter „wir, sie, ich, du, er" stellen mich beim Sprechen vor große Probleme, denn ich muss überlegen, wer mit wem was macht."* (Bryden, 2005, S. 125)

Um zu wissen, wer mit Wörtchen wie „er", „sie" oder „die" gemeint ist, muss man sich an vorherige Äußerungen, in denen die betreffenden Personen ins Gespräch eingeführt wurden, erinnern. Genau das fällt jedoch demenziell Erkrankten immer schwerer. Entsprechend oft kommt es vor, dass sie uns falsch verstehen. Die häufige Verwendung von Pronomen ist für Unterhaltungen mit Menschen mit Demenz also deswegen ungeeignet, weil Pronomen keine inhaltlichen Informationen darüber enthalten, auf wen sie sich beziehen.

Andererseits beeinflusst auch der **Schwierigkeitsgrad des Gesagten** ihre Verstehensleistungen. Manches, was uns ganz einfach erscheint, ist für sie unendlich schwierig, wie z.B. das Verstehen von Witzen[140]: Um zu begreifen, was daran lustig ist, muss man u.a. verstehen, dass und welche Doppelbedeutungen manche Ausdrücke haben können.

Grundsätzlich verstehen Menschen mit Demenz (wie wir alle!) Konkretes besser als Abstraktes[141] und Einfaches besser als Komplexes.[142] Einzelne, alltägliche Wörter verstehen sie also besser als zusammenhängende Sätze, und einfache Sätze besser als grammatisch komplizierte.[143] Allerdings behaupten manche Forscher, wenn man schwierigere Sätze wiederhole, verstünden sie mitunter auch die.[144]

Dasselbe gilt für Fragen:[145] Einfache Ja-nein-Fragen verstehen demenzkranke Menschen offensichtlich besser als beispielsweise W-Fragen (wer? wie?

wann? wo? was?) oder grammatisch schwierige.[146] Dennoch können sie manchmal durchaus längere und vor allem auch sinnvolle Antworten auf offene Fragen (d.h. Fragen, die man nicht mit ja und nein beantworten kann) geben.[147] Alternativfragen (also solche, die mit dem Wörtchen oder verbunden sind: „Möchten Sie Tee oder Kaffee trinken?") können viele Menschen mit Demenz zwar bis ins fortgeschrittene Krankheitsstadium verstehen, aber in seltenen Fällen immer weniger gut emotional bewältigen: Nach meiner Erfahrung erleben zumindest einige von ihnen das Anbieten von Alternativen, für oder gegen die sie sich entscheiden müssen, wie im nachstehenden Beispiel eher als Stress[148]:

Beispiel 12

01 P:	Frau S., möchten Sie gerne die dunkle Hose anziehen,
02	oder lieber die helle?
03 B:	Ach du liebe Zeit! Das weiß ich jetzt auch nicht!

Zusätzlich wird die Fähigkeit, andere zu verstehen, von Faktoren wie z.B. dem Umgebungslärm, der Sprechgeschwindigkeit des Gesprächspartners, und dem Thema der Unterhaltung beeinflusst.

Lärm und Ablenkung (etwa durch die Anwesenheit mehrerer anderer Personen) erschweren Menschen mit Demenz das Verstehen grundsätzlich.[149]

„Außerdem läuft bei diesen Feiern im Hintergrund immer Musik, und dann kann ich nicht mehr verstehen, was die Leute sagen. Es ist geradeso, als ob ich hörgeschädigt bin; alle Störungen schlagen voll durch." (Andersson, 2007, S. 66)

Unklar ist die Rolle, die die **Sprechgeschwindigkeit** spielt: Während manche Forscher und Betroffene behaupten, schnell Gesprochenes verstünden sie weniger gut[150], versuchen andere zu belegen, dass langsameres Sprechen ihre Verstehensfähigkeit auch nicht verbessere.[151]

Das **Thema** einer Unterhaltung kann zum besseren Sprachverstehen beitragen: Unabhängig vom Krankheitsstadium verstehen die Erkrankten uns dann besser, wenn wir über Dinge sprechen,

- die ihnen persönlich wichtig und für sie interessant sind[152]
- und die sie sehen können, während darüber gesprochen wird.[153]

Verstehen von nicht wörtlich Gemeintem

Menschen mit fortgeschrittener Demenz verstehen das, was man zu ihnen sagt, aufgrund ihrer nachlassenden Abstraktionsfähigkeit tendenziell genau so, wie man es sagt: nämlich wörtlich.[154] Dieses Phänomen nennt man **Konkretismus**. Es bedeutet, dass sie vieles, was anders als wörtlich gemeint ist, missverstehen, wie beispielsweise:

- indirekt ausgedrückte Botschaften[155],
- umgangssprachliche Redewendungen[156],
- weniger geläufige Sprichwörter[157],
- Metaphern[158],
- Ironie[159] und Sarkasmus[160],
- und das Pflege-Wir.[161]

Indirekte Ausdrucksweisen bereiten demenzkranken Menschen Schwierigkeiten, weil sie dafür logisch oder schlussfolgernd denken und sich in ihr Gegenüber hineinversetzen können müssten[162]: Wer etwas indirekt ausdrückt, lässt meistens einen Schritt seiner eigenen Gedankenkette unausgesprochen und überlässt es seinem Zuhörer, das Ungesagte als das Gemeinte zu entziffern. Ein Beispiel hierfür wären indirekte Aufforderungen, wie ich sie (wenn auch selten) in der Altenpflege gehört habe: Wenn ich einer vor dem Waschbecken sitzenden Person mit Demenz mitteile, dass ich sie unten herum waschen möchte, versteht diese in den seltensten Fällen, dass diese Äußerung eine indirekte, versteckte Aufforderung zum Aufstehen ist – sie wird sitzen bleiben und abwarten, was passiert, statt sich wie von mir gewünscht zu erheben. Ähnlich ergeht es der Pflegenden im folgenden Beispiel. Sie kündigt an, dass sie den Tisch abwischen möchte. Dass sie damit den Bewohner implizit dazu auffordert, kurz die Arme hoch zu heben, versteht dieser jedoch nicht – sie muss deutlicher werden:

Beispiel 13

01 P:	Peter, bei dir putz ich auch einmal.
02 B:	Aha.
03 P:	Bei dir putz ich hier auch einmal. Darf ich? * 2*
04 B:	Aha.
05 P:	Arme hoch!
06 B:	Na gut.
07 P:	Einmal hoch. * Ja.

Das Charakteristische an **umgangssprachlichen Redewendungen** (wie z.B. „ins Gras beißen", „unter einer Decke stecken", „sich aufs Ohr hauen"; s. **Abb. 1-8**) ist, dass man ihren Sinn häufig nicht aus der Bedeutung der einzelnen Wörter erschließen kann, aus denen sie zusammengesetzt sind. Sie enthalten nicht ernst gemeinte Übertreibungen, die aber Menschen mit Demenz zum Teil für bare Münze, also wörtlich nehmen: Wenn man beispielsweise scherzhaft fragt, ob jemand am Morgen auch aus dem Bett gefallen sei (also früher als gewünscht aufstehen musste), kann es sein, dass der/die Betroffene erschrickt, panisch in seinem Gedächtnis zu kramen beginnt, und nach möglichen Verletzungen Ausschau hält. Und wenn man am Abend verschwitzte oder verschmutzte Wäsche mit den flapsig dahin gesprochenen Worten: „So, ich klaue Ihnen jetzt die Kleider ..." wegräumen will, kann man bei Personen, die noch Krieg, Not und Armut erlebt haben, die Angst auslösen, tatsächlich bestohlen zu werden.

Im folgenden Beispiel macht eine Pflegende einer Bewohnerin ein Kompliment. Das Schweigen der Angesprochenen und die Belustigung einer weiteren Zuhörerin deuten allerdings darauf hin, dass sich ihnen der Sinn der Äußerung nicht erschließt:

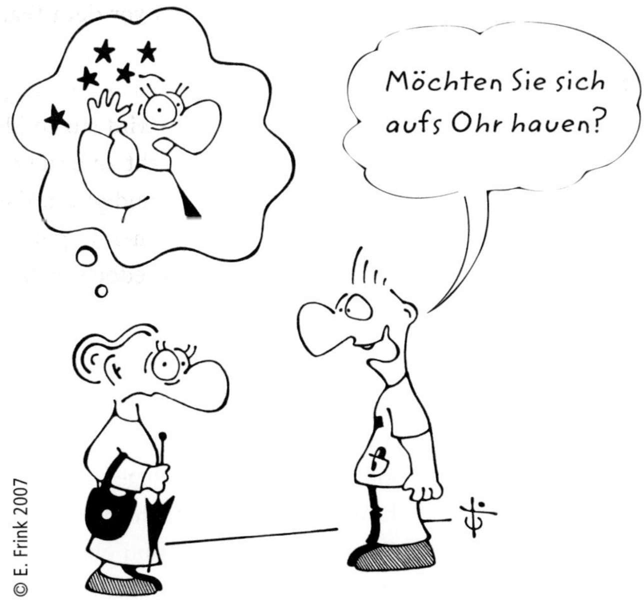

Abbildung 1-8: Missverständliche Umgangssprache (Elmar Frink)

Beispiel 14

01 B1: Bin gerne so'n bisschen über alles informiert.
02 P: Jaha, is auch richtig so, ne?
03 B1: LACHT
04 Ja. * Ach nee so de/ * stumm dahin leben, das kann ich nich.
05 P: Nee, das weiß ich.
06 Sie haben ja/ Sie können ja au noch so gut tanzen! * 2*
07 **Ham au noch Pfeffer im Hintern, ne?** *
08 B2: Aha? LACHT
09 P: LACHT KURZ

Wie häufig dieses Problem im alltäglichen Umgang mit demenzkranken Menschen tatsächlich entsteht, ist bislang nicht erforscht.[163] Klar ist lediglich, dass es auch im Hinblick auf das (Nicht-) Verstehen von umgangssprachlichen Redewendungen große individuelle Unterschiede gibt.

Sprichwörter wie beispielsweise: „Der Apfel fällt nicht weit vom Stamm." sind im Langzeitgedächtnis verankert. In der Regel bereitet es Menschen mit Demenz keine Probleme, uns aus der Patsche zu helfen oder zu korrigieren, wenn wir sie absichtlich nur zur Hälfte, oder falsch aufsagen:

Beispiel 15

01 P: Nichts wird so heiß gegessen wie es * 3*
02 B: gekocht wird!

Ihre Bedeutung kennen sie am ehesten dann, wenn sie diese bereits in der frühen Kindheit gelernt und sie im Laufe des Lebens häufig gebraucht haben. Manche Betroffene scheinen also geläufige Sprichwörter durchaus noch richtig zu verstehen[164], neigen aber dazu, weniger bekannte Sprichwörter vage[165] oder eben fälschlicherweise wörtlich[166] zu interpretieren. Andere erfassen selbst die Bedeutung altbekannter Sprichwörter nicht mehr[167] – oder sie setzen sie wie die Damen im folgenden Beispiel bei eher unpassenden Gelegenheiten ein. Die beiden empören sich völlig zu Unrecht über einen eigentlich charmanten und sehr hilfsbereiten Mitbewohner, der allerdings häufig viel und eher unverständlich spricht – und ihnen in dieser Situation gar nichts getan, nicht einmal mit ihnen geredet hat:

Beispiel 16

01 B1: Der soll für sich dat machen, ne? *
02 B2: Ja genau!
03 B1: Und uns da raus lassen, ne? *
04 B2: Ja.
05 B1: So wollen wir nich sein, ne? RÄUSPERN
06 **Was du nich wills, dass man dir tu**
07 **dat füg auch keinem andern zu, ne?**

Metaphern sind laut Fremdwörterduden bildliche Ausdrucksweisen, bei denen Wörter aus ihrem ursprünglichen Bedeutungszusammenhang in einen anderen übertragen werden, ohne dass ein direkter Vergleich die Beziehung zwischen Bezeichnendem und Bezeichnetem verdeutlicht (z. B. „der Zahn der Zeit"). Für sie gilt dasselbe, wie für die Sprichwörter: Sind sie konventionell und den Betroffenen seit frühester Jugend bekannt, und somit im mentalen Lexikon gespeichert, verstehen sie ihre Bedeutung zuweilen durchaus. Handelt es sich aber um neu geprägte Metaphern, so können sie deren Sinn zunehmend schlechter erschließen.[168] Demnach ist es also wenig Erfolg versprechend, Menschen mit fortgeschrittener Demenz die Medikamentengabe mit den Worten „Die Apotheke kommt!" anzukündigen. Das „Schnäpschen" hingegen, mit dem die Einnahme flüssiger Arzneien schon zu Opas Zeiten schmackhaft gemacht wurde, kommt in der Regel gut an.

Manche Forscher behaupten, das Verstehen von Metaphern sei im frühen Krankheitsstadium die am wenigsten eingeschränkte Fähigkeit[169]; dennoch würde das Verstehen von bildlichen Ausdrucksweisen von Krankheitsbeginn an immer schlechter, bis sie irgendwann gar nicht mehr verstanden, bzw. eben nur noch wörtlich interpretiert würden. Zwar suchten die Betroffenen in einigen Fällen durchaus nach einer übertragenen Bedeutung des Gesagten, seien aber oft nicht in der Lage, diese selbstständig zu erschließen.[170] Das gilt auch für die Dame im nächsten Beispiel, die um etwas zum Naschen bittet, nachdem man ihr abends süße Träume gewünscht hat:

Beispiel 17

01 P: Bis dahin * träum **was Süßes**. * 2*
02 B: Gib mir **was Süßes**! *
03 P: Ja, **was Süßes** gibt's auch gleich, ne?
04 B: Ja.

Interessanterweise bewirken jedoch die zunehmenden Probleme mit der Wort- und Namensfindung sowie das bei einigen Betroffenen zu beobachtende Nachlassen der Hemmung, sich kreativ oder ungewöhnlich auszudrücken, dass manche Menschen mit Demenz metaphorische Ausdrucksweisen verwenden.[171] So nannte beispielsweise eine Dame einen Mitbewohner, der eine recht dicke Brille trug, immer nur den „Uhu". Eine andere zeigte auf die Wolken und sagte, am Himmel hingen graue Säcke.[172] Manche erfinden sogar selber neue Metaphern[173], vor allem solche, die ihr Leben mit Demenz betreffen.[174] Die poetischen Wege, die sie auf der Suche nach Verständigung mit uns beschreiten, können sehr berührend sein. So erklärte beispielsweise einmal ein englischsprachiger Betroffener sein Leben mit Demenz mit den folgenden Worten: „I need a cane for my brain." („Ich brauche einen Krückstock für mein Gehirn.").[175] Auch in den immer wieder vorkommenden, klaren Momenten überraschen uns manche demenzkranke Menschen mit hellsichtigen metaphorischen Äußerungen – selbst solche, die zuvor kaum noch gesprochen haben.[176] So sagte eine Dame zu ihrer Kunsttherapeutin: „Ich lebe auch nicht mehr lange, denn ich habe den Schlüssel nicht mehr."[177]

Tagesschau
Die labern alle nur Scheiße.
Diese Idioten,
das hätte man denen mal besser beibringen sollen.

Sie waren doch Lehrerin?

Ja, aber meine Lebensweisheit ist gestorben.
Man hat sie mir abgewirkt.
Wozu braucht sie so etwas?
Wozu?
(Beckendorf, 2002–2005)

Ironie ist deswegen für Menschen mit Demenz schwer verständlich, weil man dabei (wenn überhaupt) nur durch nonverbale Mittel, wie den Klang der Stimme, ein Augenrollen oder Augenzwinkern durchblicken lässt, dass man das Gegenteil von dem meint, was man sagt. Ähnliches gilt auch für Sarkasmus.[178] So begreifen die beiden Bewohnerinnen im folgenden Beispiel nicht wirklich, dass die soeben verteilte Schokolade nach dem Dafürhalten der Pflegenden weniger Beweglichkeit und Gesundheit, als vielmehr „Hüftgold" zur Folge haben dürfte ...

Beispiel 18

01 P: **Wir tun mal was/ en bisschen was für unsere Hüften.**
02 B1: Aha.
03 B2: Für uns?
04 P: **Für unsere Hüften! ***
05 B2: Immer für unsere/

Das **Pflege-Wir** („Wollen wir duschen?") ist schließlich ein Wörtchen, das in Pflege und Betreuung sehr häufig verwendet wird und falsch verstanden – weil es wörtlich genommen – werden könnte. Letzteres ist nach meiner Erfahrung aber eher die Ausnahme als die Regel: Menschen mit Demenz nehmen nur selten erschrocken oder irritiert Bezug darauf.

„Ich hasste seine Gewohnheit, sich auf mich in der ersten Person Plural als ‚wir', ‚unser', ‚uns' zu beziehen." (McGowin, 1993, S. 12)

1.2.2 Wie gehen demenzkranke Menschen mit Verstehensproblemen um?

An inhaltlich unpassenden Kommentaren lässt sich zuweilen erkennen, dass die Betroffenen manchmal nur glauben, uns richtig verstanden zu haben.[179] Im folgenden Beispiel erzähle ich einigen Damen von dem Ärger, den eine Kollegin bekommen hatte, die in einem Restaurant ihr Kind stillen wollte. Eine Bewohnerin versteht jedoch einen Teil der Geschichte falsch. Das zeigt sich daran, dass sie das Verhalten der (ihr gänzlich unbekannten) Frau abfällig kommentiert, obwohl ich diese eigentlich positiv und als Opfer spießiger Empörung dargestellt hatte: Sie scheint das Stichwort „sich in eine Ecke verdrücken" als Ausdruck einer Kritik zu verstehen, der sie sich eilfertig anschließt:

Beispiel 19

01 S: Ich mein sie hat sich ja nich in'n Eingang gesetzt, ne?
02 Sondern sich schon ** in eine Ecke verdrückt. Aber/ LACHT
03 B: Was hat se sich? In'nen #Eindrück#? VERSPRECHER
04 S: In eine Ecke verdrückt.
05 B: Ja dat sieht der ähnlich.
06 S: LACHT Meinen Se?

Die naheliegendste Reaktion darauf, die Äußerungen anderer nicht zu verstehen, ist schlicht und ergreifend, keine Antwort zu geben oder sich nicht weiter am Gespräch zu beteiligen.[180] Das geschieht im nächsten Gesprächsausschnitt, in dem eine Bewohnerin zwar von sich aus das Thema Singen einführt und auch behauptet, im Chor gesungen zu haben, dann aber ihre Stimmlage auf meine unvollständige (!) Frage hin nicht benennen kann. Sie schweigt elf Sekunden lang und wendet sich dann thematisch dem Inhalt ihres Saftglases zu:

Beispiel 20

01 B:	So, was sollen wir denn singen.
02 S:	Singen? Singen Sie gerne?
03 B:	Mhm.
04	Mhm... Sie nich?
05 S:	Doch. Ich bin im Chor sogar.
06 B:	Mhm * ich auch.
07 S:	Ja?
08 B:	Mhm.
09 S:	Alt oder Sopran? Ich bin Sopran. *11*
10 B:	Hach. Und dies muss man erst alles raus./

Eine andere erwartbare Reaktion ist das Ausweichen[181], also das mehr oder weniger unauffällige Wechseln des Themas.

Ferner reagieren demenzkranke Menschen auf Verständnisprobleme auch, indem sie um eine Wiederholung des Gesagten bitten[182], oder explizit nachfragen.[183] Im folgenden Gesprächsausschnitt, in dem ich einer fröstelnden Bewohnerin (B1) in ihre Jacke helfe, erkundigt sich eine Mitbewohnerin (B2), ob sie diese richtig verstanden hat:

Beispiel 21

01 S:	Möchten Sie die denn anziehen, die Jacke?
02 B1:	Jetzt? * Jaha, mir is au/ äh ungemütlich.
03 S:	Fröstelig. Hm.
04 B1:	Ungemütlich.
05 B2:	**Was? Ungemütlich. ** Aber nicht kalt, nein?**
06 B1:	Kalt.
07 B2:	Doch kalt. *2*
08 B1:	Hier is kalt. ** Ich bin doch ein zartes Kind.

Manche Menschen mit Demenz werden ängstlich und aggressiv, wenn sie unsere Äußerungen falsch verstehen. Im folgenden Beispiel verwendet eine hessische Pflegende den dialektalen Ausdruck „sich umlegen“, als sie eine Bewohnerin dazu auffordert, sich hinzulegen. Das Problem scheint zu sein, dass diese als Westfälin unter „umlegen“ etwas völlig anderes versteht, nämlich eher „kalt machen“ oder töten. Entsprechend aufgeregt und empört reagiert sie:

Beispiel 22

01 P: Sie können sich umlegen Frau W.
02 B: Wo umlegen?
03 P: Da auf’s #Bett.# HOCH *
04 B: Ach * <Quatsch!> *
05 P: Ja? *5* So, dann legen Sie sich hin Frau W.
06 B: <Wat soll ich denn?> *
07 P: Sollen sich mal hinlegen.
08 Oder wollen Sie heute Nacht mal im Sitzen schlafen?
09 B: Ja. Kann man auch.
10 P: Kann man auch, da ham Sie Recht. Aber * wissen Sie da wird’s kalt **
11 B: Ja. Ja.
12 P: und die Beine die werden dick #und immer dicker.# GEPRESST
13 B: Ach was.

1.2.3 Wie wir mit Verstehensproblemen umgehen sollten

Gelingende Verständigung ist manchmal eine Frage des Timings: Wenn Menschen mit Demenz nachts einigermaßen gut schlafen, bewältigen sie Gespräche am Morgen besser als zu einem späteren Zeitpunkt am Tag.[184]

Obwohl sie uns oft nicht verstehen, sollten wir zunächst davon ausgehen, dass sie es möglicherweise doch noch können.[185] Beobachten Sie also ihr Gesicht genau: Gibt es Anzeichen für Verstehensschwierigkeiten?[186]

Seien Sie nicht gleich entmutigt, wenn es mit der Verständigung mal nicht klappt. Denken Sie über die Gründe für das Missverständnis nach. Reden und lachen Sie sogar darüber, wie ungeschickt Sie sich (!) ausgedrückt haben, und entschuldigen Sie sich dafür. Anschließend versuchen Sie es einfach noch einmal auf andere Art und Weise.

Da die Betroffenen immer mehr Schwierigkeiten haben, uns zu verstehen, müssen wir uns bemühen, ihre „Sprache“ zu sprechen[187] und uns in jedem Einzelfall individuell an ihre verbliebenen Fähigkeiten anzupassen:[188] Wir müssen einseitig die volle Verantwortung für Verstehen und Verständigung übernehmen.[189] Goldsmith vergleicht unsere Aufgabe während der Kommunikation mit demenzkranken Menschen mit der eines Tennislehrers, der die Bälle so spielt, dass der Spielpartner sie erreichen kann und das Spiel bzw. die Kommunikation in Gang bleiben.[190] Es gilt, eine Balance zwischen Über- und Unterforderung zu finden, damit die noch vorhandenen Fähigkeiten nicht vorzeitig und unnötig verkümmern.[191] Entsprechend sollte man seine Sprechweise nur dann vereinfachen, wenn das Verstandenwerden sehr wichtig ist, und in allen anderen Situationen zunächst die ganze, einem zur Verfügung stehende Bandbreite an Kommunikationsstrategien nutzen.[192]

Eignen Sie sich die Ausdrucksweisen an, die die jeweiligen Menschen im fortgeschrittenen Krankheitsstadium offensichtlich noch verstehen[193], und notieren Sie sich diese. Vor allem für tabuisierte Themen wie z. B. die Ausscheidung sollten Sie die Wörter verwenden, die die Erkrankten selbst nutzen.[194] Gut verständlich sind in der Regel muttersprachliche bzw. dialektale Formulierungen, die man schon in der Kindheit gelernt hat.[195] Günstig sind auch Redewendungen, die die Betroffenen selber ein Leben lang verwendet haben[196] und die einen engen Bezug zu ihrer Lebenswelt aufweisen.[197] Nutzen Sie häufig gebrauchte, alltägliche Begriffe.[198] Vermeiden sollten Sie technischen Jargon, berufssprachliche Ausdrücke[199] aus Pflege und Medizin sowie mehrsilbige, komplexe Wörter.[200]

Wenn Sie den Eindruck haben, dass jemand ein bestimmtes Wort nicht versteht, sollten Sie entweder ein Synonym, also ein gleich bedeutendes, anderes Wort verwenden, oder aber das Gesagte erklären.[201]

Grundsätzlich scheinen es Menschen mit Demenz umso schwerer mit dem Verstehen zu haben, je mehr andere Personen anwesend sind – je mehr ablenkende Geräusche zu hören und je mehr Aktivitäten um sie herum zu beobachten sind.[202] Optimal für das Verstehen sind tatsächlich Gespräche unter vier Augen.[203] In Gruppensituationen gilt es, möglichst zu vermeiden, dass mehrere Leute gleichzeitig sprechen[204] und einander unterbrechen.[205]

Im Hinblick auf die Menge des Gesagten gilt: Reden Sie nicht zu viel.[206]

Zum Thema Sprechgeschwindigkeit ist man sich uneins: Zwar halten einige Arbeitsgruppen[207] langsames Sprechen für nicht effektiv. Auch nach Meinung von Richard Taylor ist im anfänglichen Krankheitsstadium keine Anpassung nötig.[208] In späteren Phasen kann allerdings eine hohe Sprechgeschwindigkeit das Verstehen erschweren, daher sollte man dann nicht zu schnell[209], am ehesten wohl in einem mäßigen Tempo[210] oder so schnell wie der Betroffene selbst reden[211] und genügend Pausen zwischen den einzelnen Sätzen machen.[212] In vielen Veröffentlichungen wird sogar empfohlen, tendenziell eher langsam, vor allem aber deutlich zu reden.[213] Vermutlich muss man also auch hinsichtlich der Sprechgeschwindigkeit in jedem individuellen Fall ausprobieren, ob und inwiefern Langsamkeit das Verstehen erleichtert.

Und was die Komplexität des Gesagten angeht: Im anfänglichen Stadium der Krankheit ist es unnötig, die eigenen Äußerungen zu vereinfachen.[214] Wenn, dann solle man nicht die Sätze, sondern die zu kommunizierenden Inhalte herunterbrechen.[215] Einigen ForscherInnen zufolge ist es sogar im mittleren Krankheitsstadium nicht nötig, einfachere Ausdrucksweisen im Umgang mit den Erkrankten zu verwenden.[216] Die große Mehrheit der Demenz-ExpertInnen empfiehlt allerdings, ab diesem Zeitpunkt einfache und kurze Sätze einzusetzen[217] und komplexe Satzkonstruktionen, wie beispielsweise solche mit eingebetteten Nebensätzen, zu vermeiden.[218]

Einige raten auch, keine unvollständigen Sätze zu verwenden.[219] Das allerdings ist unnötig: In der gesprochenen Alltagssprache wimmelt es aus vielerlei Gründen nur so vor Auslassungen. Tatsächlich haben alle Demenz-Betroffenen, die ich seit 1994 aufgenommen habe, verkürzte Äußerungen wie z.B. „mal umdrehen" problemlos verstanden.

Erleichtern Sie Menschen mit Demenz das Verstehen, indem Sie:

- sprachbegleitende Gesten verwenden[220] bzw. das Gemeinte zugleich nonverbal verdeutlichen[221],
- die wichtigsten Wörter betonen[222],
- mit tieferer Stimme sprechen[223],
- sehr lautes Sprechen vermeiden (Das stresst sie nur!),[224] und
- Ihre Äußerungen rhythmisch artikulieren.[225]

Hilfreich für das Verstehen ist es auch, gewisse Informationen, die wir normalerweise als gewusst und gegeben voraussetzen, öfter zu wiederholen.[226]

Wenn wir demenzkranken Menschen einfach strukturierte und einfach zu verarbeitende Informationen präsentieren, steigen die Chancen für eine gelingende Verständigung.[227]

Packen Sie dementsprechend in jeden Satz nur eine Idee oder Aussage[228] und stellen Sie Schlüsselwörter möglichst ans Satzende.[229]

Vermeiden Sie den Gebrauch von Pronomen: Geben Sie der langen, ausführlichen Form den Vorzug vor dem Fürwort.[230] Verwenden Sie also Substantive[231] und Personennamen[232].

Reden Sie über das Hier und Jetzt, also über Dinge, die man sehen, riechen oder anfassen kann.[233]

Drücken Sie sich möglichst oft direkt und konkret aus.[234] Vertrauen Sie besser nicht darauf, dass die Betroffenen selber Schlüsse aus indirekten Äußerungen ziehen können.[235]

Verzichten Sie auf metaphorische Ausdrucksweisen, die wörtlich genommen und daher missverstanden werden können[236], sowie auf Doppeldeutigkeiten, Ironie und Sarkasmus.[237]

Vermeiden Sie aktuelle Modewörter oder jugendsprachliche bzw. englische Ausdrucksweisen wie „cool" oder „chillen". Alte Markennamen hingegen („Grafschafter Goldsaft, Nivea, Caro Kaffee, Bärenmarke") werden zuweilen besser verstanden als Sachbezeichnungen.[238]

Wiederholen Sie Ihre Äußerungen ab und an[239], aber übertreiben Sie es damit nicht und tun Sie es erwachsenengemäß.[240] Sprechen Sie beim Wiederholen eventuell etwas langsamer.[241] Unklar ist, ob wörtlichen[242] oder umformulierten Wiederholungen[243] der Vorzug gegeben werden sollte, oder ob das letztlich egal ist und je nachdem ausprobiert werden muss.[244] Der Arbeitsgruppe um Small sowie dem Betroffenen Richard Taylor zufolge sind wörtliche Wiederholungen ineffektiv, wenn es um das reine Verstehen geht; da würden nur Paraphrasierungen helfen.[245] Wörtliche Wiederholungen hingegen könnten hilfreich sein, wenn jemand das Gesagte bereits verstanden, aber wegen des schlechten Kurzzeitgedächtnisses wieder vergessen habe.[246]

Fragen Sie explizit nach, ob Ihr Gegenüber Sie verstanden hat.[247]

Manchmal führen auch ungewöhnliche und kreative Wege zum Ziel: Wenn ein Mensch mit Demenz die normale gesprochene Sprache nicht versteht, können Sie ausprobieren, Ihre Botschaft zu singen (s. **Abb. 1-9**).[248]

1.3 Grammatik (Wortbildung, Satzbau)

Die Grammatik legt durch eine Vielzahl von Regeln fest, wie in einer Sprache Wörter gebildet und Sätze zusammengebaut werden sollten. In den folgenden Abschnitten wird gezeigt, inwiefern die Befolgung dieser Regeln im Falle einer Demenz möglich bleibt (**Abschnitt 1.3.1**), wie die Menschen mit Demenz auf-

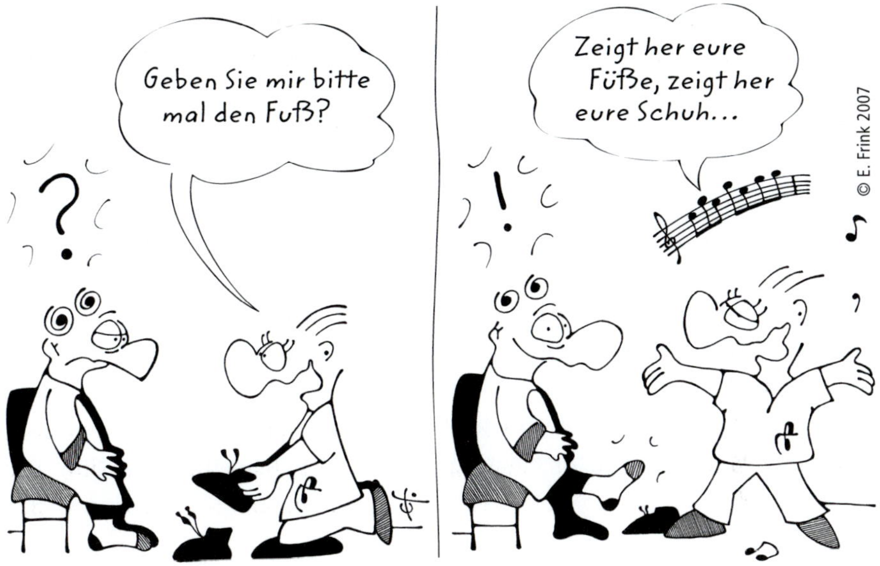
Geben Sie mir bitte mal den Fuß?
Zeigt her eure Füße, zeigt her eure Schuh...
© E. Frink 2007

Abbildung 1-9: Gesungene Botschaften sind manchmal verständlicher (Elmar Frink)

tauchende Schwierigkeiten meistern (**Abschnitt 1.3.2**), und wie wir ihnen dabei behilflich sein können (**Abschnitt 1.3.3**).

1.3.1 Grammatische Fähigkeiten bei Demenz

Mit den Grammatikfehlern ist es ähnlich wie mit den Wortfindungsstörungen: Wir alle machen sie beim Sprechen, und zwar tagtäglich; und umso häufiger, je müder, gestresster oder unkonzentrierter wir sind. Das ist so typisch für die gesprochene Sprache, dass sie uns (anders als die Wortfindungsstörungen!) kaum noch auffallen. Deswegen müssen wir uns auch grundsätzlich davor hüten, alle sonderbaren oder fehlerhaften Ausdrucksweisen auf die Demenz zurückzuführen. Einige erfolgen absichtlich oder sind doch ganz normale Versprecher.

Die grammatischen Fähigkeiten demenziell Erkrankter sind oft wesentlich weniger und wesentlich später von der Krankheit betroffen als die semantischen[249], also die mit Wortbedeutungen und Wortfindung zusammenhängenden: Es heißt, sie blieben wenigstens bis zum mittleren bis fortgeschrittenen Krankheitsstadium relativ intakt.[250]

So sind Menschen mit Demenz in der Regel in der Lage, ein Substantiv (Hauptwort) als Substantiv und ein Verb (Tätigkeitswort) als Verb zu erkennen und sie korrekt in ihren Äußerungen zu platzieren.[251]

Die erhaltene Fähigkeit, die einzelnen Wortarten zu unterscheiden, ist wahrscheinlich darauf zurückzuführen, dass diese im mentalen Lexikon getrennt voneinander gespeichert werden (Aitchison, 2003).

Ich habe allerdings erlebt, dass in sehr seltenen Fällen Adjektive (Eigenschaftswörter) und Substantive miteinander vertauscht wurden. So sagte eine Bewohnerin beim Waschen: „Der is' auch immer Schmutz." (statt schmutzig). Eine andere beschrieb ihre Gefühle mit den Worten: „Ich bin Glück." (statt glücklich) und dankte bzw. schmeichelte einer Pflegenden mit den folgenden Worten[252]:

Beispiel 23

01 P: Ich schneid' das einmal durch, * dann geht's besser. *
02 So, bitte schön.
03 B: **Ach du bist doch Gold!**
04 P: Ich bin goldig, ja.

Einige[253] haben zudem beobachtet, dass manche Personen bereits zu Beginn der Krankheit Probleme damit haben können, korrekte Verbformen zu verwenden:

„Zuerst verschwanden die Verben, und die, an die sie sich erinnerte, beugte sie falsch. Aus ‚schrie' wurde ‚schreite', ‚trank' wurde ‚trinkte'." (Peterson, 2006, S. 31)

In meinen Gesprächsmitschnitten kommt es überdies hin und wieder vor,

- dass Menschen mit Demenz falsche Hilfsverben benutzen („Ich **hab** (statt bin) voll.", „das **hat** (statt ist) schnell gegangen! "),[254]
- dass sie Einzahl und Mehrzahl durcheinander bringen („Das **ist** (statt sind) zwei."),
- und dass sie die Formen unregelmäßiger Verben (insbesondere auch Partizipien: z. B. gespann**en** statt gespann**t; ge**sterbt** statt ge**storben**[255]) falsch bilden.

Eines meiner Lieblingsbeispiele ist in diesem Zusammenhang das von der alten Dame, die nach dem Baden eine Pflegeperson beim Abtrocknen gekitzelt und gekniffen hat. Weil sie dabei etwas aus dem Gleichgewicht geriet, schüttelte sie schelmisch warnend ihren Zeigefinger und sagte: „Wenn ich fall', dann fallstest (statt fällst) du mit!"

Die meisten ForscherInnen teilen auch die Ansicht, dass eine Demenz im frühen und mittleren Stadium im Alltag[256] keine Probleme mit dem Satzbau bewirkt: Gesprochene wie geschriebene Sätze seien im Wesentlichen vollständig und mehr oder weniger korrekt[257], wenn auch im Durchschnitt vielleicht etwas kürzer und weniger komplex als die Gesunder.[258] So würden einige beispielsweise einfache Hauptsätze unverbunden nebeneinander stellen, statt die kommunizierten Inhalte in einem Gefüge aus Haupt- und Nebensatz auch grammatisch miteinander zu verknüpfen.[259] Auch scheint die Anzahl der unvollständigen Äußerungen im Laufe der Krankheit zuzunehmen.[260] Lediglich in langen und schwierigen Satzkonstruktionen (die allerdings für die Alltagskommunikation eher untypisch sind), die die Kapazität des Arbeitsgedächtnisses überfordern, könnten Fehler vorkommen.[261] Nach meiner Erfahrung bringen Menschen mit Demenz manchmal sogar erstaunlich lange und komplexe Sätze zustande – nämlich dann, wenn sie einen guten Tag haben und das Gesprächsthema sie wirklich interessiert[262]: Dann triumphiert die innere Beteiligung über das erheblich leistungsgeminderte Kurzzeitgedächtnis. So sagte einmal eine zeitlich und örtlich desorientierte Dame über ihren schmerzlich vermissten Mann: „Was soll ich denn mit so'nem Hampelmann immer tun, dem ich alles drei-, viermal erzählen muss!"

Was das Verstehen von grammatisch komplexen Sätzen angeht, gebe es zumindest im frühen Krankheitsstadium kaum Einschränkungen: Die Betroffenen könnten aktive (Der Hund beißt den Mann.) und passive (Der Mann wird von dem Hund gebissen.) Satzkonstruktionen durchschauen.[263] Allerdings falle es ihnen leichter, selber schwierig aufgebaute Sätze zu produzieren, als sie zu begreifen, wenn andere sie verwenden.[264] Eine mehrmalige Wiederholung helfe ihnen jedoch, selbst grammatisch komplexe Äußerungen zu verstehen.[265]

Im mittleren bis fortgeschrittenen Krankheitsstadium verändert sich dann allerdings das Bild: Die Sätze, die Menschen mit Demenz bilden, werden nicht nur immer einfacher, sondern zugleich auch immer unvollständiger[266] und fehlerhafter.[267] Das Erfassen und Verarbeiten grammatischer Informationen sei dann mehr oder minder schwer gestört.[268]

> *„Manchmal fange ich, wenn ich etwas sagen will, richtig an, und dann verheddere ich mich."* (Andersson, 2007, S. 62)

Auch gelinge es ihnen dann immer weniger, ihre Äußerungen angemessen und für andere verständlich zu strukturieren.[269] Das bedeutet, dass sie:

- immer mehr falsche Funktionswörter (Artikel, Pronomen, Präpositionen, Konjunktionen) gebrauchen,[270]
- immer öfter falsche Flexionsformen verwenden,[271]
- zunehmend Satzteile verdoppeln,
- und immer häufiger mehrere mögliche Satzkonstruktionen miteinander verschränken: Sie können sich gewissermaßen immer schlechter für eine von mehreren denkbaren Alternativen entscheiden und mischen die ihnen eingefallenen Konstruktionen, so dass die einzelnen Teile ihrer Äußerungen häufig nicht korrekt miteinander verbunden sind.

Beispiele für den Gebrauch falscher oder fehlender Funktionswörter sind:

- „Mir tut immer mein Bein, **der** tut so weh!“,
- „Wollt’ mal fragen, ob ich wieder’n Mensch **nach** mir machen darf.“,
- „So wie **noch** lange nicht.“,
- „Ich sag **die** Monika du bist mir nicht gern gekommen.“ oder
- „Sie ham alle gewundert (statt **sich** gewundert oder gestaunt), wo die Änne dat alle her hat.“

Beispiele für falsch verwendete Flexionsformen wären Sätze wie:

- „So, jetzt bin ich einigermaßen wieder ** Mensch**en.**“
- „Aber sie **willen** (statt ich will oder sie wollen) wieder schlafen.“

Verdoppelte Satzteile finden sich beispielsweise in Äußerungen wie:

- „Hat **meine Mutter** sagte **se** auch.“
- „**Ham** wir **ham** ja jetzt jetzt jetzt.“

Beispiele für miteinander verschränkte Satzkonstruktionen sind:

- „Na dann bin ich jar gar nicht so weit * zu spät davon.“,
- „Deshalb hat er sich * sicher da so ** zu lange la/ gelassen hatte.“,
- „Ich glaub, Sie können mir mal * für die Nase * muss ich noch mal.“,
- oder „Aber jetzt zieh ich mich wieder wieder ausziehen.“

Insgesamt betrachtet gibt es auch im Hinblick auf die grammatischen Fähigkeiten große individuelle Unterschiede sowie erhebliche, tagesformbedingte Schwankungen.

1.3.2 Wie gehen die Betroffenen mit grammatischen Schwierigkeiten um?

Grammatikfehler werden sowohl von kognitiv gesunden als auch von demenziell erkrankten Menschen seltener gemacht und seltener korrigiert als falsch gewählte Wörter. Oftmals werden grammatische Probleme sogar während lebhafter Gespräche überhaupt nicht bemerkt.

Erst im mittleren bis fortgeschrittenen Krankheitsstadium bekommen die Betroffenen auffällige Schwierigkeiten beim Bilden von Sätzen. Mein Eindruck ist, dass sie dann notgedrungen die kommunikative Botschaft, also den Inhalt wichtiger nehmen als die Fehlerfreiheit des Gesagten.[272] Ein Indiz dafür könnte sein, dass Grammatikfehler häufig an den Stellen im Satz vorkommen, an denen sie auf das Finden passender Begriffe konzentriert sind, wie etwa in der folgenden Äußerung: „Fänd es schön wenn die/ du mit uns vier * ves/ spe/ spazieren gehen." Die Sprecherin hielt den von ihr gewünschten Spaziergang eindeutig für wichtiger als die Vervollständigung dieses Satzes mit einer angemessenen Verbform (... spazieren gehen **würdest**.)

Ähnlich ist es im folgenden Beispiel: Eine Dame wird von einer Pflegenden lobend darauf hingewiesen, dass das selbstständige Essen an diesem Tag gut klappt. Daraufhin vermutet sie, dass das am regelmäßigen Üben liegen könne. Da sie sich das Lernen in der Gruppe unter Anleitung einer Frau nur als schulische Unterrichtssituation erklären kann, bezeichnet sie das therapeutische Geschehen als „Schule" und die Therapeutin als „Lehrerin". Wenn Sie an das Bild von der Kommode denken, sucht sie also in benachbarten Schubladen nach passenden Wörtern. Das Erfassen und Beschreiben des Gemeinten nimmt sie aber so sehr in Anspruch, dass sie es nicht schafft, es in vollständigen, grammatisch richtigen Sätzen auszudrücken (vgl. Z. 04/05, 14):

Beispiel 24

01 P: Ja und kuck mal heute klappt's doch.
02 B: Das kann/ * Das kann aber sein.
03 P: Ja ja.
04 B: **Ich (geh/ Da kann) meine Schule/ Lehrerin.** **
05 **Ich bin da mit/ mit/**
06 P: Nee, nee, Da ver/ Annegret. Das ist die Logopädin. *
07 Die da kommt. Das ist deine Lehrerin, richtig.
08 B: Ja.
09 Hier.

10 P: Jaha * die kommt, gestern war Mittwoch, richtig.
11 B: Jaha. Jaha.
12 P: Dann kommt die mittwochs.
13 Und die * übt mit dir/ genau.
14 B: **Ich * muss doch * Schule gehen die Lehrerin.**

Um zu verstehen, dass sie in dieser Situation nicht in die Welt ihrer Kindheit regrediert ist, sondern sich im Gegenteil konkret auf ihr heutiges Leben bezieht, muss man sie kennen und über ihre alltäglichen Termine Bescheid wissen. Das tut ihre Gesprächspartnerin. Ironischerweise passt jedoch das Wort Logopädin (Sprachtherapeutin), das sie der Bewohnerin statt des Begriffs Lehrerin anbietet, genauso gut oder schlecht: Am ehesten dürfte hier nicht eine Sprach-, sondern eine Ergotherapeutin gemeint sein...

1.3.3 Wie sollten wir uns verhalten, wenn Menschen mit Demenz Grammatikfehler machen?

Nehmen Sie die Botschaft wichtiger als die Form und sehen Sie über Fehler hinweg. Korrigieren Sie die Betroffenen nur dann, wenn Sie explizit darum gebeten werden.

Wiederholen Sie, was Sie glauben, verstanden zu haben, und erkundigen Sie sich nebenbei und unauffällig, ob es tatsächlich so gemeint war.

1.4 Verhalten in Gesprächssituationen

Menschen mit Demenz verhalten sich lediglich im fortgeschrittenen Krankheitsstadium in kommunikativen Situationen anders als Gesunde. Das liegt zum einen an ihren kognitiven Einbußen und zum anderen an ihren Gesprächspartnern. Je nachdem, ob wir ihnen:

- geduldig oder ungeduldig,
- gleichberechtigt oder herablassend,
- höflich oder respektlos,
- mit kommunikativem Geschick oder ohne,
- und mit Interesse oder Desinteresse begegnen,

gelingt es ihnen, sich mehr oder weniger normal und unauffällig zu verständigen. Zudem scheint es eine Art Aufwärm-Effekt zu geben: Je länger eine Unterhaltung dauert, und je demenzgerechter wir dabei auf ihre Kommunikationsbemühungen reagieren, desto verständlicher werden ihre Äußerungen.[273]

Im ersten Abschnitt geht es darum, ob die Demenz ihr soziales Wissen und Verhalten beeinflusst (**Abschnitt 1.4.1**). Anschließend wird gezeigt, wie sich ihr kommunikatives Verhalten in Gesprächen konkret ändert (**Abschnitt 1.4.2**), und wie wir mit daraus resultierenden Schwierigkeiten am besten umgehen sollten (**Abschnitt 1.4.3**).

Wie meint jemand das, was er sagt, in der Situation, in der er es sagt? Und wie verhält er sich in Gesprächssituationen? Für diese pragmatisch genannten Aufgaben ist schwerpunktmäßig die rechte Hirnhälfte zuständig (Cutica et al., 2006; Ferré et al., 2011; Lehman Blake, 2010; Paradis, 2001; Van Lancker Sidtis, 2012).

1.4.1 Soziales Wissen und Verhalten

Menschen mit Demenz verlieren durch ihre Erkrankung zwar einen großen Teil ihrer Erinnerungen und viele kognitive und motorische Fähigkeiten. Auch scheint sich ihr Wesen krankheitsbedingt etwas zu verändern, da die Demenz und die mit ihr einhergehenden Gefühle, sowie auch die Reaktionen der Umwelt auf ihre Defizite sie apathisch, depressiv und reizbar machen können.[274] Taylor spricht am Anfang seines Buches in diesem Zusammenhang von einer langsamen und manchmal ätzenden Erosion des Selbst.[275] An späterer Stelle heißt es ferner:

> *„Ich bin in meinen Augen nach wie vor ein überwiegend kluger, vernünftiger, aufgeschlossener Mann. Tatsache ist jedoch, dass ich immer weniger berechtigt bin, mich als Verkörperung dieser Eigenschaften zu charakterisieren. Ich kann sie mir zuschreiben. Behaupten, ich hätte sie. Ich kann es glauben. Tatsache ist jedoch, dass es nicht stimmt, oder zumindest nicht so, wie es früher gestimmt hat."* (Taylor, 2010, S. 145)

Sie verlieren jedoch allen Einschränkungen zum Trotz nicht zwingend (außer im Falle der seltenen frontotemporalen Demenz, die tatsächlich die Persönlichkeit massiv verändern kann[276]) alle Facetten ihrer Identität.[277] Im Gegenteil: Die Grundzüge ihrer Persönlichkeit bleiben recht lange erhalten.[278] Bei Bryden heißt es hierzu: „Auch wenn mein Verhalten sich verändert hat, ich habe immer noch das Gefühl, ich selbst zu sein."[279] Sie haben also eine (wenn auch schwächer werdende) Vorstellung davon, wen oder was sie meinen, wenn sie „ich" sagen.[280] Wenn wir sie danach fragen, können sie normalerweise wenigstens ihren Vornamen nennen; wenn wir sie mit ihrem Namen ansprechen, erkennen sie ihn in der Regel wieder und fühlen sich gemeint.[281]

Ihre familiären, beruflichen und sozialen Rollen werden für sie zwar im Krankheitsverlauf immer unwichtiger – aber sie bleiben viel länger Teil ihres Selbstbildes und ihres Verhaltensrepertoires, als Pflegende und Angehörige das gemeinhin annehmen.[282] Wenn wir diese Rollen und die damit verbundenen Erfahrungen und Fähigkeiten würdigen, etwa in dem wir sie als Ratgeber oder Lehrer ansprechen, können selbst Menschen mit fortgeschrittener Demenz verständlicher und adäquater kommunizieren als in anderen Gesprächssituationen.[283] So konnte beispielsweise eine demenziell erkrankte Opernsängerin trotz ihrer massiven sprachlichen Probleme mit etwas Unterstützung erfolgreich einen mehrtägigen Gesangsworkshop leiten.[284]

Sie sind keine leeren, geistlosen Hüllen, wie das hier und da immer noch abfällig formuliert wird[285], sondern soziale Wesen wie Sie und ich, die sich Anregungen und Aufgaben, Freundschaften und interessante Gesprächspartner wünschen[286]. Sie wissen, dass es Regeln für den Umgang miteinander gibt, und sie bemühen sich auch nach Kräften, sich an diese Regeln zu halten. Dabei fallen ihnen allerdings Regelverstöße häufiger an anderen als an sich selber auf. So empört sich manch einer über das Verhalten anderer Erkrankter, während er selber gleichzeitig hingebungsvoll in der Nase bohrt[287]: „Das macht man doch nicht!"; „Sie hat'n Mund voll und spricht, woll?". Obwohl sie selber nie aufhören, ihr eigenes Gesicht wahren zu wollen, fällt es ihnen doch nicht immer leicht, Rücksicht auf die Gefühle ihres Gesprächspartners zu nehmen.[288] Menschen wie Richard Taylor leiden auch selber darunter, dass sie in manchen Situationen ihre Emotionen und Gedanken spontan und ungefiltert aussprechen und damit andere vor den Kopf stoßen:

> *„Ich platze mit Sachen heraus, die zwar richtig sind, trotzdem haben alle das Gefühl, ich ‚platze heraus', weil ich sie im falschen Zusammenhang, zur falschen Zeit, am falschen Ort oder auf die falsche Art sage!"* (Taylor, 2010, S. 57)

Die aufgrund der jeweiligen geschlechtsspezifischen Sozialisation unterschiedlichen Kommunikationsstile von Frauen und Männern lassen sich auch noch bei Menschen mit Demenz nachweisen:[289] Während Männer mehr auf der Sachebene kommunizieren (z.B. über ihre Arbeit, Sport, Politik) und viele selbstwertdienliche inhaltliche Ich-Botschaften versenden (also überspitzt formuliert mit ihren Leistungen angeben), bemühen sich (vor allem, aber natürlich nicht nur!) die Frauen eher um die Beziehung zum Gesprächspartner und darum, sich selber als sozial kompetent darzustellen.[290] Sie senden positive emotionale Botschaften und versuchen, in kommunikativ schwierigen Situationen (etwa wenn sie ein Verständnisproblem haben oder ein als peinlich empfundenes Schweigen droht) z. B. durch Fragen oder formelhafte Wendungen, die ein zwischenmenschliches Interesse signalisieren, auszugleichen oder abzulenken.[291] So hat sich beispielsweise eine WG-Bewohnerin nach längerem Schweigen während des Abendessens an mich, eine ihr fremde Person gewendet und sich nach meinem Befinden erkundigt:

Beispiel 25

01 B: **Schwesterchen, fühlen Sie sich wohl hier bei uns?**
02 S: Jaha!
03 B: Ja, ne?
04 S: Sieht man das nich?
05 B: Das is ne ganz liebe, ne?

Männer hingegen geben Nichtverstehen direkt(er) zu und bitten um Klarstellung. Anders formuliert reden Männer weniger und eher dann, wenn sie glauben, inhaltlich etwas zu sagen zu haben; Frauen kommunizieren öfter um des Sprechens, des sozialen Miteinanders willen.[292]

Solange sie es können, versuchen also vor allem die Frauen unter ihnen[293], alltägliche Smalltalk-Kommunikation mit anderen zu betreiben: „Kucken Se mal was'n Scheißwetter * auf Deutsch gesagt!" und ihnen, selbst wenn sie sie kaum kennen, beispielsweise Komplimente zu machen[294]:

Beispiel 26

01 B: **Sie ham schöne Haare!** *
02 S: Ja, finden Sie?
03 B: Mhm. *
04 S: Sieht jetz nur in der Sonne so aus. *
05 B: **Nee, die liegen ja auch gut.**
06 S: Mhm.

Solange sie es können, nutzen sie Humor[295], um ihre Beziehungen mit anderen positiv zu gestalten. Solange sie es können, versuchen sie, uns Erklärungen und

Entschuldigungen für ihre Erinnerungslücken, mögliches Fehlverhalten und kommunikative Schwierigkeiten zu geben[296]. Typisch dafür wären Äußerungen wie „schwer von Begriff, ne?“, „Sie sind ja nit bös’, gell?“, oder „Erzähl’ ich Ihnen zu viel?“. Solange sie es können, bemühen sie sich, höflich im Umgang mit anderen Menschen zu sein: „Lass es dir gut schmecken!“.[297] Auch bedanken sie sich für die Hilfe anderer. Solange sie es können, sorgen sie sich nicht nur um sich selbst, sondern auch um das Wohlbefinden ihrer Mitmenschen („Sind Sie müde?“, „Biste gesättigt?“, „Was biste denn so traurig?“, „Fühlen Sie sich nicht gut?“, „Kann ich Ihnen helfen?“).[298] Zudem scheinen sich Mitglieder von stabilen kleineren Gruppen von Menschen mit Demenz aufeinander und auf die jeweiligen Defizite einzuspielen und sich etwa bei Verständnisproblemen in Gesprächen gegenseitig zu unterstützen.[299] Das geschieht auch im folgenden Beispiel aus einer Demenz-WG, in der die Bewohnerinnen mit einer Pflegenden flachsen: Sie bezeichnen sie als Ratte, Mäuschen, und (Schwester) Rabiata. Als die leicht schwerhörige B3 das ungeläufige Wort Rabiata nicht versteht, bemühen sich alle anderen, es für sie deutlich und verständlich auszusprechen:

Beispiel 27

01 B1: Du bist jetz Mäuschen.
02 P: Ah jetz bin ich das Mäuschen. *
03 B1: LACHT KURZ Hab dich umgetauft.
04 B2: Kuck an!
05 Die vielen Namen #sind alle .. ..?# LACHEND
06 P: Von Ratte auf Mäuschen.
07 B1: Ja.
08 B2: Und Rabiata auch noch?
09 P: <Rabiata au noch?> Ich bin hier alles! *
10 B3: Ach Bertha?
11 B1: Was/
12 B2: **Rabiata.**
13 B1: Was?
14 B2: LACHT
15 B3: Beata?
16 B2: Nein.
17 P: <Rabiata.>
18 B2: **Rabiata.**
19 B1: **Rabiata.**

In einer respektvollen, demenzgerechten und förderlichen Atmosphäre bleiben einige soziale Fähigkeiten demenzkranker Menschen also bis ins fortgeschrittene Krankheitsstadium erhalten[300]. Dennoch schaffen es manche Betroffene krankheitsbedingt immer weniger gut, über den eigenen Tellerrand hinauszublicken.[301] Sie reagieren dann vielleicht noch höflich auf ihr Gegenüber, etwa indem sie einen Gruß erwidern.[302] Aber sie sind kaum noch in der Lage, aktiv höfliche Signale zu senden, beispielsweise indem sie sich nach seinem Befinden erkundigen.[303] Andere ausreden zu lassen, fällt einigen wenigen (!) zunehmend schwer[304]: Wenn ihnen etwas zu einem Stichwort einfällt, müssen sie es sofort loswerden – aus Angst davor, es wieder zu vergessen, wenn sie es sich zu lange merken müssen.[305] Das krankheitsbedingte, egozentrische Kreisen um sich selbst bewirkt zuweilen auch, dass sie die Vorstellung davon verlieren, welche Gedanken und Gefühle ihr Verhalten in anderen auslösen kann. So haben manche Verhaltensweisen, die uns grob unhöflich erscheinen, eigentlich den Zweck, die Betroffenen vor Beschämung und Überforderung zu schützen: Wenn sie etwa mitten in einem Gespräch plötzlich und ohne Vorankündigung oder Verabschiedung weglaufen oder sich abrupt einem anderen Gesprächspartner zuwenden[306], entfliehen sie damit hin und wieder einer Situation, der sie sich nicht gewachsen fühlen[307]. Zudem kann es sein, dass irgendetwas an unserem Gesprächsverhalten ihre Flucht ausgelöst hat. Möglich ist allerdings auch, dass für ein solches Benehmen schlicht eine Störung der Aufmerksamkeit ursächlich ist.[308]

> Ungewöhnliches Gesprächsverhalten demenziell erkrankter Personen, wie beispielsweise abrupte Gesprächsanfänge und -enden, das Fehlen von normalen Zuhörsignalen wie „aha" oder „mhm" sowie das plötzliche Weggehen mitten im Gespräch, kann man auch mit dem Nachlassen der Funktionsfähigkeit der rechten Hirnhälfte erklären, die normalerweise für das Einhalten von Gesprächskonventionen zuständig ist (Myers, 1999).

Ähnlich ist es, wenn wir sie unbewusst mit Fragen in die Enge treiben, die sie aufgrund ihres schlechten Gedächtnisses nicht mehr beantworten können:[309] In diesem Fall weichen einige einer Antwort aus.[310] Andere erzählen, alltagssprachlich ausgedrückt, „Geschichten vom Pferd" – sie **konfabulieren**, d.h. sie vermischen unbewusst Erinnerungsfetzen, Gehörtes, Gelesenes und Geträumtes und „basteln" daraus eine ihnen passend erscheinende Antwort.[311] So kommt es beispielsweise vor, dass ein Mensch mit fortgeschrittener Demenz von seiner schmerzlich vermissten Mutter träumt und anschließend steif und fest behauptet, diese sei am Vortag zu Besuch gewesen. Konfabulationen sind zum Teil auf die krankheitsbedingten kognitiven Einbußen zurückzuführen. Sie stellen aber auch Versuche dar, sich selbst zu schützen, Sinn in den demenzbedingt verwirrten und verwirrenden Erfahrungen der Erkrankten zu stiften und ihre Persönlichkeit, bzw. ein positives Selbstbild auszudrücken.[312] Manchmal kompensieren Konfabulationen auch schlicht und ergreifend die wachsende Unfähigkeit, sich auf anderem Wege aktiv an Unterhaltungen zu beteiligen.[313]

Die Bewohnerin im folgenden Gesprächsausschnitt sagt auf die Frage hin, ob sie nachmittags einen Spaziergang gemacht habe, sie sei in der Kirche gewesen. Tatsächlich aber hat sie den ganzen Nachmittag an meiner Seite im Aufenthaltsraum ihrer Hausgemeinschaft verbracht. Glücklicherweise reagiert die Pflegende angemessen, nämlich als ob sie keinerlei Zweifel an der Antwort habe:

Beispiel 28

01 P: Frau * D. haben Sie heute einen Spaziergang gemacht?
02 B: Nein.
03 P: Nein. ** Waren Sie nicht draußen ** Frau D.?
04 B: Hm?
05 P: Waren Sie heute nicht draußen?
06 B: Doch.
07 P: Doch?
08 B: <u>Doch.</u>
09 P: <u>Na schau</u>en Sie.
10 B: Bin ich zuerst in der Kirche gewesen.
11 P: Ach so. Das is aber <u>schön!</u> *2*
12 B: <u>Ja.</u>
13 P: Ja? War das schön? *2*
14 B: In der Kirche?
15 P: Ja.
16 B: Da war's schön, <u>doch.</u>
17 P: <u>Na</u> sehen Sie.

Manche Menschen, die nur wenig über das Krankheitsbild Demenz wissen, ordnen solche Aussagen als bewusstes, absichtliches Lügen ein. Sie sind irritiert und versuchen, den Erkrankten auf argumentativem Wege zu beweisen, dass das nicht stimmen kann. Es ist jedoch wichtig, sich klar zu machen, dass Menschen mit Demenz in der Regel nicht vorsätzlich flunkern – sie glauben felsenfest daran, dass sie die Wahrheit gesagt haben.[314] Je nachdem, wie sie sich ihr jetziges Leben und Ereignisse darin erklären, sind ihre konfabulierten Geschichten in sich logisch und zumindest emotional stimmig und nachvollziehbar.[315] Entsprechend verstört und empört reagieren sie auf Korrekturversuche.[316] So war die WG-Bewohnerin in Beispiel 29 felsenfest davon überzeugt, dass sie die Gruppe als kompetente Hausfrau leitete, den gesamten Haushalt alleine schmiss und auch noch für die Pflege der anderen Bewohner zuständig war. Von Kindesbeinen an hatte sie sich, da sie das einzige Mädchen in der Familie war und ihre Familie sie sehr traditionell erzog, um andere kümmern müssen: Erst um ihre gesunden Geschwister, später um einen behinderten Bruder, und schließlich um ihre eigenen Kinder und die kranken Eltern. Demgemäß ließ sie sich von den Mitarbeitenden weder davon abhalten, andere Bewohner nach ihrem Gutdünken abends aufzuscheuchen, noch akzeptierte sie Eingriffe in „ihren" Haushalt:

Beispiel 29

01 B:	**Ich hab die Beine runter.** Sie kommt/
02	Die kriegen wir nich mehr hoch.
03 P:	Sie soll jetz dann nich mehr hoch! *3*
04 B:	**#Dat bin ich die/ die/ die/#** ÄRGERLICH *
05	#Noch mal liegen bleiben müssen!# ÄRGERLICH Nix!
06 P:	Ja dann ziehen Se sich doch schon mal den äh Schlafanzug an. **
07 B:	**Ich hab noch so viel hier zu tun!** *2*
08	Deswegen muss sie ja nich im Schlafanzug rumlaufen.
09 P:	Ja macht sie ja auch nich. *
10 B:	Die kann ruhich/ *2* **Dat hab ich grade/ grade hier so/**
11 P:	#Frau K.!# BEKÜMMERT **
12 B:	**Gib her!**
13 P:	Ich leg die auch gleich wieder zusammen.
14 B:	**Ich hab dat grade * zusammengelegt!**

Mit dieser Dame konnte man nur auskommen, wenn man sie taktvoll in dieser Rolle bestätigte und sie für ihren Einsatz lobte, wie die Betreuungskraft in Beispiel 30. Die Bewohnerin hatte zuvor über Rückenschmerzen geklagt:

Beispiel 30

01 P:	Müssen Se mal Bescheid sagen, wenn das nich besser wird, ne? *2* Hm?

02 B: Ja ich nehm an, dat dat dann * wieder besser wird.
03 P: Oder sich mal'n bisschen ausruhen,
04 mal'n bisschen da sitzen bleiben.
05 Oder vielleicht mal'n bisschen auf die Couch legen.
06 **Aber das machen Sie ja * so gut wie gar nich, auf die Couch legen.**
07 Ne Frau K.? *
08 B: Die Zeit die is zu wenig. *3*
09 P: **Sie sind ja immer im Stress, im Arbeitsstress, * ne?**
10 B: Ja, bei uns ja!
11 P: **Ja, #Sie sind immer was am machen, ne?# LÄCHELND**
12 B: Mein ich ja.
13 Dat is weil ich vier Brüder hab.
14 Und ich war eigentlich allein als Mädchen, ne?
15 P: Mhm,
16 Ja.
17 B: Wenn irgendwat is, dann bin ich an/
18 der * jenige die .. .. (Brennt immer die Hütte!) Ja.
19 P: **Ham Se zu Hause auch schon immer alles gemacht, ne?**
20 **Fühlen Se sich für alles verantwortlich, ne?**
21 B: Ja. So is dat eigentlich!
22 P: Mhm. *2*
23 Aber hier könn Se sich ruhich ma'n bisschen ausruhen Frau K., ne?
24 B: Ach Gott dat is/ * Dat geht alle vorüber.
25 P: **Das, was Se nich machen wollen, brauchen Se nich machen.**
26 **Das läuft Ihnen hier nich weg, ne?**
27 **Wir sind au no da. Wir helfen Ihnen dann dabei, ne? * Hm?**
28 B: Irgendwie/ Irgendwie klappt dat dann schon.
29 P: Ja. Irgendwie klappt dat schon.
30 Mit vereinten Kräften machen wir das dann Frau K., ne? Hm?

1.4.2 Veränderungen des Gesprächsverhaltens

Die Fähigkeit, Gespräche zu führen, verändert sich bei Menschen mit Demenz durchaus. Allerdings sind die Verluste weit weniger dramatisch, als viele experimentell arbeitende NeurowissenschaftlerInnen behaupten: Die überwältigende Mehrheit aller Gespräche funktioniert wenigstens bis ins mittlere Krankheitsstadium relativ reibungslos und ohne Zusammenbruch der Kommunikation[317], denn die Betroffenen beherrschen die geltenden Gesprächskonventionen nach wie vor.[318]

„Gespräche stellen mich vor große Probleme und sind die reinsten Stressauslöser, da ich sehr viel langsamer bin als mein Gesprächspartner und nicht schnell antworten kann. Ich habe meine Spontaneität verloren." (Bryden, 2011, S. 113)

Zuhörsignale, die Interesse an den Worten des Gesprächspartners signalisieren und ihn zum Weiterreden auffordern, werden wie im folgenden Gesprächsausschnitt lange gesendet:[319]

Beispiel 31

01 P1: Wenn ich Ihnen jetz sage * was ich mache im Urlaub,
02 dann bin ich ja mal gespannt ob Sie immer noch mitwollen.
03 B1: **Ach so!**
04 P1: Ich fahre wieder mit dem Motorrad durch die Alpen. *
05 B1: **Mhm.**
06 P1: Da müssten Se * sich en Helm aufsetzen,
07 und dann hinten drauf auf's Motorrad.
08 P2: #Hm.# ABSCHÄTZIG
09 B2: **Aha.**
10 P1: Nich?
11 B1: Nee, ich zu f/ fahr nur vorne weg!

Kognitiv gesunde Menschen reagieren schnell pikiert und genervt, wenn ihnen jemand dieselbe Geschichte oder denselben Witz innerhalb kurzer Zeit mehrmals erzählt. Das ist bei Menschen mit Demenz aufgrund des schlechten Kurzzeitgedächtnisses manchmal anders: Viele von ihnen werden nicht müde, jedes Mal von Neuem Erstaunen und Belustigung auszudrücken und den Erzähler in seinen Bemühungen zu unterstützen – entweder, weil sie sich tatsächlich nicht daran erinnern, das Erzählte schon einmal gehört zu haben, oder weil sie selber oft genug die peinliche Erfahrung gemacht haben, sich zu wiederholen, und dem aktuellen Sprecher diese gesichtswahrend ersparen wollen. In puncto Wohlwollen und Höflichkeit sind sie also manchmal bessere Zuhörer als wir![320]

Erst im fortgeschrittenen Stadium bekommen einige Schwierigkeiten mit der Befolgung von Gesprächsregeln[321] und sind weniger erfolgreich darin, auftauchende Verständigungsprobleme zu bewältigen und uns zu verdeutlichen, was sie sagen wollen, bzw. wie sie das Gesagte meinen.[322] Auch fällt es ihnen immer schwerer, die Äußerungen anderer so zu verstehen, wie sie gemeint sind.[323] Gerade in späteren Krankheitsstadien gibt es jedoch hinsichtlich der Bewältigung von Gesprächssituationen sehr große Unterschiede zwischen einzelnen Personen.[324]

Vier Faktoren erschweren das Gelingen von Kommunikation zusätzlich, bzw. haben einen entscheidenden Einfluss darauf, ob Menschen mit Demenz eine Gesprächssituation angemessen bewältigen können, oder nicht:

1. die Verlangsamung ihrer kognitiven Prozesse,
2. das Vorhanden- oder Nichtvorhandensein äußerer Störquellen,
3. der Charakter der Gesprächssituation und
4. das Verhalten der Gesprächspartner.

Die **Behinderung und Verlangsamung der kognitiven Prozesse** bei Demenz bewirkt erstens, dass die Betroffenen Wortfindungsstörungen haben und es ihnen schwer fällt, ihre Gedanken zu organisieren und unsere Äußerungen zu verarbeiten. Als Folge davon entstehen immer mehr und immer längere Sprechpausen.[325] Mal reagieren sie mehrere Sätze zu spät auf das, was andere gesagt haben[326]; mal wechseln sie das Thema, um ihre Probleme mit der Wortfindung zu vertuschen.[327]

> *„An anderen Tagen kann ich dem, was um mich herum los ist, nicht folgen. Das Gespräch springt zu schnell von Person zu Person. Bevor ich eine Äußerung verarbeitet habe, ist der Gesprächsfaden schon wieder bei einer anderen Person oder einem anderen Thema, und ich bleibe isoliert vom Geschehen zurück – alleine in der Menge.“* (Davis, 1989, S. 85 f.)

Menschen mit Demenz werden zweitens immer sensibler für **Störquellen**, die ihnen die Konzentration auf das Gespräch verunmöglichen: Unterbrechungen etwa bewirken, dass sie sofort den Faden verlieren.[328] Auch sind sie immer schneller beispielsweise von akustischen und optischen Reizen abzulenken.[329] Das wiederum führt zu zwei Verhaltensweisen, die kognitiv gesunde Gesprächspartner irritieren und zu einem bedauerlichen Missverständnis führen können: Zum einen halten sie immer seltener den Blickkontakt, den wir im Gespräch eigentlich von unserem Gegenüber erwarten. Ihr Blick wandert dorthin, wo sie ein Geräusch vernommen oder einen anderen Menschen gesehen haben. Entsprechend bleibt das Nicken, das dem Gesprächspartner wenn nicht vollkommene Zustimmung, so doch Interesse und Zuhörbereitschaft signalisiert, immer häufiger aus. Zum anderen schließen diejenigen, die sich ihrer eigenen Ablenkbarkeit noch bewusst sind, manchmal strategisch die Augen, um sich auf die Worte zu konzentrieren und dem Gespräch besser folgen zu können. Das aber wirkt auf die Gesprächspartner, als seien sie müde oder desinteressiert – sie reagieren frustriert oder resigniert und beenden ihre Kommunikationsbemühungen. Verabschieden sie sich dann, bleibt der Erkrankte ratlos zurück ... schließlich hat er aus seiner Sicht alles für den Erfolg der Unterhaltung gegeben!

Die **Gesprächssituation** beeinflusst Menschen mit Demenz drittens möglicherweise sogar noch mehr als jeden gesunden Menschen: Umgeben von Familienmitgliedern oder Freunden fühlen wir uns in der Regel wohl und entspannt, in einem Fahrstuhl, umgeben von Unbekannten, oder gar in einem Bewerbungsgespräch nicht. Menschen, die wir kennen und mögen, geben uns ein Gefühl von Sicherheit und Wertschätzung – Fremde hingegen können uns verunsichern. Im Aufzug fühlen wir uns eher unwohl, in einer Prüfung vielleicht sogar gestresst und leicht verängstigt. Zu Angehörigen und Freunden haben wir eine mehr oder minder intensive Beziehung – ein Gespräch mit ihnen ist für uns interessant und unproblematisch, denn mit ihnen können wir „frei von der Leber weg" plaudern, brauchen uns keinen Zwang anzutun. Mit Fremden hingegen verbindet uns nichts: Manche sind uns gleichgültig, andere jagen uns vielleicht insgeheim Angst ein. Wir hüten uns, im Umgang mit ihnen allzu offenherzig und vertrauensselig zu sein. Und wenn es keinen akuten Grund für ein Gespräch gibt, beginnen wir auch keine Unterhaltung mit ihnen. Nicht anders ist es bei Menschen mit Demenz. Nur manchmal viel schlimmer: Denn ihnen sind im fortgeschrittenen Stadium zuweilen selbst ihre nächsten Angehörigen fremd. Weil ihnen nichts und niemand mehr vertraut zu sein scheint, reagieren sie häufig entsprechend misstrauisch, skeptisch und zurückhaltend; und Begegnungen mit anderen Menschen arten für sie in puren Stress aus.[330] Entsprechend kann eine experimentelle Testsituation, wie beispielsweise NeurolinguistInnen sie in ihren Experimenten herstellen, gar nicht ihre wahren kommunikativen Fähigkeiten widerspiegeln.[331]

Darüber hinaus sind auch Gruppensituationen, in denen durcheinander geredet wird, in denen ein gewisser Hintergrundlärm herrscht und unterschiedlich große Sprachprobleme bestehen, für demenzkranke Menschen schwieriger (erfolgreich) zu bewältigen als Gespräche unter vier Augen.[332]

Eine entscheidende Rolle spielt viertens auch das **Verhalten der Gesprächspartner**: Grundsätzlich sind immer alle Beteiligten für das Gelingen oder Scheitern von Gesprächen verantwortlich.[333] Das bedeutet, dass Menschen mit Demenz in einigen Fällen nicht von sich aus unfähig sind, ein Gespräch zu führen, sondern dass tatsächlich wir sie daran hindern: beispielsweise indem wir ihnen nicht genügend Zeit lassen, um auf eine Frage zu antworten, und dann anschließend behaupten, sie hätten uns nicht verstanden oder könnten bzw. wollten nicht antworten.[334] Zudem kann es fatale Auswirkungen haben, wenn wir ihnen zu wenig zutrauen und ihnen zu viel helfen wollen, etwa in dem wir sie klarstellend unterbrechen, sie korrigieren, oder meinen, ihnen Stichworte geben zu müssen: Je mehr wir das tun, desto weniger reden sie.[335]

Gesprächsver- oder -behindernd verhalten wir uns auch, wenn wir:

- nicht auf eine verbale oder nonverbale Reaktion warten,
- plötzlich und ohne Ankündigung das Thema wechseln,
- Betroffene unterbrechen,
- gleichzeitig auch Nebengespräche mit anderen führen und
- uns keine Mühe geben, den Sinn der durch Wortfindungsstörungen und grammatische Schwierigkeiten entstellten bzw. unvollständigen Äußerungen herauszufinden.

Überdies verunmöglichen wir einen normalen Gesprächsverlauf, wenn wir gedankenlos ein intaktes Kurzzeitgedächtnis voraussetzen und die Betroffenen nach etwas fragen („Was gab es denn zum Mittagessen?") oder Wissen voraussetzen („Das hast du mich doch schon tausendmal gefragt! Du wohnst doch jetzt im Altenheim!"), das diese krankheitsbedingt nicht haben können.[336]

Wie steht es nun mit der **Gesprächsbeteiligung** von Menschen mit Demenz? Man ist sich immer noch nicht einig darüber, ob sie eher mehr oder eher weniger reden als vor Krankheitsbeginn. Die einen behaupten, sie würden wenigstens bis ins mittlere Krankheitsstadium immer weitschweifiger und geschwätziger.[337] Dieses Phänomen nennt man fachsprachlich Verbosität. Die anderen sind felsenfest davon überzeugt, dass die Betroffenen im Verlauf der Krankheit eher immer schweigsamer werden und irgendwann gänzlich verstummen.[338] Dritte räumen schließlich ein, dass beide Varianten in jeweils unterschiedlichen Krankheitsstadien vorkommen.[339] Richtig scheint mir zu sein, dass Menschen mit Demenz in den frühen Krankheitsstadien im Falle von

Wortfindungsstörungen wortreicher kommunizieren – wenn sie nämlich auf Umschreibungen der von ihnen gerade nicht abrufbaren Begriffe ausweichen müssen, wenn sie ihre Unsicherheit in Bezug auf die von ihnen gewählten Begriffe verdeutlichen möchten[340], oder wenn sie ihre Gedächtnislücken durch Konfabulationen zu vertuschen versuchen.

Die Ansicht, demenzkranke Menschen würden im späteren Verlauf der Krankheit immer schweigsamer, trifft sowohl nach meinen eigenen Beobachtungen wie auch nach den Erfahrungen pflegender Angehöriger zu: Viele Betroffene im fortgeschrittenen Krankheitsstadium beginnen von sich aus keine Gespräche mehr. Wenn überhaupt, reagieren sie auf kommunikative Angebote, die wir ihnen machen.[341]

Kontaktrituale bereiten Menschen mit Demenz wenigstens bis zum mittelschweren Krankheitsstadium keine Probleme.[342] Sie reagieren in kommunikativen Situationen sozial angemessen, indem sie:

- uns zurückgrüßen,
- auch winken, wenn wir ihnen grüßend zuwinken,
- ein Lächeln mit einem ebensolchen beantworten (vgl. **Kapitel 2**),
- unsere Hand schütteln, uns ebenfalls „guten Appetit“, „Gesundheit!“ oder „Schöne Feiertage“ wünschen,
- einen Trinkspruch wie „Zum Wohl!“ oder „Prost!“ erwidern
- und beispielsweise angemessen auf Komplimente reagieren, indem sie sich entweder „nur“ bedanken, oder sogar auch ein Kompliment zurückgeben.

Der folgende Gesprächsausschnitt zeigt, wie sich eine Bewohnerin, die sonst kaum noch spricht, bei mir für ein Kompliment (Z. 01/03/05) bedankt, indem sie es erwidert (Z. 16/22):

Beispiel 32

01 S:	Sie sind immer so schick.
02 B:	Ja? Ach.
03 S:	Sie kriegen hier den Schönheitspreis auf der Station.
04 B:	LACHT GESCHMEICHELT
05 S:	Sie haben immer so schöne Sachen an, finde ich.
06 B:	Ja? LACHT *
07 S:	Mhm.
08 B:	Ja? Sie hab ich aber noch nicht gesehen da. *

S: Ich bin auch ganz neu hier.

B: Ach so.

P: Mhm.

S: Kann schon vorkommen, mhm.

B: Mhm.

S: Hm, und dann hab ich so'n langweiliges Gesicht

das vergisst man auch so schnell. >LACHT<

B: **Nee. Sie haben en (mil/) en schönes Gesicht. LACHT**

P: Das stimmt ja gar nicht, ne? Ja.

S: Oh danke!

B: #Oh ja.# LACHEND; LACHT

P: LACHT

S: Hat mir auch noch selten jemand gesagt.

B: **Na? Das/ das doch, das ist wahr.**

Wenn Menschen miteinander sprechen, redet nicht jeder einfach drauf los: In jeder Sprache und Kultur ist genauestens geregelt, wer wann reden darf, d.h. wie Gesprächspartner in einer Unterhaltung den **Sprecherwechsel** zu organisieren haben, bzw. wie wer mit welchen Mitteln das **Rederecht** behalten oder an den anderen abgeben kann. So gelten in unseren Breitengraden beispielsweise die Regeln,

- dass man andere nicht unterbrechen sollte, wenn sie zuerst zu sprechen begonnen haben,
- dass der jüngere, weniger dominante oder höflichere Gesprächspartner nachgibt, wenn nach dem möglichen Ende eines Sprecherbeitrags zwei gleichzeitig zu reden beginnen,
- dass ein Sprecher seinen Wunsch, weiterzusprechen, dadurch signalisiert, dass er am Satzende die Stimme hebt und den Zuhörer nicht direkt anschaut,
- dass ein Sprecher die Absicht, seinen eigenen Gesprächsbeitrag zu beenden, dadurch anzeigt, dass er
  - die Stimme am Satzende senkt,
  - den Zuhörer auffordernd und direkt anschaut
  - oder ihn durch eine Frage oder eine namentliche Anrede direkt zum Sprechen auffordert.

Diese und ähnliche Regeln kennen und befolgen die meisten Betroffenen im früheren und mittleren[343], z.T. sogar im weit fortgeschrittenen Krankheitsstadium.[344] Später kann es dann vorkommen, dass sie anderen ins Wort fallen.[345] Das ist allerdings in den zahlreichen, von mir während der letzten 25 Jahre aufgenommenen Gesprächen zwischen Menschen mit und ohne Demenz nicht oft der Fall: Es gibt insgesamt sehr wenige Kämpfe ums Rederecht, und demenziell Erkrankte unterbrechen ihre Gesprächspartner nicht häufiger als umgekehrt.[346] Nach meinen Beobachtungen kommen Unterbrechungen durch Menschen mit Demenz am ehesten dann vor, wenn sie

- eine durchsetzungsgewohnte, dominante Persönlichkeit haben,
- zusätzlich schwerhörig und/oder sehbehindert sind und somit die verbalen und nonverbalen Signale ihrer Gesprächspartner nicht so schnell mitbekommen,
- und entweder die Krankheit sehr weit fortgeschritten ist oder sie an einem Sprachautomatismus leiden, d.h. wenn sie beispielsweise zwanghaft hallo rufen oder unablässig bestimmte Wörter wie „ach was ach was" oder „boa nee" vor sich hin sprechen müssen (vgl. Beispiel 86 in **Abschnitt 7.1**).

In der Gerontopsychiatrie kommen Unterbrechungen außerdem bei jenen demenziell Erkrankten vor, deren Gedanken unentwegt um eine innere Thematik wie Angst, Sorge, Handlungsdruck, oder Nach-Hause-Müssen kreisen.[347]

Eine weitere unausgesprochene Regel zur Organisation von Gesprächen ist die, dass gewisse Arten von Äußerungen den Zuhörer unter einen Zugzwang stellen. Wer beispielsweise **Fragen** stellt, erwartet von seinem Gesprächspartner eine **Antwort**. Diese Regel kennen und befolgen auch Menschen mit Demenz bis weit ins fortgeschrittene Krankheitsstadium hinein[348]. Sie sind sehr bemüht, auf alles, was nach Frage klingt, mit etwas zu reagieren, was eine zur Frage passende Antwort sein könnte. Allerdings verlieren sie aufgrund ihrer wachsenden Verstehensprobleme zusehends die Fähigkeit, inhaltlich angemessen zu antworten.[349]

Auch beim **Telefonieren** verhalten sie sich zunehmend ungewöhnlich: Einige rufen beispielsweise jemanden an und teilen diesem etwas mit, was sie gerade interessant oder wichtig finden, ohne sich eingangs zu identifizieren, ohne zu fragen, ob der Angerufene gerade ein paar Minuten Zeit für sie hat, und ohne zu sagen, um was es inhaltlich geht.[350] Andere legen den Hörer unvermittelt in die Schublade ihres Nachtschränkchens und schließen diese, wenn sie sich überfordert fühlen und das Gespräch beenden möchten.

„Ich beziehe mich auf Themen, über die wir uns vor Stunden, Tagen oder Wochen unterhalten haben, als befänden wir uns im Augenblick mitten in diesem Gespräch. Wenn andere finden, es verwirre sie, wenn ich so rede, gebe ich zu bedenken, wie verwirrend es erst für mich ist, wenn andere offenbar nicht verstehen, was ich sage, oder den Zusammenhang nicht berücksichtigen – zumindest nicht den in meinem Kopf vorhandenen." (Taylor, 2010, S. 57)

Deutliche Veränderungen weist das Verhalten von Menschen mit Demenz im Laufe der Krankheit im Hinblick auf den so genannten **rezipientenspezifischen Zuschnitt** ihrer Gesprächsbeiträge auf. Normalerweise orientieren sich Menschen in einer Unterhaltung bei der Wahl sprachlicher und nonverbaler Mittel an dem Vorwissen und den vermuteten Erwartungen ihrer Zuhörer: Sie formulieren ihre Äußerungen so, dass sie für den Gesprächspartner aller Voraussicht nach verständlich und in den Gesprächszusammenhang einzuordnen sind. Demenztypisch ist nun, dass die Betroffenen sich zunehmend weniger gut in ihr Gegenüber hineinversetzen können[351]; ihre Sensibilität hinsichtlich der Bedürfnisse ihrer Zuhörer nimmt ab.[352] Das führt zu einer unabsichtlichen Fehlanpassung ihrer Gesprächsbeiträge: Entweder wiederholen sie unnötig Wissen, das ihren Gesprächspartnern bereits bekannt ist, oder aber sie setzen bei ihnen wie im weiter oben beschriebenen Verhalten am Telefon Wissen voraus, das sie (noch) nicht haben können (vgl. Beispiel 36, S. 90).[353]

Die mangelnde Fähigkeit, die Perspektive und das Vorwissen des Gegenübers zu berücksichtigen, kann auf die nachlassende Funktionsfähigkeit der rechten Hirnhälfte zurückgeführt werden (Lehman Blake, 2010).

Dazu kommt, dass Menschen mit Demenz immer häufiger Demonstrativpronomen wie beispielsweise der, die, das[354] sowie auch immer mehr so genannte deiktische, also hinweisende Ausdrücke (dieses, jenes, hier, dort) benutzen[355], von denen uns nicht unmittelbar klar ist, auf wen oder worauf sie sich eigentlich beziehen (vgl. Beispiel 6, S. 40). Entsprechend bleibt die Bedeutung ihrer Äußerungen oft rätselhaft. Damit sie uns die Informationen geben können, die uns zum Verständnis fehlen, müssen wir in der Regel sehr explizit und konkret und zuweilen auch mehrfach nachfragen.[356]

Es kommt aufgrund ihrer abnehmenden Konzentrationsfähigkeit und ihrer assoziativen Denkweise auch immer häufiger zu **thematischen Abschweifungen** bzw. zu Gedankensprüngen, die wir nicht ohne weiteres nachvollziehen können[357], wie bei der Dame im folgenden Beispiel (Z. 20), die über die Vergänglichkeit philosophiert:

Beispiel 33

01 B: Ja ja, so is es im Leben.
02 P: Ja.
03 B: Der eine macht's ins Töpfchen, * und der andere daneben.
04 P: <LACHT>
05 B: Ja ja.
06 P: LACHT
07 B: LACHT <Worüber/ über mich lachen Sie, nicht?>
08 P: <Über Ihre Sprüche.>
09 B: Jaha, * meine Sprüche.
10 P: Mhm, wenn wir Sie nicht hätten! *
11 B: Jaha. *5* Sprüche nutzen nix. *2* Die Handlung mehr.
12 Vielleicht sehen die einen/ (lässt sich) auch was tun.
13 P: Hm. *3*
14 B: Weil sie sagten der Geist ist willig, aber das Fleisch ist schwach. *
15 P: Mhm.
16 B: Das heißt * der Geist kann das auch bringen.
17 Aber das Fleisch ist der Körper
18 P: Mhm. *
19 B: Der Körper ist zu schwach. *2*
20 Die ham ja auch früher nix anders gegessen wie/
21 wie Schokolade.

Eine der Aufgaben der rechten Hirnhälfte ist es, in Unterhaltungen die Aufmerksamkeit und die Gedanken auf das Gesprächsthema zu fokussieren. Wenn diese bei demenzkranken Menschen nicht mehr zuverlässig arbeitet, kommt es immer häufiger zu Abschweifungen und Gedankensprüngen (Lehman Blake, 2010).

Allerdings gelingt es ihnen besser, monologisch bei einem (vor allem: bei ihrem!) Thema zu bleiben, als sich auf immer wieder neue, vom Gesprächspartner eingebrachte Gesprächsinhalte einzustellen.[358] Charakteristisch ist, dass an sich völlig normale Äußerungen aufgrund ihrer Platzierung im Gesprächszusammenhang plötzlich bizarr und nicht zum Gesprächsthema passend erscheinen.[359] So spricht beispielsweise eine Bewohnerin während einer Unterhaltung, die ich mit einem Pflegenden über meine Gesprächsaufnahmen führe, plötzlich über ihre Mutter (Z. 07), nachdem sie bis dahin „normale" bzw. angemessene Zuhörsignale von sich gegeben hat:

Beispiel 34

01 P:	Ach wissen Sie * ich denk mal
02 B:	Mhm.
03 P:	Warum soll man das nicht mitmachen #als Mitarbeiter?# LACHEND
04	Man kann ja selber dadurch noch dazu/
05 S:	Weil man Angst hat kontrolliert zu werden,
06	Job zu verlieren?
07 B:	**Mhm * Nee, ich glaub meine Mutter die ging nicht mit.**

Wegen der Probleme mit der Organisation der Gedanken und dem Bilden von grammatisch korrekten Sätzen ab etwa dem mittleren Krankheitsstadium werden einzelne Themen, Ideen und Wörter auf der formalen Ebene immer häufiger unzureichend miteinander verknüpft, was uns das Verstehen zusätzlich erschwert.[360]

Kennzeichnend für das Gesprächsverhalten von Menschen mit Demenz ist auch, dass sie sich immer häufiger **wiederholen**.[361] Früher wurde das ausschließlich auf den kognitiven Abbau zurückgeführt. Heute weiß man, dass Wiederholungen auch gesprächsorganisatorische und selbstwertdienliche Funktionen haben können: Wer seine eigenen Worte wiederholt, verdeutlicht dadurch eine ihm wichtige Botschaft.[362] Und wer wiederholt autobiografische Geschichten erzählt, möchte damit der Umwelt klar machen, wer und wie er ist.[363]

Wer die Äußerungen eines Vorredners (teilweise oder ganz) wiederholt,

- der möchte vielleicht einfach die Sprecherwechselpflichten erfüllen und die Kommunikation am Laufen halten;
- der bittet eventuell auf indirekte, gesichtswahrende Art und Weise um Feedback oder mehr Informationen, um eine Äußerung verstehen und auf sie reagieren zu können;
- oder er nutzt die Wiederholung, um Zeit für eine Antwort zu gewinnen.[364]

Als eine Sonderform von Wiederholungen gelten **Floskeln** und **formelhafte, feststehende Redewendungen**. Jeder von uns verwendet sie. Unsere Äußerungen sind gespickt mit „recycelten" Ausdrucksweisen, die gerade im Trend liegen oder als witzig und originell empfunden werden (z.B. „Ich sag mal so", „Wollt' ich grade sagen!", „zum Bleistift", „Hätte, hätte, Fahrradkette").[365] In Äußerungen von einigen Menschen mit fortgeschrittener Demenz scheinen sie jedoch überproportional häufig vorzukommen[366]: Je mehr Probleme die Betroffenen mit der Wortfindung und dem Bilden zusammenhängender Sätze haben, d.h. je mehr solcher Floskeln sie verwenden, desto inhaltsärmer und wiederholungsreicher erscheint ihre Sprache. Das Auffällige an solchen Redewendungen ist, dass sie meist in lautlicher und grammatischer Hinsicht fehlerfreier und flüssiger als viele andere ihrer Äußerungen im selben Gespräch sind, also ohne Pausen, Abbrüche und Verzögerungen ausgesprochen werden.[367] Man geht davon aus, dass sie als Ganzes, also wie ein Begriff im Lexikon gespeichert sind und daher von den Erkrankten nicht mühsam konstruiert werden müssen, dementsprechend also anstrengungsarm an zumeist passenden Stellen in Gespräche eingefügt werden können.[368]

Auch der Rückgriff auf stereotype Floskeln hat eine Reihe von kommunikativen Funktionen: So spart der Einsatz konventioneller Redewendungen zunächst nicht nur Zeit[369], sondern er vergrößert auch die Wahrscheinlichkeit, dass der Zuhörer versteht, was ihm der Mensch mit Demenz sagen möchte.[370] Formelhafte Sprache hat darüber hinaus eine Smalltalk-Funktion. Ihr Gebrauch hilft den Betroffenen zwar nicht, komplexe inhaltliche Botschaften zu senden. Aber sie hilft ihnen, mit anderen im Gespräch zu bleiben.[371] Floskeln sind zudem soziale Signaturen, also Ausdruck von Gruppenzugehörigkeit oder persönlicher Identität.[372] Sie helfen ihnen überdies auch, ihre sprachlichen und Gedächtnisdefizite zu kompensieren und Verunsicherung sowie den drohenden Verlust des Selbstvertrauens abzuwenden.[373]

Wie steht es nun mit dem Einsatz von **Reparaturstrategien** bei Demenz? In jedem alltäglichen Gespräch kommt es zu Fehlern, Unklarheiten und Missverständnissen: Wenn wir ein Problem bemerken, korrigieren wir entweder unsere eigene Äußerung, oder wir verdeutlichen unserem Gesprächspartner, dass wir ihn nicht verstanden haben.

Was die Fähigkeit zur **Selbstkorrektur** angeht, sind sich die Forscher noch uneins: Während die einen behaupten, sie gehe immer mehr verloren[374] oder werde zumindest immer seltener genutzt[375], zeigen die anderen, dass demenzkranke Menschen bis ins fortgeschrittene Krankheitsstadium bemüht und z.T. auch erfolgreich sind, von ihnen selbst verursachte Verständnisprobleme zu beheben.[376] Wenn ihnen auffällt, dass ihre Worte für ihr Gegenüber unklar geblieben sind,

- wiederholen sie ihre Äußerung[377],
- oder sie formulieren sie verständnissichernd um.[378]

So wechselte beispielsweise eine Dame von einer regionaltypischen, dialektalen Ausdrucksweise („Wolln Se im Bett?") zum Hochdeutschen („Wollen Sie ins Bett?"), als sie bemerkte, dass ihre Mitbewohnerin sie nicht verstand. Eine andere korrigierte und vereindeutigte zum einen die von ihr aufgrund der Wortfindungsstörungen falsch verwendeten Wörter „Du stehst mir doch zu, ne?" zu „Bist du mit mir zufrieden?" und verbesserte zum anderen falsch gebildete Verbformen „Ich hab das aber anders verstirnt/ verstanden!".

Auch die Fähigkeit zur **Fremdkorrektur** bzw. zum Zeigen eigener Verständnisprobleme mit dem, was der Gesprächspartner gesagt hat, bleibt mit gewissen Einschränkungen bis ins fortgeschrittene Krankheitsstadium erhalten[379]: Bei Nichtverstehen bitten sie um

- eine Wiederholung,
- oder um zusätzliche Informationen.[380]

Allerdings sind nach meinen Beobachtungen die allermeisten der von den Betroffenen verdeutlichten Verständnisprobleme wie im nachstehenden Beispiel eher akustischer Natur.

Beispiel 35

01 P: Was machste denn dann, wenn der Nikolaus kommt?
02 B: **Was?**
03 P: Was machste denn, wenn der Nikolaus kommt?
04 B: **Bitte?**
05 P: Wenn der kommt, was machste denn dann.
06 B: Weiß ich gar nich!

Demgegenüber sind bzw. werden Bitten um eine inhaltliche Erläuterung, bzw. Hinweise darauf, was genau sie nicht verstanden haben, ausgesprochen selten.[381]

Es kommt vor, dass Menschen mit Demenz zwar ein Verständnisproblem wahrnehmen, dieses aber absichtlich nicht thematisieren, es also quasi totschweigen[382], um sich keine Blöße zu geben. Dies geschieht insbesondere dann, wenn sie sich der Erwartungen ihres Gesprächspartners an ihre Auffassungsgabe bewusst sind und zugleich wissen, dass sie diesen nicht mehr gerecht werden können (vgl. Beispiel 20, S. 58).

Eine weitere Strategie, um Verständnisschwierigkeiten und den damit verbundenen potenziellen Gesichtsverlust zu vermeiden, ist die, selber immer wieder Fragen zu stellen und so den Ball an den Gesprächspartner zurückzugeben[383]: Wer selber fragt, bestimmt die Themen der Unterhaltung und kommt seltener in die Verlegenheit, nicht adäquat auf Äußerungen seines Gegenübers reagieren zu können. Auch schwerhörige Menschen verwenden diese Strategie übrigens häufig.

Da für demenzkranke Menschen im Laufe der Krankheit schon das Produzieren einzelner Sätze problematisch werden kann, liegt es nahe, dass sich auch Schwierigkeiten bei den so genannten monologischen Großformen des Sprechens, wie etwa dem **Erzählen**, ergeben können.

Dass Erzählungen von Personen mit Demenz zuweilen unvollständig sind und deshalb unverständlich bleiben, könnte ebenfalls an der abnehmenden Fähigkeit der rechten Hirnhälfte liegen, ihren „Job“ zu erledigen, nämlich für Kohärenz zu sorgen (Lehman Blake, 2010).

Und in der Tat erzählen demenziell Erkrankte auffällig anders als kognitiv gesunde Menschen. Zwar wissen sie noch in etwa, wie eine spannende, für die Zuhörer interessante Geschichte aufgebaut sein sollte[384]: Nach einer Ankündigung, also einem Hinweis darauf, dass man etwas Interessantes zu erzählen hat, folgen Details über den Ort, die Zeit, und die handelnden Personen; daran schließt sich ein Höhepunkt an, eine unerhörte Begebenheit; und am Ende erwartet der durchschnittliche Zuhörer eine „Moral“, bzw. eine Bewertung des erzählten Ereignisses. Auch setzen sie Gesten, Stimmklang und Blickkontakt strukturierend und erläuternd ein[385] oder schauspielern gewisse Aspekte in eindrücklicher Art und Weise.[386] Wenn demenzkranken Menschen jedoch niemand, der über das berichtete Ereignis Bescheid weiß, auf die Sprünge hilft und ihnen entsprechende Hinweise gibt, fehlen bei ihren Geschichten häufig für das Verständnis wichtige Strukturelemente oder Informationen darüber, wo sich das Ganze abgespielt hat, wer beteiligt war, was die Pointe ist, etc.[387] Auch die zeitlichen Abläufe werden immer häufiger durcheinander gebracht: Manche Entwicklungsschritte werden mehrfach vorgetragen, andere ausgelassen.[388] Im folgenden Textbeispiel erzählt eine Heimbewohnerin von einem Erlebnis mit ihrem Ehemann, das sie sehr beeindruckt und amüsiert hat.

Offenbar hatte sie etwas zu ihm gesagt, das ihm so gefallen hatte, dass er sie im Scherz zwang, diese Äußerung zu wiederholen. Am selben Morgen hat sie diese Szene bereits drei- oder viermal geschildert – nur leider hat sie jedes Mal vergessen, zu erwähnen, was sie denn eigentlich Interessantes zu ihm gesagt hatte:

Beispiel 36

01 B: (Die ham/ die waren) Luder die äh Jungs.
02 P: LACHT ** Sind die Männer alle, * ne?
03 B: Bitte? *2*
04 Ja Unsinn machen wohl. * Als wie jetzt, **
05 P: So.
06 Einmal/
07 B: Da waren wir am Essen, saßen bei Tisch,
08 P: Mhm *
09 B: da steht der plötzlich auf, *2*
10 tritt hinter meinen Stuhl und schnappt mich so, *
11 sagt er was hast du gerade gesagt?*
12 Ja sag ich was hab ich denn gesagt?
13 #Ja das will ich doch von dir hören!# IMITIERT
14 Ja wie von dir, ja du hast es doch gehört!* 2*
15 Das war so schön, * was du gesagt hast,
16 ich will das noch einmal von dir hören. *
17 Und da sag ich/
18 P: Sagen Sie mir denn auch was Sie gesagt haben?
19 B: Un da hab ich es noch mal gesagt. *2*
20 Un da war er noch nicht zufrieden.
21 P: Da wollt er's nochmal hören.
22 B: Da wollt er's noch einmal hören.
23 P: Ich will es jetzt auch mal hören! *
24 B: Der is/ Das is ein bekloppter Depp, mein Kläuschen.
25 P: Hm? Ach, psssscht! * LACHT

Menschen mit Demenz unterscheiden sich von Gesunden schließlich auch darin, dass sie selber zwar möglicherweise durchaus die Moral einer ihnen erzählten Geschichte begreifen[389], aber immer weniger dazu in der Lage sind, diese zu benennen, oder auch nur eine Zusammenfassung davon zu geben[390] – obwohl ihre eigenen Erzählungen und Konfabulationen oft eine metaphorische Bedeutung haben.[391]

1.4.3 Wie sollten wir auf das veränderte Gesprächsverhalten von Menschen mit Demenz reagieren?

Menschen mit Demenz können die Erwartungen, die wir an einen kooperativen Gesprächspartner und effektive, bzw. angemessene Gesprächsbeiträge haben, zunehmend schlechter erfüllen; sie verletzen die so genannten, von Paul Grice aufgestellten Konversationsmaximen.[392] Die erste Maxime lautet: Mache deinen Beitrag zur Kommunikation so informativ wie erforderlich.[393] Da sie aber nicht mehr einschätzen können, wie informativ sie sein müssen, um verstanden zu werden, sagen sie manchmal zu wenig, und manchmal reden sie viel zu viel. Die zweite Maxime lautet: Versuche deinen Beitrag zur Kommunikation so zu gestalten, dass er wahr ist.[394] Weil ihre eigene Wahrnehmung und Wahrheit immer mehr von der kognitiv gesunder Menschen abweicht, sagen sie zuweilen auch Dinge, die uns als unwahr erscheinen. Die dritte Maxime lautet: Mache deinen Beitrag relevant.[395] Da es manchmal sowohl beim Verständnis als auch mit den Formulierungskünsten hapert, erscheinen uns ihre Äußerungen nicht immer als thematisch relevant, und wir erleben von ihnen vollzogene Themenwechsel als unhöflich. Die vierte Maxime schließlich lautet: Sei klar und deutlich.[396] Menschen mit Demenz ist es aber krankheitsbedingt immer weniger gut möglich, Unklarheiten, Mehrdeutigkeiten und Weitschweifigkeit zu vermeiden. Die wichtigste Faustformel für die Kommunikation mit ihnen lautet dementsprechend: Lassen Sie sich durch diese unbeabsichtigten (!) Regelverstöße weder verunsichern noch kränken.

Machen Sie sich klar, dass Sie in Unterhaltungen mit demenzkranken Menschen in inhaltlicher und gesprächsorganisatorischer Hinsicht die meisten Aufgaben alleine übernehmen müssen.[397] Verschaffen Sie sich einen Überblick über ihre individuellen interaktiven Stärken und Schwächen.[398] Bieten Sie ihnen auf dieser Basis möglichst vielfältige und erwachsenengemäße Kommunikationsmöglichkeiten an[399] und unterstützen Sie sie im Gespräch, indem Sie ihnen bei kommunikativen Problemen jedweder Art unauffällig und gesichtswahrend weiterhelfen.[400]

Für die Beziehungsarbeit ist es schließlich günstig, nicht jedes kleine Verständnisproblem zu thematisieren[401] und Floskeln bestätigend in das Gespräch einzubeziehen.[402] Wenn alle Beteiligten frustriert sind, weil die gegenseitige

Verständigung nicht (mehr) klappt, sollte man die eigene Ratlosigkeit zugeben, und dann zu einem einfacheren Thema wechseln.[403]

Aufgrund der Konzentrationsschwierigkeiten sowie der schnellen Ablenkbarkeit von Menschen mit Demenz wäre es grundsätzlich günstig, ihnen Gespräche unter vier Augen statt Kommunikation in mehr oder weniger großen Gruppen anzubieten[404]: Gruppenangebote werden nur für das frühe Krankheitsstadium empfohlen.[405]

„Ich brauche immer noch soziale Kontakte, aber die müssen auf einige wenige Leute zur gleichen Zeit beschränkt werden und sollten wenig aufregend sein. Äußerer Lärm, wie beispielsweise ein lauter Fernseher, ein bellender Hund, oder Kinder, die ständig unterbrechen und um Aufmerksamkeit wetteifern, überreizt mich derart, dass ich nicht länger an der Unterhaltung teilnehmen kann.“ (Davis, 1989, S. 104)

Beginnen Sie einen Kommunikationsversuch damit, dass Sie Ihren Gesprächswunsch mit aufmerksamkeitsheischenden Begrüßungssignalen verdeutlichen. Das können Sie etwa tun, indem Sie:

- Blickkontakt herstellen[406],
- die Person an einer neutralen Körperstelle berühren[407],
- ihr die Hand geben[408],
- sie konventionell grüßen[409],
- und sie mit dem Namen ansprechen.[410]

Günstig ist es auch, wenn Sie sich selber eingangs vorstellen[411] und einen Hinweis auf Ihre eigene Beziehung zu Ihrem Gesprächspartner geben.[412] Sagen Sie es den Betroffenen, wenn Sie sich noch nie zuvor gesehen haben[413], aber verschweigen Sie es besser taktvoll, wenn Sie ihnen bereits vorher begegnet sind.

In Gesprächen mit demenziell Erkrankten ist es unsere Aufgabe,

- die Logik hinter ihrem Verhalten zu ergründen[414],
- und eine bedeutungsvolle Kommunikation zu ermöglichen, indem wir unsere verbale und nonverbale Kommunikation, die Gesprächssituation und unsere Einstellungen, Wahrnehmungen und Erwartungen an ihre Fähigkeiten anpassen.[415]

Wir können ihre Defizite wenigstens teilweise dadurch ausgleichen,

- dass wir ihnen bewusst erheblich mehr Zeit als kognitiv gesunden Gesprächspartnern lassen[416] und längere Sprech- bzw. Denkpausen akzeptieren, ihnen also das Rederecht nicht voreilig wieder entziehen[417],
- sie nicht unterbrechen[418],
- uns selber jedoch unterbrechen lassen, damit sie trotz des schlechten Kurzzeitgedächtnisses eine Chance haben, ihren Gedanken und Gefühlen Ausdruck zu geben[419],
- uns in sozialen Situationen, d.h. wenn es weniger um die Kommunikation wichtiger inhaltlicher Botschaften, sondern eher um das emotionale Miteinander geht, auf Abschweifungen vom Thema oder auf Konfabulationen einlassen[420],
- und die zuletzt gesprochenen Worte wiederholen, wenn sie den Faden verloren haben.[421]

Wichtig ist jedoch, sich bewusst zumachen, dass das Zulassen von langen Pausen zuweilen, je nach Kontext, auch kontraproduktiv ist, weil es als Desinteresse und Kontaktabbruch missverstanden werden kann.[422]

Wir tragen ferner zur inhaltlichen Verständigung und zur Bewältigung der Gesprächssituation bei, indem wir:

- sie, wenn sie zunehmend schlechter erfassen, wann im Gespräch Äußerungen von ihnen angemessen und erwünscht sind, an den passenden Stellen im Gesprächsverlauf durch verbale („Was halten Sie denn von ...?") und nonverbale Signale (z.B. Anschauen, ein aufforderndes Nicken) explizit zum Reden einladen[423],
- wichtige Informationen und Äußerungen zusammenfassen und wiederholen[424],
- den roten Faden im Gespräch durch viele Gliederungssignale verdeutlichen[425],
- das Thema einer Unterhaltung immer wieder explizit benennen[426],
- häufige und plötzliche, abrupte Themenwechsel vermeiden[427],
- und besser noch jeden Themenwechsel explizit ankündigen[428], bzw. verdeutlichen, ob und was unser nächster Gesprächsbeitrag mit einem vorherigen Thema zu tun hat[429],
- uns das neue Thema vom Gesprächspartner sicherheitshalber bestätigen lassen[430],
- unklare bzw. unspezifische und ein Verständnisproblem signalisierende Korrektursignale wie „hä?", „hm?", „wie bitte?" „was?" vermeiden[431]

- und alle uns zur Verfügung stehenden und für unseren Gesprächspartner akzeptablen Signale nutzen, um seine Aufmerksamkeit zu steuern, wie beispielsweise die namentliche Anrede oder das Berühren von Arm oder Schulter.[432]

Strauss zufolge kann es manchmal helfen, einen Themenwechsel dadurch einzuleiten, dass man auch äußerlich einen Schnitt herbeiführt, etwa indem man sich, wenn man bis dahin gestanden hat, hinsetzt, oder eine neue Tätigkeit beginnt, und dann ein neues Thema anspricht.[433]

Da es Hinweise darauf gibt, dass Personen mit schwerer Demenz verständlicher kommunizieren und klarer sind und agieren, wenn sie über von ihnen selber eingebrachte Themen sprechen, sollten wir lernen, auch einmal Phasen des Schweigens auszuhalten und abzuwarten, ob sie selber eventuell ein neues Thema anschneiden möchten.[434]

Viele Menschen mit Demenz erzählen gerne über ihr Leben. Um sie zum Reden zu bringen, nutzen wir oft persönliche Fotos oder Gegenstände. Das kann Vorteile, aber eben auch Nachteile haben: Manche Betroffene haben Angst, sich falsch oder gar nicht zu erinnern. Deshalb ist es manchmal hilfreich, eher Fotos aus der Zeitung als Trigger, als Einladung zum Mitteilen ihrer Erfahrungen und Erlebnisse einzusetzen.[435]

Wenn Menschen mit Demenz konfabulieren, sollten wir weniger über den Wahrheitsgehalt der erzählten Details nachsinnen, als vielmehr überlegen, was sie uns über die Person und ihre Vergangenheit verraten:[436] Welche emotionalen Bedürfnisse und Botschaften drücken sie aus (Welchen Wert hat die Geschichte für den Erzähler? Steht sie symbolisch für die Persönlichkeit, das Selbstwertgefühl, oder etwa Ängste?)? Auf diese sollten wir dann möglichst einfühlsam reagieren.[437]

Betreuungskräfte sollten ferner den Sinn und Zweck von Spielen sowie deren Regeln immer wieder erklären, damit die Betroffenen die Situation einordnen und mitmachen können.[438]

Auch wenn inhaltliche Kommunikation aufgrund des fortgeschrittenen Krankheitsstadiums bzw. wegen massiver Sprachstörungen nicht mehr möglich ist, hört der Mensch nicht auf, Mensch zu sein und sich zu wünschen, als Person „gesehen“, von uns respektiert und für seine Leistungen und Fähigkeiten gewürdigt zu werden. Deshalb sollten wir auch in schwer verständlichen Äußerungen nach Hinweisen auf seine Identität suchen und diese bestätigen.[439] Er hört nie auf, sich nach sozialem Kontakt zu sehnen.[440]

Bieten Sie den Betroffenen daher ritualisierte und automatisierte Äußerungen an:

- Grüßen Sie sie und winken Sie ihnen zu.[441]
- Führen Sie rituelle, immer gleiche Sätze ein, wenn Sie ihnen begegnen.[442]
- Probieren Sie aus, ob sie Freude am Zählen, an Kinderreimen oder am Vervollständigen von Sprichwörtern haben.[443]

Wenn Sie ein Gespräch mit einem demenzkranken Menschen beenden möchten, sind unter normalen Umständen zum einen Deutlichkeit, und zum anderen Ehrlichkeit gefragt: Leiten Sie das Gesprächsende und den Abschied deutlich ein.[444] Gehen Sie nicht abrupt weg, sondern lösen Sie sich schrittweise und allmählich aus der Gesprächssituation.[445] Verabschieden Sie sich jedes Mal.[446] Nennen Sie Ihrem Gegenüber ehrliche Gründe für das Gesprächsende und versprechen Sie nicht, wiederzukommen, wenn Sie genau wissen, dass das nicht geschehen wird.[447]

Praktiker aus der Heimpflege haben mir allerdings versichert, dass es in Ausnahmefällen für alle Beteiligten besser sein kann, von dieser Regel abzuweichen: Nämlich wenn der Erkrankte sehr weinerlich und anklammernd wird, sobald der Besuch seinen Abschied ankündigt, und dieser aufgrund von Mitgefühl und schlechtem Gewissen seinen Fortgehen immer wieder herauszögert: Dann kommt es nämlich vor, dass der Mensch mit Demenz noch stundenlang verstört, traurig oder verärgert ist, und der Besucher letztlich immer seltener kommt, weil er sich scheut, diese emotional belastende Situation des Abschiednehmens immer wieder von neuem auszuhalten. Besser sei es, in solch schwierigen Fällen dem Gast zu ermöglichen, den Raum unter einem Vorwand zu verlassen, und den Betroffenen gleichzeitig mit etwas Positivem (etwa einer Leckerei, einem Kompliment, einer Frage oder der Bitte um Mithilfe) von seinem Verschwinden abzulenken.

Fußnoten

1 Aitchison, 2003; Engel, 2012
2 Delazer et al., 2003; Rohrer et al., 2008; Swaffer, 2017
3 Andersson, 2007; Garrard et al., 2005; Garratt/Hamilton-Smith, 1998; Pappritz, 2013; Rousseau et al., 2010; Sabat, 2001
4 Forbes-McKay et al., 2005
5 Guendouzi, 2013; Hamilton, 1994a; Makoni, 1997
6 Geiger, 2012; Haberstroh et al., 2011; Hamilton, 1994a; Makoni, 1997
7 Lindholm/Wray, 2012; Offermans, 2007
8 Jones, 2004

9 Arkin/Mahendra, 2001; Kappus, 2012
10 Benke et al., 1990
11 Peterson, 2006; Reilly et al., 2014
12 Almor et al., 1999; Astell/Harley, 1996; Miozzo et al., 2013
13 Astell/Harley, 1996
14 Reilly et al., 2014; Taler/Phillips, 2008
15 Miozzo et al., 2013
16 Buijssen, 2011; Guendouzi/Müller, 2006; Gutzmann/Brauer, 2007; Hodgson, 1995; Rohrer et al., 2008
17 Bowlby Sifton, 2011; Engel, 2012; Guendouzi/Müller, 2006; Gutzmann/Brauer, 2007; Miozzo et al., 2013; Taler/Phillips, 2008; vgl. auch die Abschnitte 1.4.2 und 7.1.1
18 Davis/Maclagan, 2009; Schecker, 2010
19 Dijkstra et al., 2004; Goldsmith, 1996
20 Goldsmith, 1996
21 Bourgeois, 2002; Bowlby Sifton, 2011; Goldsmith, 1996; Rohrer et al., 2008; Wray, 2012
22 Dijkstra et al., 2004; Mahendra/Arkin, 2003; Rohrer et al., 2008; Wray, 2010
23 Henry et al., 2004; Verma/Howard, 2012
24 Aitchison, 2003; Zahn et al., 2006
25 Reilly et al., 2011
26 Hamilton, 1994a
27 Ahlborn, 2013; Horwatitsch, 2013
28 Aalten et al. 2007; Potkins et al., 2003; Rohra, 2011
29 Sabat, 2001; Sabat, 2018
30 Illes, 1989
31 Hodgson, 1995; Sabat, 2001; Taylor, 2010
32 Taylor, 2010
33 Lindholm, 2008
34 Hamilton, 1994a
35 Berghoff, 1999; Fischer et al., 1998; Haberstroh et al., 2011; Mace/Rabins, 2012; Rohrer et al., 2008
36 Alzheimer Europe, 2005
37 Blanken et al., 1987; Clark/Witte, 1991
38 Sabat, 2001
39 Sabat, 2018
40 Ahlborn, 2013; Broer, 2012; Hodgson, 1995; Mayhew et al., 2001; Kappus, 2012; Sabat, 2001, 2018; Sabat/Caxigas, 1997; Schmidt/Döbele, 2016; Wray, 2010
41 Baer, 2007; Becker, 2002; Böhme, 2008; Engel, 2012; Guendouzi/Müller, 2006; Mace/Rabins, 2012; Rohrer et al., 2008; Sabat, 2018; Taylor, 2010
42 Ahlborn, 2013; Caughey, 2015; Garrat/Hamilton-Smith, 1998; Hamilton, 1994a; Killick/Allan, 2001; Mayhew et al., 2001; Peterson, 2006; Reilly et al., 2011; Sabat, 1994a; Sabat, 2001
43 Orange et al., 1998
44 Becker, 2002; Bowlby Sifton, 2011; Bryden, 2005; Buijssen, 2011; Eichmann, 2013; Haberstroh et al., 2011; Hamilton, 1994a; Killick/Allan, 2001; Offermans, 2007; Pappritz, 2013; Sabat, 2001, 2018; Sieveking, 2012; Stock, 2002; Wray, 2010
45 von Spreti, 2004
46 Bowlby Sifton, 2011; Garratt/Hamilton-Smith, 1998; Gatterer/Croy, 2005; Jones, 2004; Miozzo et al., 2013; Rohrer et al., 2008
47 Martin/Fedio, 1983
48 Aitchison, 2003; Bathgate et al., 2001; Böhme, 2008; Garratt/Hamilton-Smith, 1998; Guendouzi/Müller, 2006; Gutzmann/Brauer, 2007; Kappus, 2012; Killick/Allan, 2001; Mace/Rabins, 2012; Mayhew et al., 2001; Reilly et al., 2014; Sabat, 2001, 2018; Sieveking, 2012; Taylor, 2010; Young et al., 2010
49 vgl. auch den Abschnitt zu lautlich ähnlichen Wörtern

50 Alzheimer Europe, 2005; Buijssen, 2011; Eichmann, 2013; Garratt/Hamilton-Smith, 1998; Haberstroh et al., 2011; Hamilton, 1994a; Horwatitsch, 2013; Kappus, 2012; Reilly et al., 2011, 2014; Rohrer et al., 2008
51 Arroyo-Anloó et al., 2012; Garratt/Hamilton-Smith, 1998; Kappus, 2012; Killick/Allan, 2001; Lukatela et al., 1998; Reilly et al., 2014; Rohrer et al., 2008; Swaffer, 2017
52 Hamilton, 1994a
53 Hamilton, 1994a; Sabat, 2001
54 Beispiele aus Hamilton, 1994a
55 Aitchison, 2003; Bathgate et al., 2001; Böhme, 2008; Gutzmann/Brauer, 2007; Rohrer et al., 2008
56 Reilly et al., 2011
57 z.B. Bowlby Sifton, 2011; Davis, 1989; Feil, 2004; Geiger, 2012; Hamilton, 1994a; Kappus, 2012; Killick/Allan, 2001; Mace/Rabins, 2012; Mayhew et al., 2001; Pappritz, 2013; Rohra, 2011; Rühl, 2012; Sabat, 2001, 2018; Sieveking, 2012; Stock, 2002; Zgola, 1999b
58 Buchter, 2003
59 Wojnar, 2000b
60 Killick/Allan, 2001
61 Sabat, 2001
62 Sabat, 2001
63 Stock, 2002
64 Rohra, 2011
65 Rühl, 2012
66 Beyer, 2007; Bopp-Kistler, 2016; McGowin, 1993; Hamilton, 1994a; Killick/Allan, 2001; Rohrer et al., 2008; Rühl, 2012
67 Broer, 2012
68 Bryden, 2011
69 Kappus, 2012
70 Killick/Allan, 2001; vgl. Abschnitt 1.2 zum Verwenden und Verstehen von Metaphern
71 Gutzmann/Brauer, 2007; Hamilton, 1994a; Hydén et al., 2013; Killick/Allan, 2001; Schecker, 2010; Swaffer, 2017; Wendelstein/Felder, 2012
72 Guendouzi/Müller, 2006; Rohrer et al., 1008; Sabat, 2001; Shanks, 2005; Swaffer, 2017
73 Hamilton, 1994a
74 Henderson et al., 1990
75 Garratt/Hamilton-Smith, 1998; Lukatela et al., 1998; Sabat, 2001; Stock, 2002; Taler/Phillips, 2008
76 Kirshner et al., 1984
77 Kirshner et al., 1984
78 Heimhilger, 2008, Louis, 2016; Offermans, 2007
79 Acton et al., 2007; Archibald, 2007; Becker, 2002; Bryden, 2005; Caughey, 2015; Garratt/Hamilton-Smith, 1998; Gatterer/Croy, 2005; Goldsmith, 1996; Kitwood, 2016; Mayhew et al., 2001; Sabat, 2001, 2018; Smith, 2016; Young et al., 2010; Zeisel, 2009; Zgola, 1999b
80 Häggström et al., 1998; McCarthy, 2012; Ramanathan, 1997
81 Bell/Troxel, 2004; Bowlby Sifton, 2011; Caughey, 2015; Eichmann, 2013; Gatterer/Croy, 2005; Goldsmith, 1996; Sabat, 2001, 2018; Smith, 2016
82 Caughey, 2015; Crisp, 2003; Engel, 2012; Garratt/Hamilon-Smith, 1998; Goldsmith, 1996; Sabat, 2018; Stechl et al., 2012; Swaffer, 2017; Zeisel, 2009
83 Levy-Storms, 2008; Sabat, 2001, 2018; Taylor, 2010; Zeisel, 2009
84 Powell, 2002
85 Taylor, persönliche Mitteilung, 2006
86 Killick/Allan, 2001; Sabat, 2018; Strauss, 2001; Taylor, persönliche Mitteilung, 2006
87 Caughey, 2015; Killick/Allan, 2001; Hodgson, 1995; Lindholm/Wray, 2012; Schmidt/Döbele, 2016
88 Caughey, 2015; Watson et al., 1999
89 Feil, 2004

90 Beyer, 2007; Killick/Allan, 2001
91 Beyer, 2007; Haberstroh et al., 2011; van der Kooj, 2007
92 Bell/Troxel, 2004
93 Carson et al., 2015
94 Alzheimer Europe, 2005; Bryden, 2005; Engel, 2012; Health Scotland, 2006; Horwatitsch, 2013; Killick/Allan, 2001; Normann et al., 2005; Powell, 2002; Schmidt/Döbele, 2016; Taylor, 2010; Zgola, 1999a
95 Bonner, 2013; Bowlby Sifton, 2011; Carson et al., 2015; Engel, 2012; Hoefert/Hellmann, 2008; Pappritz, 2013; Sabat, 2018; Sachweh, 2003; Schmidt/Döbele, 2016; Zeisel, 2009
96 Sachweh, 2006
97 Becker, 2001; Garratt/Hamilton-Smith, 1998; Goldsmith, 1996
98 Bell/Troxel, 2004; Bowlby Sifton, 2011; Caughey, 2015; Haberstroh et al., 2011; Levy-Storms, 2008
99 Archibald, 2007; Becker, 2002; Killick/Allan, 2001; Wojnar, 2000b
100 Crisp, 2003; Garratt/Hamilton-Smith, 1998; Goldsmith, 1996; Sabat, 2001
101 Bell/Troxel, 2004; Goldsmith, 1996; Maier, 2009
102 Mayhew et al., 2001
103 Beyer, 2007; Bowlby Sifton, 2011; Bryden, 2005; Carson et al., 2015; Caughey, 2015; Engel, 2012; Feil, 2004; Haberstroh et al., 2011; Killick/Allan, 2001; McLean, 2006; Orange/Purves, 1996; Sabat, 2001; Taylor, 2010
104 Carson et al., 2015; Causino Lamar et al., 1994; Sabat, 2001
105 Orange, 1994
106 Garratt/Hamilton-Smith, 1998
107 Garratt/Hamilton-Smith, 1998; Goldsmith, 1996; Sabat, 2001; Young et al., 2010
108 Garratt/Hamilton-Smith, 1998
109 Strauss, 2001; Zgola, 1999a
110 Beyer, 2007; Powell, 2002
111 Hamilton, 1994a
112 Beyer, 2007; Bowlby Sifton, 2011; Carson et al., 2015; Killick/Allan, 2001; Mayhew et al., 2001; McCarthy, 2012
113 Haberstroh et al., 2011; Killick/Allan, 2001; Sabat, 2001
114 Sabat, 2001; Sabat, 2018
115 Alzheimer Europe, 2005; Bell/Troxel, 2004; Berghoff, 1999; Bowlby Sifton, 2004; Caughey, 2015; Engel, 2012; Killick/Allan, 2001; McCarthy, 2012; Sabat, 2001; Schmidt/Döbele, 2016; Strauss, 2001; Taylor, 2010; Toseland/MacCallion, 1998
116 Caughey, 2015
117 Clark/Witte, 1991; Taylor, persönliche Mitteilung, 2006
118 Sabat, 2001; Smith et al., 2011; Ousset et al., 2002
119 Smith et al., 2011
120 Barker/Lawson, 1968
121 Killick/Allan, 2001; Orange, 1994
122 Hodgson, 1995
123 Caughey, 2015; Sabat, 2018; Strauss, 2001; Zgola, 1999a
124 Bourgeois, 2002; Broer, 2012; Davis, 1989; Engel, 2012; Gatterer/Croy, 2005; Kappus, 2012; Mace/Rabins, 2012; Offermans, 2007; Sabat, 2018; Zgola, 1999b
125 Archibald, 2007; Bonner, 2013; Davis, 1989; Engel, 2012; Buijssen, 2011; Gatterer/Croy, 2005; Gutzmann/Brauer, 2007; Haberstroh et al., 2011; Kappus, 2012; Mace/Rabins, 2012; Reilly et al., 2014; Rousseau et al. 2010; Taylor, 2010
126 Buijssen, 2011; Carson et al., 2015; Hamilton, 1994b; Kempler, 1991
127 Böhm, 2004, 2012; Bowlby Sifton, 2011; Buijssen, 2011; Schmidt/Döbele, 2016; Trilling et al., 2001
128 Ardila/Ramos, 2008; Böhm, 2012; Bowlby Sifton, 2011; de Picciotto/Friedland, 2001; Gayraud/Barkat-Defradas, 2017; Hanetseder, 2016; Heimhilger, 2008; Kappus, 2012; Khan, 2011; Klare, 2012; Paradis, 2008; Sieveking, 2012; Svennevig et al., 2017

129 Ekman et al., 1994; Friedland/Miller, 1999; Hyltenstam/Stroud, 1993
130 Ekman et al., 1994; Hyltenstam, 1995; Paradis, 2008
131 Nold, 2005
132 Hyltenstam/Stroud, 1993; Nold, 2005
133 Alberoni et al., 1992; Welland et al., 2002
134 Bayles et al., 2000
135 Füsgen, 2001
136 Hamilton, 1994b
137 Sabat, 2001; Swaffer, 2017
138 Bayles, 2003; Engel, 2012
139 Almor et al., 1999; Engel, 2012
140 Böhme, 2008; Zgola, 1999b; vgl. Abschnitt 4.4.1
141 Buijssen, 2011; Gatterer/Croy, 2005; Kappus, 2012; Kempler et al., 1988
142 Gatterer/Croy, 2005; Haberstroh et al., 2011
143 Grossman/White-Devine, 1998; Gutzmann/Brauer, 2007; Small et al., 1997
144 Small et al., 1997
145 vgl. auch Abschnitt 4.2
146 Bayles, 2003; Carson et al., 2015; Hamilton, 1994a; Kim/Bayles, 2007
147 Tappen et al., 1997; Sabat, 2001
148 vgl. auch Mace/Rabins, 2012; Silva Lima, 2016
149 Caughey, 2015; Engel, 2012; Gatterer/Croy, 2005; Mace/Rabins, 2012; Sabat, 2018; Sieveking, 2012
150 Gatterer/Croy, 2005; Sabat, 2001; Taylor, 2010
151 Small et al., 1997
152 Hamilton, 1994b
153 Zgola, 1999b
154 Broer, 2012; Buijssen, 2011; Gutzmann/Brauer, 2007; Geiger, 2012; Haberstroh et al., 2011; Powell, 2002; Sabat, 2001; Schecker, 1998
155 Chapman et al., 1998; Engel, 2012; Gutzmann/Brauer, 2007; Hamilton, 1994a; Lindholm, 2013; Schecker, 1998, 2010; Welland et al., 2002
156 Bowlby Sifton, 2011; Haberstroh et al., 2011; Papagno, 2001; Pappritz, 2013; Rassiga et al., 2009
157 Chapman et al., 1998; Gutzmann/Brauer, 2007; Lindholm/Wray, 2012; Sabat, 2001
158 Engel, 2012; Gutzmann/Brauer, 2007; Maki et al., 2013; Papagno, 2001; Sabat, 2001; Schecker, 1998; Schecker, 2010; Zgola, 1999b
159 Engel, 2012; Gatterer/Croy, 2005; Gutzmann/Brauer, 2007; Haberstroh et al., 2011; Rapp/Wild, 2011; Schecker, 1998
160 Engel, 2012; Haberstroh et al., 2011; Maki et al., 2013
161 Bell/Troxel, 2001
162 Cuerva et al., 2001
163 In den von mir untersuchten Gesprächen kommt ein solches Missverständnis eher selten vor.
164 Chapman et al., 1998; Mahendra/Arkin, 2003
165 Obler/Albert, 1981
166 Sabat, 2001
167 Chapman et al., 1997
168 Amanzio et al., 2008
169 Papagno, 2001
170 Papagno, 2001; Sabat, 2001
171 Kitwood, 2016
172 Beyer, 2007
173 Killick/Allan, 2001
174 Cheston, 1996; KDA, 2005
175 Seman, 2003
176 Buijssen, 2012; Kitwood, 2016
177 von Spreti, 2004

178 Orange, 1994
179 Mace/Rabins, 2012; Rohra, 2011; Taylor, 2010
180 Rohra, 2011; Taylor, 2010
181 Mace/Rabins, 2012; Taylor, 2010
182 Hydén, 2011a
183 Rohra, 2011
184 Hoefert/Hellmann, 2008; Trilling et al., 2001
185 Caughey, 2015; Hoffman/Platt, 1991; Swaffer, 2017
186 Bryden, 2005; Taylor, 2010
187 Becker, 2002; Bowlby Sifton, 2011; Eggenberger et al., 2013; Engel, 2012; Garratt/Hamilton-Smith, 1998; Swaffer, 2017; Young et al., 2010
188 Engel, 2012; McCarthy, 2012; Rohra, 2011; Small et al., 2003
189 Taylor, 2010; Zgola, 1999a
190 Goldsmith, 1996
191 Small et al., 2003
192 Perry/Bottorff, 2005; Small et al., 2003
193 Beach/Kramer, 1999; Eggenberger et al., 2013; Trilling et al., 2001; Zgola, 1999a
194 Barrick et al., 2011; Böhm, 2001; Diekämper, 2010; Killick/Allan, 2001; Mace/Rabins, 2012
195 Becker, 2002; Böhm, 2001; Bowlby Sifton, 2011; Garratt/Hamilton-Smith, 1998; Gatterer/Croy, 2005; Hodgson, 1995; Killick/Allan, 2001; Lind, 2007; Trilling et al., 2001
196 Eggenberger et al., 2013; Lind, 2007; Trilling et al., 2001
197 Diekämper, 2010; Taylor, 2010; Zeisel, 2009
198 Bayles, 2003; Hoefert/Hellmann, 2008; Levy-Storms, 2008; Smith et al., 2011
199 Bowlby Sifton, 2011; Hoefert/Hellmann, 2008; Hoffmann/Platt, 1991; Rohra, 2011
200 Bowlby Sifton, 2011
201 Zgola, 1999a
202 Andersson, 2007; Davis, 1989; Engel, 2012; Guendouzi, 2013; Sabat, 2001; Smith et al., 2011
203 Alberoni et al., 1992; Bowlby Sifton, 2011; Taylor, 2010
204 Alzheimer Europe, 2005; Schneberger et al., 2013; Taylor, 2010
205 Taylor, 2010
206 Caughey, 2015; Pape-Raschen, 2012; Zeisel, 2009
207 Small/Gutman, 2002; Small et al., 1997; Small et al., 2003; Wilson et al., 2012
208 Taylor, 2010
209 Bryden, 2005; Carson et al., 2015; Mace/Rabins, 2012; Powell, 2002
210 Bayles, 2003; Hopper, 2001
211 Sabat, 201
212 Carson et al., 2015; Diekämper, 2010; Engel, 2012; Hoefert/Hellmann, 2008; McCarthy, 2012; Smith et al., 2011
213 Archibald, 2007; Bell/Troxel, 2004; Bowlby Sifton, 2011; Bryden, 2005; Caughey, 2015; Eggenberger et al., 2013; Engel, 2012; Garratt/Hamilton-Smith, 1998; Gatterer/Croy, 2005; Goldsmith, 1996; Haberstroh et al., 2011; Levy-Storms, 2008; Powell, 2002; Rohra, 2011; Schmidt/Döbele, 2016; Schneberger et al., 2013; Stechl et al., 2012; Toseland/MacCallion, 1998; Young et al., 2010; Zeisel, 2009
214 Taylor, 2010
215 Taylor, persönliche Mitteilung, 2006
216 Small et al., 1997
217 Archibald, 2007; Bell/Troxel, 2004; Bowlby Sifton, 2011; Bryden, 2005; Caughey, 2015; Diekämper, 2010; Eggenberger et al., 2013; Engel, 2012; Gatterer/Croy, 2005; Goldsmith, 1996; Gutzmann/Brauer, 2007; Haberstroh et al., 2011; Health Scotland, 2006; Jones, 2004; McCarthy, 2012; Powell, 2002; Schmidt/Döbele, 2016; Schneberger et al., 2013; Small/Gutman, 2002; Small et al., 2003; Smith et al., 2011; Stechl et al., 2012; Stokes, 2000; Toseland/MacCallion, 1998
218 Bayles, 2003; Zimmermann, 1998
219 Engel, 2012; Fischer et al., 1998

220 Archibald, 2007; Caughey, 2015; Hoffmann/Platt, 1991; Sabat, 2001; Taylor, 2010; Zeisel, 2009; vgl. Kapitel 2
221 Bonner, 2013; Carson et al., 2015; Engel, 2012; Garratt/Hamilton-Smith, 1998; Gatterer/Croy, 2005; Goldsmith, 1996; Lind, 2007; Taylor, 2010; Toseland/MacCallion, 1998; Wilson et al., 2012; Wojnar, 2000b; Zgola, 1999a; Zimmermann, 1998
222 Diekämper, 2010; Engel, 2012; Gutzmann/Brauer, 2007; Haberstroh et al., 2011; Jones, 2004; Powell, 2002
223 Mace/Rabins, 2012
224 Engel, 2012; Haberstroh et al., 2011; McCarthy, 2012
225 Zgola, 1999b
226 Eggenberger et al., 2013; Engel, 2012
227 Archibald, 2007; Bayles, 2003
228 Bourgeois, 2002; Bryden, 2005; Caughey, 2015; Diekämper, 2010; Eggenberger et al., 2013; Engel, 2012; Garratt/Hamilton-Smith, 1998; Goldsmith, 1996; Haberstroh et al., 2011; Health Scotland, 2006; Hoefert/Hellmann, 2008; McCarthy, 2012; Powell, 2002; Small/Gutman, 2002; Wilson et al., 2012; Young et al., 2010; Zeisel, 2009
229 Engel, 2012
230 Almor et al., 1999; Bell/Troxel, 2004; Bowlby Sifton, 2011; Dijkstra et al., 2004; Engel, 2012; Hoefert/Hellmann, 2008; Roberto et al., 1998; Ryan et al., 2005; Zimmermann, 1998
231 Bell/Troxel, 2004; Bowlby Sifton, 2011; Eggenberger et al., 2013
232 Diekämper, 2010; Eggenberger et al., 2013; Engel, 2012; Toseland/MacCallion, 1998
233 Hamilton, 1994b; Woods, 1992
234 Bonner, 2013; Engel, 2012; Fischer et al., 1998; Levy-Storms, 2008; Powell, 2002; Zimmermann, 1998
235 Engel, 2012; Fischer et al., 1998; Hamilton, 1994b
236 Bowlby Sifton, 2011; Caughey, 2015; Engel, 2012; Fischer et al., 1998; Powell, 2002
237 Archibald, 2007; Engel, 2012; Haberstroh et al., 2011; Schneberger et al., 2013
238 Becker, 2002; Levy-Storms, 2008
239 Archibald, 2007; Becker, 2002; Bell/Troxel, 2004; Bonner, 2013; Eggenberger et al., 2013; Gatterer/Croy, 2005; Powell, 2002; Toseland/MacCallion, 1998
240 Levy-Storms, 2008; Taylor, 2010
241 Sabat, 2001
242 Alzheimer Europe, 2005; Bourgeois, 2002; Bowlby Sifton, 2011; Diekämper, 2010; Haberstroh et al., 2011; Hoefert/Hellmann, 2008; Zgola, 1999a; Zgola, 1999b; Zimmermann, 1998
243 Carson et al., 2015; Health Scotland, 2006; Powell, 2002; Stokes, 2000; Taylor, 2010; Toseland/MacCallion, 1998; Wilson et al., 2012; Young et al., 2010
244 Ellis, 1996; Sabat, 2001; Small et al., 1997
245 Small/Gutman, 2002; Small et al., 1997; Small et al., 2003, Taylor, 2010
246 Small/Gutman, 2002; Small et al., 1997; Small et al., 2003
247 Taylor, 2010
248 Bowlby Sifton, 2011
249 Gutzmann/Brauer, 2007; Kavé/Levy, 2003; Ward, 2006a
250 Bates et al., 1995; Garrard et al., 2005; Haberstroh et al., 2011; Rousseau et al., 2010; Wray, 2010
251 Hier et al., 1985
252 vgl. auch Sabat, 2001
253 Orange/Colton-Hudson, 1998; Peterson, 2006; Toseland/MacCallion, 1998
254 vgl. auch Altmann et al., 2001
255 Kappus, 2012
256 In künstlichen Testsituationen mit schwierigen grammatischen Aufgaben kommt es laut Bates et al. (1995) jedoch zu ersten Fehlern.
257 Hamilton, 1994a; Lyons et al., 1994; Schecker, 1998; Taler/Phillips, 2008
258 Ehrlich et al., 1997; Hamilton, 1994a; Lyons et al., 1994; Taler/Phillips, 2008
259 Schecker, 1998
260 Lyons et al., 1994

261 Schecker, 2010
262 vgl. auch Blanken et al., 1987
263 Bickel et al., 2000
264 Kempler, 1991
265 Small et al., 1997
266 Sabat, 2001
267 Gutzmann/Brauer, 2007; Illes, 1989; Toseland/MacCallion, 1998; Sabat, 2001
268 Bickel et al., 2000; Kemper, 1991; Reilly et al., 2014
269 Ellis, 1996
270 Altmann et al., 2001
271 Altmann et al., 2001
272 vgl. auch Peterson, S. 31, 121
273 Guendouzi/Müller, 2001; Heimhilger, 2008
274 Aalten et al., 2007; Bopp-Kistler, 2016; Engel, 2012; Haberstroh et al., 2011; Seignourel et al., 2008
275 Taylor 2007, S. 10
276 Dobler, 2016; Förstl, 2001
277 Li/Orleans, 2002; Sabat, 1994b
278 Geiger, 2012; Held, 2016; James, 2012; Tappen et al., 1999; Taylor, 2010
279 Bryden 2011, S. 118
280 Sabat, 2001; Sabat/Harré, 1992
281 Bayles et al., 2000; Kim/Bayles, 2007; Santo Pietro/Boczko, 1998; Tappen et al., 1999
282 Cohen-Mansfield et al., 2006; Li/Orleans, 2002; Sabat, 2018
283 Dijkstra et al., 2006; Sabat, 2018; Schneberger et al., 2013; Wray, 2010
284 Wray, 2010
285 z. B. von Füsgen, 2001, S. 101; und selbst von Betroffenen: Davis, 1989, S. 126
286 Clare et al., 2008; Li/Orleans, 2002; Sabat, 2018; Sabat/Lee, 2012
287 Li/Orleans, 2002; Wojnar, 2000b; Wojnar, 2007a
288 Davis/Bernstein, 2005
289 Pape-Raschen, 2012
290 Davis/Bernstein, 2005; Guendouzi et al., 2016
291 Guendouzi et al., 2016; Müller/Mok, 2012
292 Guendouzi et al., 2016
293 Guendouzi et al., 2016
294 Guendouzi et al., 2016; Hamilton, 2011; Louis, 2016; Wray, 2010
295 Davis/Bernstein, 2005; Hamilton, 2011; Meyer, 2014; Ryan et al., 2005; Sabat, 2001; Sabat/Lee, 2012; Saunders et al., 2011; vgl. auch Abschnitt 4.4
296 Asp/deVilliers, 2010; Beard, 2004; Dijkstra et al., 2002; Guendouzi et al., 2015; Li/Orleans, 2002; Saunders et al., 2011; Tappen et al., 1999; van Dijkhuizen et al., 2006
297 Berghoff, 1999; Davis/Bernstein, 2005; Guendouzi et al., 2016; Hamilton, 1994a; Örulv/Hydén, 2006; Li/Orleans, 2002; Sabat, 2001; Temple et al., 1998
298 Asp/deVilliers, 2010; Kitzinger/Jones, 2007; Li/Orleans, 2002; Sabat, 2018
299 Lindholm, 2013
300 Garratt/Hamilton-Smith, 1998; Mace/Rabins, 2012
301 Davis/Bernstein, 2005; Gatterer/Croy, 2005; Hamilton, 1994a
302 Bayles et al. 2000; Guendouzi/Müller, 2006; Kim/Bayles, 2007; Kitzinger/Jones, 2007
303 Causino Lamar et al., 1994; Clark/Witte, 1991; Hamilton, 1994a
304 Alzheimer Europe, 2005; Makoni, 1997
305 Bryden, 2005
306 Killick/Allan, 2001
307 Sabat, 2001
308 Engel, 2012
309 vgl. auch Abschnitt 4.2
310 Taylor, 2010
311 Carson et al., 2015; Engel, 2012; Garratt/Hamilton-Smith, 1998; Lindholm, 2015; McLean, 2006; Örulv/Hydén, 2006

312 Garratt/Hamilton-Smith, 1998; Lindholm, 2015; McLean, 2006; Örulv/Hydén, 2006
313 Lindholm, 2015
314 Lindholm, 2015
315 Örulv/Hydén, 2006
316 Garratt/Hamilton-Smith, 1998
317 Meyer, 2014; Orange et al., 1998
318 Duong et al., 2003; Guendouzi/Müller, 2006; Hamilton, 1994a; Jones, 2013; Killick/Allan, 2001; Kim/Bayles, 2007; Ripich et al., 1991
319 Hydén et al., 2013
320 Hydén et al., 2013
321 Blanken et al., 1987; Obler/Albert, 1981
322 Orange et al., 1998; Taylor, 2010
323 Hamilton, 1994b; Taylor, 2010; vgl. auch Abschnitt 1.2
324 Bayles et al., 2000
325 Davis/Maclagan, 2011; Guendouzi/Müller, 2006
326 Taylor, 2010
327 Sabat, 1991
328 Buijssen, 2011; Schecker, 2010; Taylor, 2010
329 Hutchinson/Jensen, 1980; Lindholm, 2013; Sabat, 2001; Sabat, 2018
330 vgl. Bryden, 2005; Davis, 1989; McGowin, 1993; Taylor, 2010
331 Chapman et al., 1998; Hamilton, 1994a; Sabat, 2001; Sabat, 2018
332 Buijssen, 2011; Lindholm, 2013
333 Guendouzi/Müller, 2006; Jones, 2015; Müller/Guendouzi, 2005; Ramanathan-Abbott, 1994; Sabat, 1994a
334 Blanken, 1989; Hamilton, 1994a; Perkins et al., 1998; Taylor, 2010
335 Ramanathan-Abbott, 1994
336 Jones, 2015; Swaffer, 2017
337 Ahlborn, 2013; Chapman et al., 1998; Feyereisen et al., 2007; Kappus, 2012; Ripich/Terrell, 1988; Rühl, 2012
338 Böhm, 2001; Böhme, 2008; Buijssen, 2011; Hamilton, 1994a; Norberg, 2001; Taylor, 2010
339 Hamilton, 1994a; Ulatowska/Bond Chapman, 1991
340 Feyereisen et al., 2007
341 vgl. auch Hamilton, 1994a; Engel, 2012
342 Bayles et al., 2000; Davis/Bernstein, 2005; Guendouzi/Müller, 2006
343 Asp/deVilliers, 2010; Bowlby Sifton, 2011; Hamilton, 2011; Hydén/Örulv, 2009; Hyden et al., 2013; Lindholm/Wray, 2012; Müller/Guendouzi, 2005; Müller/Mok, 2012
344 Kim/Bayles, 2007
345 Alzheimer Europe, 2005; Makoni, 1997
346 Guendouzi et al., 2016
347 Perrar, persönliche Kommunikation, 2007
348 Davis/Bernstein, 2005; Guendouzi/Müller, 2006; Müller/Guendouzi, 2005
349 Hamilton, 1994a; Romero et al., 1995; Taylor, 2010; vgl. auch Abschnitt 1.2
350 Hodgson, 1995; Peterson, 2006
351 Bopp-Kistler, 2016; Buijssen, 2011; Castelli et al., 2011; Cuerva et al., 2001; Feyereisen et al., 2007; Hamilton, 2011; Ripich/Terrell, 1988
352 Engel, 2012; Garratt/Hamilton-Smith, 1998; Gutzmann/Brauer, 2007; Hamilton, 1994a; Hutchinson/Jensen, 1980; Ripich/Terrell, 1988; Wendelstein/Schröder, 2015
353 Ripich/Terrell, 1988
354 Almor et al., 1999; Gutzmann/Brauer, 2007; Hamilton, 2011; Sabat, 2001
355 Davis/Bernstein, 2005; Ellis, 1996
356 Carlomagno et al., 2005a
357 Arkin/Mahendra, 2001; Dijkstra et al., 2004; Eichmann, 2013; Engel, 2012; Gutzmann/Brauer, 2007; Guendouzi et al., 2016; Kitzinger/Jones, 2007; Perkins et al., 1998; Sabat, 2018; Watson et al., 1999; Young et al., 2010

358 Blanken, 1989; Taylor, 2010
359 Hamilton, 2011; Wray, 2010
360 Baer, 2007; Dijkstra et al., 2004; Garrat/Hamilton-Smith, 1998; Hamilton, 2011; Makoni, 1997; Ripich/Terrell, 1988; Ripich et al., 2000; vgl. Abschnitt 1.3
361 Baer, 2007; Buijssen, 2011; Dijkstra et al., 2004; Engel, 2012; Guendouzi, 2013; Guendouzi et al., 2016; Gutzmann/Brauer, 2007; Haberstroh et al., 2011; Offermans, 2007; Pappritz, 2013; Rühl, 2012; Sabat, 2018; Wray, 2010; Wray, 2013; Wray, 2016; vgl. auch Abschnitt 7.1
362 Wray, 2013
363 Hydén/Örulv, 2009
364 Guendouzi/Müller, 2001
365 Wray, 2012
366 Buijssen, 2011; Eichmann, 2013; Hamilton, 2011; Kappus, 2012; Louis, 2016; Offermans, 2007; Pappritz, 2013
367 Guendouzi/Müller, 2001; Wray, 2013
368 Guendouzi/Müller, 2001; Wray, 2010; Wray, 2012; Wray, 2017
369 Wray, 2010; Wray, 2012; Wray, 2013
370 Wray, 2012; Wray, 2017
371 Davis/Bernstein, 2005; Davis et al., 2013; Eichmann, 2013; Guendouzi/Müller, 2001; Makoni, 1998; Wray, 2010; Wray, 2012; Wray, 2017
372 Wray, 2012; Wray, 2013
373 Wray, 2010; Wray, 2013
374 Gatterer/Croy, 2005; Hamilton, 1994a; Perkins et al., 1998
375 Guendouzi/Müller, 2006
376 Davis/Maclagan, 2011; Hydén, 2011a; Orange et al., 1996; Sabat, 2001; Watson et al., 1999
377 Watson et al., 1999
378 Sabat, 2001; Watson et al., 1999
379 Hamilton, 1994a; Hydén et al., 2013; Kappus, 2012; Orange et al., 1996
380 Ripich et al., 1991
381 vgl. Hamilton, 1994b
382 Perkins et al., 1998; Taylor, 2010
383 Müller/Guendouzi, 2005; Müller/Mok, 2012
384 Fels/Astell, 2011; Garratt/Hamilton-Smith, 1998; McLean, 2006
385 Davis et al., 2013; Hydén/Örulv, 2009
386 Hydén/Örulv, 2009
387 Buijssen, 2011; Davis/Maclagan, 2011; Guendouzi et al., 2015; Hamilton, 2011; Hydén, 2011a; Hydén/Örulv, 2009; Hydén et al., 2013; Killick/Allan, 2001; Moore/Davis, 2002; Wendelstein/Schröder, 2015
388 Hydén/Örulv, 2009
389 Sabat, 2001
390 Chapman et al., 2002
391 Garratt/Hamilton-Smith, 1998
392 Asp/de Villiers, 2010
393 Bußmann, 1990, S. 422
394 Bußmann, 1990, S. 423
395 Bußmann, 1990, S. 423
396 Bußmann, 1990, S. 423
397 Hydén, 2011a; Powell, 2002; Watson et al., 1999; Zgola, 1999a
398 Chapman et al., 1998; Ramanathan, 1997
399 Clark/Witte, 1991
400 Hydén, 2011a
401 Orange, 1994
402 Schneberger et al., 2013
403 Orange, 1994
404 Bowlby Sifton, 2011; Guendouzi, 2013

405 Clark/Witte, 1991
406 Becker, 2002; Caughey, 2015; Engel, 2012; Grealy et al., 2005; Levy-Storms, 2008
407 Davis, 1989; Grealy et al., 2005; Powell, 2002; Taylor, 2010
408 Bell/Troxel, 2004; Bonner, 2013; Lind, 2007
409 Bell/Troxel, 2004; Killick/Allan, 2001
410 Eggenberger et al., 2013; Hoefert/Hellmann, 2008; Levy-Storms, 2008; Powell, 2002; Taylor, 2010; Toseland/MacCallion, 1998; Wilson et al., 2012; Zimmermann, 1998
411 Becker, 2002; Bell/Troxel, 2004; Bonner, 2013; Carson et al., 2015; Caughey, 2015; Davis, 1989; Goldsmith, 1996; Guendouzi, 2013; Hoefert/Hellmann, 2008; Killick/Allan, 2001; Toseland/MacCallion, 1998; Young et al., 2010; Zeisel, 2009
412 Archibald, 2007; Bell/Troxel, 2004; Carson et al., 2015; Zgola, 1999a
413 Schmidt/Döbele, 2016
414 Goldsmith, 1996; Sabat/Harré, 1992
415 Ellis, 1996; Normann et al., 2005; Orange et al., 1998
416 Alzheimer Europe, 2005; Archibald, 2007; Bryden, 2005; Caughey, 2015; McGowin, 1993; Gatterer/Croy, 2005; Goldsmith, 1996; Guendouzi/Müller, 2006; Health Scotland, 2006; Hoefert/Hellmann, 2008; Powell, 2002; Sabat, 1994a; Taylor, 2010; Toseland/MacCallion, 1998; Zgola, 1999b
417 Caughey, 2015; Guendouzi/Müller, 2006; Ryan et al., 2005; Sabat, 1994a; Sabat, 2001; Sabat, 2018; Trilling et al., 2001
418 Bryden, 2005; Haberstroh et al., 2011; Sabat, 2018; Stechl et al., 2012; Taylor, 2010
419 Bryden, 2005
420 Basting, 2012; Diekämper, 2010; Fels/Astell, 2011; Müller/Mok, 2012
421 Alzheimer Europe, 2005; Haberstroh et al., 2011; Parenteau, 2000; Orange/Purves, 1996; Powell, 2002; van der Kooj, 2007
422 Müller/Guendouzi, 2005
423 Dijkstra et al., 2004; Orange/Purves, 1996
424 Dijkstra et al., 2004; Ellis, 1996; Orange/Purves, 1996; Toseland/MacCallion, 1998
425 Fischer et al., 1998
426 Caughey, 2015; Dijkstra et al., 2004; Haberstroh et al., 2011; Hoefert/Hellmann, 2008; Powell, 2002
427 Buchter, 2003; Caughey, 2015; Engel, 2012; Orange, 1994; Tappen et al., 1997; Toseland/MacCallion, 1998; Zgola, 1999a
428 Engel, 2012; Hoefert/Hellmann, 2008
429 Orange/Purves, 1996
430 Ellis, 1996
431 Orange, 1994; Orange/Purves, 1996
432 Carson et al., 2015; Causino Lamar et al., 1994
433 Strauss, 2001
434 Normann et al., 2005
435 Fels/Astell, 2011
436 Lindholm, 2015
437 Garrett/Hamilton-Smith, 1998
438 Lindholm/Wray, 2012
439 Hamilton, 2011; Sabat, 2018
440 Causino Lamar et al., 1994; Davis, 2011
441 Caughey, 2015
442 Orange, 1994
443 Zgola, 1999a
444 Killick/Allan, 2001
445 Killick/Allan, 2001
446 Camp, 2015; Toseland/MacCallion, 1998
447 Killick/Allan, 2001

2 Veränderungen der nonverbalen Kommunikationsfähigkeit

Wie Sie bereits wissen, büßen die Betroffenen früher oder später durch die Demenz erhebliche Teile ihrer verbalen Kommunikationsfähigkeit ein (vgl. **Kapitel 1**). Erst fehlen nur hier und da ein paar Ausdrücke. Später ist das Sprechenkönnen im schlimmsten Fall auf wenige und oft automatisierte Begriffe reduziert. Manchen Menschen mit Demenz im fortgeschrittenen Krankheitsstadium steht nur noch die ursprünglichste Kommunikationsform zur Verfügung: die Körpersprache.

Die Körpersprache wird im Wesentlichen von der rechten Hirnhälfte gesteuert und prozessiert (Devinsky, 2000; Paradis, 2001).

Aber kaum einer weiß, wie sich ihre nonverbale Kommunikationsfähigkeit im Einzelnen verändert. **Abschnitt 2.1** verdeutlicht daher, was demenzkranke Menschen im besten Fall (richtig) wahrnehmen und verstehen können. **Abschnitt 2.2** führt vor, dass und warum sie nonverbale Signale manchmal falsch deuten. **Abschnitt 2.3** zeigt, was sie selber ausdrücken können. In **Abschnitt 2.4** wird erläutert, was die nonverbale Kommunikation in der Pflege erschwert, und in **Abschnitt 2.5** wird auf die Gefahr von voreiligen Schlüssen und Fehleinschätzungen hingewiesen. **Abschnitt 2.6** schließlich veranschaulicht, wie man die nonverbale Kommunikation mit den Betroffenen optimal gestalten kann.

Selbstverständlich gibt es hinsichtlich der Sensibilität für Körpersprache mehr oder weniger große individuelle Unterschiede: Das ist bei demenziell erkrankten nicht anders als bei kognitiv nicht eingeschränkten Menschen. Tendenziell sind jedoch die in den **Abschnitten 2.1 bis 2.3** erläuterten Entwicklungen zu beobachten.

2.1 Körpersprache wahrnehmen und verstehen

Menschen mit Demenz verlieren nach und nach ihre kognitiven, nicht aber ihre emotionalen Fähigkeiten: Sie können zwar ihre Gefühle und die anderer immer weniger gut benennen.[1] Bis ins fortgeschrittene Krankheitsstadium nehmen sie aber, wenn sie nicht zusätzlich erheblich hör- und sehbehindert sind, nonverbale Signale wahr und reagieren entsprechend darauf.[2] Und wie Sie und ich sprechen sie beispielsweise in vielen Fällen sehr positiv und emotional auf Musik an[3], vor allem auf Livemusik.[4] Erst im späten Krankheitsstadium ist bei manchen zu beobachten,

- dass sie wenn, dann auf Berührungen reagieren,[5]
- und dass sie aufgrund ihrer kognitiven Probleme in komplexen sozialen Situationen Defizite in der Wahrnehmung von Gefühlen anderer aufweisen.[6]

Dennoch ist grundsätzlich davon auszugehen, dass sie bis zum Lebensende nonverbale Botschaften senden und empfangen können.[7]

Viele Menschen mit Demenz weisen sogar eine gesteigerte Sensibilität für die körpersprachlichen und emotionalen Signale ihrer Mitmenschen auf.[8] Mit anderen Worten: Was dem Blinden das Hören und Fühlen und dem Hörbehinderten Mimik und Gestik sind, ist für demenzkranke Menschen alles Nonverbale. Darin ähneln sie präverbalen, also noch nicht sprachfähigen Kindern.[9] Schon Babys im Alter von wenigen Monaten haben gelernt, das Befinden ihrer Mutter an deren Gesichtsausdruck abzulesen.

Für diese erhöhte Wahrnehmungsfähigkeit gibt es eine Reihe von möglichen Gründen. Erstens sind Menschen mit Demenz immer weniger vom gesprochenen Wort ablenkbar. Sie erfassen vielleicht nicht mehr, was wir sagen, wohl aber, wie wir es sagen.

Zweitens kann es sein, dass so eine Art Überlebensinstinkt zum Zuge kommt: Die krankheitstypischen Gefühle wie Unsicherheit, Angst, Verwirrung, Misstrauen und Ohnmacht könnten dazu führen, dass sie ihre verbleibenden Kräfte wie unsere vorsprachlichen Vorfahren dafür nutzen, möglichst schnell und zuverlässig zu erfassen, ob ihr Gegenüber Freund oder Feind ist; ob sie sich entspannen können oder sich verteidigen müssen.[10]

Und drittens schließlich ist es denkbar, dass in einer Welt, in der die Dinge den Betroffenen immer weniger bedeuten und immer rätselhafter werden, Beziehungen und Gefühle eine immer größere Bedeutung bekommen – und die werden nun einmal vorwiegend über die Körpersprache kommuniziert.

Menschen mit Demenz sind jedoch nicht nur sensibel für nonverbale Signale. Zum einen spiegeln sie manchmal Bewegungsmuster, die sie an uns beobachten (beispielsweise wenn wir selber etwas trinken, einen Löffel zum Mund führen, oder eine Jacke zuknöpfen).[11] Und zum anderen durchschauen sie uns tatsächlich manchmal besser als KollegInnen oder gar Familienangehörige. Sie nehmen deutlicher als andere wahr, wenn wir unsicher, verärgert, gestresst oder traurig sind.[12] Und sie reagieren darauf: manchmal mit Mitgefühl, manchmal mit Verunsicherung und Selbstvorwürfen[13], manchmal mit Ärger.[14] Pflegende berichten mir immer wieder, dass die Betroffenen, wenn sie noch verbal kommunizieren können, schneller als andere nachfragen, ob etwas nicht stimmt. Mit anderen Worten: Meist schaffen wir es nicht, unsere wirklichen Gefühle vor demenzkranken Menschen zu verbergen. Sie können gewissermaßen zwischen den Zeilen lesen. Ein aufgesetztes, gekünsteltes Lächeln durchschauen sie.[15] Mühsam unterdrückte oder überspielte Hektik und Gereiztheit auch. Und wie Sie sicher alle wissen: Je mehr man unter Druck steht, pflegerische Handlungen schnell über die Bühne zu bringen, desto langsamer werden die Betroffenen, und desto schneller blockieren sie vollständig. Desto häufiger kommt es zu Verhaltensweisen, die wir als aggressiv oder herausfordernd bezeichnen. Das geschieht aber nicht etwa, weil sie bockig oder von sich aus aggressiv wären – nein! Unsere Körpersprache, unsere negative Verfasstheit hat sie gewissermaßen angesteckt. Mit anderen Worten: Was wir in solchen Situationen erleben, haben wir gar nicht selten selber ausgelöst – es ist eine spiegelnde Reaktion auf unsere Körpersprache.[16]

Kleiner Exkurs: die Theorie der Spiegelneurone

Erklären kann man die nonverbale bzw. emotionale Ansteckbarkeit Demenz-Betroffener vielleicht mit der Theorie der Spiegelneurone (vgl. Bauer, 2006; Frith/Frith, 2006; Gaschler, 2007). Die Idee hinter dieser auf neurobiologischen Experimenten basierenden Theorie ist folgende: Alle Menschen

- lächeln und lachen, wenn man sie anlächelt oder lacht,
- gähnen, wenn jemand gähnt,
- pfeifen, wenn andere pfeifen,
- öffnen den Mund, wenn sie Essen anreichen,
- empfinden Schmerz, wenn ein anderer sich weh tut,
- fühlen Ekel, wenn sie Ekel bei anderen beobachten,
- übernehmen unbewusst die Sitzhaltungen und Bewegungen ihrer Gesprächspartner

- und schauen in die Richtung, in die andere intensiv blicken,

weil bestimmte Nervenzellen sie dazu anregen, unter Umgehung von Verstand und Überlegung sowohl bei anderen beobachtetes Verhalten als auch deren Stimmungen und Gefühle unbewusst nachzuvollziehen oder sogar instinktiv zu imitieren, d.h. zu spiegeln. Entsprechend nennt man diese Nervenzellen Spiegelneurone. Über die Auswirkungen, die die Aktivierung dieser Nervenzellen haben kann, schreibt Bauer (2006, S. 89):

„Die Aktivierung der Spiegelneurone kann uns faktisch verändern. Die gute (oder schlechte) Laune eines Mitmenschen kann zu unserer eigenen guten (oder schlechten) Laune werden. Die Freude, der Schmerz, die Angst oder der Ekel eines anderen kann in uns selbst Freude, Schmerz, Angst oder Ekel erzeugen.“

Kognitiv und psychisch gesunde Menschen scheinen so etwas wie eine „Signalbremse“ zu besitzen: Sie können die Launen und Handlungen anderer wahrnehmen, ohne sie nachzuahmen (Gaschler, 2007). Sie können bis zu einem gewissen Grad steuern, ob sie sich von ihnen anstecken lassen. Menschen mit Demenz gelingt das anscheinend viel schlechter. Auf sie färbt die Anspannung oder das Schreien anderer ab, und einige von ihnen „ahmen Gesten von anderen nahezu reflexartig nach“ (Gaschler, 2007, S. 77), was fachsprachlich als Echopraxie bezeichnet wird. Entsprechend könnte es also so sein, dass bei ihnen die „Signalbremse“ aufgrund der abnehmenden geistigen Fähigkeiten weniger gut funktioniert als bei kognitiv Gesunden (Gallese, 2001).

Menschen mit Demenz interpretieren die Körpersprache anderer also aktiv[17] – und das umso intensiver, je mehr sie die Fähigkeit zur verbalen Kommunikation verlieren. Dabei nehmen sie nonverbale Kommunikation und Körpersprache mit allen ihnen noch zur Verfügung stehenden Sinnen wahr, um beispielsweise herauszufinden, wie es anderen Menschen geht, und ob sie ihnen vertrauen können. Und sie reagieren sensibel auf alle wesentlichen nonverbalen Kommunikationskanäle:

- auf das Gesicht, also auf die Mimik und den Blickkontakt,
- auf den Klang der Stimme,
- auf Hände und Arme, nämlich auf Gestik und Berührung,
- auf die Körperhaltung
- und auf die Gestaltung von Nähe und Distanz.

Mimik

Demenzkranke Menschen verlieren zwar mitunter die Fähigkeit, einzelne Gesichter wiederzuerkennen und ihnen einen Namen zuzuordnen.[18] Dieses Phänomen nennt man fachsprachlich Gesichtsblindheit, oder Prosopagnosie. Aber die Fähigkeit, emotionale Gesichtsausdrücke zu unterscheiden[19] und zu interpretieren[20] bleibt bei Betroffenen mit der Alzheimer-Demenz weitgehend erhalten.[21] Lediglich bei Personen mit massiv gestörter Verarbeitung optischer Signale kann es zu Fehlinterpretationen von Gesichtsausdrücken kommen.[22] Sie erkennen im Normalfall, ob ein Gesicht negative oder positive Gefühle spiegelt, und reagieren entsprechend darauf.[23] Intensiv ausgedrückte Emotionen können sie allerdings besser einordnen als solche, die dezenter, bzw. weniger deutlich gezeigt werden.[24]

Runzeln wir kritisch die Stirn oder schauen wir böse, verfinstert sich auch ihre Miene, und sie ziehen sich zurück.[25] Schenken wir ihnen aber ein Lächeln, reagieren sie positiv: viele strahlen uns umgehend an.[26] An unserem Gesichtsausdruck lesen sie ab, ob wir kontaktbereit sind oder nicht. Wenn jemand ein neutrales, ausdrucksloses Gesicht aufsetzt und sie nicht anschaut, vielleicht um negative Gefühle zu verbergen, oder weil er ganz einfach mit den Gedanken gerade bei etwas anderem ist, ergreifen viele von ihnen Gegenmaßnahmen: Entweder stehen sie auf und gehen, oder sie sprechen die scheinbar abwesende Person an und rücken näher an sie heran, um (etwa durch das Bemühen um Blickkontakt, durch Schütteln oder Knuffen) wieder eine Verbindung mit ihr aufzunehmen.[27]

Blickkontakt

Menschen mit Demenz schätzen es, wenn wir ihnen einen freundlichen Blickkontakt anbieten.[28] Verweigern wir ihn, reagieren sie z.T. unruhig und verunsichert.[29]

Stimmklang

Zusammen mit der Mimik hilft der Stimmklang demenzkranken Menschen, verbale Kommunikation besser zu verstehen: Eine an sie gerichtete Frage erkennen sie beispielsweise sowohl daran, dass ihnen ihr Gegenüber den Kopf zuwendet, Blickkontakt herstellt und manchmal auch die Augenbrauen fragend nach oben zieht (s. **Abb. 2-1**), als auch daran, dass im Deutschen bei den meisten Fragen die Stimme am Satzende nach oben geht.[30]

Der Klang unserer Stimme zeigt ihnen auch, wie es uns geht.[31] Zwar sind sie (möglicherweise bereits zu Beginn der Krankheit) schlechter als kognitiv gesunde Menschen darin, den emotionalen Gehalt einer Stimme korrekt zu identifizieren.[32] Dennoch können sie hören, ob wir glücklich oder traurig, entspannt oder gestresst, gereizt oder gut gelaunt sind.[33] Und sie nehmen am Klang unserer Stimme unsere Gefühle ihnen gegenüber wahr. Sie werden ungemein sensibel für jedes Anzeichen von Kritik, Vorwürfen oder Genervtsein.[34]

Eine sanfte, warme, empathische, nicht zu laute Sprechweise gefällt ihnen[35] und kann sie trösten[36]; eine kalte und harsche Stimme kann sie verärgern oder ängstigen.[37] Auch sollten wir uns klarmachen, dass Widersprüche zwischen inhaltlicher Botschaft und Stimmklang ihnen Schwierigkeiten bereiten.[38]

Der Klang der Babysprache empört viele Betroffene in den anfänglichen Krankheitsstadien[39], kann sie aber im sehr späten Demenzstadium auch trösten und beruhigen.[40]

Entsprechend ist unsere Stimme eines der wesentlichen Mittel, um ihnen gezielt Wohlbefinden und Sicherheit zu vermitteln.[41]

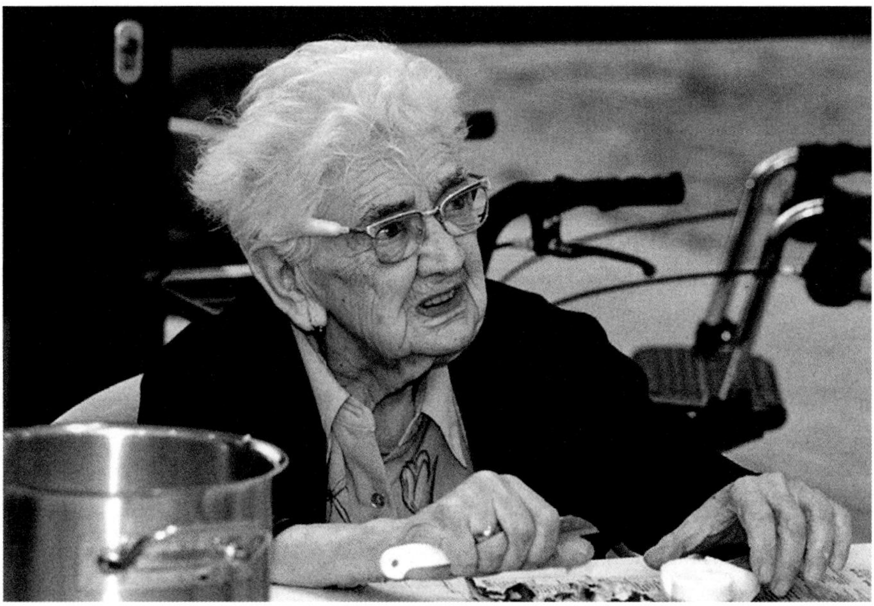

Abbildung 2-1: Ein fragender Blick (Foto: Jo Pöttgens)

Gestik

Gestik und Pantomime werden von Menschen mit Demenz zumeist nicht nur aufmerksam beobachtet (s. **Abb. 2-2**), sondern auch viel besser als gesprochene Sprache verstanden.[42] Allerdings erkennen und verstehen sie Pantomime ab dem mittleren Krankheitsstadium[43] und Gesten ab dem fortgeschrittenen Krankheitsstadium immer schlechter.[44]

Berührung

Die Berührung wird zu einem wichtigen, wenn nicht gar zum wichtigsten nonverbalen Kommunikationskanal.[45] Menschen mit Demenz sind zudem sehr sensibel dafür, wie andere sie berühren. Überdies nehmen sie sehr wohl den Unterschied zwischen funktionellen (also beim Pflegegeschehen notwendigen) und liebevollen (also emotional und zwischenmenschlich gemeinten) Berührungen wahr, wobei letztere ihnen sichtlich gut tun und sogar Ängste und Agitation mildern können (s. **Abb. 2-3**).[46]

Manche missdeuten das Ausbleiben einer Berührung als Ablehnung ihrer Person.[47] Obwohl viele umso mehr die körperliche Nähe anderer suchen, je wei-

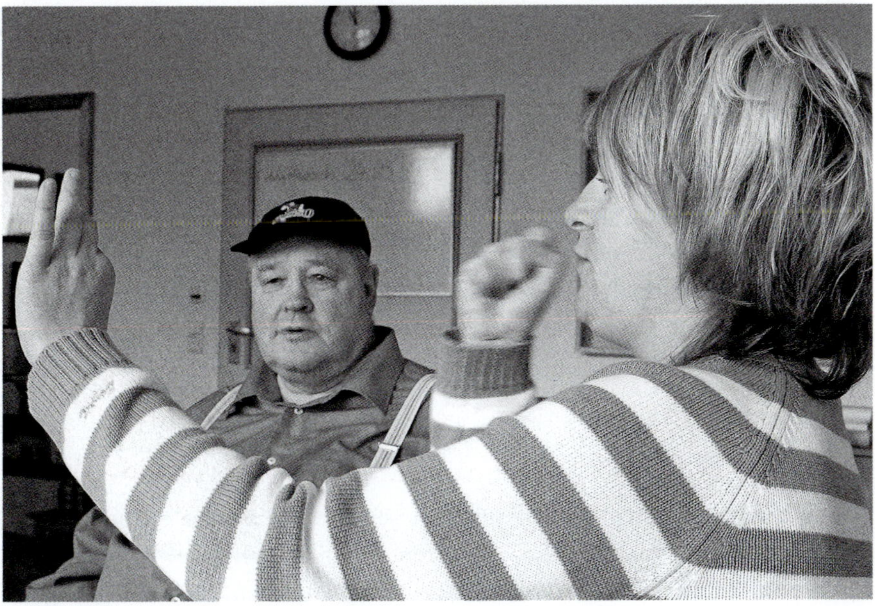

Abbildung 2-2: Gestik beobachten (Foto: Raimund Beerwerth)

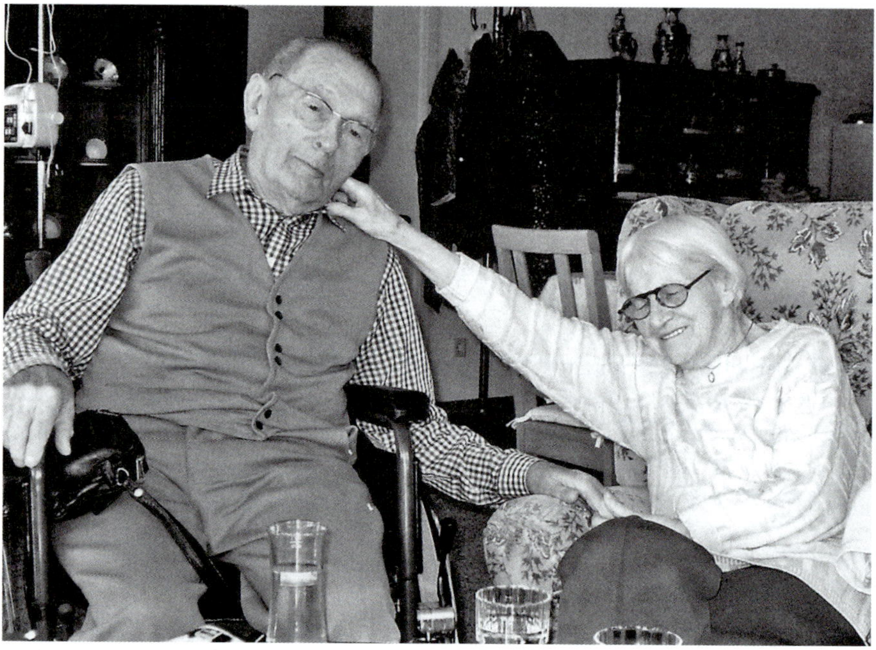

Abbildung 2-3: Liebevolle Berührungen (Foto: N. Schröder)

ter die Krankheit vorangeschritten ist[48], gibt es natürlich einzelne, die Berührungen biografisch bedingt in jeder Krankheitsphase ablehnen.[49]

Ob sie Berührungen akzeptieren oder nicht, erkennt man an ihrer Mimik[50], an der Anspannung bzw. Entspannung der berührten Körperstellen[51] und an ihrer Haltung, also daran, ob sie sich uns entweder zuwenden und vorbeugen, oder aber abwenden und zurücklehnen.[52] Je weiter die Demenz allerdings fortgeschritten ist, desto eher bleiben äußerlich sichtbare Reaktionen auf Berührungen aus[53], und desto häufiger kommt es vor, dass Berührungen primitive neurologische Reflexe stimulieren.[54]

Körperhaltung

Demenzkranke Menschen reagieren sehr sensibel auf unsere Körperhaltung. Wenden wir uns ihnen klar zu, reagieren sie mit gesteigerter Aufmerksamkeit.[55] Sind an uns Anzeichen von Anspannung zu sehen (z. B. hochgezogene Schultern, zusammengebissene Zähne), die darauf hindeuten, dass wir gestresst oder verärgert sind, oder uns in der Nähe des Betroffenen nicht wohl fühlen, werden sie (sofern ihre Spiegelneuronen noch funktionieren) davon „angesteckt".[56]

Nähe-Distanz

Dass Menschen mit Demenz sehr feinfühlig und zuweilen hypersensibel darauf reagieren, wie nahe wir ihnen kommen, zeigen die so genannten **Katastrophenreaktionen**: Sie beginnen beispielsweise, laut zu schreien oder nach uns zu schlagen, wenn wir in pflegerischen oder sonstigen Situationen unbeabsichtigt oder gedankenlos in ihren persönlichen Nahraum eindringen und ihnen dabei im wahrsten Sinne des Wortes zu nah auf die Pelle rücken (vgl. auch den nächsten Abschnitt).[57]

2.2 Die Kehrseite: Nonverbale Kommunikation nicht oder falsch verstehen

Demenzkranke Menschen verstehen irgendwann nur noch Bruchstücke unserer verbalen Äußerungen. Deshalb konzentrieren sie sich selbstverständlich stark auf die nonverbalen Signale, die unsere Worte begleiten. Einander widersprechende Signale können die Betroffenen jedoch verwirren oder ratlos machen und im schlimmsten Fall total blockieren: Auf welche Botschaft einer Pflegeperson sollen sie denn nun reagieren, auf die gut gemeinte Aussage: „Lassen Sie sich Zeit!" oder auf den gehetzten Blick zur Uhr? Auf das lächelnde Gesicht, oder auf die verschränkten Arme ...?

In dem Moment, in dem Demenz-Betroffene gesprochene Sprache gar nicht mehr verstehen, erfassen sie unsere Absichten vor allem am Klang der Stimme. Wie würden Sie reagieren, wenn jemand mit lauter, hoher und eventuell auch leicht schriller Stimme auf Sie einreden würde? Eine laute Stimme wirkt aggressiv. Und eine hohe, schrille Stimme klingt wütend. Wenn Menschen sich streiten, brüllen sie sich oftmals in höchsten Tönen und mit sich überschlagender Stimme an. Möglicherweise würden Sie sich also angegriffen fühlen, und sich entweder zur Verteidigung bereit machen, oder aber die Flucht ergreifen – denn eine solche Stimmqualität lässt Ärger erwarten. Dummerweise sind sich die meisten Menschen des Klangs ihrer Stimme nicht bewusst. Halten sie jemanden für schwerhörig, werden sie schnell und unnötigerweise lauter, statt deutlicher zu sprechen. Und manchmal, wenn weibliche Pflegepersonen darum bemüht sind, mütterliche Geborgenheit auszustrahlen, sprechen sie unbewusst mit babyhaft hoher Stimme – und werden überdies auch lauter. Dann kann es passieren, dass das, was eigentlich liebevoll und nett gemeint ist, von Menschen mit Demenz als Aggression fehlgedeutet wird.

Die Verarbeitungsgeschwindigkeit sowohl äußerer als auch innerer Reize ist bei demenzkranken Menschen erheblich verlangsamt:

„Ich sehe und höre nicht mehr gut, ich spüre und fühle nicht mehr gut, doch damit nicht genug: Was ich tatsächlich noch sehe, verarbeite und verstehe ich nur quälend langsam." (Taylor, 2010, S. 130)

Deshalb kann es zu abwehrenden Überreaktionen kommen, wenn wir in dem, was wir in ihrer Nähe und mit ihnen tun, zu schnell sind.[58] Ein klassisches Beispiel hierfür ist die pflegerische Hilfe beim Essen, die ja leider in vielen Einrichtungen unter großem Zeitdruck erfolgt. Wenn die Nahrung angereicht wird, erlebt man immer wieder, dass die Betroffenen die Lippen aufeinander pressen, den Kopf wegdrehen oder den Pflegenden gar Löffel oder Gabel aus der Hand schlagen. Das tun sie aber in vielen Fällen nicht etwa, weil sie keinen Hunger haben, oder, wie manch einer glaubt, krankheitsbedingt trotzig und aggressiv sind: Sie wehren lediglich eine Annäherung ab, die, weil sie zu schnell erfolgt und wegen ihres eingeschränkten Gesichtsfeldes auch noch aus dem Nichts zu kommen scheint, für sie unverständlich und bedrohlich ist. Mit anderen Worten: Sie verteidigen sich gegen einen Angriff.[59]

Was bedeutet nun die Überempfindlichkeit von Menschen mit Demenz gegenüber Stimmklang und Geschwindigkeit? Wie überall auf der Welt gibt es auch in Pflege und Betreuung langsame und schnelle Menschen; es gibt hektisch-chaotische und geruhsam-bedächtige. Es gibt die, die sehr gerne plaudern, und die, die lieber schweigen. Um es mit einem Bild aus der Tierwelt zu beschreiben (vgl. die **Abbildungen 2-4** und **2-5**):

Die schnelleren ähneln am ehesten Hühnern, die langsameren Bernhardinern. Nichts davon ist prinzipiell besser oder schlechter, jedes Temperament

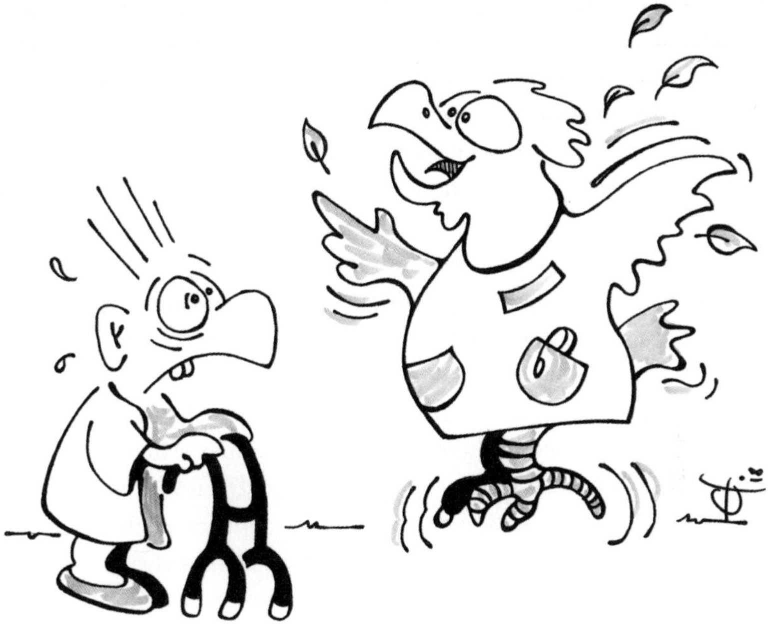

Abbildung 2-4: Die Wuseligkeit eines Huhns kann Stress auslösen (Elmar Frink)

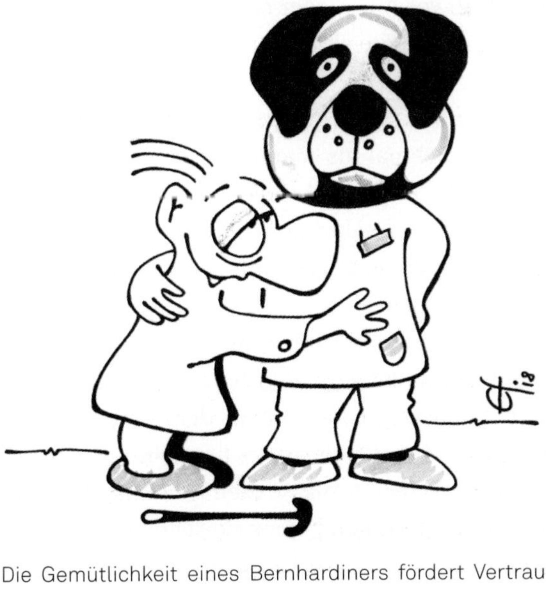

Abbildung 2-5: Die Gemütlichkeit eines Bernhardiners fördert Vertrauen und Kooperationsbereitschaft (Elmar Frink)

hat seinen Wert und seine Vorzüge. Aber wenn es um Aktivitäten wie Körper- und Intimpflege geht, die für einen Betroffenen potenziell lästig, schwer zu verstehen und sowohl angst- als auch schambesetzt sind, tun Sie gut daran, Ihre gackernden, flatterhaften Huhn-Gene im Spind einzusperren, um dem gemächlichen Bernhardiner in Ihnen mehr Platz zu machen: Je tiefer Ihre Stimme klingt, je weniger Sie sprechen und je langsamer und bedächtiger Sie handeln, desto weniger Angst und Stress lösen Sie bei der Person mit Demenz aus – und umso schneller werden Sie mit pflegerischen Tätigkeiten fertig![60] Demgegenüber kann man das wuselige Huhn in der Betreuung von Menschen mit Demenz zuweilen gut brauchen, um diejenigen, die apathisch und in sich zurückgezogen scheinen, etwas aus der Reserve zu locken...

Ein anderes Problem, das bei demenzkranken Menschen zu Fehlinterpretationen und Überreaktionen führen kann, ist das immer schlechter gelingende Wiedererkennen von Angehörigen und Pflegenden. Dazu kommt, dass sie auch zusehends die Fähigkeit verlieren, den Sinn alltäglicher Handlungen zu verstehen und überdies ihre eigene Hilfebedürftigkeit nicht realistisch einschätzen können. Wenn dann morgens eine ihnen fremde Person das Zimmer betritt und sich nicht als Pflegeperson vorstellt, können sie deren Aufgabe und Absichten nicht einschätzen. Im günstigsten Fall reagieren sie dann mit passivem Widerstand auf die Aufforderung zum Aufstehen und Waschen – im ungünstigsten Fall erstarren sie jedoch vor Angst oder beginnen den Tag voller Wut über denjenigen, der in ihre Privatsphäre eindringt und sich anmaßt, ihnen Vorschriften zu machen.

Auch Berührungen im Rahmen pflegerischer Aktivitäten werden von Menschen mit Demenz manchmal als unangemessene und ihnen unbegreifliche Annäherungen erlebt, die Angst und Gegenwehr auslösen können.[61] Um Wutausbrüche und Panikattacken während der Körper- oder Intimpflege zu vermeiden, sollten Berührungen daher angekündigt werden, für die Betroffenen sichtbar sein und langsam erfolgen.[62]

Ein weiteres Missverständnis kann schließlich dann entstehen, wenn die während der Pflege gezwungenermaßen hergestellte große körperliche Nähe als Indiz dafür gedeutet wird, dass es sich bei der fremden, nicht wiedererkannten Pflegeperson wohl um den Ehepartner handeln muss. In diesem Fall wird manchmal das Pflegegeschehen als sexuell gemeinter Annäherungsversuch fehlinterpretiert, was entsprechend unerwünschte Einladungen, Grabbeleien und Anzüglichkeiten nach sich ziehen kann.[63]

2.3 Nonverbal sein: Körpersprache statt Worte

Menschen mit Demenz unterscheiden sich auch erheblich in Bezug auf die Fähigkeit, ihre Wünsche und Gefühle nonverbal auszudrücken.[64] Eine Alzheimer-Demenz scheint die Persönlichkeit nicht gravierend zu verändern: Charakter und Wesen eines Menschen bleiben selbst bei fortgeschrittener Demenz und trotz neuropsychologischer Symptome wie der Zunahme von Apathie und Agitation noch in der Art und Weise sichtbar, wie er körpersprachlich kommuniziert.[65] Wer schon immer unsicher und schüchtern war, entwickelt sich nicht zur extrovertierten Stimmungskanone, sondern wird weiterhin zurückhaltend, in Stresssituationen vielleicht sogar feindselig auf andere reagieren. Und wer schon immer kontaktfreudig auf andere Menschen zugegangen ist, wird das aller Voraussicht nach auch im fortgeschrittenen Stadium der Demenz noch tun. Etwas anders liegen die Dinge bei anderen Demenzformen, die jeweils charakteristische Veränderungen der Körpersprache verursachen können. So bewirkt beispielsweise eine Parkinson-Demenz über die körperliche Rigidität eine äußerliche Starre der Betroffenen, während die Lewy-Körperchen-Demenz über das mit ihr einhergehende, ausgeprägte Wahnerleben und die Halluzinationen erhebliche Veränderungen des nonverbalen Verhaltens mit sich bringen kann. Und bei der frontotemporalen Demenz (früher auch Pick-Krankheit genannt) geht den kognitiven Störungen meist eine Persönlichkeitsänderung voraus.[66] Diese Form der Demenz zerstört vorwiegend das Stirnhirn links, das für die Steuerung des Verhaltens im Hinblick auf Anstand, Moral und soziale Regeln zuständig ist. Funktionsstörungen in diesem Bereich können zu massiven Wesensänderungen und Verhaltensauffälligkeiten führen.[67] So kann es vorkommen, dass ein vor der Erkrankung friedliebender und kompromissbereiter Mensch zum jähzornigen und aggressiven Zankteufel mutiert, und dass die ehedem feine Dame plötzlich unflätigst flucht und dabei schamlos Wörter aus der Fäkal- und Gossensprache in den Mund nimmt, von denen man nicht einmal annahm, dass sie ihr bekannt waren (Letzteres kommt allerdings auch im fortgeschrittenen Stadium der Alzheimer-Krankheit vor). Auch sexuelle Enthemmung sowie Maßlosigkeit beim Essverhalten beobachtet man bei der frontotemporalen Demenz.

Demenz-Betroffene können in der Regel sehr viel besser kommunizieren als sprechen.[68] Entsprechend gestalten sie im Vergleich zu ihren geistig gesunden Altersgenossen Begegnungen weit häufiger nonverbal.[69] Manche von ihnen treten im fortgeschrittenen Krankheitsstadium fast nur noch nonverbal mit der Umwelt in Kontakt.[70]

Demzufolge ist es nicht übertrieben, die Körpersprache als wichtigstes Kommunikationsmittel von demenzkranken Menschen zu bezeichnen.[71] Mit nonverbalen Mitteln wie z.B. einer Berührung zeigen sie, dass sie in einem laufenden Gespräch auch einmal zu Wort kommen wollen[72], und mit Gesten signalisieren sie, dass sie ihren Gesprächsbeitrag trotz auftretender Wortfindungsstörungen noch nicht beenden, d.h. das Rederecht noch nicht an ihren Gesprächspartner abtreten wollen.[73] Mit gestischen und schauspielerischen Mitteln unterstreichen sie das, was sie gesagt haben.[74] Und mit der ganzen Palette der vorhandenen körpersprachlichen Ausdrucksmittel verdeutlichen sie, was sie mit Worten nicht mehr kommunizieren können:[75] Sie zeigen auf das Gemeinte oder malen es in die Luft. Sie schauspielern das, was sie tun möchten. Sie drücken ihre Gefühle sowie Zustimmung und Ablehnung durch Körperhaltung und Mimik aus. Sie machen Faxen, wackeln mit den Ohren und ziehen Fratzen, um andere zum Lachen zu bringen.[76] Und sie karikieren andere, indem sie ihre Art zu sprechen stimmlich nachahmen oder deren Macken pantomimisch vorführen, um ihre Aggressionen loszuwerden. Dabei scheinen sie ganz individuelle und biografisch inspirierte Arten zu entwickeln, um ihre Gedanken, ihre Gefühle und ihre Persönlichkeit zu kommunizieren.[77] Die Bewohnerin im folgenden kurzen Gesprächsausschnitt drückt beispielsweise durch ein lautmalendes, pantomimisches Schlottern aus, dass ihr kalt ist. Der Pflegende fasst diese nonverbale Gefühlsäußerung in Worte und zeigt ihr dadurch, dass er sie verstanden hat und mit ihr fühlt:

Beispiel 37

01 P: Bitte schön, nehmen Sie Platz.
02 B: Is ja gut.* 2* Ich setz mich schon.
03 P: Ja. *
04 B: **<LAUTMALT SCHLOTTERN>**
05 P: Ja, das war wieder kalt, was? * >Okay.<
06 B: >Ja.<

Menschen mit Demenz können eigentlich die ganze Palette menschlicher Emotionen zeigen: sowohl positive Gefühle wie Glücklichsein, Freude, Interesse, Überraschung, Neugier, Zufriedenheit als auch negative Gefühle wie Wut, Ärger, Angst, Traurigkeit, Unwohlsein, Scham, Verwirrung und Schmerzen.[78] Wenn man der Wissenschaft glauben darf, nimmt – bedingt durch Dysphorie (also eine krankhafte Verstimmung und Reizbarkeit) und Depressionen – erst im späten Krankheitsstadium die Fähigkeit etwas ab, ihre Wünsche, Bedürfnisse,

Ziele und Ängste zu signalisieren.[79] Dennoch sind selbst im sehr späten Krankheitsstadium noch Anzeichen von Traurigkeit zu erkennen, wenn Angehörige sich nach einem Besuch verabschieden.[80]

Emotionen grundsätzlich nonverbal kommunizieren zu können, ist eine Sache. Sind aber bei Menschen mit Demenz auch tatsächlich alle oben aufgeführten Gefühlsqualitäten zu beobachten? Den leider sehr wenigen wissenschaftlichen Studien zu diesem Thema zufolge ist das, vor allem in institutionellen Pflegeeinrichtungen, nicht der Fall. Offensichtlich zeigen Demenz-Betroffene dort häufiger negative (z. B. Aufregung und Angst) als positive Gefühle.[81]

In anderen Untersuchungen wurde beobachtet, dass demenzkranke Menschen negative Gefühle unkontrollierter zeigen als gesunde, was möglicherweise auf ein Nachlassen von Hemmungen in sozialen Situationen oder das Vergessen von Anstandsregeln zurückzuführen sei.[82] Dafür sprechen auch viele Berichte von Angehörigen und Pflegenden: Demenz-Betroffene ecken an und produzieren peinliche Situationen, wenn sie beispielsweise in der Öffentlichkeit jemandem die Zunge herausstrecken (s. **Abb. 2-6**), oder jemanden, der stark übergewichtig oder behindert ist, ungeniert anstarren, oder mit dem

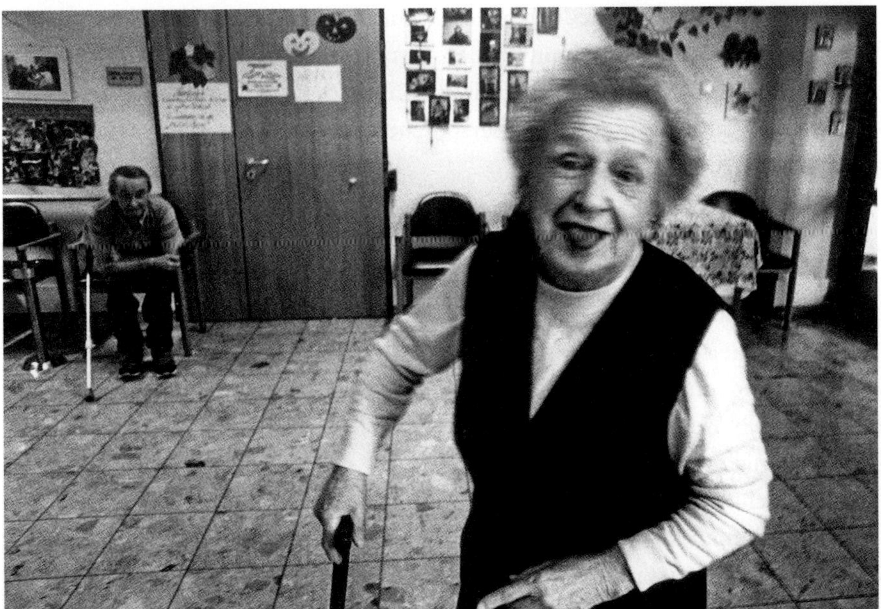

Abbildung 2-6: Zunge rausstrecken (Foto: Lubomir Tükör)

Finger auf eine Person zeigen und deren Verhalten oder Aussehen abfällig kommentieren.[83]

Unbestritten ist, dass sich Menschen mit Demenz auch und gerade von den negativen mimischen und lautlichen Gefühlsausdrücken anderer anstecken lassen (vgl. den Kasten im **Abschnitt 2.1**).[84] Dies fällt vor allem in Pflegeheimen auf: Beginnt eine Person zu schreien, dauert es meist nicht lange, bis mehrere andere in das laute Rufen und Klagen einstimmen.

Dass sie grundsätzlich alles nonverbal ausdrücken können, bedeutet leider nicht, dass es in körpersprachlicher Hinsicht nicht zu Missverständnissen und Fehlinterpretationen kommen könnte. Es gilt, vor allem die folgenden Erschwernisse zu berücksichtigen:

Erstens können körpersprachliche Signale und nonverbale Reaktionen bedingt durch die kognitiven Einschränkungen wie auch in der verbalen Kommunikation zeitverzögert, also deutlich verlangsamt erfolgen.[85]

Zweitens sind die von den Erkrankten ausgesendeten Signale zuweilen von eher geringer Intensität, d.h. es kann passieren, dass wir sie übersehen.[86]

Drittens kommt es vor, dass auch die Körpersprache mehrdeutig ist und nicht direkt auf das schließen lässt, was ein Demenz-Betroffener fühlt oder sagen möchte.[87]

Und viertens ist zu bedenken, dass manchmal, beispielsweise aufgrund apraktischer Ausfälle, die nonverbalen Signale nicht zum Gesagten passen[88], etwa wenn jemand den Kopf schüttelt, um Zustimmung zu signalisieren.

Wie verändert sich nun die Körpersprache von demenzkranken Menschen im Einzelnen?

Mimik

Menschen mit Demenz zeigen wenigstens bis ins mittlere Krankheitsstadium ein differenziertes Mienenspiel.[89] Selbst bei schwerer Demenz sieht man ihnen noch Zufriedenheit[90] bzw. Wohlbefinden[91], Freude[92], Überraschung[93], Neugier[94], Unwohlsein[95], Ärger bzw. Wut[96], Angst[97], Traurigkeit[98], Ekel[99], Verwirrung[100], Frustration oder Schmerzen[101] an.

Offensichtlich setzen sie den Gesichtsausdruck in Gesprächen auch ein, um einen Kommunikationswunsch[102], Interesse[103] und Aufmerksamkeit bzw. Zuhören[104], sowie Verständnisprobleme[105] zu signalisieren (s. **Abb. 2-7**).

Manche nutzen übertriebene Mimik und komische Gesichtsausdrücke, um mit der sozialen Welt in Kontakt zu bleiben.[106]

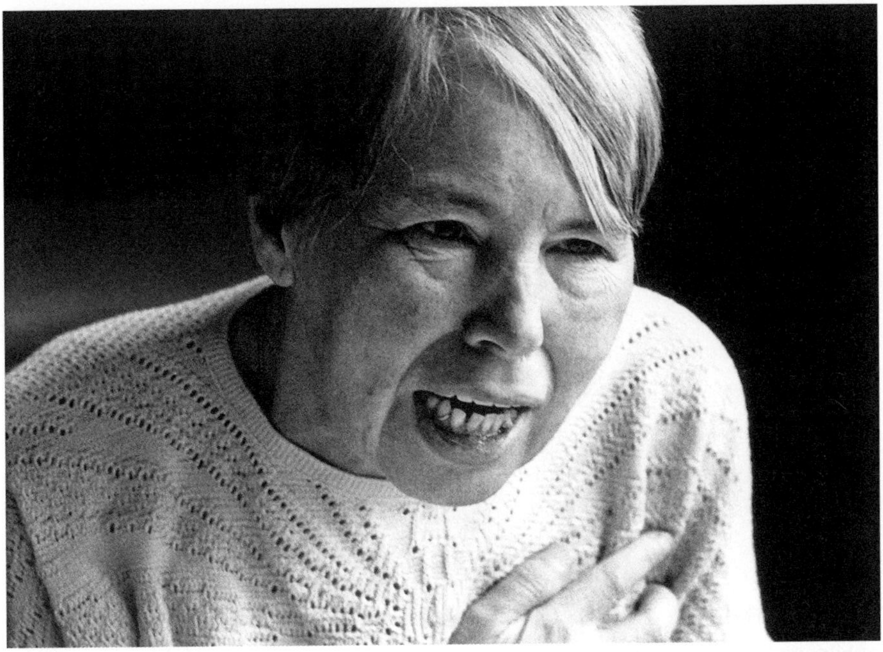

Abbildung 2-7: Interessierte, aufmerksame Mimik (Foto: Lubomir Tükör)

Je weiter die Krankheit allerdings voranschreitet, desto spärlicher werden die beobachtbaren Muskelbewegungen[107], und desto reduzierter wird die Ausdrucksfähigkeit ihres Gesichtes.[108] In emotional neutralen Alltagssituationen sind dann kaum noch mimische Bewegungen zu beobachten[109], was den Eindruck von Starre oder Maskenhaftigkeit hervorrufen kann (s. **Abb. 2-8**).[110] Darin ähneln sie parkinsonkranken und schwer depressiven Menschen. Im direkten Kontakt mit anderen ist ihr Gesichtsausdruck allerdings oft deutlich lebhafter.[111]

Die Reaktionen der Gesichtsmuskeln auf Reize werden im Laufe der Krankheit auch immer individueller. Es könnte eine Tendenz dahingehend bestehen, dass sich bei unangenehmen Reizen (wie etwa dem Dehnen und Durchbewegen von Muskeln und Gelenken) vermehrt mimische Regungen im Gesicht zeigen, während das Erleben angenehmer Reize (wie beispielsweise Schaukeln im Schaukelstuhl) zu einer Verringerung selbiger führt.[112] Entsprechend wird ihre Mimik im fortgeschrittenen Krankheitsstadium vielfach als unklar oder schwer zu deuten beschrieben[113]; die Gefahr von Fehlinterpretationen ist groß.[114] Selbst nahe Angehörige haben dann Schwierigkeiten, die feineren Nuancen guter oder schlechter Gestimmtheit zu bestimmen. Das ist wohl der Grund dafür, dass

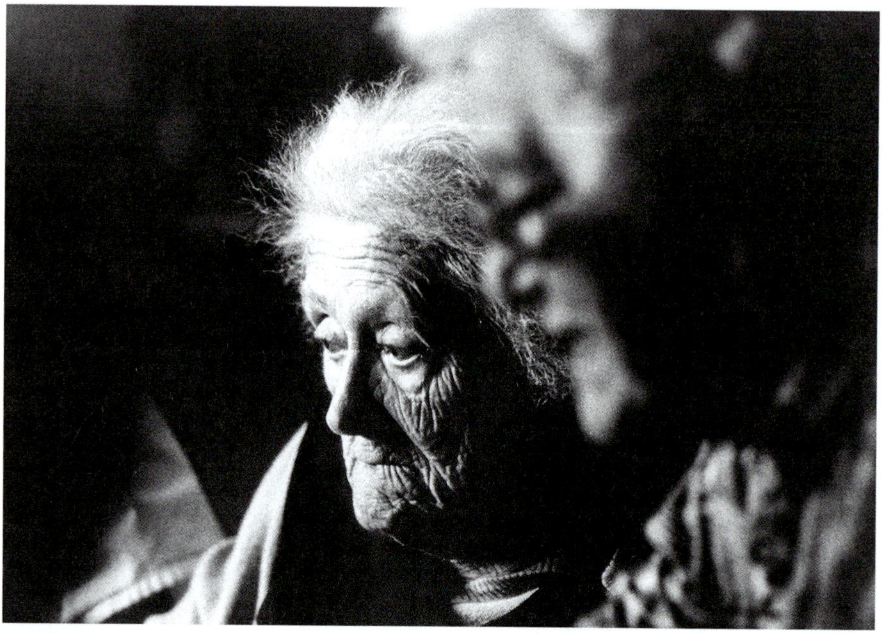

Abbildung 2-8: Ein regloses, starr wirkendes Gesicht (Foto: Lubomir Tükör)

Pflegende Gefühle wie Angst, Anspannung, Trauer und Verunsicherung zuweilen pauschal als Ärger interpretieren und Wohlbefinden für sie immer weniger gut zu erkennen ist.[115] Auch scheint es ihnen schwer zu fallen, Traurigkeit in den Gesichtern von Menschen mit Demenz zu entdecken.[116]

Die Reduzierung der Mimik kann auf die Verschlechterung der Funktionsfähigkeit der rechten Hirnhälfte zurückzuführen sein (Myers, 1999).

Auffällig an der Mimik von schwer Demenz-Betroffenen ist ferner, dass sie zum einen manche mimischen Bewegungen ständig und scheinbar zwanghaft wiederholen[117]: Einige saugen beispielsweise die Wangen ein oder mahlen mit den Kiefern.[118] Manche schürzen die Lippen, schmatzen oder strecken die Zunge heraus[119], andere spielen und klackern mit der Zahnprothese.

Schmerzen stehen Menschen mit Demenz, die ja häufig keine verbale Auskunft mehr geben können, oft im wahrsten Sinne des Wortes ins Gesicht geschrieben[120] (s. Abb. 1-3 auf S. 32):

- wenn sonst ausgeglichene BewohnerInnen plötzlich einen traurigen oder ängstlichen Gesichtsausdruck aufweisen,
- wenn sie Grimassen schneiden oder den Mund verziehen,
- wenn sie die Lippen zusammenkneifen oder die Zähne zusammenbeißen,
- wenn die Augen verengt erscheinen,
- wenn der Blick starr ist oder sie im Gegenteil schnell mit den Augen zwinkern oder
- wenn die Stirn in Falten liegt und die Augenbrauen gerunzelt sind,

kann das bedeuten, dass ihnen etwas weh tut, sie dies aber nicht in Worte fassen können.[121]

Blickkontakt

Neben der Mimik sind es vor allem die Augen, die ein Gesicht lebendig oder erstarrt wirken lassen. Sie verraten Bedürfnisse und Stimmungen.[122] Viele Menschen mit Demenz stellen im späteren Krankheitsstadium allerdings kaum noch Blickkontakt mit ihren Gesprächspartnern her.[123] Oft schauen sie dann auf den Boden oder ins Weite (s. **Abb. 2-9**).[124]

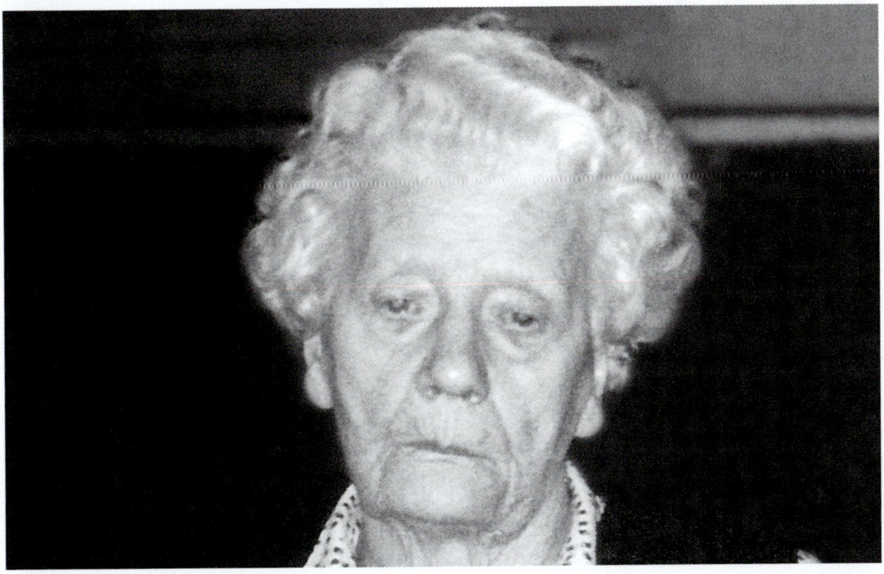

Abbildung 2-9: Kein Blickkontakt (Foto: Marianne Strutz)

Das Nicht-Herstellen eines Blickkontaktes deutet darauf hin, dass die rechte Hirnhälfte nicht mehr zuverlässig arbeitet (Lehman Blake, 2010).

Lediglich in rituellen Kontaktsituationen wenden sie uns noch den Blick zu, nämlich beispielsweise

- wenn wir sie grüßen,
- wenn sie auf „bitte schön" mit „danke schön" reagieren,
- und wenn jemand einen Trinkspruch wie „zum Wohl!" äußert.

Grundsätzlich zeigen uns ihre Augen, ob sie kontaktbereit sind oder nicht[125]: Schauen sie uns an, signalisieren sie Wachheit[126] und Kontaktbereitschaft[127], bzw. Interesse (s. **Abb. 2-10**).[128]

Schauen sie weg, demonstrieren sie Desinteresse[129]: In diesem Fall können oder wollen sie nicht kommunizieren.[130] Allerdings führen auch Depressionen, die im Alter häufig auftretenden Sehbehinderungen, kulturelle Normen sowie die demenzbedingt schnellere Ablenkbarkeit durch äußere Reize zu einem

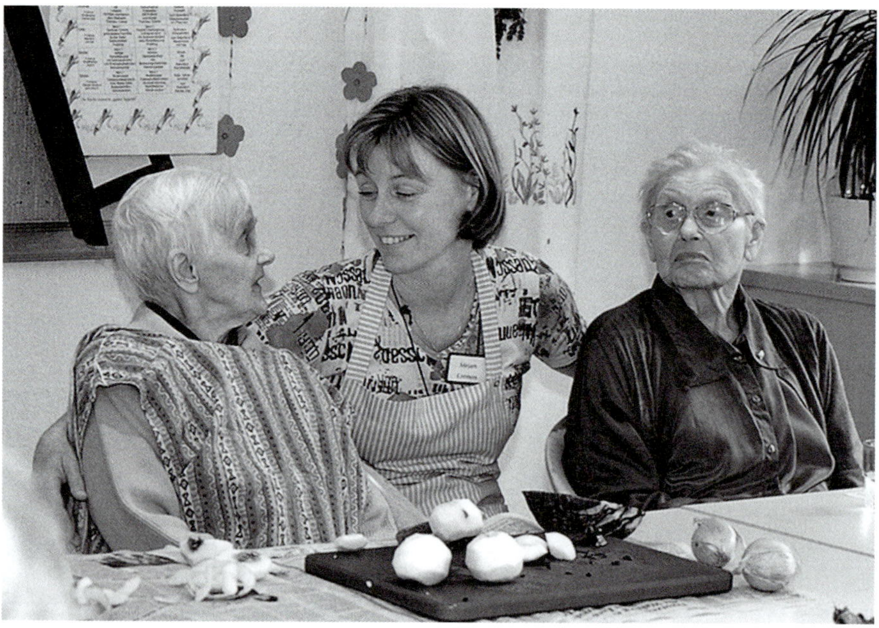

Abbildung 2-10: Anschauen (Foto: Jo Pöttgens)

veränderten Blickverhalten, so dass das fehlende Anschauen wohl nicht ausnahmslos als mangelnde Kontaktbereitschaft zu deuten ist. Zudem kann das Schließen der Augen im Gespräch bedeuten, dass sie sich auf die Unterhaltung konzentrieren.[131]

Winzige Pupillen wiederum sowie unfokussierte, schläfrig aussehende Augen lassen in erster Linie auf die Gabe sedierender Medikamente schließen.[132] Flackernde Augen, schnelle Blickbewegungen und erweiterte Pupillen weisen auf Agitation hin.[133] Sowohl Blinzeln als auch das Schließen der Augen können Anzeichen für Schmerzen oder Missempfindungen sein.[134]

Stimmklang

Die Stimme wird bei Demenz-Betroffenen mit dem Fortschreiten der Krankheit monotoner, lebloser und tendenziell leiser.[135]

> Eine flache, roboterhafte Stimme ist auf Störungen in der rechten Hirnhälfte zurückzuführen (Myers, 1999).

Der Klang ihrer Stimme sowie Sprechgeschwindigkeit, Tonlage und Lautstärke liefern wie bei geistig gesunden Menschen wichtige Hinweise auf ihre Gefühle.[136] Auch verändern manche von ihnen je nach Anlass und Gesprächspartner ihre Sprechweise auf geradezu schauspielerisch anmutende Art und Weise.[137] In Beispiel 38 charakterisiert eine Betroffene aggressive Jugendliche, indem sie deren Stimmen imitiert:

Beispiel 38

01 B: Die haben mir gesagt #ääh.# WIE ZUNGE RAUS? Die/ * 2*
02 P: Aber jetzt/ jetzt wird alles gut.
03 B: Und die sind noch/
04 Ja und die sind ja nachher/ durften sie nirgends mehr hin.
05 P: Jaha
06 B: Und da * wusste ich wer's war.
07 P: Jaha
08 B: Die sind ohne sogar * zu schlecht. #üääh# **IMITIERT**
09 Gingen sie immer hin.
10 P: >Ach.<

11 B:	Wenn der einen * Menschen sah, der/ der gut angezogen war,
12 P:	Jaha
13 B:	und denn schön hier ging.
14	Dann immer #üäääh# **IMITIERT** machten sie dann so, ne?
15 P:	Echt?
16 B:	#So eine/# **IMITIERT BRUTALE SPRECHWEISE**
17 P:	Waren aber nicht freundlich dann, was?

Singen oder „wortlose" Geräusche wie Seufzen, Stöhnen, Jammern, lautes Atmen können auf Schmerzen hindeuten.[138]

Zudem sind die Lieder, die demenzkranke Menschen singen, ein wichtiger Schlüssel zum Verständnis ihrer Emotionen und Befindlichkeiten.[139]

„Ich werde künftig öfter singen. Wenn ich singe, fühle ich mich sicher, intakt, kerngesund und lebendig!" (Taylor, 2010, S. 109)

Gestik

Menschen mit Demenz drücken durch Gesten ihre Gefühle aus.[140] Sie nutzen sie auch, um inhaltliche Botschaften zu kommunizieren[141] und fehlende Worte zu ersetzen.[142]

Die Betroffenen können Gesten flüssig produzieren.[143] Dies geschieht allerdings etwas langsamer als bei kognitiv Gesunden.[144] Die Klarheit ihrer Gesten ist überdies reduziert[145]: Je weiter die Krankheit voranschreitet,

- desto einfacher werden die verwendeten Gesten,
- desto unklarer ist, auf was sie sich beziehen,
- und desto schwerer sind die dahintersteckenden Absichten zu ergründen.

Sprachbegleitende Gesten sollen ab dem mittleren Krankheitsstadium immer seltener werden.[146]

Am längsten bleibt die Fähigkeit erhalten, einfache Zeigegesten zu verwenden[147] (s. **Abb. 2-11**).

Diese werden zunächst sprachbegleitend[148], und später, wenn die Wortfindungsstörungen überhand nehmen, (zumindest teilweise) anstelle von verbaler Kommunikation genutzt.[149] Auch einfachere darstellende Gesten können die Betroffenen noch produzieren[150] (s. **Abb. 2-12**).

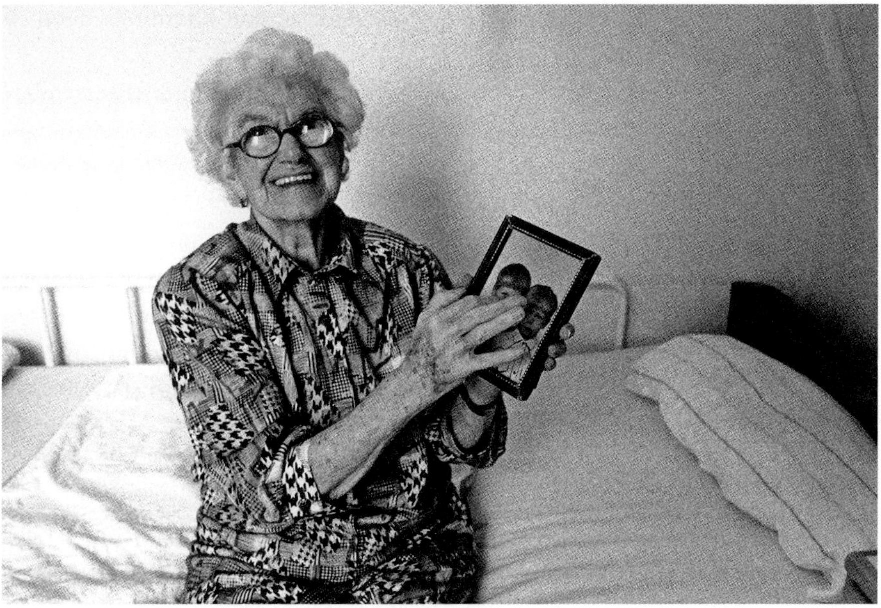

Abbildung 2-11: Eine Zeigegeste (Foto: Lubomir Tükör)

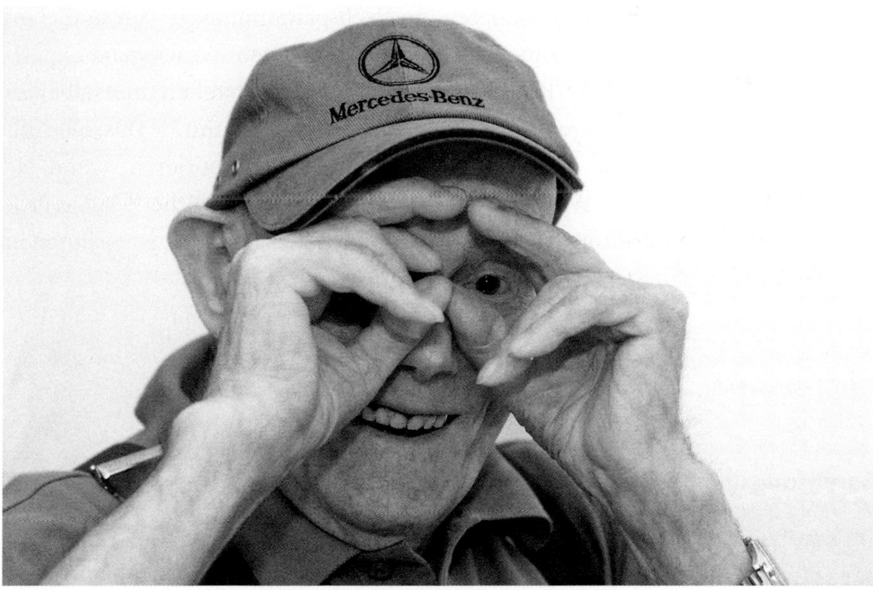

Abbildung 2-12: Eine darstellende Geste (Foto: Werner Krüper)

Symbolisch komplexere und abstrakte Gesten werden allerdings deutlich seltener verwendet.[151]

Interessant ist, dass demenzkranke Menschen rein kommunikative, symbolische Gesten wie das verabschiedende Winken oder ein Händeschütteln länger zuwege bringen als Gesten, die beispielsweise den Gebrauch von Gegenständen darstellen.[152]

Auffällig ist schließlich, dass sie manche, für uns nicht unmittelbar verständliche, aber meist biografisch verankerte Gesten scheinbar zwanghaft wiederholen müssen: Sie wischen über oder klopfen auf den Tisch, sie zerknüllen Servietten und streichen sie wieder glatt. Sie zupfen und nesteln an ihrer Kleidung, oder sie manipulieren unaufhörlich am eigenen Körper ... (vgl. auch **Abschnitt 7.1**).[153]

Pantomime

Manche Personen entwickeln erstaunliche schauspielerische Talente und Fähigkeiten.[154] Sie kommunizieren das, was sie nicht mehr sagen können, mindestens zu Beginn der Krankheit noch pantomimisch.[155] Dabei scheint es interessanterweise so zu sein, dass sie die Funktion von Objekten, die ihnen gehören, besser nachahmen können als die von unvertrauten, ihnen fremden Gegenständen.[156] Nicht ganz klar ist, wie lange Menschen mit Demenz z.B. die Verwendungsweise von alltäglichen Gegenständen gestisch-pantomimisch verdeutlichen können. Allgemein gesprochen zeigen jedoch die meisten (vorwiegend experimentellen) Studien, dass die Fähigkeit, Pantomime zu verstehen und selber zu nutzen, ab dem mittleren Krankheitsstadium deutlich abnimmt.[157] Dasselbe gilt möglicherweise auch für die Fähigkeit, Pantomime zu imitieren, wenn sie jemand anders vormacht. Während die Teilnehmer in einer Studie[158] keine Probleme damit hatten, pantomimische Bewegungen nachzuahmen, ist es ihnen in anderen Untersuchungen eher misslungen.[159]

> *„Sie führt einen Sketch auf, läuft auf dem Flur hin und her, lässt die Arme übertrieben pendeln und atmet tief und keuchend."* (Peterson, 2006, S. 128)

Berührung und die Gestaltung von Nähe und Distanz

Ob nun bedingt durch die im Alter zumeist schlechtere Hör- und Sehfähigkeit oder durch die Demenz: Es scheint, als nutzten viele Erkrankte ihren Tastsinn intensiver als vor Krankheitsbeginn.[160] Mit Berührungen

- bemühen sie sich, die Aufmerksamkeit anderer auf sich zu lenken[161];
- demonstrieren sie, dass sie gerne kommunizieren möchten[162];
- versuchen sie im wahrsten Sinne des Wortes, die Welt zu be-greifen[163];
- zeigen sie, dass sie jemanden mögen bzw. ihm vertrauen[164] (s. **Abb. 2-13**);
- versuchen sie, andere und sich selber zu beruhigen[165];
- verdeutlichen sie ein Bedürfnis nach körperlicher Nähe, nach einer Umarmung[166] (s. **Abb. 2-14**);
- bedanken sie sich.[167]

Dabei scheint es typisch zu sein, dass Demenz-Betroffene zu Beginn der Krankheit Berührungen kaum zulassen wollen und können[168], während sie im Verlaufe der Erkrankung immer anhänglicher und nähebedürftiger werden. Weil bei vielen irgendwann die anerzogenen Hemmungen wegfallen, verteilen sie zunehmend Streicheleinheiten.[169] Wenn sie sich in unserer Nähe wohl und sicher fühlen und sich beispielsweise für geleistete Hilfe bedanken, oder einfach nur innigen Kontakt herstellen wollen, lehnen sie gerne mal ihre Stirn an die unsere, wie das auch frisch Verliebte oder Babys bei ihren Müttern tun.[170]

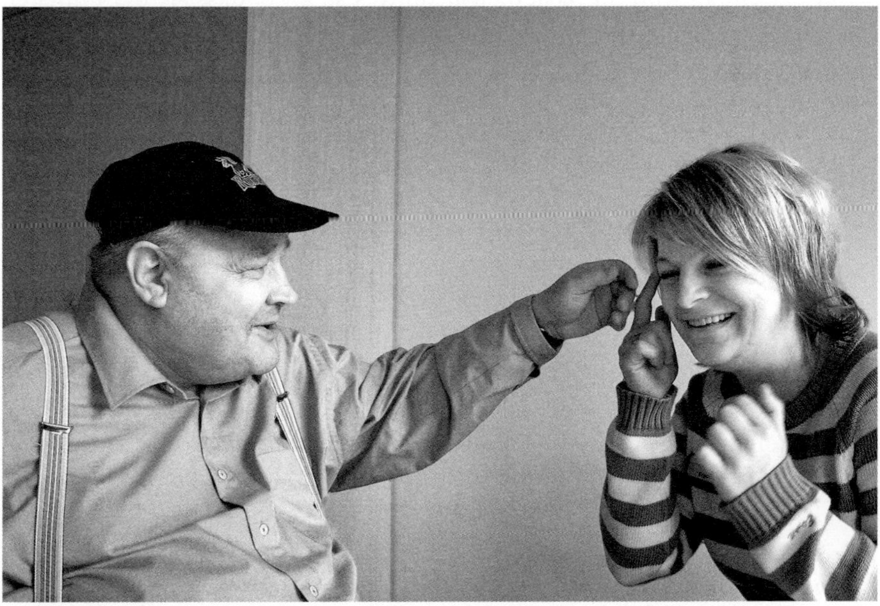

Abbildung 2-13: Zuneigung zeigen durch Berührung (Foto: Raimund Beerwerth)

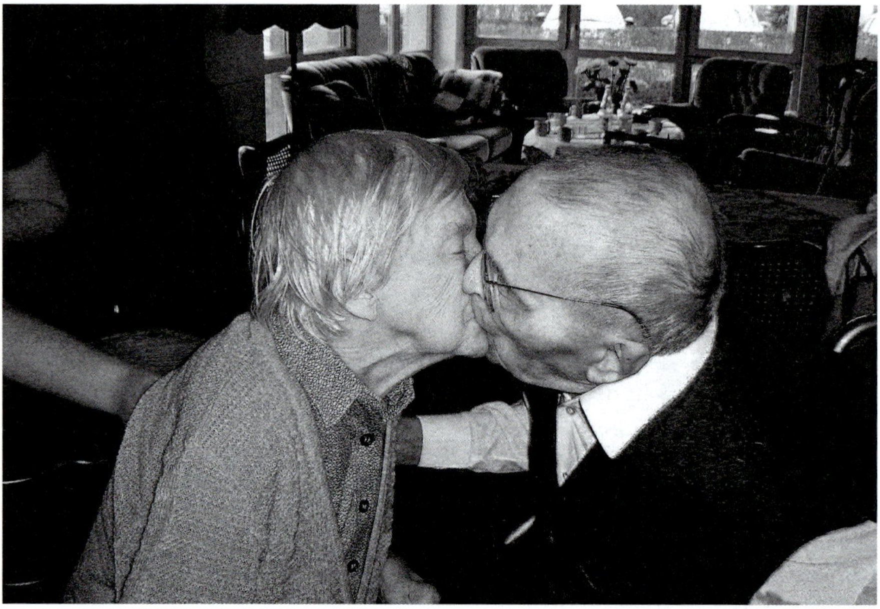

Abbildung 2-14: Ein inniger Kuss (Foto: N. Schröder)

Im Extremfall wird ihr Sicherheitsbedürfnis so groß, dass sie der primären Pflegeperson kaum noch von der Seite weichen, ja sie nicht einmal mehr alleine auf die Toilette gehen lassen.[171]

„Schafft man es, die Tür abzuschließen, hängt sie auf der anderen Seite an der Türklinke, zerrt und zieht und brüllt.“ (Peterson, 2006, S. 57)

Körperhaltung

Viele Ältere gehen und sitzen gebeugt, eingesunken und schief (s. **Abb. 2-15**). Das gilt auch für Menschen mit Demenz. Ihre Haltung und ihre Muskelspannung geben aber nicht nur Aufschluss über ihr Alter, sondern auch über ihre Gefühle und ihr Befinden[172]: Eine aufrechte Haltung kann bedeuten, dass sie fit und wach sind, und dass es ihnen gut geht (vgl. **Abb. 2-16**). Grenzt die aufrechte Körperhaltung aber an eine Starre, können entweder Aufregung, Angst und gehemmte Agitiertheit, oder vielfach neuroleptische Medikamente dahinterstecken.[173] Entsprechend weisen entspannte Muskeln auch auf Wohlbefinden, und angespannte Muskeln auf mangelndes Wohlfühlen[174] oder sogar Schmerzen hin.[175]

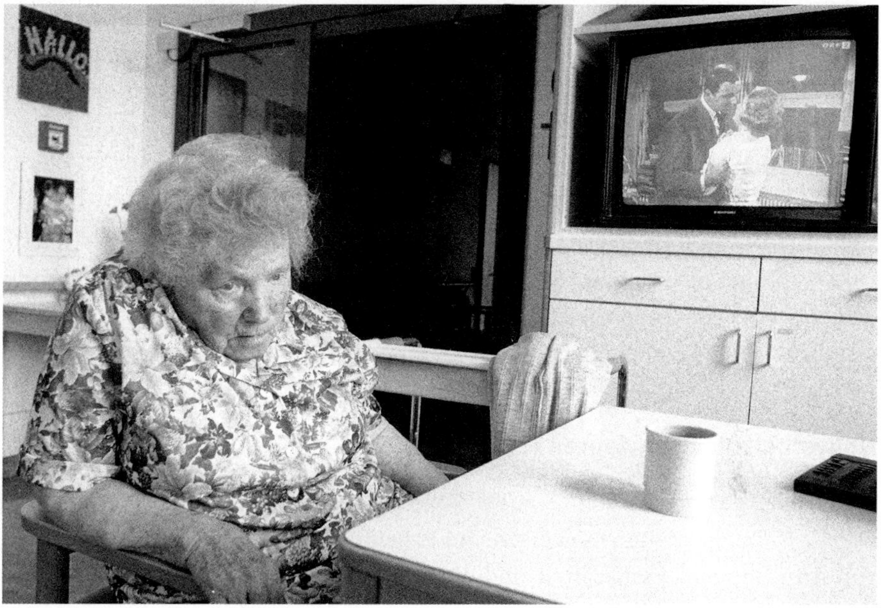

Abbildung 2-15: Eine eingesunkene und schiefe Körperhaltung (Foto: Lubomir Tükör)

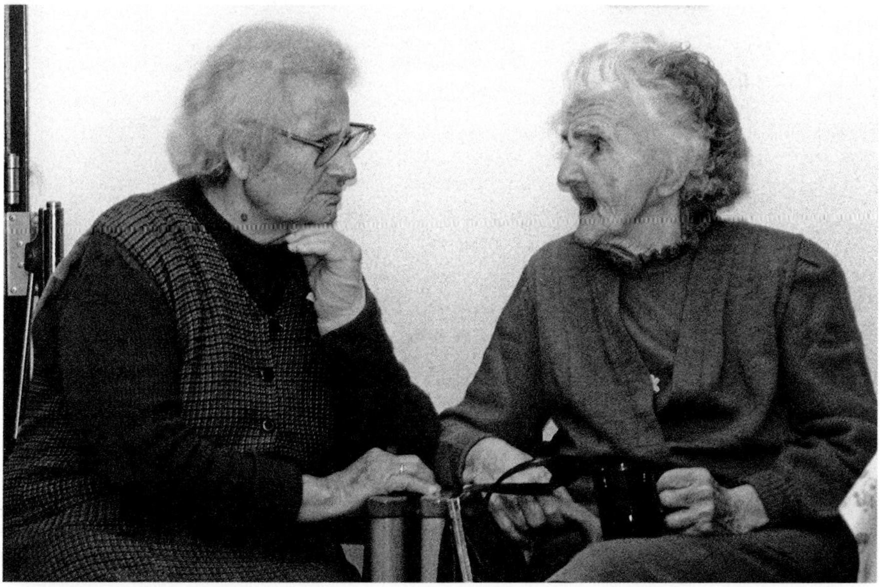

Abbildung 2-16: Die Körperhaltung der Frau links lässt auf einen ausgeprägten Kommunikationswunsch schließen (Foto: Lubomir Tükör)

Einige signalisieren durch einen uns zugewandten und vorgebeugten Oberkörper entweder Akzeptanz[176], oder auch einen Wunsch zu kommunizieren (s. Abb. 2-16).[177] Wenden sie den Körper von anderen jedoch ab und versuchen sie, Distanz herzustellen, so kann das für Desinteresse, Abneigung oder sogar Ekel sprechen (s. **Abb. 2-17**).[178]

Lehnen sie sich zurück, kann das einen Rückzug[179], oder auch Ängstlichkeit signalisieren.[180] Eine gekrümmte Haltung kann auf Schmerzen verweisen.[181] Und wenn sie nicht stillsitzen können und unaufhörlich herumzappeln, kann das entweder ein Anzeichen für Unruhe und Schmerzen sein[182] oder die Notwendigkeit eines Toilettengangs signalisieren.[183]

Nonverbale Zeichen deuten

Welche körpersprachlichen Signale können bei Menschen mit Demenz auf welche Befindlichkeiten hinweisen? Im Folgenden habe ich die Beobachtungen von Angehörigen, Fachkräften und eher qualitativ arbeitenden Wissenschaftlern zusammengestellt. Diese Auflistungen erheben weder den Anspruch auf

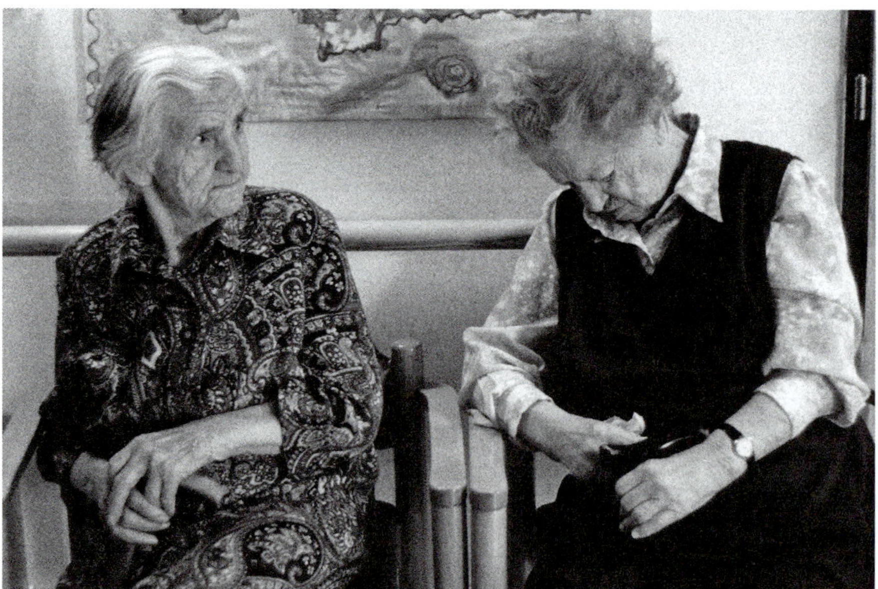

Abbildung 2-17: Abwendung und Gesicht der Dame links zeigen Widerwillen (Foto: Lubomir Tükör)

unumstößliche Richtigkeit, noch auf Vollständigkeit. Einige der genannten Anzeichen sind verallgemeinerbar, andere höchst individuell. Zudem sind sie nicht in jedem Fall trennscharf, denn bestimmte mimische und sonstige Veränderungen sind bei mehr als einem Gefühlszustand zu sehen. Dennoch erscheinen sie mir hilfreich, um das ungeschulte Auge für die nonverbalen Botschaften von Menschen mit Demenz zu schärfen.

Anzeichen für **Entspannung, Wohlbefinden, Freude** können sein (vgl. **Abb. 2-18**):

- kaum oder keine Muskelanspannung[184]
- Lächeln[185] und Lachen (vgl. Abb. 2-18)[186]
- Lachfalten um die Augen (vgl. Abb. 2-18)[187]
- wache, aufmerksame Augen[188]
- genussvoll geschlossene Augen[189]
- Freudentränen/Weinen[190]
- tiefere Stimme[191]
- Seufzen[192]
- Singen[193]

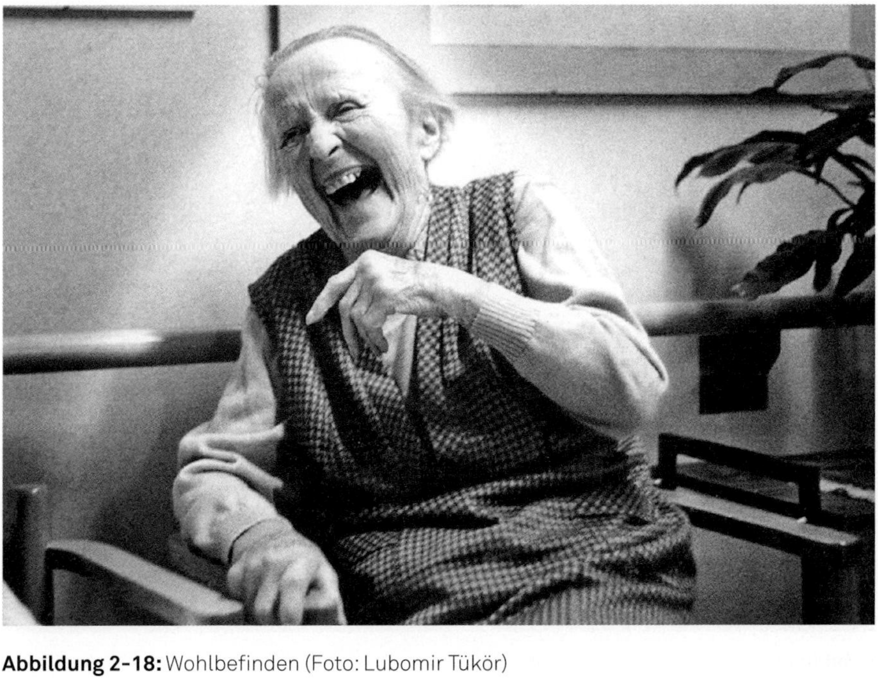

Abbildung 2-18: Wohlbefinden (Foto: Lubomir Tükör)

- Brummen[194]
- Hand ausstrecken (vgl. Abb. 2-18)[195]
- Arme ausbreiten[196]
- Berühren, Streicheln[197]

Hinweise auf **Interesse** sind:
- entspannte Körper- und Gesichtsmuskeln[198]
- lebhafte Mimik, Gestik, Blick[199]
- Kopf schief legen, um besser zu hören[200]
- leicht geöffneter Mund[201] (vgl. Abb. 2-2, **Abb. 2-19**)
- Nicken oder andere Anzeichen für Zustimmung[202]
- Lächeln[203]
- mit den Augen Aktivität/Menschen verfolgen (vgl. Abb. 2-2, 2-19)[204]
- direkter Augenkontakt, Hinschauen[205]
- aber auch: Augen schließen, wenn vorgelesen wird[206]
- Zuwendung zum Gesprächspartner, näher kommen, vorbeugen[207]
- Berührung, um mehr Info zu erbitten[208]
- Körperliche oder stimmliche Reaktion auf Musik[209]

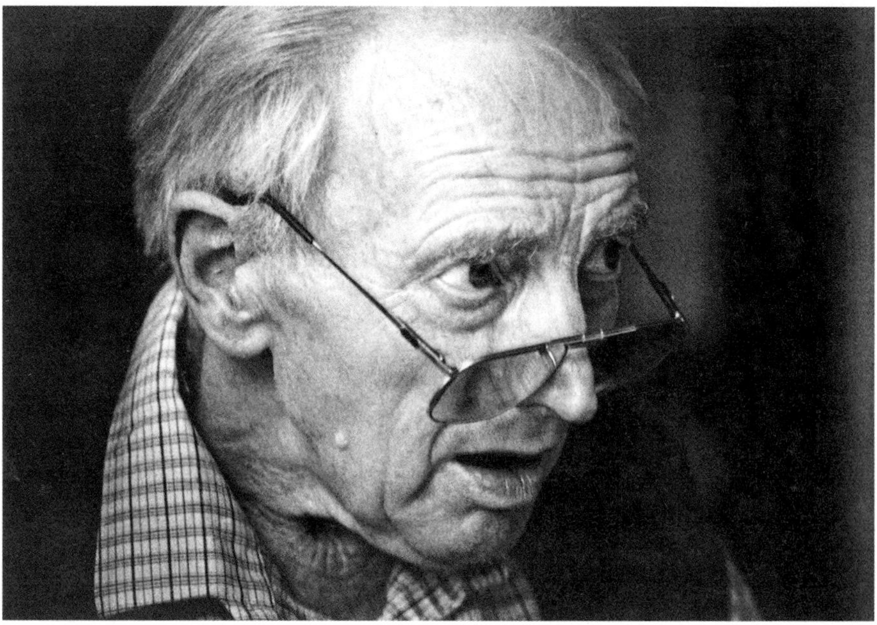

Abbildung 2-19: Interesse (Foto: Lubomir Tükör)

Ärger, Frustration, Feindseligkeit, und **Wut** zeigen sich durch (vgl. **Abb. 2-20**):

- rot angelaufene Haut[210]
- Zittern[211]
- Stirnrunzeln, gerunzelte Brauen (vgl. Abb. 2-20)[212]
- geweitete Augen und Pupillen[213]
- oder auch verengte, schmale Augen (vgl. Abb. 2-20)[214]
- Blickkontakt vermeiden[215]
- geschürzte Lippen[216]
- zusammengekniffene, angespannte Lippen (vgl. Abb. 2-20)[217]
- zusammengebissene Zähne[218]
- Zähneknirschen[219]
- angespannte Kiefer, Lippen, Gesichtsmuskeln[220]
- Zunge rausstrecken[221]
- lautere, höhere Stimme[222]
- verärgerte, genervte Stimme[223]
- Rufen, Schimpfen, Schreien, Grummeln[224]
- schweres Atmen[225]
- vermehrtes Umherlaufen[226]

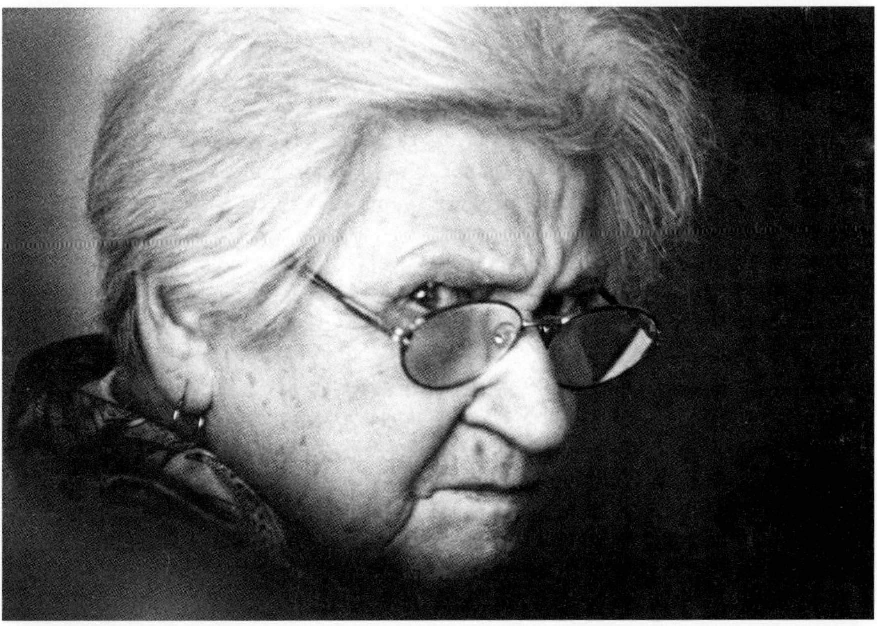

Abbildung 2-20: Ärger oder Feindseligkeit (Foto: Lubomir Tükör)

- an Türgriffen etc. rütteln, nach Türen treten, Türen knallen[227]
- mit den Armen rudern/wedeln, Fäuste schütteln[228]
- mit Faust auf Tisch/Gegenstände hauen[229]
- mit Dingen werfen[230]
- nach anderen greifen, sie festhalten[231]
- Abwehrbewegungen[232]
- Schubsen[233]
- Schlagen[234]
- Kratzen[235]
- Kneifen[236]
- mit Stock drohen[237]

Indikatoren für **Agitation, Unruhe** und/oder **Angst/Ängstlichkeit** sind:
- bleich werden[238]
- maskenhaft starre Mimik[239]
- Blickkontakt meiden, Stirn runzeln[240]
- starrer Blick[241]
- verengte oder geschlossene Augen[242]
- flackernde Augen[243]
- schnellerer Atem[244]
- höhere Stimme[245]
- schnelleres Sprechen[246]
- Anspannung der Muskulatur[247]
- Zurückweichen/-lehnen, Wegdrehen, Weggehen[248]
- Berührung nicht zulassen[249]
- sich wiederholende Bewegungen/motorische Unruhe:
  - Umherlaufen[250]
  - hin und her rutschen[251]
  - Herumzappeln, zittern[252]
  - mit Füßen/Beinen wippen[253]
  - ständig die Beine wieder anders übereinander schlagen[254]
  - Hände ringen[255]
  - ständiges Reiben von Körperteilen[256]
  - Kramen[257]
  - nestelnde Finger[258]
  - Decke streichen und glätten[259]

Anzeichen für **Angst/Ängstlichkeit** sind möglicherweise:

- angespannte Muskulatur[260]
- Zittern[261]
- Schweiß auf der Stirn[262]
- Augenbrauen hoch- und zusammengezogen[263]
- Augen weit offen und angespannte Muskulatur drumherum (vgl. **Abb. 2-21**)[264]
- Wegschauen, ausweichender Blick[265]
- Augen fest vor bedrohlicher Umwelt verschlossen[266]
- Tränen, Weinen[267]
- Kiefer angespannt (vgl. Abb. 2-21)[268]
- schnelleres Sprechen[269]
- höhere, dünnere Stimme[270]
- Seufzen[271] und Wimmern[272]
- Rufen/Schreien[273] und Singen[274]
- motorische Unruhe[275]
- Umherlaufen[276]

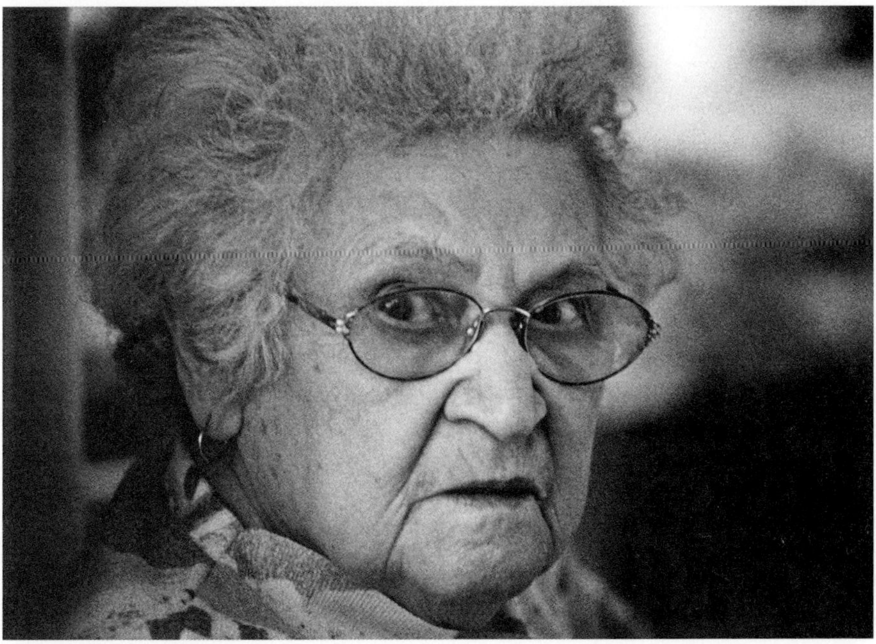

Abbildung 2-21: Angst (Foto: Lubomir Tükör)

- auf dem Stuhl hin und her rutschen[277]
- Anklammern[278]
- im Bett fötal zusammenrollen[279]
- Rückzug von anderen[280]

Auf **Unsicherheit, Verwirrung** und **Ratlosigkeit** verweisen eventuell (vgl. **Abb. 2-22**):
- Suche nach Körperkontakt[281]
- fragendes Stirnrunzeln[282]
- fragender Blick[283]
- sich an die Stirn fassen (vgl. Abb. 2-22)[284]

Auf **Hoffnungslosigkeit** und **Traurigkeit** weisen manchmal hin (s. Abb. 2-9):
- schlaffe, eher hängende Gesichtsmuskulatur[285]
- ausdruckslose Mimik[286]
- Augen halb geschlossen[287]
- Tränen bzw. Weinen[288]

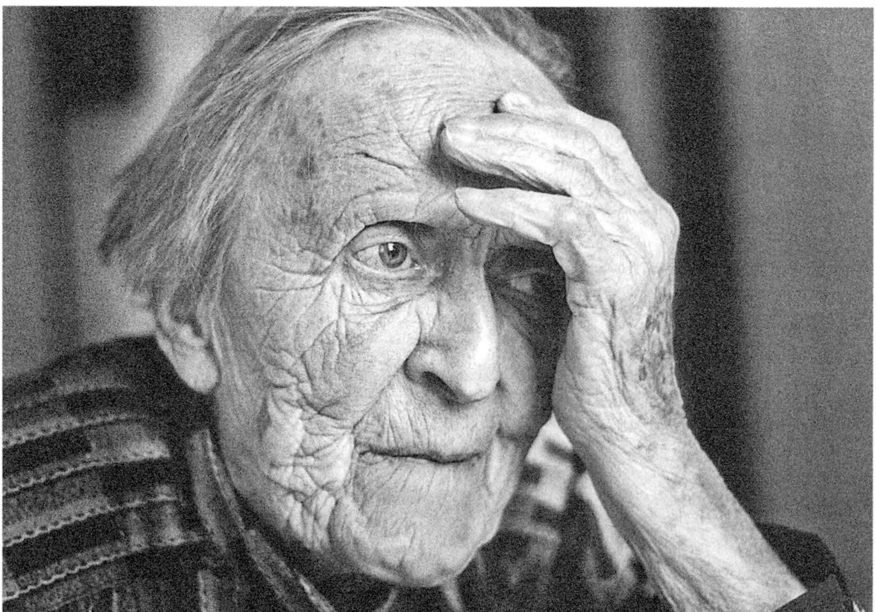

Abbildung 2-22: Ratlosigkeit (Foto: Lubomir Tükör)

- Augen wischen/reiben[289]
- zitternder Mund/zuckende Lippen[290] oder bebendes Kinn[291]
- Mundwinkel hängen/weisen nach unten (vgl. **Abb. 2-23**)[292]
- Kopf/Blick nach unten gewendet, hängender Kopf[293]
- gebeugte oder hochgezogene Schultern[294]
- gebeugte Sitzhaltung[295]
- Laufen mit hängenden Schultern[296]
- Wiege- oder Schaukelbewegungen[297]

Anzeichen für **Apathie** können sein (vgl. **Abb. 2-24**):
- vor sich hinstarren[298]
- gesenkter Kopf[299]

Überraschung wird ausgedrückt durch (vgl. **Abb. 2-25**):
- kurz hochgezogene Brauen[300]
- weit offene/aufgerissene Augen[301]
- Kiefer fällt u. U. runter[302]

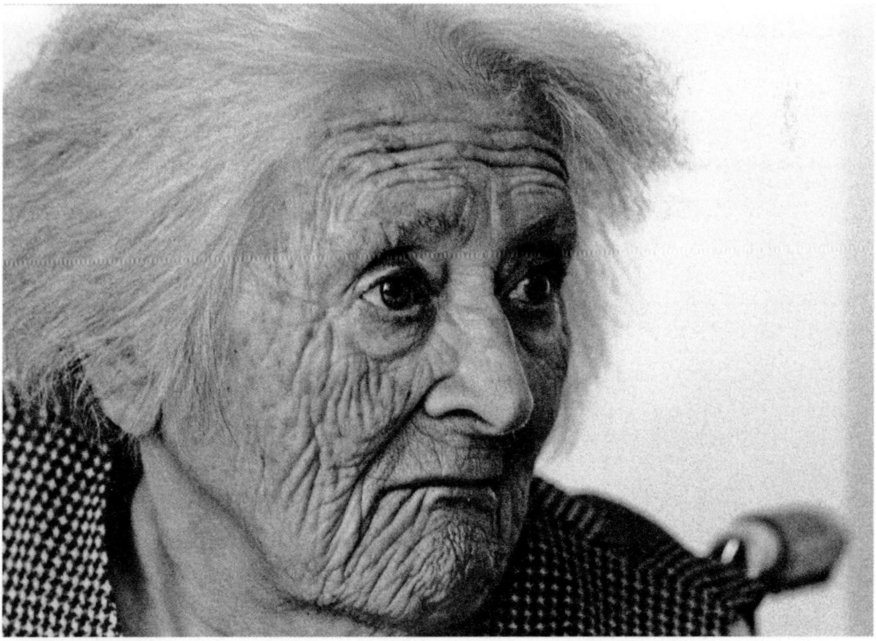

Abbildung 2-23: Traurigkeit (Foto: Lubomir Tükör)

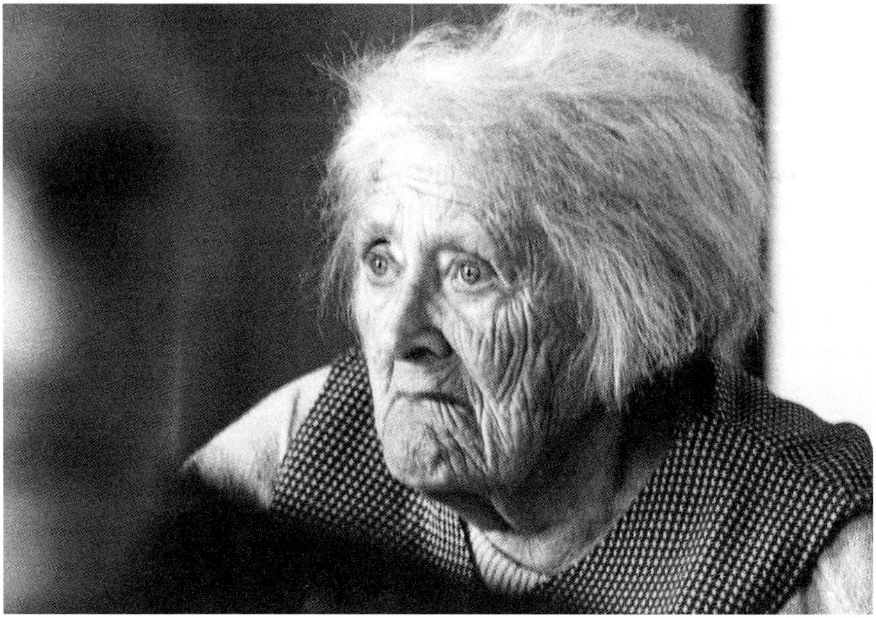

Abbildung 2-24: Apathie (Foto: Lubomir Tükör)

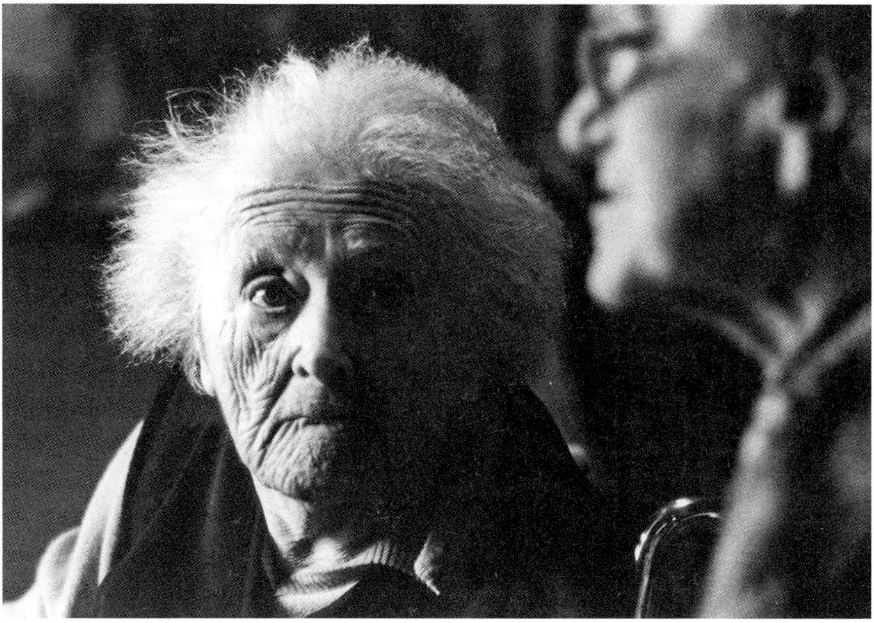

Abbildung 2-25: Überraschung (Foto: Lubomir Tükör)

Ekel wird sichtbar an (vgl. Abb. 2-17):

- gerümpfter Nase[303],
- nach unten gezogenen Mundwinkeln[304]
- und gerunzelten Brauen.[305]

2.4 Was optimale nonverbale Kommunikation in Pflege und Betreuung erschwert

Bewusst und angemessen körpersprachlich kommunizieren will eigentlich jeder, das ist keine Frage. Zweifelsohne gelingt das aber selbst beim besten Willen nur den wenigsten von uns. Dabei spielen sowohl die unterschiedlichsten individuellen Gründe wie auch viele institutionelle und systematische Störfaktoren unabhängig von der eigenen Person und Sensibilität eine Rolle. Der gravierendste Faktor (nicht nur in der Pflege von Menschen mit Demenz) ist sicherlich der **Mangel an Zeit**. Je mehr Pflegende unter Zeitdruck geraten, weil sie mit immer weniger KollegInnen für die Versorgung von immer mehr pflegebedürftigen alten Menschen zuständig sind, desto weniger sind sie bereit oder auch nur in der Lage, genau auf die Körpersprache der Betroffenen zu achten.

Auch die **Arbeitspositionen** in der Pflege sind für einen gelingenden Austausch nonverbaler Signale meistens ausgesprochen ungünstig: Selten gibt es Gelegenheiten für einen Blickkontakt auf gleicher Augenhöhe. Oft sind Pflegepersonen beim Arbeiten über die sitzenden oder liegenden alten Menschen gebeugt, was einschüchternd, bedrohlich und beängstigend auf diese wirken kann. Wenn sie die Intimpflege durchführen, einen Rücken waschen oder einen Rollstuhl schieben, haben sie zumeist nur die An- bzw. Entspannung der Muskulatur als Indikator dafür, ob der Demenz-Betroffene sich wohl fühlt; ein Blick in sein Gesicht ist ihnen in diesen Situationen gänzlich verwehrt. Rein physisch oder räumlich haben sie also selten Gelegenheit, die ganze Palette der nonverbalen Signale im Auge zu behalten.

Eine weitere Rolle spielt die **Zu- oder Abneigung**, die Pflege- und Betreuungspersonen für ihre BewohnerInnen oder KlientInnen empfinden. Natürlich hat jeder von Berufes wegen den Anspruch und die Verpflichtung, professionell zu handeln und alle gleich gut zu versorgen. Tatsache ist jedoch, dass wir alle keine Roboter sind und menschlich auf Menschen mit all ihren lebenslang erworbenen Macken und Eigenheiten reagieren: Den einen mag man, den anderen kann man nicht ausstehen. Im Privatleben meidet man einfach die Leute, die man nicht leiden kann. Bei der Arbeit geht das jedoch nicht. Also müssen Pflegende und Betreuende einen Weg finden, mit der aufgezwungenen, nicht gewählten Nähe zu den Stinkstiefeln, Meckerziegen und Unsympathen umzugehen. In der Regel führt das zur Scheuklappen-Devise „Augen zu und durch" – man ist weder willens noch fähig, einem nicht gemochten Menschen mehr Aufmerksamkeit als unbedingt nötig zu schenken. Mit anderen Worten: Antipathie ist ein psychischer Störfaktor; sie blockiert und macht blind. Und sie verändert natürlich auch die eigene Körpersprache.

Nicht zu unterschätzende Auswirkungen haben schließlich auch das **Alter** und die **Erkrankungen der Pflegebedürftigen**, die deren Körpersprache in jeweils unterschiedlicher Art und Weise erheblich verändern können.

Wenn man sich also noch nicht bewusst mit den optischen Veränderungen alter Menschen beschäftigt hat, und wenn man sich nicht mit den nonverbalen Besonderheiten der einzelnen Krankheitsbilder auskennt, kann man mit seinen Deutungen schnell einmal gründlich daneben liegen, wie der nächste Abschnitt veranschaulicht.

2.5 Die Gefahr von voreiligen Schlüssen und Fehleinschätzungen

„Es ist eine Sprache, die ich nicht verstehe, und die vielen Interpretationsmöglichkeiten sind eine anstrengende Seite ihrer Krankheit." (Peterson, 2006, S. 9)

Die menschliche Wahrnehmung ist niemals objektiv. Um Situationen und andere Menschen schneller beurteilen zu können und uns angesichts der alltäglichen Reizüberflutung psychisch zu entlasten, betrachten wir die Welt gewissermaßen durch selektive Filter und Interpretationsraster. Diese sind uns kaum bewusst, und deshalb hinterfragen wir sie auch selten. Wir bilden uns daher alle ein, halbwegs sensibel zu sein. Wir möchten gerne glauben, dass wir die Laune und Verfassung anderer auch im Vorbeigehen oder nach einem kurzen Blick auf ihre Körpersprache richtig erfassen können. Das Problem ist allerdings, dass es gerade in der Pflege alter bzw. neuropsychiatrisch erkrankter

Menschen ungeahnte Fettnäpfe und Fallen gibt. Das möchte ich nun an fünf Beispielen verdeutlichen.

Beispiel alte Menschen allgemein

Nonverbale Signale von alten Menschen sind vor allem aufgrund der optischen Veränderungen des Gesichts sehr viel schwerer zu deuten als die jüngerer Menschen. Erstens hat das gelebte Leben sichtbare Spuren hinterlassen: Das Gesicht ist mehr oder weniger runzlig. Bei einigen Personen kann man nicht mehr ohne weiteres erkennen, ob die Stirnfalten deswegen sichtbar sind, weil sie akut Ärger, Sorgen oder Verwirrung empfinden, oder weil das Leben sie dauerhaft ins Gesicht gegraben hat (s. Abb. 2-23). Bei anderen können uns die nach unten zeigenden, tiefen Falten beidseits vom Mund dazu verführen, die Person als missgelaunt und ablehnend wahrzunehmen, obwohl sie tatsächlich ganz entspannt ist. Zweitens verändert auch Zahnlosigkeit ein Gesicht und seine Mimik ganz erheblich.

Und drittens schließlich werden die Geschlechter einander ähnlicher: Die Gesichter der Männer werden etwas weicher, die der Frauen manchmal etwas eckiger. Während einige stark übergewichtige ältere Männer einen Busen zu haben scheinen, leiden viele Frauen im Alter unter einem mehr oder weniger starken Bartwuchs. Überdies gibt es auch Frauen, die eine Glatze bekommen. Wenn man also eine fremde, ältere Person sieht, kann man manchmal nicht auf Anhieb feststellen, ob einem ein Mann oder eine Frau gegenübersteht (s. **Abb. 2-26**).

Beispiel Schwerhörigkeit

Die Dame auf den Fotos ist Ihnen fremd (s. **Abb. 2-27** und **2-28**). Wie würden Sie die Gefühle beschreiben, die ihr Gesicht ausdrückt? Wie interpretieren Sie die gerunzelten Augenbrauen, den eher unfreundlichen Blick und den leicht verkniffenen Mund? Macht sie einen offenen, gut gelaunten, kontaktbereiten Eindruck auf Sie? Eine Mimik wie diese deuten die meisten von uns am ehesten als schlechte Laune, Skepsis, oder Ablehnung. Es gibt sicher Situationen, in denen das zutrifft. Es gibt Menschen, auf die das zutrifft. Aber dieser Frau tun wir mit dieser Deutung Unrecht: Sie ist nicht in erster Linie schlecht gelaunt und misstrauisch, sondern schwerhörig! Sie versucht angestrengt und konzentriert, mitzubekommen, was jemand anderes sagt: Darauf verweisen der Blick über

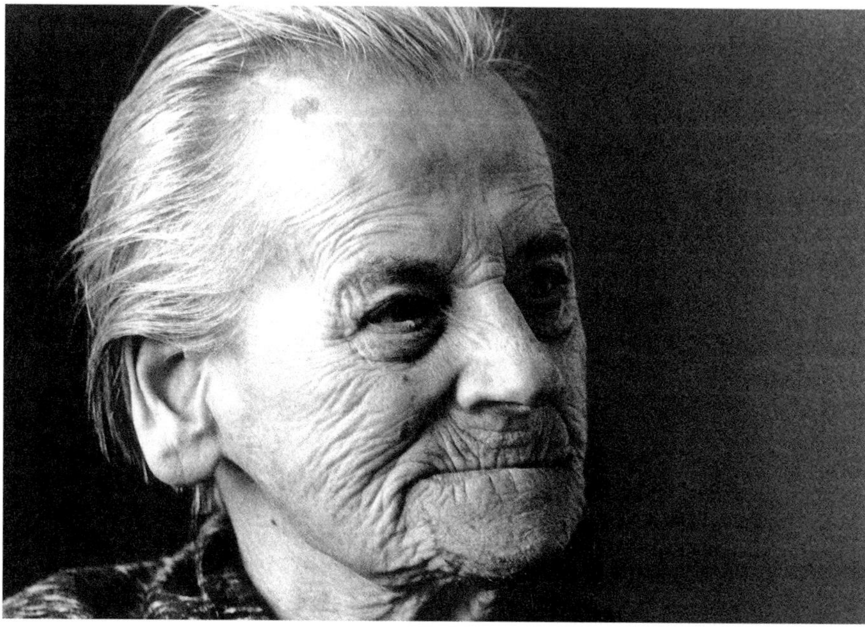

Abbildung 2-26: Mann oder Frau? (Foto: Lubomir Tükör)

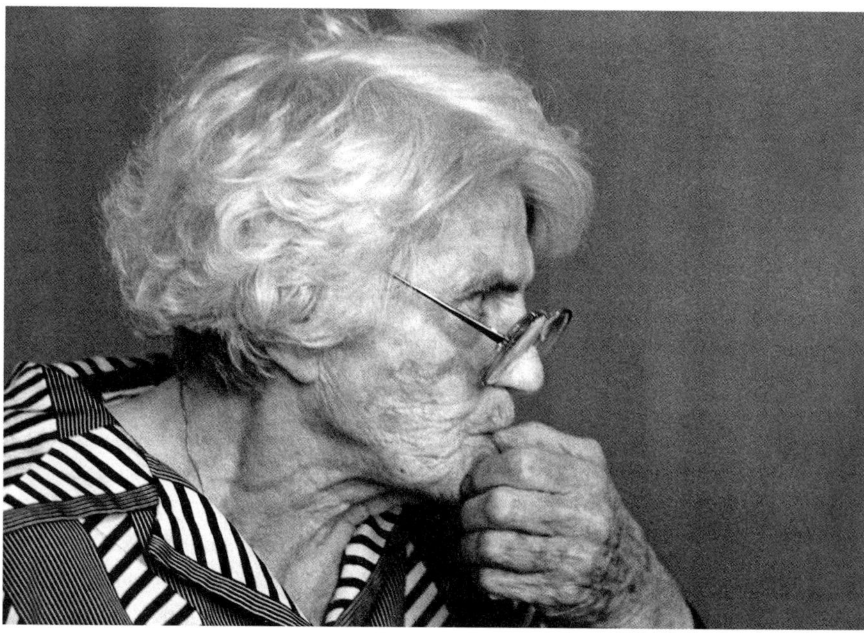

Abbildung 2-27: Ein konzentrierter Blick (Foto: Lubomir Tükör)

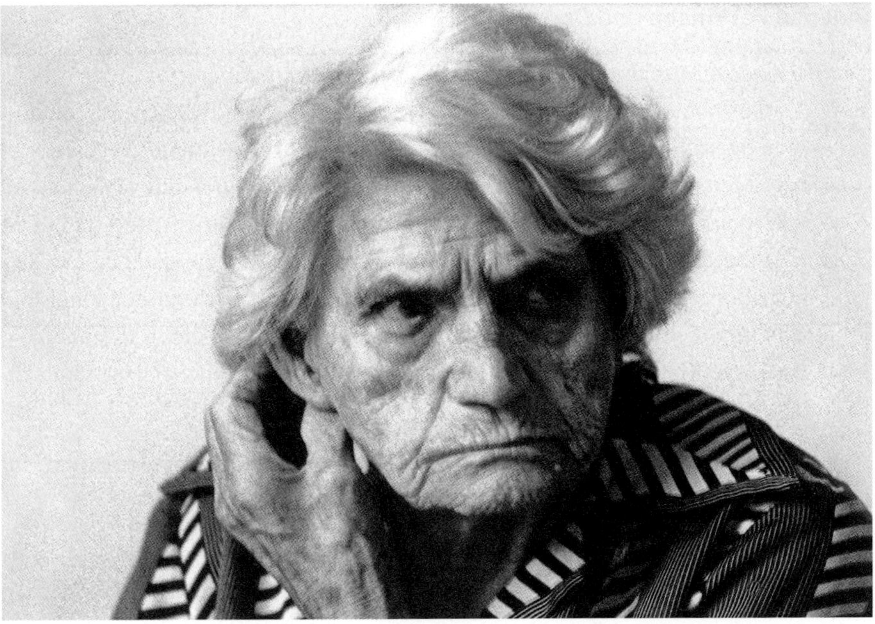

Abbildung 2-28: Gerunzelte Brauen und verkniffener Blick (Foto: Lubomir Tükör)

den Rand der Brille (der vermutlich auf den Mund der sprechenden Person gerichtet ist), und die Geste der Hand zum Ohr. Mit anderen Worten: Sie möchte gerne kommunizieren; sie möchte verstehen, was die anderen reden. Dummerweise und ohne dass ihr das bewusst ist, bewirkt das aber ein Gesicht wie sieben Tage Regenwetter; ein Gesicht, auf das wir schnell einmal mit dem Gedanken: „Oh nein, das brauche ich jetzt nicht, der gehe ich besser aus dem Weg!" reagieren ...

Überlegen Sie doch einmal, welche der pflegebedürftigen Personen, die Sie versorgen, sehr schlecht hören. Sehen die möglicherweise manchmal ähnlich aus wie diese Dame? Dann tun Sie ihnen sicher einen großen Gefallen, wenn Sie sie bei der nächsten Begegnung im Vorbeigehen anlächeln (und ihnen damit bewusst machen, wie angespannt ihre Gesichtsmuskulatur ist), und wenn Sie ihnen in geselligen Runden immer mal wieder mit einem Hinweis auf die Themenentwicklung auf die Sprünge helfen. Sie werden dann auch nicht viel mehr verstehen als davor – aber sie werden immerhin das tröstliche Gefühl haben, dass jemand sie wahrnimmt und sich Mühe gibt, sie in das kommunikative Geschehen mit einzubeziehen.

Beispiel Parkinson und Depression

Die Parkinson-Krankheit und schwere Depressionen können mit einer Erstarrung der Gesichtszüge einhergehen. Man spricht in diesem Fall vom so genannten Maskengesicht. Während die unbewegte, leere Mimik im Falle schwer depressiver Menschen psychisch bedingt ist und durchaus auf Traurigkeit, Resignation und Hoffnungslosigkeit oder eben eine innere Erstarrung schließen lässt, können die Dinge bei Menschen mit Morbus Parkinson ganz anders liegen: Ihre Stimmung ist nicht (leicht) vom Gesicht ablesbar. Unter der scheinbar leblosen Oberfläche mit den hängenden Mundwinkeln, die durch die neurologisch bedingte Erstarrung der Muskulatur entsteht, kann ein wacher, quietschvergnügter Geist stecken.

Beispiel Demenz

Menschen mit sehr weit fortgeschrittener Demenz senden zuweilen ungewöhnliche Signale (vgl. Abb. 1-1 auf S. 28). Viele ihrer Gesten haben keinen uns bekannten, konventionellen Charakter mehr, sondern einen individuellen und stereotypen. Das sich ständig wiederholende Klopfen, Nesteln und Wischen ist schwer zu interpretieren.

Beispiel Übersehen von „Etagen“

Was glauben Sie, auf welche Körperteile bzw. Signalebenen wir Menschen am meisten achten, wenn wir die Körpersprache anderer wahrnehmen oder beobachten? Es sind – Sie haben es sicher gewusst oder doch intuitiv erraten – das Gesicht und insbesondere die Augen. Die Wahrnehmung von Armen und Beinen ist demgegenüber eher zweitrangig. Ich wage sogar zu behaupten, dass wir den Körperteilen ab dem Kinn abwärts so gut wie keine Beachtung mehr schenken, wenn das Gesicht unserer Ansicht nach eindeutige Befindlichkeiten und Absichten ausdrückt. Das möchte ich Ihnen anhand von drei Fotos verdeutlichen. Was sagt Ihnen das Lächeln der Person auf **Abbildung 2-29** über ihre Gefühle? Ist es echt oder aufgesetzt? Was könnte in ihr vorgehen?

Und jetzt betrachten Sie bitte **Abbildung 2-30**. Was signalisieren diese verschränkten Arme? Was zeigen Ihnen die verkrampften Hände, die das Täschchen fest an den Körper pressen und bei denen die Knöchel sogar vor Anspannung weißlich hervortreten? Ist diese Frau entspannt und guter Dinge?

Und dann betrachten Sie **Abbildung 2-31**. Was sagen Sie nun? Wie bringen Sie die Aussagen der beiden körpersprachlichen „Etagen" unter einen Hut? Wie würden Sie jetzt die nonverbalen Signale dieser Frau deuten? Tatsächlich sind wir oft so sehr auf das Gesicht fixiert, dass wir die unteren Etagen in der Hektik des beruflichen Alltags ignorieren. Dann kann es passieren, dass wir im Vorbeigehen nur ihr Lächeln wahrnehmen und uns freuen – und dabei übersehen, dass sie nicht so frohgemut ist, wie es auf den ersten Blick scheint. Tatsächlich macht sie hier gute Miene zum bösen Spiel. Sie weiß, dass sie fotografiert wird, und setzt ein entsprechendes Gesicht auf (cheese!). Vielleicht schäkert sie sogar ein wenig mit dem Fotografen. Ihr herausfordernd herausgestrecktes Kinn, das Grinsen scheinen zu sagen: „Komm doch!" Ihre Arme hingegen signalisieren: „Aber bitte nicht näher!"

Achten Sie doch in den nächsten Tagen einmal darauf, ob und inwiefern bei Ihnen selber und bei Ihren Mitmenschen die nonverbalen Signale des Gesichtes und des restlichen Körpers übereinstimmen.

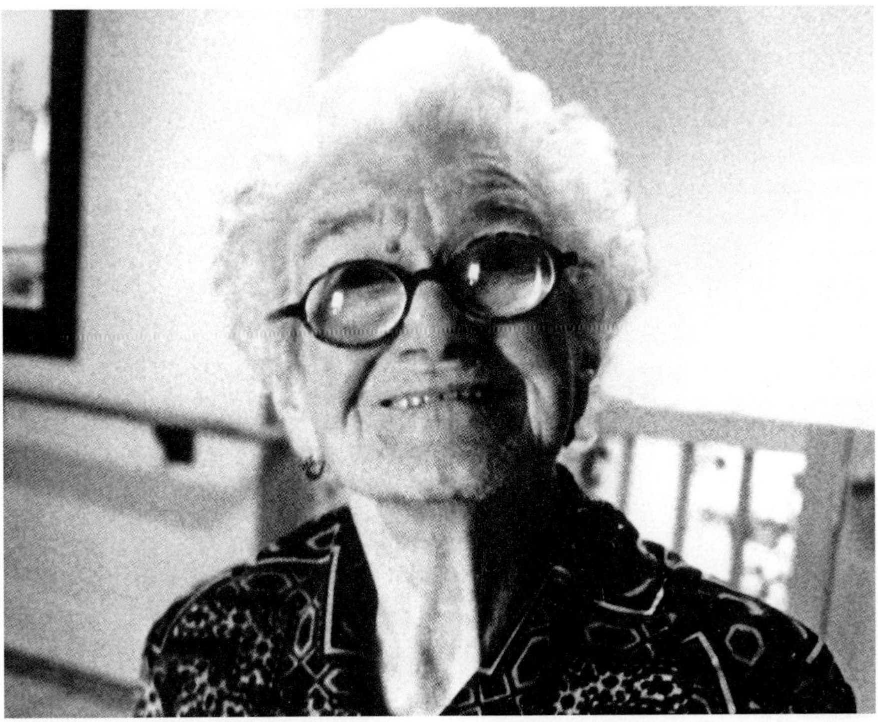

Abbildung 2-29: Was für ein Lächeln ist das? (Foto: Lubomir Tükör)

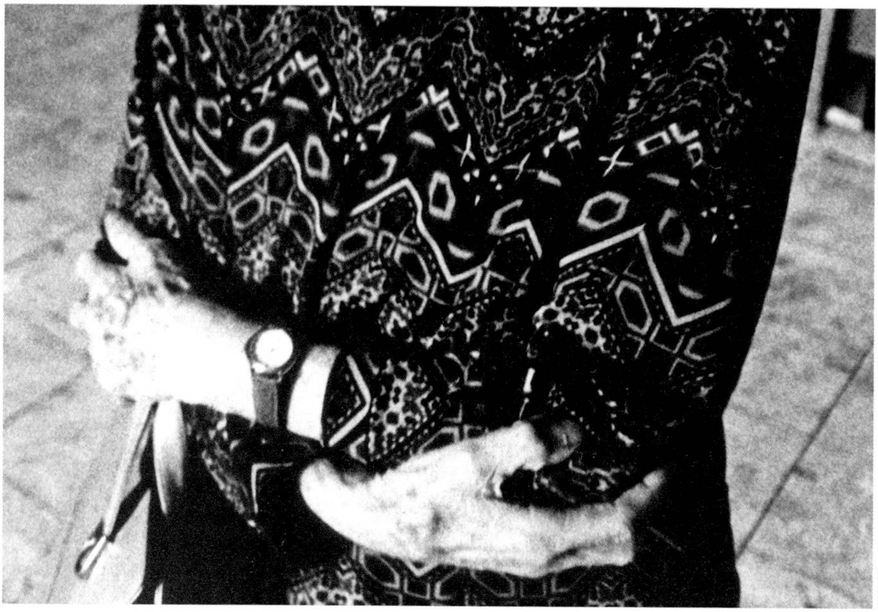

Abbildung 2-30: Verschränkte Arme, verkrampfte Hände (Foto: Lubomir Tükör)

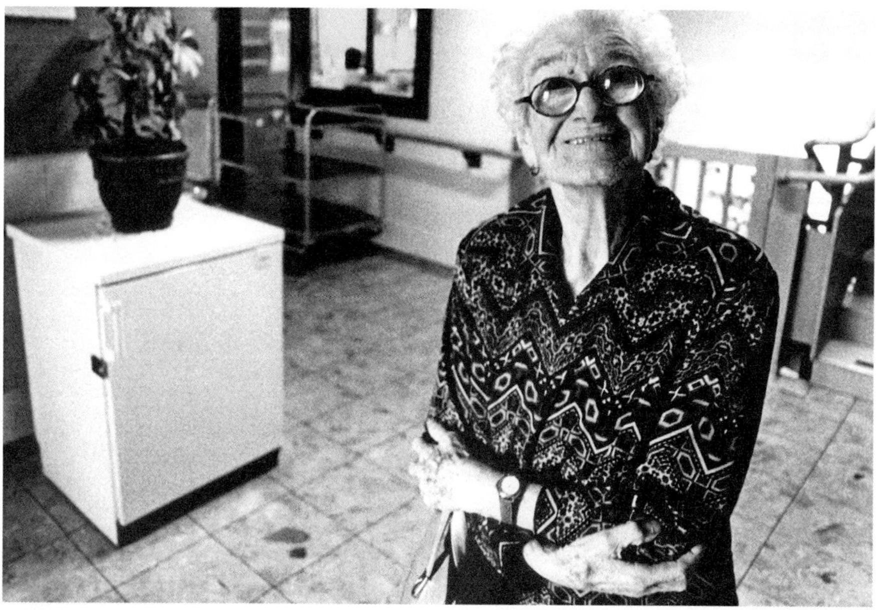

Abbildung 2-31: Widersprüchliche Botschaften auf unterschiedlichen Körperebenen (Foto: Lubomir Tükör)

2.6 Wie wir die nonverbale Kommunikation gestalten sollten

Allgemein gilt: Obwohl Menschen den lieben langen Tag körpersprachliche Signale aussenden und empfangen, macht doch kaum einer intuitiv alles bei der nonverbalen Kommunikation mit Demenz-Betroffenen richtig. Daraus folgt: Bestimmtes Wissen über menschliche Reaktionsmuster muss man sich aneignen. Auch die Wahrnehmung sollte man schulen[306]: Ich erinnere nur an die in **Abschnitt 2.5** besprochene, uns oft fehlende Aufmerksamkeit für die manchmal widersprüchlichen Botschaften auf unterschiedlichen Körperetagen (s. Abb. 2-31). Und bestimmte Verhaltensweisen muss man schlicht üben. Auch in Bezug auf die Körpersprache gilt wieder der Grundsatz, dass wir nicht die Menschen mit Demenz, sondern nur uns selber verändern können.[307] Aber die Mühe des Sich-Bewusstmachens, des Lernens und Übens lohnt sich: Je besser wir in nonverbaler Kommunikation geschult sind, desto seltener lösen wir unbeabsichtigt negative Gefühle wie Angst, Unsicherheit und Erschrecken bei den Betroffenen aus – und desto reibungsloser klappt dann auch das alltägliche Miteinander.[308] Wir könnten manche Aufregung und damit letztlich die Notwendigkeit für viele sedierende Pillen verhindern, wenn wir unsere Körpersprache bewusster und kontrollierter einsetzen würden.[309]

Meiner Ansicht nach gibt es darüber hinaus mindestens zwei Grundvoraussetzungen für eine Verbesserung der nonverbalen Kommunikation mit demenziell erkrankten Menschen: Man braucht erstens den uneingeschränkten Willen, sich in die Betroffenen hineinzuversetzen und sie zu verstehen, und zweitens auch den Mut, unkonventionelle Wege zu beschreiten und Neues auszuprobieren.

Nonverbale Kommunikation von Menschen mit Demenz wahrnehmen

Eine amerikanische Expertin hat eine wundervolle Maxime für die Verständigung mit Menschen mit Demenz geprägt: „Listen with the ears of your heart“ – höre mit den Ohren deines Herzens zu.[310] Mit anderen Worten: Sie wünscht sich, dass wir nicht nur auf die Worte achten, die Menschen mit Demenz von sich geben, sondern auch alle nonverbalen Signale emotional aufmerksam und offen wahrnehmen[311]: Denn die Körpersprache ist der Schlüssel zum Verständnis ihrer Gefühle. Dabei gilt es, Anzeichen von Unruhe, Desinteresse oder Ablehnung wahrzunehmen und entsprechend darauf zu reagieren.[312]

Wünschenswert wäre vor allem, dass wir trotz der vorhandenen Schwierigkeiten, die die reduzierte Eindeutigkeit ihrer Mimik mit sich bringt, lernen, negative Emotionen wie Ärger, Angst, Anspannung, Überforderung und Trauer voneinander zu unterscheiden.[313]

Selber Körpersprache einsetzen

Für den effektiven Einsatz nonverbaler Kommunikation gibt es einige wenige, dafür aber umso wichtigere Grundregeln:

Erstens sind alle unsere Bemühungen zum Scheitern verurteilt, wenn sie von den Betroffenen nicht wahrgenommen werden. Deswegen ist es unabdingbar, vorab sicherzustellen, dass demenzkranke Menschen möglichst gut sehen und hören können.[314] Sorgen Sie außerdem auch für eine ausreichend helle und zugleich blendfreie Beleuchtung.[315]

Zweitens sollten wir uns stets bewusst sein, dass die Signalverarbeitung bei Menschen mit Demenz erheblich langsamer erfolgt als bei kognitiv gesunden Menschen. Deswegen sollten wir alles, was wir tun, deutlich langsamer und bedächtiger angehen, um sie weder zu überfordern noch zu erschrecken.[316]

Drittens sollten wir, wann immer das möglich ist, unsere Körpersprache bewusst und reflektiert einsetzen.[317] Je mehr Kommunikationskanäle (z.B. Sprache, Blick, Berührung) wir gleichzeitig nutzen, desto besser können wir uns ihnen verständlich machen, und desto eher versetzen wir sie in die Lage, auf ihre Umwelt reagieren und mit anderen kommunizieren zu können.[318]

Viertens sollten unsere sprachlichen und nichtsprachlichen Mitteilungen wenn möglich übereinstimmen, um die Betroffenen weder zu verwirren noch zu blockieren.[319]

Fünftens können wir das gegenseitige Verstehen erheblich verbessern, wenn wir gezielt und individuell abgestimmt vorwiegend diejenigen nonverbalen Kanäle nutzen, mit denen die uns anvertrauten demenzkranken Menschen selber kommunizieren.[320]

Sechstens sollten wir uns darüber im Klaren sein, dass unsere nonverbale Kommunikation Modellcharakter haben kann: Je systematischer wir Mimik, Pantomime, Stimme und Berührungen mit kommunikativer Absicht einsetzen, desto wahrscheinlicher wird es, dass wir damit ein entsprechendes nonverbales Verhalten bei ihnen auslösen.[321] So hat man beispielsweise schwer demenzkranken Menschen erfolgreich die Gebärdensprache-Zeichen für Hunger, Durst, Schmerz und Müdigkeit beibringen können.[322]

Es kommt sogar vor, dass gelingende nonverbale Kommunikation sie deblockiert und zum Sprechen anregt.

Wie können wir nun inhaltliche Botschaften effektiv übermitteln?

Möchte man mit demenzkranken Menschen nicht nur emotional, sondern auch inhaltlich kommunizieren, ist es hilfreich, sehr viel mehr auf Nonverbales als auf das gesprochene Wort zu setzen.[323] Vor allem hilft es häufig nicht, wenn wir sie in gut gemeinter Erklärungsabsicht „zutexten"! Die Betroffenen verstehen uns erstens sehr viel besser, wenn wir ihnen das Gemeinte plastisch vor Augen führen, indem wir es fühl- und sichtbar in die Interaktion miteinbeziehen oder doch wenigstens ein Foto oder eine Zeichnung davon einsetzen.[324]

Sie verstehen uns zweitens schneller und zuverlässiger, wenn wir unsere Worte gestisch und mimisch untermalen oder sie durch Gebärden und Berührungen ergänzen[325]: Gerade in der Pflege ist es hilfreich, nicht nur verbal zum Umdrehen, Hinsetzen oder Kämmen aufzufordern, sondern diese Bewegungen während des Sprechens pantomimisch vorzumachen[326] (s. **Abb. 2-32**). Zeigt man Menschen mit Demenz alte Haushaltsgegenstände und simuliert dabei gleichzeitig Tätigkeiten wie Waschen, Bügeln und Kochen, bewirkt das manchmal ganz erstaunliche Reaktionen.[327] Auch sollten wir sie immer wieder zum Gebrauch darstellender Gesten ermutigen.[328]

Hilfreich kann es drittens auch sein, das Gemeinte lautmalerisch auszudrücken.[329] So könnte man Frieren beispielsweise durch Zähneklappern, Müdigkeit durch Gähnen, Ekel durch „Iiiihhh", und leckeres Essen durch ein langgezogenes „Mmmhhh" hörbar machen.

Gegenseitiges Verstehen können Sie viertens auch dadurch sicherstellen, dass Sie die nonverbalen Zeichen und Bewegungen des Erkrankten entweder spiegeln[330], oder sie wieder in Worte zurückübersetzen, um zu überprüfen, ob Sie ihn richtig verstanden haben.[331]

Die inhaltliche Verständigung können Sie schließlich auch dadurch optimieren, dass Sie den Betroffenen nicht mehrere Dinge (wie z.B. Bewegungen bzw. Tätigkeiten und Kommunikation) gleichzeitig abverlangen:[332]

- Entkoppeln Sie Gespräch und Nahrungsaufnahme voneinander.
- Laufen Sie nicht weiter, sondern bleiben Sie stehen, wenn Sie etwas zu einem Menschen mit Demenz sagen wollen.[333]

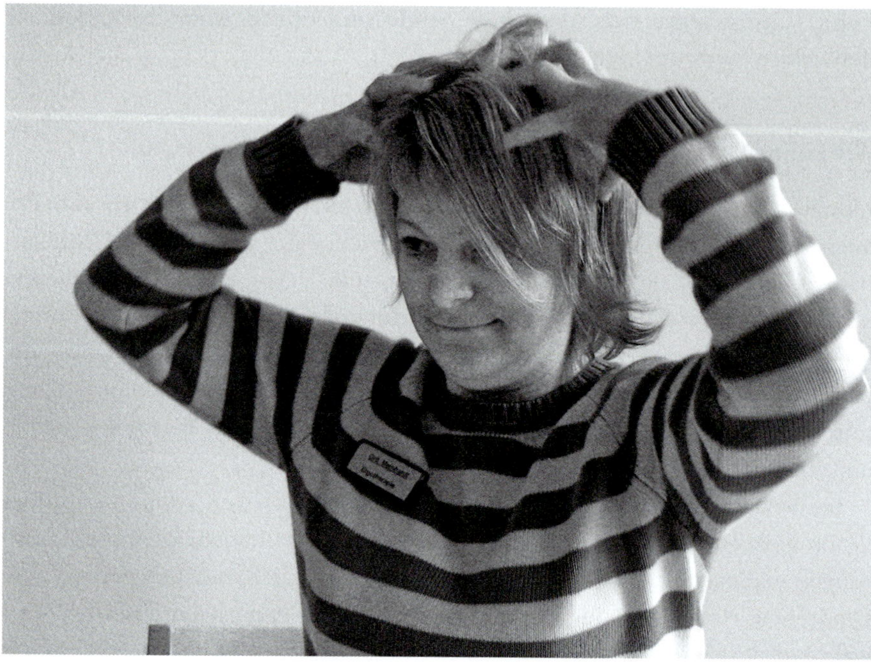

Abbildung 2-32: Pantomimisches Vormachen (Foto: Raimund Beerwerth)

Emotionale Botschaften und Beziehungsarbeit

Um Vertrauen aufzubauen und alltägliche Situationen so zu gestalten, dass sie von Personen mit Demenz positiv erlebt werden, müssen wir unbedingt Brücken zu ihnen bauen, die nicht auf verbaler Kommunikation und einem intakten Erinnerungsvermögen beruhen.[334] Wenn wir unsere Körpersprache gezielt und reflektiert einsetzen, und wenn es uns dabei gelingt, offen, interessiert, entspannt und ungefährlich auf sie zu wirken, können wir damit einen wichtigen Beitrag dazu leisten, dass sie weniger Angst und Frustration erleben und sich ein Gefühl von Sicherheit und Geborgenheit einstellen kann.[335] Entsprechend sollten wir wann immer möglich versuchen, uns negative Gefühle wie Ungeduld, Ärger oder Ekel nicht ansehen zu lassen.[336]

Da Menschen mit Demenz sich wie in **Abschnitt 2.1** beschrieben von der Unruhe oder Aufregung anderer anstecken lassen, sollten wir dafür sorgen, dass ihre Umgebung möglichst ruhig ist und es möglichst wenige akustische (z. B.

schreiende Mitbewohner; Radios und Fernseher; schrille Telefon-, Schwesternruf- oder Piepsergeräusche) und optische (z. B. grelle, blendende Beleuchtung; Neonfarben; wirre, abstrakte Gemälde; hektisch herumlaufende Pflegepersonen) Stressoren und Ablenker gibt.[337] Nur wer sich nicht permanent in einem Alarmzustand befindet, kann sich auf Beziehungen oder Begegnungen mit uns und anderen einlassen.

Der einfachste Weg, einen positiven Kontakt herzustellen, ist das Lächeln: Es tut nicht nur allen Menschen gut, angelächelt zu werden; es lädt auch zum Kommunizieren ein.[338]

Es wirkt beruhigend, wenn wir in der Nähe der Erkrankten gezielt tief und langsam atmen.[339]

Menschen im fortgeschrittenen Krankheitsstadium erreichen wir zuweilen dadurch, dass wir ihre Körperhaltung und Gesten spiegeln.[340]

Positive Auswirkungen auf die Beziehung und das Selbstbewusstsein hat es in vielen Fällen auch, wenn wir für sie (vor allem für die Frauen unter ihnen![341]) oder mit ihnen singen[342]: Ihre uns immer wieder verblüffende Fähigkeit, die Texte altvertrauter und mehrstrophiger Lieder korrekt wiederzugeben[343], zeigt ihnen und anderen, dass sie durchaus noch etwas können, dass sie nicht alles vergessen haben. Bowlby Sifton zufolge erinnern sie sich am lebhaftesten an die Musik, die zwischen ihrem 15. und 25. Lebensjahr populär war.[344]

Außerdem bewirkt das oft sehr lange von der Demenz nicht beeinträchtigte Gedächtnis für Melodien und Rhythmus auch, dass sie Freude beim Hören ihrer Lieblingsmusik empfinden, was sich eindeutig am oft zu beobachtenden Mitsummen, Mitsingen, oder gar Mitbewegen zeigt.[345] Wer das noch kann, schwingt sogar gerne einmal das Tanzbein (s. **Abb. 2-33**).[346]

In einer Studie führte das Singen für bzw. mit Menschen mit Demenz während der Morgenpflege sogar dazu, dass sie wacher wurden, eine bessere Haltung einnahmen und sich aktiver am Geschehen beteiligten.[347]

Da es in Zukunft überall auch immer mehr Demenz-Betroffene mit Migrationshintergrund geben wird, sollten wir uns unbedingt auch ein wenigstens rudimentäres multikulturelles Wissen über die nonverbalen Sitten und Gepflogenheiten anderer Länder aneignen.[348] Es ist wichtig, zu wissen, wie viel Nähe bzw. Distanz ein Mensch aus einer anderen Kultur benötigt bzw. erträgt, um sich wohl zu fühlen. Und wenn wir uns nicht im Klaren darüber sind, dass manche Gesten anderswo ganz andere, zuweilen sehr beleidigende Bedeutungen haben können, wird uns ein positiver emotionaler Kontakt mit von dort stammenden Demenz-Betroffenen nicht gelingen.

Ein Tipp für schwarze Tage

Versuchen Sie gar nicht erst, es zu überspielen, wenn Sie mal einen wirklich schlechten Tag haben und trotzdem arbeiten gehen müssen: Es wird Ihnen doch nicht gelingen.[349] Demenzkranke Menschen nehmen wahr,

- wenn Sie schlecht geschlafen haben,
- wenn Sie gestresst oder verärgert sind,
- wenn Schmerzen Sie ablenken,
- oder wenn private Sorgen Sie bekümmern.

Nicht wenige fragen Sie dann von sich aus, ob etwas nicht in Ordnung sei. Am besten handeln Sie in solchen Fällen nach der Devise: „Ehrlich währt am längs-

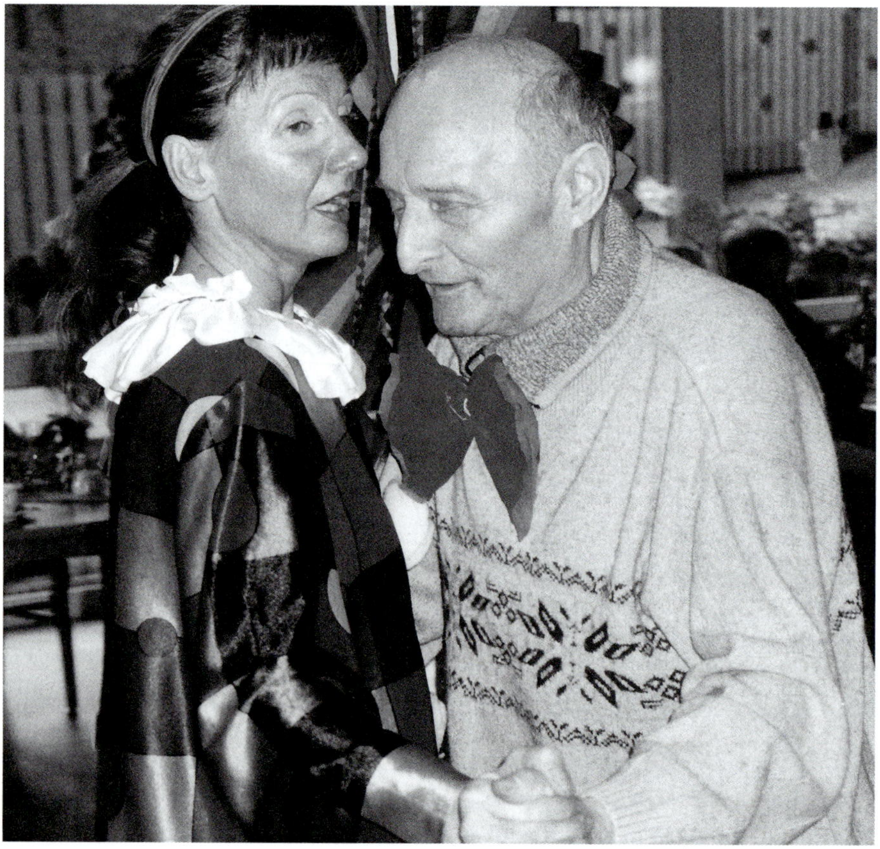

Abbildung 2-33: Ein Tänzchen in Ehren... (Foto: Christine Enzmann)

ten.“ Teilen Sie ihnen in einfachen Worten und mit gestischer und mimischer Unterstützung mit, wie Sie sich fühlen. Machen Sie klar, dass Ihr Befinden private Gründe, und nichts mit ihnen zu tun hat.[350] Selbst Personen mit schwerer Demenz reagieren auf eine solche Botschaft häufig mitfühlend und tröstend, wenn Ihre Beziehung zueinander stimmt. Einige versichern Ihnen beispielsweise, das geschilderte Problem auch zu kennen; andere klopfen Ihnen aufmunternd auf den Rücken oder nehmen Sie andeutungsweise in den Arm. Und manchmal reagieren sogar diejenigen, die kaum noch sprechen können, indem sie das alte Kinderlied „Heile, heile Gänschen ....“ summen.[351] Wenn Sie sie dann noch um Hilfe beim Pflegegeschehen bitten, weil Sie es sonst an diesem Tag einfach nicht schaffen würden, können Sie Erstaunliches erleben (vgl. **Kapitel 6**). Pflegende berichten mir immer wieder, dass Menschen mit Demenz sich in dieser Situation viel mehr Mühe geben als an normalen Tagen, beim Waschen und Anziehen mitzuhelfen. Es heißt, dass sie zudem schneller als sonst verstehen, worum es geht. Offenbar bewirkt so ein Appell von Mensch zu Mensch, dass Demenz-Betroffene all ihre Kräfte und Ressourcen aufbringen, um uns auf diesem Wege für unsere Fürsorge zu danken. Letztlich gewinnen durch den Mut zur Ehrlichkeit alle Beteiligten: die Erkrankten, weil sie nicht durch widersprüchliche Botschaften verwirrt und verunsichert werden und überdies endlich zeigen können, was noch in ihnen steckt; und die Pflege- und Betreuungspersonen, weil sie erstens ihre Energie nicht fürs Vertuschen vergeuden, und weil sie zweitens nicht nur Zeit sparen, sondern auch Mitgefühl und Dank erfahren können.

Ein sehr eindrückliches Beispiel haben mir einmal Kursteilnehmer erzählt, die in einer geschlossenen gerontopsychiatrischen Einrichtung für schwerstbetroffene Demenzkranke arbeiten. Eine sehr junge und sehr beliebte Pflegende war nach einem Spätdienst tödlich verunglückt. Als die Kolleginnen am nächsten Morgen bei der Übergabe davon erfuhren, haben sie natürlich fassungslos und traurig reagiert. Weinend saßen sie im Stationszimmer. Keine wusste, wie sie jetzt zum Arbeitsalltag übergehen sollte. Die BewohnerInnen, die im Schlafanzug und Nachthemd nachschauen kamen, warum denn keine Pflegeperson erschien, haben sofort gemerkt, dass etwas ganz Schlimmes passiert sein musste. Ob sie verstanden, dass es um den Unfalltod der jungen Pflegekraft ging, ist nicht klar. Sicher ist aber, dass sie die Erschütterung und die Tränen gesehen und den Pflegenden signalisiert haben, dass sie sich erst einmal um sich selber kümmern sollen. Und dann ist etwas Unglaubliches passiert: Diese Menschen, die sonst kaum noch in der Lage waren, in irgendeiner Weise für sich selber zu sorgen, haben ihre letzten Ressourcen mobilisiert. Sie haben, wenn ich mich recht erinnere, gemeinsam einen Tisch gedeckt und gefrühstückt. Dabei haben sie offensichtlich denjenigen, die noch weniger konnten als sie selber, etwas zum Essen zubereitet und angereicht. Später haben sie die Lebensmittel wieder abgeräumt und das Geschirr gespült. Das alles geschah sicher nicht so fehlerfrei und hygienisch, wie die Fachkräfte es bewerkstelligt hätten. Aber das Wunder ist doch, dass es überhaupt geschah!

Die folgenden Abschnitte geben noch einige Tipps für den bewussten und effektiven Einsatz einzelner körpersprachlicher Ebenen.

Mimik

Das Gesicht ist das Werkzeug für Beziehungs- und Gefühlsarbeit. Mit einem echten Lächeln[352], einem freundlichen Blick, einem Kopfnicken können Sie nicht nur erwünschtes Verhalten verstärken und loben – Sie können demenzkranken Menschen damit auch ein gutes Gefühl geben, sowie wegen des Spiegeleffekts überdies ein Lächeln auf ihre Lippen zaubern. Allerdings sollten Sie es vermeiden, übertrieben zu grimassieren, also etwa bei einem aufgesetzten Lächeln die Zähne zu fletschen.

Vor allem: Machen Sie sich klar, dass ein konzentriertes Gesicht leider genau so aussieht wie ein verärgertes, schlecht gelauntes, und entsprechende negative Reaktionen bei ihnen auslösen kann.

Blickkontakt

Auch wenn Menschen mit Demenz von sich aus den Blickkontakt nicht mehr halten können, sollten wir sie anschauen, wenn wir mit ihnen sprechen[353]: Reden Sie nicht weiter, wenn Sie woanders hinschauen, den Raum verlassen[354] oder für die Betroffenen nicht zu sehen sind.[355] Bieten Sie ihnen bei jeder Interaktion einen freundlichen, einladenden Blickkontakt als Zeichen von Interesse und als Orientierungshilfe an[356], und zwar am besten auf gleicher Augenhöhe (s. **Abb. 2-34**).[357]

Dabei gilt es allerdings, ein Gleichgewicht zu finden: Während ein zu intensiver Blickkontakt von einigen als bedrohlich und aggressiv interpretiert wird, kann mangelnder Blickkontakt als Desinteresse und Unsicherheit ausgelegt werden.[358]

Wenn Sie den Erkrankten beim Sprechen das Gesicht so zuwenden, dass sie bei akustischen oder kognitiven Verständnisproblemen von den Lippen ablesen können, unterstützen Sie zudem das Verstehen der verbalen Kommunikation.[359]

Stimmklang

Die Stimme ist nicht nur für die verbale, sondern auch für die nonverbale Kommunikation von außerordentlicher Bedeutung. Optimal für die Begegnung mit demenzkranken Menschen ist es, wenn unsere Stimme warm, ruhig und freundlich klingt.[360] Auch sollten wir aufgrund der häufigen Altersschwerhörigkeit der Betroffenen eine eher tiefe (Bernhardiner-)Tonlage wählen[361], d.h. hohe (Huhn-)Töne vermeiden.[362]

Für das Verwenden einer eher tiefen Tonlage spricht auch die Tatsache, dass die bei Demenz länger und besser funktionierende rechte Hirnhälfte auf das Hören tiefer Töne spezialisiert zu sein scheint (Ornstein, 1997).

Bemühen Sie sich, nicht gönnerhaft und überheblich zu klingen.[363] Ungünstig ist meist auch die für die Babysprache typische Singsangstimme: Sie wird von vielen als herablassend wahrgenommen.[364]

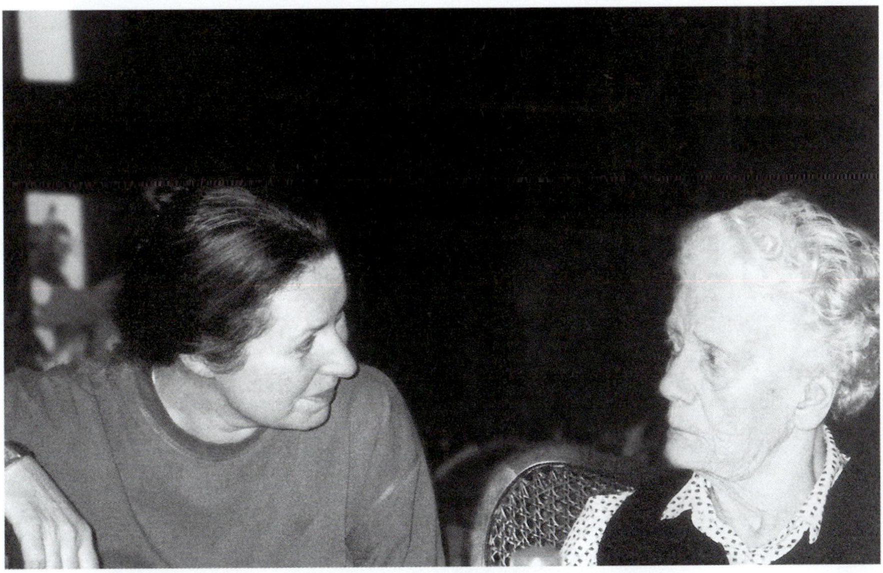

Abbildung 2-34: Ein einladender Blickkontakt (Foto: Marianne Strutz)

Absolut tabu ist es schließlich, Menschen mit Demenz anzuschreien.[365]

> *„Schreien Sie uns nicht an – wir haben keine Probleme mit dem Gehör, sondern mit dem Verstehen. Anschreien macht uns Angst. Für mich fühlt es sich an wie Schläge auf den Kopf, was das Chaos darin nur noch verstärkt."* (Bryden, 2011, S. 148)

Je gelassener und unerschütterlicher wir uns anhören, desto eher beruhigen sich diejenigen, die in einer aufgeregten, ängstlichen oder aggressiven Verfassung sind – auch dann, wenn sie unsere Worte nicht mehr verstehen können.[366]

Gestik

Achten Sie darauf, dass Ihre Gesten eindeutig sind[367] und nicht als bedrohlich missverstanden werden können.[368] Die Kenntnis kulturspezifisch unterschiedlicher Bedeutungen bestimmter Gesten kann helfen, Missverständnisse zu vermeiden.[369]

Berührung

Durch eine Berührung können wir demenzkranken Menschen helfen, aufmerksam zu werden, sich auf unsere Gegenwart zu konzentrieren[370] und sich auf eine Interaktion vorzubereiten bzw. einzustellen (vgl. Abb. 3-1 auf S. 177).[371]

Berührungen machen überdies kommunikativer: Sie bewirken verbale und nonverbale Reaktionen.[372]

Berührt werden tut gut.[373] Körperkontakt kann überdies beruhigen[374] und trösten.[375] Mit Berührungen können wir Nähe, Vertrauen und Entspannung herstellen[376], Sicherheit geben[377] und Ängste mildern.[378]

> *„Aus irgendeinem Grund mögen Leute wie ich es, berührt und umarmt zu werden. Vielleicht ist das so, weil wir spüren, dass viele unserer Freunde sich in unserer Gegenwart zurückziehen, als sei Alzheimer eine ansteckende Krankheit."* (Davis, 1989, S. 111)

Und wenn wir es gestatten, dass Menschen mit Demenz uns berühren, können wir entscheidende Verbesserungen in der Beziehung zueinander bewirken.[379]

Einige Interventionsstudien ergaben schließlich, dass der Einsatz von Berührung auch dazu beitragen kann, agitiertes Verhalten zu reduzieren – wenn auch nicht alle Arten von Berührungen bei allen Betroffenen und in allen Studien gleich effektiv sind.[380]

Doch was dem einen gut tut, kann dem anderen unangenehm oder gar zuwider sein. Deshalb sollten wir zum einen darauf verzichten, Personen zu berühren, die wir nicht kennen.[381] Zum anderen müssen wir unbedingt bei jedem einzelnen Demenz-Betroffenen herausfinden, ob er es mag, angefasst zu werden, und welche Art von Berührung für ihn angenehm ist[382]: Fragen Sie ihn, wenn das noch möglich ist – oder erkundigen Sie sich andernfalls bei den Angehörigen.[383] Zuverlässige Antworten gibt Ihnen auch ihre Körpersprache: Kuscheln sie sich an Sie, oder machen sie sich bei jeder Berührung steif? Entspannen sich ihre Gesichter, wenn Sie sie in den Arm nehmen? Strahlen sie? Oder zeigen die Augen Anzeichen von Unsicherheit und mangelndem Wohlbefinden?

Wenn Menschen mit Demenz sehr aufgeregt, ängstlich oder verärgert sind, sollte man Berührungen zunächst besser unterlassen.[384] Auch, wenn sie uns nicht sehen können, wir uns also aus der falschen Richtung annähern, ist die Aufnahme von Körperkontakt eher ungünstig.[385] Es gilt zudem, Berührung und Nähe zu vermeiden, wenn das offensichtlich Stress und Angst auslöst.[386]

Grundsätzlich ist zu bedenken, dass es in jeder Gesellschaft und Kultur unterschiedlich akzeptable Berührungen gibt.[387] Berühren wir einen Menschen mit Demenz vorsichtig am Oberarm oder an der Hand, können wir seine Aufmerksamkeit auf unverfängliche Art und Weise auf uns lenken.[388] Einen Kontakt können wir am besten dadurch herstellen, dass wir eine Hand halten[389], eventuell auch schaukeln oder vorsichtig schwingen.[390] Schunkeln oder Hin- und Herwiegen beruhigt viele.[391] Ein Streicheln über den Kopf oder ein Tätscheln des Gesichts, das nicht aktiv vom Betroffenen selber initiiert worden ist (etwa, indem er unsere Hand an seine Wange geführt oder geschmiegt hat: vgl. **Abb. 2-35**), sollte man allerdings besser unterlassen, weil das von manchen Personen als extrem übergriffig erlebt wird – selbst dann, wenn sie uns grundsätzlich mögen.[392]

Auch kann eine Umarmung als Angriff oder sexueller Annäherungsversuch missverstanden werden.[393]

Es empfiehlt sich schließlich auch, vorab zu überprüfen, ob jemand nicht etwa einen blauen Fleck oder eine Wunde an der Stelle hat, an der wir ihn berühren möchten.[394]

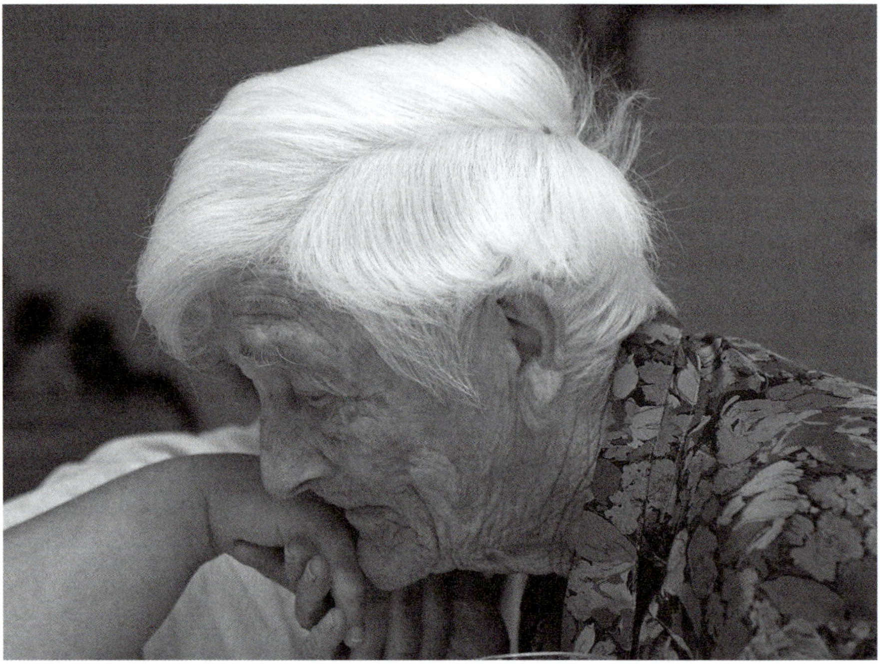

Abbildung 2-35: Wunsch nach Nähe (Foto: Martin Glauser)

Körperhaltung

Da jedes Anzeichen von Anspannung sich umgehend auf Demenz-Betroffene überträgt, sollten wir Mittel und Wege finden, unsere Körperhaltung bewusst wahrzunehmen und gegebenenfalls gezielt Gegenmaßnahmen zu ergreifen.[395] So kann es z.B. helfen, vor dem Betreten eines Bewohnerzimmers innezuhalten, tief durchzuatmen und sich kurz zu räkeln, zu strecken oder zu schütteln.[396] Wenn wir im Badezimmer arbeiten, empfiehlt sich auch immer mal wieder ein Kontrollblick in den Spiegel: Sind die Schultern defensiv hochgezogen? Ist das Kinn kampfbereit vorgereckt? Wohin zeigen die Mundwinkel?

Eine entspannte, offene Körperhaltung (vgl. Abb. 2-10 auf S. 126) lädt demgegenüber zu Vertrauen und Kommunikation ein.[397] Sie bewirkt überdies, dass Menschen mit Demenz sich ihrerseits entspannen, und dadurch besser erinnern können.[398]

Wenn wir die Körperhaltung der Erkrankten spiegeln, fällt uns manchmal die Einfühlung in sie leichter[399], und der Kontakt gelingt besser.[400]

Nähe und Distanz

Im Umgang mit demenzkranken Menschen ist es nicht nur wichtig, wie wir uns ihnen annähern, sondern auch, wie nahe wir ihnen dabei kommen.

Grundsätzlich gilt: Am besten ist es, sich ihnen nicht zu schnell[401], von vorne[402], also in ihrem Sichtfeld, und wenn möglich auf ihrer Augenhöhe anzunähern.[403] Von hinten oder von der Seite an sie heranzutreten, sollte unbedingt vermieden werden, damit sie sich nicht erschrecken.[404] Das gilt auch für die Position, aus der heraus Essen angereicht wird.[405]

Egal, was sie auch tun: Menschen mit Demenz müssen in fast jeder Lebenslage zu uns aufschauen. Das liegt zum einen daran, dass die Menschen heutzutage größer sind als noch vor 50 Jahren. Selbst, wenn sie stehen, müssen sie in vielen Fällen nach oben schauen, wenn sie unser Gesicht sehen wollen. Das allerdings gelingt alten Menschen mit einer mehr oder minder gebeugten und häufig versteiften Wirbelsäule immer schlechter. Zum anderen finden pflegerische Begegnungen im Bett oder im Bad auch meistens von oben nach unten statt: Die Pflegepersonen arbeiten im Stehen an und mit den sitzenden oder liegenden Pflegebedürftigen.[406] Wenn man ständig aufschauen muss, fühlt man sich schnell klein, hilflos und ohnmächtig. Das haben sich nicht nur die Könige früherer Zeiten zunutze gemacht – auch heutzutage drückt sich die Macht des Vorgesetzten in manchen Chefbüros noch dadurch aus, dass dieser auf einem hohen Stuhl hinter einem einschüchternd großen Schreibtisch sitzt, während der Stuhl für die zu ihm zitierten Untergebenen deutlich „tiefer gelegt" ist (s. **Abb. 2-36**).

Von daher ist es gut für die Psychohygiene und das Wohlbefinden der Betroffenen, wenn wir:

- dieselbe Position einnehmen, in der sie sich gerade befinden[407],
- oder uns bei jeder sich bietenden Gelegenheit auch einmal „klein machen"[408], also beispielsweise vor sie hinknien, wenn wir ihnen Strümpfe oder Schuhe anziehen.[409] Dann wirken wir ungefährlich und geradezu kindlich und schutzbedürftig. Diesen Effekt kann man sich auch als erwachsener Angehöriger zunutze machen, nämlich um zu erreichen, dass einen der Mensch mit Demenz vielleicht doch als sein Kind erkennt.

Ungünstig ist es ferner, ihnen zu dicht auf die Pelle zu rücken.[410] Bevor wir in den persönlichen Nahraum von demenzkranken Menschen eindringen, etwa weil wir sie im Rahmen einer pflegerischen Handlung berühren müssen, sollten wir unbedingt um Erlaubnis bitten.[411]

Auch sollte man sich nicht unaufgefordert auf das Bett einer bettlägerigen Person setzen, weil das als übergriffig und distanzlos empfunden werden kann[412]: Schließlich ist das Bett ihr letzter Schutzraum, ihr letztes bisschen Intimsphäre.[413] Stellen Sie sich zum Vergleich einmal folgende Szene vor: Sie sitzen im Sommer bei geöffneter Terrassentür, die Chipstüte in der Hand, vor Ihrem Fernseher und schauen Nachrichten. Plötzlich stiefelt ein wildfremder Mensch in Ihr Wohnzimmer, schnappt sich den Knabberkram und schmeißt sich neben Sie auf's Sofa: Ich denke, da wären Sie auch erschrocken oder empört.

Wenn jemand bereits aufgeregt und agitiert ist, sollten wir es unter allen Umständen vermeiden, uns direkt vor ihm aufzubauen (oder gar die Hände in die Hüften zu stemmen): Das kann als aggressive Konfrontation interpretiert werden. Stattdessen ist es günstiger, sich diagonal vor und im Sichtfeld der Person zu bewegen.[414]

Physische Nähe kann schließlich auch zu Aggressionen führen: nämlich dann, wenn zu viele Menschen auf zu engem Raum aufeinander hocken müssen und sie permanent ihren persönlichen Raum bedroht sehen.[415]

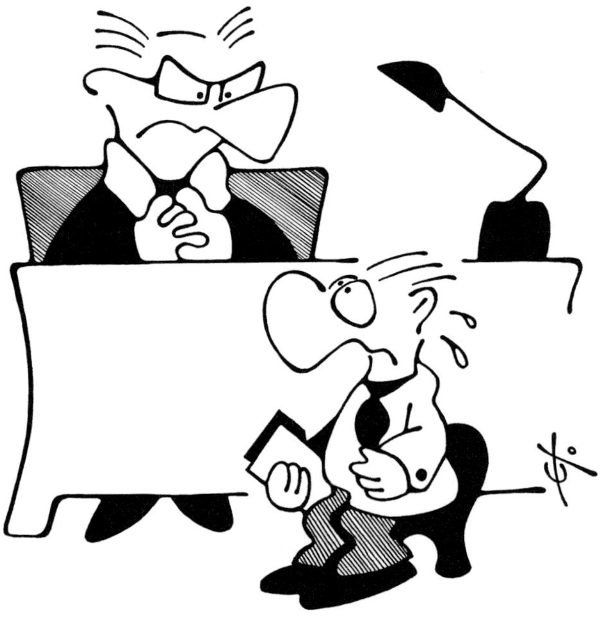

Abbildung 2-36: Der Chef (Elmar Frink)

Fußnoten

1 Roudier et al., 1998
2 Baer, 2007; Haberstroh et al., 2011; Kitwood, 2016; Lind, 2007; Roudier et al., 1998; Sabat, 2001; Schröder, 2000; Wagener et al., 1998; Young et al., 2010
3 Baer, 2007; Baer/Schotte, 2009; Bowlby Sifton, 2011; Gerdner, 2000; Götell et al., 2003; Hodgson, 1995; Killick/Allan, 2001
4 Sherratt et al., 2004
5 Baer/Schotte, 2009; Toseland/MacCallion, 1998
6 Albert et al., 1991
7 Stechl et al., 2012
8 Ahlborn, 2013; Baer, 2007; Bartol, 1979; Bopp-Kistler, 2016; Bowlby Sifton, 2011; Geiger, 2012; Haberstroh et al., 2011; Kappus, 2012; Killick/Allan, 2001; Kitwood, 2016; Magai et al., 2002; McCloskey, 2004; Miller, 2008; Richard, 2004; Shanks, 2005; van der Kooj, 2007; Zeisel, 2009
9 Bowlby Sifton, 2011; Magai et al., 2002; Preston, 1973
10 Killick/Allan, 2001
11 Böhm, 2012; Wagener et al., 1998
12 Baer, 2007; Chapman et al., 2004; Diekämper, 2010; Geiger, 2012; Grealy et al., 2005; Killick/Allan, 2001; Richard, 2004; Sabat, 2001; Zeisel, 2009
13 Carson et al., 2015; Lind, 2007; Pappritz, 2013
14 Carson et al., 2015; Lind, 2007; Richard, 2004
15 Hoffman/Platt, 1991; Wojnar, 2000b
16 Archibald, 2007; Böhm, 2012; Bowlby Sifton, 2011; Buijssen, 2011; Burgener et al., 1992; Garratt/Hamilton-Smith, 1998; Geiger, 2012; Kappus, 2012; Sabat, 2018; Sturm et al., 2013; Vittoria, 1998; Zgola, 1999a
17 Bowlby Sifton, 2011; Hubbard et al., 2002
18 Bryden, 2005; Pappritz, 2013; Roudier et al., 1998; Sabat, 2018
19 Bucks/Radford, 2004; Burnham/Hogervorst, 2004; Roudier et al., 1998; Guaita et al., 2009; Shimokawa et al., 2000; Zeisel, 2009
20 Bucks/Radford, 2004; Sabat, 2001; Zeisel, 2009
21 Bei Menschen mit vaskulären Demenzen geht sie möglicherweise früher verloren (Shimokawa et al., 2000).
22 Bonner, 2013
23 Albert et al., 1991; Hoffman/Platt, 1991; Roudier et al., 1998; Smith, 1995
24 Phillips et al., 2010
25 Carson et al., 2015; Hoffman et al., 1985
26 Hoffman et al., 1985
27 Ellis/Astell, 2004
28 Grond, 1984
29 Ellis/Astell, 2004; Lind, 2007
30 Obler/Albert, 1981
31 Strauss, 2001; Sabat, 2018
32 Horley et al., 2010; Taler et al., 2008; Testa et al., 2001
33 Bucks/Radford, 2004; Lind, 2007; Strauss, 2001; van der Kooj, 2007
34 Berghoff, 1999; Knopman/Sawyer-DeMaris, 1990; Santo Pietro/Ostuni, 2003
35 Grond, 1984; Hoffman et al., 1985
36 Davis, 1989
37 Hoffman et al., 1985; Rose, 2003
38 Bucks/Radford, 2004
39 Cunningham/Williams, 2007; Hoffman/Platt, 1991
40 Hoffman/Platt, 1991
41 Zgola, 1999a
42 Alzheimer Europe, 2005; Baker, 2005; Bowlby Sifton, 2011; Rousseau et al., 2010
43 Kempler et al., 1988; Orange, 1994

44 Dumont/Ska, 2000
45 Füsgen, 2001
46 Böhm, 2001; Davis, 1989; Gleeson/Timmins, 2004; Kim/Buschmann, 1999; Lind, 2007; Routasalo, 1996; van der Kooj, 2007; Young et al., 2010; Zeisel, 2009
47 Parenteau, 2000
48 Baer, 2007; Broer, 2012; Berghoff, 1999
49 Böhm, 2001
50 Bowlby Sifton, 2011
51 Bowlby Sifton, 2011
52 Bowlby Sifton, 2011; Hoffman/Platt, 1991
53 Langland/Panicucci, 1982
54 Bowlby Sifton, 2011
55 Wagener et al., 1998
56 Archibald, 2007; Baer, 2007; Garratt/Hamilton-Smith, 1998; Louis, 2016
57 Baer, 2007; Hoffman/Platt, 1991
58 Berghoff, 1999; Orange, 1994
59 Grealy et al., 2005; Smith, 2016; Wojnar, 2007b; vgl. Abschnitt 5.2
60 Smith, 2016
61 Burgio et al., 2000
62 Barrick et al., 2011; Schmidt/Döbele, 2016
63 Berghoff, 1999
64 Häggström et al., 1998
65 Magai et al., 1997; Sabat, 2001
66 Förstl, 2001; Wallesch/Förstl, 2005
67 Becker, 2002
68 Bowlby Sifton, 2011; Sabat, 2001
69 Bopp-Kistler, 2016; Haberstroh et al., 2011; Lind, 2007; Ripich et al., 1991
70 Baer, 2007; Hendryx-Bedalov, 2000; Kitwood, 2016; Rösler et al., 2005
71 Baer, 2007; Böhm, 2012; Bowlby Sifton, 2011; Buijssen, 2011; McCarthy, 2012; Norberg, 2001; Sabat, 2001; Wojnar, 2001
72 Hubbard et al., 2002
73 Guendouzi/Müller, 2006
74 Hubbard et al., 2002; Kappus, 2012; Killick/Allan, 2001; Sieveking, 2012
75 Baer/Schotte, 2009; Eichmann, 2013; Garratt/Hamilton-Smith, 1998; Gatterer/Croy, 2005; Hubbard et al., 2002; Kappus, 2012; KDA, 2005; Killick/Allan, 2001; Nyström/Olin Lauritzen, 2005; Peterson, 2006; Sabat, 2018; Sabat/Caxigas, 1997
76 Broer, 2012; Kappus, 2012
77 Hubbard et al., 2002; Kontos, 2005
78 Berghoff, 1999; Jansson et al., 1992–1993; KDA, 2005; Lawton et al., 1996; Magai et al., 1996
79 Bowlby Sifton, 2011
80 Magai et al., 1996
81 Baer, 2007; Lawton et al., 1996; Tappen/Williams, 1998
82 Baer, 2007; Smith, 1995; Wojnar, 2000b
83 Hodgson, 1995; Mace/Rabins, 2012; Peterson, 2006
84 Killick/Allan, 2001; Mace/Rabins, 2012; Smith, 1995; Sturm et al., 2013
85 Hoffman et al., 1985; Killick/Allan, 2001; Wagener et al., 1998
86 Alnes et al., 2011; Wagener et al., 1998; Ward, 2006b
87 Grealy et al., 2005; Hubbard et al., 2002
88 Grealy et al., 2005
89 Parenteau, 2000; Re, 2003; Schmidt/Döbele, 2016
90 Lawton et al., 1996
91 Bär et al., 2003
92 Bär et al., 2003; Bowlby Sifton, 2011; Jansson et al., 1992–93; Lawton et al., 1996; Magai et al., 1996; Mayhew et al., 2001; Re, 2003, 2004; Tappen/Williams, 1998; Wojnar, 2007a

93 Jansson et al., 1992–93
94 Jansson et al., 1992–93
95 Jansson et al., 1992–93
96 Bär et al., 2003; Berghoff, 1999; Bowlby Sifton, 2011; Jansson et al., 1992–93; Lawton et al., 1996; Magai et al., 1996; Re, 2003, 2004
97 Bowlby Sifton, 2011; Lawton et al., 1996; Magai et al., 1996; Tappen/Williams, 1998
98 Bär et al., 2003; Lawton et al., 1996; Magai et al., 1996; Re, 2003
99 Jansson et al., 1992–93; Magai et al., 1996; Re, 2003
100 Jansson et al., 1992–93; Mayhew et al., 2001
101 Jansson et al., 1992–93; Mayhew et al., 2001; Schmidt/Döbele, 2016; Strauss, 2001
102 Kontos, 2004
103 Lawton et al., 1996; Magai et al., 1996
104 Jansson et al., 1992–93
105 Taylor, 2010
106 Hubbard et al., 2002
107 Asplund et al., 1991; Asplund et al., 1995
108 Asplund et al., 1991; Baer, 2007; Berghoff, 1999; Killick/Allan, 2001; Schmidt/Döbele, 2016; Seidl et al., 2012; Wagener et al., 1998
109 Berghoff, 1999; Hoffman/Platt, 1991; Jansson et al., 1992–93; Re, 2003
110 Caughey, 2015; Hoffman/Platt, 1991
111 Grond, 1984; Hoffman/Platt, 1991; Hubbard et al., 2002; Jansson et al., 1992–93
112 Asplund et al., 1991
113 Asplund et al., 1995
114 Asplund et al., 1995
115 Re, 2003; Re, 2004
116 Re, 2003
117 Berghoff, 1999; Kitwood, 2016; Re, 2003
118 Re, 2003
119 Berghoff, 1999; Hodgson, 1995
120 Archibald, 2007; Schmidt/Döbele, 2016
121 Archibald, 2007; Barrick et al., 2011; Richter/Richter, 2004; Schmidt/Döbele, 2016; Smith, 2005; Stechl et al., 2012
122 Bartol, 1979; Tappen/Williams, 1998
123 Baer, 2007; Bartol, 1979; Feil, 2004; Gatterer/Croy, 2005; Hodgson, 1995; Jones, 2004; Mace/Rabins, 2012; Obler/Albert, 1981; Peterson, 2006; Re, 2003
124 Smith, 2016; Wojnar, 2007a
125 Hoffmann/Platt, 1991; Mace/Rabins, 2012
126 Hoffmann/Platt, 1991
127 Ward, 2006b
128 Ward, 2006b
129 Ward, 2006b
130 Hoffman/Platt, 1991; Kontos, 2004
131 vgl. Kapitel 1.4.2
132 Garratt/Hamilton-Smith, 1998
133 Hodgson, 1995; Lind, 2007
134 Barrick et al., 2011
135 Caughey, 2015; Gutzmann/Brauer, 2007; Horley et al., 2010; Santo Pietro/Ostuni, 2003
136 Crisp, 2003; Garratt/Hamilton-Smith, 1998; Hoffman/Platt, 1991; Rose, 2003
137 Garratt/Hamilton-Smith, 1998
138 Archibald, 2007; Barrick et al., 2011; Becker, 2002; Richter/Richter, 2004; Stechl et al., 2012
139 Garratt/Hamilton-Smith, 1998
140 Nyström/Lauritzen, 2005; Tappen/Williams, 1998
141 Hubbard et al., 2002
142 Nyström/Lauritzen, 2005; Sabat, 2018

143 Glosser et al., 1998; Rousseau et al., 2010
144 Hoffman/Platt, 1991
145 Carlomagno et al., 2005b; Davis et al., 2013; Glosser et al., 1998
146 Gutzmann/Brauer, 2007
147 Carlomagno et al., 2005b
148 Garratt/Hamilton-Smith, 1998
149 Davis et al., 2013; Hodgson, 1995; Sabat/Harré, 1992
150 Glosser et al., 1998
151 Glosser et al., 1998; Hoffman/Platt, 1991
152 Mozaz et al., 2006
153 Hoffman/Platt, 1991; Kitwood, 2016
154 Romero/Kurz, 1989
155 Hubbard et al., 2002; Kempler, 1991; Orange, 1994
156 Giovannetti et al., 2006
157 Baker, 2005; Chainay et al., 2006; Dumont/Ska, 2000; Glosser et al., 1998; Kempler et al., 1988; Parakh et al., 2004
158 Chainay et al., 2006
159 Glosser et al., 1998; Parakh et al., 2004
160 Baer, 2007; Kappus, 2012; Killick/Allan, 2001; Shanks, 2005
161 Hubbard et al., 2002
162 Hubbard et al., 2002
163 Baer, 2007; Kappus, 2012; Killick/Allan, 2001
164 Grond, 1984; Hubbard et al., 2003; Kappus, 2012; Routasalo, 1996; Strauss, 2001
165 Hubbard et al., 2002; Lind, 2007
166 Berghoff, 1999; Bowlby Sifton, 2011; Hubbard et al., 2002; Strauss, 2001
167 Routasalo, 1996
168 Feil, 2004; Pape-Raschen, 2012
169 Becker, 2001; Pape-Raschen, 2012
170 Beyer, 2007
171 Hodgson, 1995; Stuhlmann, 2011
172 Bowlby Sifton, 2011; Crisp, 2003; Garratt/Hamilton-Smith, 1998; Hoffman/Platt, 1991; Lind, 2007
173 Perrar, persönliche Mitteilung, 2007
174 Bowlby Sifton, 2011
175 Barrick et al., 2011; Schmidt/Döbele, 2016; Stechl et al., 2012
176 Killick/Allan, 2001
177 McCarthy, 2012
178 Bartol, 1979; Hoffman/Platt, 1991
179 Bowlby Sifton, 2011
180 Killick/Allan, 2001
181 Schmidt/Döbele, 2016; Stechl et al., 2012
182 Barrick et al., 2011
183 Bonner, 2013
184 Bartol, 1979; Bowlby Sifton, 2011; Lawton et al., 1996; McCarthy, 2012
185 Baer/Schotte, 2009; Bartol, 1979; Bowlby Sifton, 2011; Jansson et al., 1992–1993; Killick/Allan, 2006; Lawton et al., 1996; Mayhew et al., 2001; McCarthy, 2012; Tappen/Williams, 1998
186 Killick/Allan, 2006; Lawton et al., 1996; Mayhew et al., 2001; McCarthy, 2012; Shanks, 2005; Tappen/Williams, 1998
187 Hoffman/Platt, 1991; Killick/Allan, 2001; Lawton et al., 1996
188 Bowlby Sifton, 2011
189 Jansson et al., 1992–1993; Killick/Allan, 2001
190 Broer, 2012; Hoffman/Platt, 1991
191 Bartol, 1979
192 Bowlby Sifton, 2011; Broer, 2012; Jansson et al., 1992–1993

193 Lawton et al., 1996
194 Eichmann, 2013
195 Bartol, 1979; Grond, 1984; Killick/Allan, 2001; Lawton et al., 1996; Tappen/Williams, 1998
196 Lawton et al., 1996
197 Lawton et al., 1996
198 Bartol, 1979
199 Grond, 1984; Hubbard et al., 2002; Lawton et al., 1996
200 Bartol, 1979
201 Jansson et al., 1992–1993
202 Bartol, 1979; Killick/Allan, 2006
203 Killick/Allan, 2006
204 Jansson et al., 1992–1993; Lawton et al., 1996; McCarthy, 2012
205 Bartol, 1979; Hoffman/Platt, 1991; Jansson et al., 1992–1993; Killick/Allan, 2006; Kontos, 2004; Lawton et al., 1996
206 Jansson et al., 1992–1993
207 Bartol, 1979; Broer, 2012; Hubbard et al., 2002; Jansson et al., 1992–1993; Killick/Allan, 2001; Kontos, 2004; Lawton et al., 1996; McCarthy, 2012
208 Bartol, 1979
209 Lawton et al., 1996
210 Bartol, 1979
211 Peterson, 2006
212 Bartol, 1979; Hoffman/Platt, 1991; Kontos, 2004; Lawton et al., 1996
213 Bartol, 1979
214 Eichmann, 2013; Lawton et al., 1996; Peterson, 2006
215 Cunningham/Williams, 2007
216 Bartol, 1979; Lawton et al., 1996
217 Eichmann, 2013; Kontos, 2004; Hoffman/Platt, 1991
218 Kors/Seunke, 2001; Lawton et al., 1996
219 Eichmann, 2013; Thompson, 2002
220 Baer/Schotte, 2009; Bartol, 1979, Killick/Allan, 2006; Lawton et al., 1996
221 Peterson, 2006
222 Bartol, 1979; Hodgson, 1995; Tappen, 1991
223 Mayhew et al., 2001
224 Baer, 2007; Braam, 2007; Hoffman/Platt, 1991; Thompson, 2002
225 Peterson, 2006
226 Baer, 2007; Bartol, 1979; Kors/Seunke, 2001; Tappen, 1991; Thompson, 2002
227 Bartol, 1979; Braam, 2007; Peterson, 2006
228 Bartol, 1979; Bowlby Sifton, 2011; Hodgson, 1995; Lawton et al., 1996, Thompson, 2002
229 Baer/Schotte, 2009; Cunningham/Williams, 2007; Hoffman/Platt, 1991; Lawton et al., 1996
230 Baer/Schotte, 2009; Bowlby Sifton, 2011; Peterson, 2006
231 Hodgson, 1995
232 Hoffman/Platt, 1991
233 Lawton et al., 1996; Peterson, 2006
234 Baer, 2007; Baer/Schotte, 2009; Eichmann, 2013; Peterson, 2006; Shanks, 2005
235 Peterson, 2006
236 Peterson, 2006
237 Baer/Schotte, 2009
238 Bartol, 1979
239 Bartol, 1979; Bowlby Sifton, 2011
240 Bartol, 1979; Hodgson, 1995
241 Bartol, 1979
242 Bartol, 1979
243 Baer, 2007; Hodgson, 1995
244 Bartol, 1979

245 Bartol, 1979
246 Hoffman/Platt, 1991
247 Baer, 2007; Bartol, 1979; Bowlby Sifton, 2011; Broer, 2012; Garratt/Hamilton-Smith, 1998
248 Bartol, 1979
249 Bartol, 1979
250 Baer/Schotte, 2009; Bowlby Sifton, 2011; Braam, 2007; Broer, 2012; Goldsmith, 1996; Hodgson, 1995; Louis, 2016; Offermans, 2007; Shanks, 2005
251 Kappus, 2012
252 Bartol, 1979
253 Hoffman/Platt, 1991; Lawton et al., 1996
254 Bartol, 1979
255 Bartol, 1979; Hodgson, 1995; Lawton et al., 1996
256 Hoffman/Platt, 1991
257 Baer/Schotte, 2009
258 Baer, 2007; Bowlby Sifton, 2011; Broer, 2012; Kappus, 2012; Louis, 2016
259 Louis, 2016
260 Baer/Schotte, 2009; Hodgson, 1995; Tappen, 1991; Tappen/Williams, 1998
261 Baer, 2007; Baer/Schotte, 2009; Broer, 2012; Lawton et al., 1996
262 Kors/Seunke, 2001; Geiger, 2012
263 Hoffman/Platt, 1991; Lawton et al., 1996
264 Baer, 2007; Barrick et al., 2011; Hoffman/Platt, 1991; Lawton et al., 1996; Tappen/Williams, 1998
265 Baer, 2007
266 Tappen, 1991
267 Baer, 2007; Hoffman/Platt, 1991
268 Baer/Schotte, 2009
269 Hoffman/Platt, 1991
270 Garratt/Hamilton-Smith, 1998
271 Lawton et al., 1996
272 Baer/Schotte, 2009; Tappen, 1991
273 Baer, 2007; Baer/Schotte, 2009; Bowlby Sifton, 2011; Braam, 2007; Lawton et al., 1996
274 Baer/Schotte, 2009
275 Baer, 2007; Braam, 2007; Lawton et al., 1996; Mayhew et al., 2001
276 Baer/Schotte, 2009; Geiger, 2012
277 Baer/Schotte, 2009
278 Baer/Schotte, 2009; Braam, 2007; Hodgson, 1995; Shanks, 2005
279 Broer, 2012
280 Lawton et al., 1996
281 Hubbard et al., 2002
282 Mayhew et al., 2001
283 Baer, 2007; Mayhew et al., 2001; Vittoria, 1998
284 Broer, 2012
285 Hoffman/Platt, 1991
286 Lawton et al., 1996
287 Tappen/Williams, 1998
288 Baer, 2007; Baer/Schotte, 2009; Broer, 2012; Hoffman/Platt, 1991; Jansson et al., 1992–1993; Killick/Allan, 2001; Lawton et al., 1996
289 Lawton et al., 1996
290 Broer, 2012; Hoffman/Platt, 1991
291 Garratt/Hamilton-Smith, 1998
292 Broer, 2012; Jansson et al., 1992–1993; Lawton et al., 1996
293 Baer/Schotte, 2009; Bowlby Sifton, 2011; Geiger, 2012; Lawton et al., 1996; Tappen/Williams, 1998
294 Bartol, 1979

295 Bowlby Sifton, 2011
296 Hoffman/Platt, 1991
297 Killick/Allan, 2001
298 Broer, 2012; Bowlby Sifton, 2011; Grond, 1984
299 Bowlby Sifton, 2011
300 Hoffman/Platt, 1991; Jansson et al., 1992–1993
301 Hoffman/Platt, 1991
302 Hoffman/Platt, 1991
303 Kontos, 2004
304 Kontos, 2004
305 Kontos, 2004
306 Bär et al., 2003; Berghoff, 1999; Böhm, 2012; Engel, 2012; Hoffman et al., 1985; Killick/Allan, 2001; Kontos, 2005; Schiaratura, 2008; Seidl et al., 2012; Thompson, 2002
307 Bowlby Sifton, 2011; Hodgson, 1995
308 Baer, 2007; Böhm, 2001; Goldsmith, 1996; Guaita et al., 2009; Magai et al., 2002; Wojnar, 2007a
309 Kontos/Naglie, 2007
310 Bowlby Sifton, 2011; Seman, 2003
311 vgl. auch Alzheimer Europe, 2005; Becker, 2002; Bowlby Sifton, 2011; Bryden, 2005; Garratt/Hamilton-Smith, 1998; Haberstroh et al., 2011; Mayhew et al., 2001; McCarthy, 2012; Powell, 2002
312 Beach/Kramer, 1999; Orange, 1994
313 Re, 2003; Re, 2004
314 Bartol, 1979; Engel, 2012; Health Scotland, 2006; Hoefert/Hellmann, 2008; Killick/Allan, 2001; Woods, 1992
315 Hopper, 2001; Jones, 1992; McCloskey, 2004; Toseland/MacCallion, 1998
316 Bartol, 1979; Berghoff, 1999; Bowlby Sifton, 2011; Hoefert/Hellmann, 2008; Killick/Allan, 2001; Seman, 2003; Smith, 2016
317 Bartol, 1979; Bucks/Radford, 2004; Carson et al., 2015; Garratt/Hamilton-Smith, 1998; Lind, 2007; Seman, 2003
318 Bartol, 1979; Kramer/Gibson, 1992; Wagener et al., 1998
319 Alzheimer Europe, 2005; Bartol, 1979; Böhm, 2012; Bucks/Radford, 2004; Caughey, 2015; Diekämper, 2010; Engel, 2012; Haberstroh et al., 2011; Miller, 2008; Orange/Ryan, 2000; Pape-Raschen, 2012; Schneberger et al., 2013; Stokes, 2000; Winchester, 2003; Young et al., 2010
320 Killick/Allan, 2001; Rösler et al., 2005
321 Bartol, 1979; Preston, 1973; Romero/Kurz, 1989
322 Smiley, 1993
323 Baer, 2007; Bell/Troxel, 2004; Bowlby Sifton, 2011, Garratt/Hamilton-Smith, 1998; Goldsmith, 1996; Jones, 2004; Lind, 2007; Mace/Rabins, 2012
324 Bourgeois, 2002; Goldsmith, 1996; Grealy et al., 2005; Hoefert/Hellmann, 2008; Mace/Rabins, 2012; Zgola, 1999a
325 Alzheimer Europe, 2005; Baer, 2007; Bowlby Sifton, 2011; Buchter, 2003; Diekämper, 2010; Garratt/Hamilton-Smith, 1998; Grealy et al., 2005; Health Scotland, 2006; Lind, 2007; Killick/Allan, 2001; Mace/Rabins, 2012; McCarthy, 2012; Pappritz, 2013; Sabat/Harré, 1992; Schmidt/Döbele, 2016; Stokes, 2000; Young et al., 2010; Zgola, 1999a; Zgola, 1999b; Zimmermann, 1998
326 Beyer, 2007; Carson et al., 2015; Crisp, 2003; Hodgson, 1995; Miller, 2008; Shanks, 2005; Wilson et al., 2012
327 Goldsmith, 1996
328 Bowlby Sifton, 2011; Romero/Kurz, 1989; Stokes, 2000
329 Grealy et al., 2005
330 van der Kooj, 2007
331 Carson et al., 2015; Häggström et al., 1998
332 Bonner, 2013; Buijssen, 2011; Hoefert/Hellmann, 2008
333 Caughey, 2015; Haberstroh et al., 2011; Parenteau, 2000

334 Baer, 2007; Bowlby Sifton, 2011
335 Bowlby Sifton, 2011; Goldsmith, 1996; Sabat, 2018
336 Carson et al., 2015
337 Baer, 2007; Bell/Troxel, 2004; Bonner, 2013; Bowlby Sifton, 2011; Bryden, 2005; Engel, 2012; Fischer et al., 1998; Goldsmith, 1996; Knopman/Sawyer-DeMaris, 1990; Lind, 2007; Mace/Rabins, 2012; Powell, 2002; Sabat, 2001, 2018; Stokes, 2000; Woods, 1992; Young et al., 2010
338 Bell/Troxel, 2004; Bourgeois, 2002; Bryden, 2005; Crisp, 2003; Haberstroh et al., 2011; Health Scotland, 2006; Lind, 2007; Killick/Allan, 2001; Mace/Rabins, 2012; McCarthy, 2012; Pape-Raschen, 2012; Preston, 1973; Stokes, 2000; van Weert et al., 2005; Wagener et al., 1998; Wojnar, 2000b; Zeisel, 2009
339 Baer, 2007; Berghoff, 1999; Mall, 2005
340 Diekämper, 2010; Mall, 2005; van der Kooj, 2007
341 Kappus, 2012
342 Baer, 2007; Berghoff, 1999; Bryden, 2005; Davis, 1989; Haberstroh et al., 2011; Häggström et al., 1998; Lind, 2007; Taylor, 2010; Wojnar, 2007a
343 Beyer, 2007; Haberstroh et al., 2011; Hausmann, 2004; Jordi/Held, 2013; Klare, 2012; Louis, 2016; Offermans, 2007; Pappritz, 2013; Trilling et al., 2001
344 Bowlby Sifton, 2011
345 Baer, 2007; Bowlby Sifton, 2011; Feil, 2004; Goldsmith, 1996; Haberstroh et al., 2011; Nyström/Olin Lauritzen, 2005; Palo-Bengtsson/Ekmann, 2002; Ward, 2006b
346 Baer, 2007; Nyström/Olin Lauritzen, 2005; Palo-Bengtsson/Ekmann, 2002; Wojnar, 2007a
347 Götell et al., 2003
348 Böhm, 2012; Crisp, 2003; Garratt/Hamilton-Smith, 1998; Miller, 2008; Orange/Ryan, 2000; Young et al., 2010
349 Killick/Allan, 2001; van der Kooj, 2007; Zgola, 1999a; vgl. auch Abschnitt 2.1
350 Carson et al., 2015
351 Becker, 2002
352 Bryden, 2005; Grealy et al., 2005; Toseland/MacCallion, 1998; van Weert et al., 2005; Young et al., 2010
353 Archibald, 2007; Bowlby Sifton, 2011; Carson et al., 2015; Eggenberger et al., 2013; Health Scotland, 2006; Lind, 2007; McCarthy, 2012; Miller, 2008; Sabat, 2018; Schmidt/Döbele, 2016; Stechl et al., 2012; Wagener et al., 1998; Young et al., 2010; Zeisel, 2009
354 Grealy et al., 2005; Haberstroh et al., 2011; McCloskey, 2004; Powell, 2002
355 Engel, 2012; Grealy et al., 2005; Haberstroh et al., 2011; Toseland/MacCallion, 1998
356 Archibald, 2007; Baer, 2007; Bell/Troxel, 2004; Bowlby Sifton, 2011; Bryden, 2005; Feil, 2004; Gatterer/Croy, 2005; Goldsmith, 1996; Lind, 2007; Mace/Rabins, 2012; Powell, 2002; Schneberger et al., 2013; Stokes, 2000; Taylor, 2010; van der Kooj, 2007; van Weert et al., 2005; Zgola, 1999b
357 Berghoff, 1999; Bowlby Sifton, 2011; Goldsmith, 1996; Hoefert/Hellmann, 2008; Toseland/MacCallion, 1998; Young et al., 2010; Zeisel, 2009
358 Hoefert/Hellmann, 2008; Jordi/Held, 2013; Kappus, 2012; McCarthy, 2012; Stokes, 2000
359 Parenteau, 2000
360 Beyer, 2007; Bonner, 2013; Bopp-Kistler, 2016; Bourgeois, 2002; Camp, 2015; Carson et al., 2015; Davis, 1989; Feil, 2004; Haberstroh et al., 2011; Hoefert/Hellmann, 2008; Lind; 2003; Miller, 2008; Orange/Ryan, 2000; Powell, 2002; Stokes, 2000; Young et al., 2010; Zimmermann, 1998
361 Berghoff, 1999; Bowlby Sifton, 2011; Bryden, 2005; Diekämper, 2010; Parenteau, 2000; Taylor, 2010; Toseland/MacCallion, 1998; Zgola, 1999b
362 Bartol, 1979; Berghoff, 1999; Bowlby Sifton, 2011; Diekämper, 2010; Eggenberger et al., 2013; Feil, 2004; Haberstroh et al., 2011
363 McCarthy, 2012
364 Bonner, 2013; Hoffman/Platt, 1991

365 Bartol, 1979; Berghoff, 1999; Bowlby Sifton, 2011; Bryden, 2005; Gatterer/Croy, 2005; Haberstroh et al., 2011; Health Scotland, 2006; Hoefert/Hellmann, 2008; McCarthy, 2012; Schmidt/Döbele, 2016; Taylor, 2010; Zgola, 1999a
366 Hoffman/Platt, 1991
367 Engel, 2012
368 Boucher, 1999
369 Garratt/Hamilton-Smith, 1998; Miller, 2008; Young et al., 2010
370 Davis, 1989; Goldsmith, 1996; Haberstroh et al., 2011; Lind, 2007; Miller, 2008; Orange/Ryan, 2000; Preston, 1973; Routasalo, 1996; Wagener et al., 1998; Zgola, 1999b
371 Bourgeois, 2002; Grealy et al., 2005; Hoefert/Hellmann, 2008; Young et al., 2010
372 Killick/Allan, 2006; Kim/Buschmann, 1999; Langland/Panicucci, 1982
373 Goldsmith, 1996; Heimhilger, 2008; Killick/Allan, 2001
374 Alzheimer Europe, 2005; Baer, 2007; Bourgeois, 2002; Bowlby Sifton, 2011; Bell/Troxel, 2004; Beyer, 2007; Bryden, 2005; Carson et al., 2015; Davis, 1989; Killick/Allan, 2001; Lind, 2007; Rose, 2003; Schmidt/Döbele, 2016; Stokes, 2000; van Weert et al., 2005
375 Bowlby Sifton, 2011; Davis, 1989; Garratt/Hamilton-Smith, 1998; Hubbard et al., 2002; Strauss, 2001; Ward et al., 2006b
376 Baer, 2007; Bryden, 2005; Gleeson/Timmins, 2004; Haberstroh et al., 2011; Lind, 2007; Mace/Rabins, 2012; van der Kooij, 2007; Ward, 2006b
377 Bowlby Sifton, 2011; Kim/Buschmann, 1999; Tappen, 1991
378 Berghoff, 1999; Gleeson/Timmins, 2004
379 Heimhilger, 2008; Lind, 2007
380 Kim/Buschmann, 1999; Rowe/Alfred, 1999; Snyder et al., 1995; Woods/Dimond, 2002; Woods et al., 2005
381 Bryden, 2005
382 Böhm, 2001; Bonner, 2013; Caughey, 2015; Feil, 2004; Garratt/Hamilton-Smith, 1998; Goldsmith, 1996; Jordi/Held, 2013; Pape-Raschen, 2012; Stokes, 2000; Thompson, 2002; Zeisel, 2009
383 Strauss, 2001
384 Bowlby Sifton, 2011; Rowe/Alfred, 1999
385 Bowlby Sifton, 2011; Shanks, 2005
386 Schmidt/Döbele, 2016
387 Bowlby Sifton, 2011; Garratt/Hamilton-Smith, 1998; Hoffman/Platt, 1991
388 Grealy et al., 2005; Haberstroh et al., 2011; Miller, 2008
389 Berghoff, 1999; Bonner, 2013; Goldsmith, 1996; Young et al., 2010
390 Zgola, 1999a
391 Berghoff, 1999; Mace/Rabins, 2012
392 Bowlby Sifton, 2011; Miller, 2008; Schmidt/Döbele, 2016
393 Berghoff, 1999; Bowlby Sifton, 2011; Hodgson, 1995; Hoffman/Platt, 1991; Schmidt/Döbele, 2016; Ward, 2006b; vgl. Abschnitt 2.2
394 Hodgson, 1995
395 Archibald, 2007; Garratt/Hamilton-Smith, 1998; Killick/Allan, 2001; Lind, 2007
396 Carson et al., 2015
397 Carson et al., 2015; Garratt/Hamilton-Smith, 1998; Haberstroh et al., 2011; Killick/Allan, 2001; Orange/Ryan, 2000; Seman, 2003; Stokes, 2000; van der Kooij, 2007
398 McCarthy, 2012; Sabat, 2001
399 Wojnar, 2007a
400 Haberstroh et al., 2011
401 Archibald, 2007
402 Bonner, 2013; Bourgeois, 2002; Carson et al., 2015; Diekämper, 2010; Engel, 2012; Hoefert/Hellmann, 2008; Lind, 2007; Miller, 2008; Schmidt/Döbele, 2016; Zeisel, 2009
403 Baer, 2007; Diekämper, 2010; Fey, 2012; Garratt/Hamilton-Smith, 1998; Haberstroh et al., 2011; Parenteau, 2000

404 Archibald, 2007; Bowlby Sifton, 2011; Carson et al., 2015; Parenteau, 2000; Schneberger et al., 2013
405 Grealy et al., 2005; vgl. Abschnitt 5.2
406 Ward, 2006b
407 McCarthy, 2012; Parenteau, 2000
408 Carson et al., 2015
409 Berghoff, 1999; Crisp, 2003; Garratt/Hamilton-Smith, 1998; Hodgson, 1995
410 Bowlby Sifton, 2011; Carson et al., 2015; Grealy et al., 2005; Orange/Ryan, 2000
411 Baer, 2007; Bonner, 2013; Bowlby Sifton, 2011; Haberstroh et al., 2011; Zgola, 1999b
412 Berghoff, 1999
413 Bonner, 2013
414 Grealy et al., 2005
415 Hodgson, 1995; Louis, 2016; Smith, 2016

3 Tipps für die Beziehungsarbeit

Wie wir mit Menschen mit Demenz umgehen und sprechen, hat eine enorme Bedeutung für ihre Lebensqualität[1] und unsere Beziehung zu ihnen. Deshalb wird nach einem einleitenden Abschnitt (**3.1**) zum angemessenen Umgang mit ihnen thematisiert, wie man Wertschätzung im Gespräch zeigen kann (**Abschnitt 3.2**). Ferner kommt zur Sprache, wie man sie anreden (**Abschnitt 3.3**) und ihnen zuhören (**Abschnitt 3.4**) soll, und wie man auf Gefühle eingehen kann (**Abschnitt 3.5**). Nach einer Darstellung des angemessenen Einsatzes von Lob und Komplimenten (**Abschnitt 3.6**) und von Entscheidungen und Wahlmöglichkeiten (**Abschnitt 3.7**) wird dann abschließend beleuchtet, welche Verhaltensweisen wir besser bleiben lassen sollten (**Abschnitt 3.8**).

„*Man braucht Menschen, die das sehen, was noch gesund ist.*" (Andersson, 2007, S. 68)

3.1 Angemessener Umgang mit demenzkranken Personen

Angemessen ist unser Umgang mit demenzkranken Menschen dann, wenn wir sie so akzeptieren, wie sie jetzt sind[2] und sie uneingeschränkt als Personen behandeln.[3] Das bedeutet u. a.:

- mit ihnen genauso höflich, respektvoll und freundlich umzugehen wie mit kognitiv gesunden Menschen auch[4],
- ihre Würde zu achten, zu unterstützen und zu stärken[5],
- ihnen bedingungslose Wertschätzung entgegenzubringen[6],
- ihre subjektive Realität und ihr Selbstbild zu akzeptieren und zu bestätigen[7],
- und sich zu bemühen, ihr Selbstwertgefühl und ihr Vertrauen zu stärken.[8]

Das tut der Pflegende im folgenden Gesprächsausschnitt, als er einer Bewohnerin nach dem Wasserlassen hilft und bestätigend auf die Konfabulation eingeht, sie habe das Toilettenpapier selber mitgebracht:

Beispiel 39

01 P: Nehmen wir'n Stückchen Papier. *
02 B: Jaha, hab ich alles mitgebracht.
03 P: **Das ist gut.**
04 B: Für meinen/
05 P: **Wenn Sie alles von zu Hause mitbringen?**
06 B: Für meinen Onkel. *
07 P: Gut. Dann komm/
08 B: (Hab ich da/)
09 Dabei war das hier/ das hier
10 P: Tun Sie mal/ einmal ab/ abputzen bitte.

Der größte Wunsch von Demenz-Betroffenen ist, dass wir sie ermutigen bzw. in die Lage versetzen, weitgehend wie normale menschliche Wesen zu funktionieren.[9] Entsprechend gilt es, uns nicht auf die verloren gegangenen, sondern auf die noch vorhandenen Fähigkeiten zu konzentrieren[10] und sie auch immer mal wieder auf diese hinzuweisen.[11] So zeigt in Beispiel 40 eine Angehörige (A) einem demenziell erkrankten Mann (B), dass er durchaus noch dazu in der Lage ist, eine Gurke selber zu schälen:

Beispiel 40

01 A: Können versuchen hier so längs die Schale ab/ runterzuziehen,
02 runterzuschneiden. Nee, so nicht. **
03 B: Hier?
04 A: Kucken Sie mal. So wie das hier aussieht. *3*
05 Gurke mal so inne Hand nehmen, *
06 und dann die Schale abschneiden.
07 So als wenn Sie en Apfel schälen.
08 Einfach nur die Schale runternehmen. *
09 **Das hier sieht schon ganz gut aus.**
10 B: So?
11 A: Mhm, so lang ziehen. Genau. *
12 B: Ob dat wohl was wird?
13 A: **Dohoch, dat wird.** LACHT KURZ

Wenn wir die individuellen Ressourcen von Menschen mit Demenz fördern[12], machen wir sie einerseits stressresistenter und stabilisieren andererseits unsere

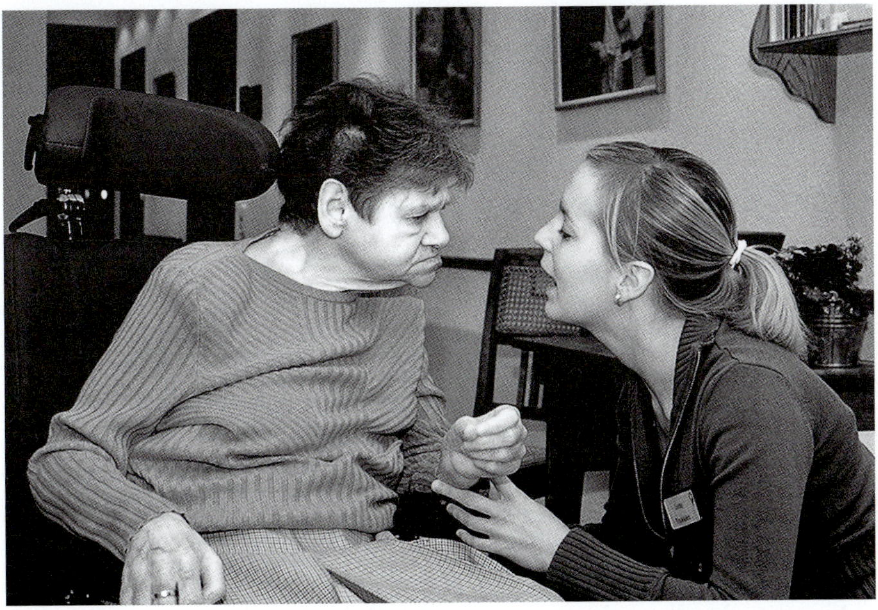

Abbildung 3-1: Kontaktaufnahme (Foto: Jo Pöttgens)

Beziehung zu ihnen.[13] Einer Studie zufolge[14] begünstigt eine solche unterstützende Einstellung in Gesprächen auch das Vorkommen von orientierten und hellen Momenten bei Betroffenen im fortgeschrittenen Krankheitsstadium.

Wenn sie in die Welt ihrer Kindheit regrediert sind oder von sich aus keinen Kontakt mehr zu uns aufnehmen (können), heißt das nicht, dass sie nicht mehr kommunizieren wollen und dass wir sie deshalb ignorieren können: Gerade dann gilt es, ihnen kommunikative Angebote zu machen (s. **Abb. 3-1**), damit sie mit anderen in Kontakt treten und sich als Teil einer sozialen Gemeinschaft fühlen können.

3.2 Wertschätzende Gesprächsführung

Eine wertschätzende Gesprächsführung beginnt mit der Annahme, dass das Verhalten einer Person mit Demenz sinnvoll ist, wenn man es durch ihre Brille betrachtet. Entsprechend sollten wir nicht von oben herab, sondern von gleich zu gleich mit ihnen sprechen[15] und sowohl unseren Ton als auch die Struktur des Gesagten erwachsenengemäß gestalten.[16] Es gilt,

- die Betroffenen respektvoll zu grüßen[17],
- ihnen für ein Gespräch zu danken[18],
- sie ernst zu nehmen[19],
- verständnisvoll zu sein[20],
- möglichst immer freundlich zu bleiben[21]
- und sie als Experten für ihren Beruf, ihre Hobbies und Lebensleistungen anzusprechen, von denen wir etwas lernen können.[22]

Im Übrigen sollte man sich davor hüten, sich wie ein Quizmaster zu verhalten: Zwar müssen wir die meiste Gesprächsarbeit übernehmen. Trotzdem sollten wir uns um kommunikative Symmetrie bemühen, indem wir beispielsweise selber auch etwas über uns erzählen[23] und die uns gestellten Fragen beantworten.[24] Wenn man keine Antwort geben könne, solle man das auch ehrlich zugestehen.[25]

Ihr Selbstwertgefühl wird zudem gestärkt, wenn sie sich nicht ausschließlich als Empfänger von Unterstützung durch andere erleben, sondern auch einmal als jemand, den wir um Hilfe bitten.[26]

Eine respektvolle und angemessene Beziehungsbotschaft ist es außerdem, Menschen mit Demenz immer mal wieder nach ihrer Meinung zu fragen („Wie hat denn der Apfelkuchen geschmeckt, den Sie letztens gebacken haben mit mir – war der gut?"), bzw. sie um einen Rat in einer erwachsenengemäßen Angelegenheit zu bitten.[27]

Um ihnen das Gefühl zu ersparen, nichts mehr zu können und zu wissen, sollten wir uns in entsprechenden Situationen hin und wieder auch dumm stellen und durch relativierende Formulierungen eigene Unwissenheit, Fehlverhalten oder Irrtümer herauskehren[28] – wie die Betreuungskraft im folgenden Beispiel, die ihre Kenntnisse der Bibel herunterspielt, um einer Bewohnerin zu schmeicheln:

Beispiel 41

01 B: #Bin auch noch bibelfest!# ZUFRIEDEN; LACHT
02 P: **Ja? * Ich nich. * Kann ich nich von mir behaupten.**
03 B: LACHT *2*
04 P: **Ich find das toll!**

Angebracht ist es ferner, auffälliges Verhalten mit Takt und Humor zu überspielen.[29] Das versuche ich, als ein Bewohner abends eine Birne in das eigentlich nur zur Zierde gedachte Brusttäschchen seines Schlafanzuges steckt:

Beispiel 42

01 S: Ham Sie noch ne Notration für heute Nacht? **
02 B: Och. Sehr wahrscheinlich, ne?
03 S: Mhm *
04 B: Jawoll. *2* <u>Und bei der/</u>
05 S: <u>Für den kleinen</u> Hunger zwischendurch? *
06 B: Ja ja. *
07 S: Na so ne Birne is schon was Feines.

Überdies sollte man vorwiegend positive Ausdrucksweisen benutzen und die Elemente „nein" und „nicht" vermeiden.[30] Strauss[31] empfiehlt die folgenden Arten, in unterschiedlichen Situationen auf eine gesichtswahrende Art und Weise nein zu sagen:

- Ich wollte, ich könnte ...
- Oh, das wäre schön!
- Ich weiß nicht; ich sehe mal, was ich tun kann.
- Das ist eine gute Idee, aber gerade jetzt passt es nicht.
- Können wir das nächste Mal darüber reden?
- Dafür ist es, glaube ich, heute zu heiß/kalt ...

3.3 Anrede

Menschen mit Demenz mit ihrem Namen anzusprechen[32] ist wichtig: Erstens steuert die Anrede (vor allem die mit dem länger erinnerten Vornamen![33]) die Aufmerksamkeit.[34] Zweitens signalisiert eine häufige bzw. regelmäßige namentliche Anrede, dass der Angesprochene uns bekannt ist und wir als Anwesende keine (ganz) Fremden sein können.[35] Drittens führt die Anrede mit dem Namen dazu, dass man sich wahrgenommen und als Individuum, als Mensch gemeint fühlt. Und viertens verrät uns eine Anredeform etwas über die Beziehung zum Angesprochenen: Die Anrede mit Sie und dem Nachnamen signalisiert Höflichkeit und Respekt, aber auch eine gewisse Distanz, während die Anrede mit Vor- und Kosenamen im positiven Fall Nähe und Intimität, im negativen Fall jedoch Distanzlosigkeit versinnbildlicht.[36] Was aber ist eine angemessene Anrede für demenzkranke Menschen? Muss es zwingend das höfliche Sie und der Nachname sein, wie das in vielen Einrichtungen streng vorgeschrieben ist? Hier ist man sich ausnahmsweise einig: Wir sollten die Form der Anrede verwenden, die die Menschen mit Demenz erstens verstehen und zweitens selber ausdrücklich bevorzugen.[37]

„Ich habe die Pflegenden und Helfer nie gemocht, die mich allzu vertraut angesprochen haben." (Davis, 1989, S. 103)

Das heißt: Wenn der Professor Doktor sich als solcher vorstellt, sollten wir ihn genau so ansprechen. Wenn die Arztgattin darauf besteht, „Frau Doktor" zu sein, dann sollten wir sie mit dieser, offenbar für ihr Selbstwertgefühl wichtigen Anrede titulieren.[38] Wenn „Fräulein Meier" stolz darauf ist, selbstständig für ihren Lebensunterhalt gesorgt zu haben, sollten wir sie entsprechend anreden.[39] Grundsätzlich sollte man die Betroffenen im deutschen Sprachraum also schon siezen und mit dem Nachnamen ansprechen.[40] Wenn aber jemand sein Leben lang, beispielsweise aufgrund seines Berufes oder der Zugehörigkeit zu einer bestimmten sozialen Schicht, von anderen mit dem Vornamen angeredet und geduzt wurde, so sollten auch wir dies tun (dürfen), sofern er uns darum bittet oder auf andere Formen der Ansprache nicht reagiert.

Allerdings gilt: Was verstanden und gewünscht wird, ändert sich im Laufe der Krankheit in einigen Fällen. Wenn demenziell erkrankte Frauen ihren angeheirateten Nachnamen beispielsweise nicht mehr erkennen, kann man sie entweder mit ihrem Mädchennamen[41], oder aber mit dem Vornamen und Sie ansprechen. Wenn es zu unserer individuellen Beziehung passt, spricht auch nichts gegen das Du.[42] In einigen Fällen kann dann sogar die Verwendung eines Kosenamens hilfreich und sinnvoll sein.[43] Wichtig ist in jedem Fall, die Wahl der Anredeform in der Pflegedokumentation zu begründen.[44] Außerdem kann es auch nicht schaden, sich vor Augen zu halten, dass der vollständige bzw. ungekürzte Name von Menschen mit Demenz auch als Ausdruck von Ärger missverstanden werden kann – nämlich dann, wenn die Mutter früher ihre Missbilligung des kindlichen Verhaltens dadurch gezeigt hat, dass sie es bei der ersten Ermahnung mit dem Ruf- oder Kosenamen (z. B. Willi), bei der zweiten mit dem vollen Vornamen (Wilhelm), und bei der dritten mit allen Vor- und Zunamen gerufen hat (Friedrich Wilhelm Ewald Weber!).[45]

3.4 Zuhören

Beziehungsarbeit beim Zuhören bedeutet:

- nicht nur offen für die Botschaften des Gesprächspartners zu sein[46]
- und nicht nur aufmerksam zuzuhören und wahrzunehmen[47],
- sondern dabei auch präsent[48] und geduldig zu sein[49],
- Schweigen auszuhalten[50]
- und Verwirrung zu tolerieren.[51]

Gute Beziehungsarbeit beim Zuhören bedeutet ferner, seinem Gegenüber durch entsprechende Hinweise (z. B. Nicken, Blickkontakt) ungeteiltes Interesse, Mitfühlen und Verständnis zu signalisieren[52] und ungewöhnliche Ausdrucksweisen nötigenfalls bestätigend zu spiegeln. Das geschieht im folgenden Gesprächsausschnitt, in dem ein Gast (G) mit einer Bewohnerin über den Stationskater spricht:

Beispiel 43

01 B: Manchmal da quietscht er auf einmal so, ne?
02 G: LACHT
03 B: Da denk ich was machst du denn? Hab ich zu ihm/, ne?
04 G: Mhm
05 B: Dann kuckt er mich an, und dann * grinst er wieder so,
06 G: Ja.
07 B: Also das is ein ** doch ein gutes .. ..
08 G: **Kann er gut, ne? Mit dem Grinsen, ne?**
09 B: #Ja.# NACHDRÜCKLICH * #Hm?# ZUM KATER
10 G: Mhm.

> *„Ich hätte gerne, dass man mir zuhört, wie ich gerne anderen zuhören möchte. Ich würde gerne von anderen erfahren was sie hören und spüren, um mich im Gegenzug ihnen zu öffnen.“* (Taylor, 2010, S. 147)

Respekt und Wertschätzung beim Zuhören bedeutet schließlich auch:

- auf das Gehörte zwar einzugehen,
- aber dabei nicht immer und nicht sofort eine Lösung präsentieren zu wollen[53]
- und vor allem nicht unentwegt Zustimmung vorzuspielen.[54]

3.5 Auf Gefühle eingehen

Das A und O in der Beziehungsarbeit ist nicht nur, den anderen nach seinen Wünschen und Bedürfnissen zu fragen[55], sondern auch deutliches Interesse für ihn und seine Gefühle zu zeigen[56] und ihm die wahrgenommenen Emotionen gegebenenfalls zurückzuspiegeln.[57]

> *„Ich hoffe, dass wir uns alle mehr Mühe geben können und Nomen, Verben und Wörterbuchbedeutungen weniger wichtig nehmen, und dass es uns weniger darauf ankommt, wer was wann gesagt hat. Ich hoffe, dass unsere Gespräche einfühlsamer werden, und dass wir spüren, was wir einander mitzuteilen versuchen."*
> (Taylor, 2010, S. 155)

Fachleute wie Betroffene halten dementsprechend Empathie[58] und das Validieren der Gefühle[59] für wichtig und notwendig. Empathisch und tröstend reagiert im Beispiel 44 ein Pfleger auf die traurige Feststellung einer Betroffenen, ihre Brüste würden immer kleiner:

Beispiel 44

01 P: So. Was darf ich Ihnen geben? Den BH?
02 B: Den BH.
03 P: Jaha. *15*
04 B: Das war auch mal mehr. * Ist alles/ *
05 P: **Wird alles weniger im Alter, gell?**
06 B: Ja, aber wirklich. *
07 P: **Leider.**
08 **Es bleibt ja keiner ausgeschlossen.**

Auch die Pflegende im folgenden Beispiel gibt sich alle Mühe, angemessen auf die Gefühle einer Bewohnerin einzugehen. Nach zunächst somatisch (also körperlich) ausgerichteten Fragen (Z. 02, 08, 09, 10, 11) spricht sie sie auf die von ihr wahrgenommene Traurigkeit (Z. 12, 13) an. Sie tippt auf Heimweh als Ursache (Z. 19) und gesteht auch ein, dass sie selber vermutlich nicht bieten kann, wonach die alte Dame sich sehnt (Z. 15/16):

Beispiel 45

01 P: Nich Frühstücken heute morgen?
02 **Ham Sie keinen Hunger?** *
03 B: Das Frühstück das is doch * alles Quatsch.*
04 P: Frau W.
05 B: Ja.
06 P: Das kennt man doch gar nich.
07 Sonst is das das Größte für Sie. **
08 **Sonst ham Sie immer Hunger. Heute gar nich?** *
09 **Ist Ihnen nich gut.***
10 **Ham Sie Halsschmerzen?** ** **Haben Sie Halsschmerzen?** *
11 **Tut hier was weh?** * Jaha? *3*
12 **Oder is sonst irgendwas? Sind Sie traurig,* hm?** * B NICKT
13 **Warum?** *2*
14 B: Warum. * Weil ich so ganz allein bin. *
15 P: **#Oooch# TRÖSTEND ich bin doch hier, hm?** *2*
16 **Aber ich bin nich das was Sie suchen, ne**?
17 B: Hat ja gar kein Sinn wenn Sie denn hier sind. *
18 Sie wollen ja doch nix von mir. *
19 P: Ach Frau W. *2* **Ham Sie'n bisschen Heimweh, * hm?**

Um Menschen mit Demenz das Ansprechen von Emotionen und Sorgen zu erleichtern, kann und soll man einer Forschergruppe zufolge[60]:

- den Gesprächsanfang möglichst offen gestalten,
- symmetrisch, also auf einer Augenhöhe kommunizieren,
- Gemeinsamkeiten mit dem Gesprächspartner feststellen,
- über die eigenen Gedanken und Gefühle sprechen,
- sich auf die Themen des Gegenübers einlassen
- und vermeiden, das Thema zu wechseln.

Die Ehefrau eines Betroffenen[61] rät überdies, die Erschöpfung und die emotionalen und physischen Grenzen der Menschen mit Demenz als die eigenen zu „verkaufen“: Statt zu sagen: „Das wird zu viel für Sie!“ sollten wir besser sagen: „Ich bin müde, lassen Sie uns eine Weile ausruhen!“

Ferner tut es vielen Erkrankten gut, wenn wir ihnen glaubhaft versichern, dass wir auch einmal Dinge vergessen, Gegenstände verlegen, oder uns bekleckern. Das tut die Pflegende im folgenden Beispiel:

Beispiel 46

01 P: Herr K., ich mach Ihnen mal hier die Hose en bisschen sauber, ne?
02 Da is drauf gekleckert. *
03 B: So. *
04 P: Ja? *
05 B: Nur ab und zu, ne?
06 P: **So ab und zu kleckert man mal. Ich auch!**
07 B: Ja.

Schließlich und endlich kommt es bei Menschen mit fortgeschrittener Demenz fast immer gut an, wenn wir bei allem, was nicht klappt oder zu Konflikten führt, wie die Kollegin im folgenden Gesprächsausschnitt die Schuld auf uns nehmen und sie um Entschuldigung bitten:[62]

Beispiel 47

01 B: #Die hat mir mein Sofakissen weggenommen!# VORWURFSVOLL
02 P: Welches Sofakissen?
03 B: Hier bei mir liegen meine/
04 P: Ach Frau P. is hier. #Och Gott oh Gott!# LACHEND Frau/
05 B: Alles kommt bei mir rein! *
06 P: **#Entschuldigung!# LACHEND** *
07 Das hab ich jetz nich gesehen, dass Frau P. hier war.
08 Die hol ich schnell #raus!# LACHEND

3.6 Lob und Komplimente

Zu einer guten Beziehungsarbeit gehört, dem anderen ein positives Feedback zu geben – ihn also immer mal wieder zu loben[63] und ihm bei jeder sich bietenden Gelegenheit ein ernst gemeintes Kompliment zu machen.[64] Im folgenden Beispiel etwa zollt jemand beim Singen einer Bewohnerin Respekt, die (im Gegensatz zu ihm selber) zahllose Lieder und Gedichte auswendig singen kann:

Beispiel 48

01 P: **Ich sehe, ich kann noch viel lernen von Ihnen Frau * S.!**
02 B: Ja?
03 P: **Jaha. Sie und Frau B., Sie können soooo viele Lieder! * 2***

04 B: Was gibt's denn da noch?
05 P: Sie ham das auch bestimmt noch in der Schule gelernt.
06 Sowas ham wir gar nich gelernt!
07 B: Was? Oh Donna Clara hab ich in der Schule gelernt?
08 P: Nein, Lieder singen. Und Gedichte.
09 **Sie können ja auch so viele andere schöne Gedichte.**
10 B: Aha! * #Mhm.# GESCHMEICHELT

Sowohl Komplimente als auch Lob sollten allerdings unbedingt erwachsenengerecht formuliert sein.[65] In Beispiel 49 bittet eine Bewohnerin den Pfleger, sich neben sie zu stellen, während sie sich wäscht. Es zeigt, dass Menschen mit Demenz durchaus skeptisch und misstrauisch reagieren können, wenn unser Lob zu überschwänglich ausfällt (Z. 12–14):

Beispiel 49
01 B: Darf ich Sie bitten?
02 P: Jaha, #ich komme.# SINGSANG *7* So.
03 B: Ich muss meinen Po waschen. **
04 Damit ich nicht umkippe. *2*
05 P: Gut. *16*
06 B: Einmal in der Woche werden wir geduscht, *
07 P: Ja, ich weiß. *2*
08 B: und da is das nicht so schlimm mit der Wascherei. *3*
09 So.
10 P: Ja Sie machen das aber sehr schön.
11 B: Bin ich einigermaßen dran?
12 P: Jaha, * wunderbar. *
13 B: #Na, wunderbar?# SKEPTISCH; LACHT
14 P: Jaha, doch, wirklich.

Auch sollte man unbedingt bestätigend auf die Weltsicht des verwirrten Gegenübers eingehen, wenn, wie in Beispiel 50, eine Bewohnerin sich in ihrer Jugend wähnt und im Spiegel scheinbar statt der alten Frau ein junges, makelloses Mädchen erblickt:[66]

Beispiel 50
01 B: Bin ich denn nicht auch ein schönes Mädchen?
02 P: Ja klar sind Sie ein schönes Mädchen. *3* Ein sehr schönes, ne?

3.7 Entscheidungen und Wahlmöglichkeiten

„Helfen Sie uns, in kleineren Lebensbereichen Entscheidungen zu treffen, damit wir das Gefühl haben, die Dinge kontrollieren zu können." (Bryden, 2011, S. 143)

Menschen mit einer Demenz sind nicht von heute auf morgen entscheidungsunfähig.[67] Ganz im Gegenteil: Bis weit in die Krankheit hinein können sie auf verbalem und nonverbalem Wege deutlich machen, ob sie noch etwas essen oder trinken möchten, ob sie Lust haben, nach draußen zu gehen, im Haushalt mitzuhelfen oder sich an sonstigen Aktivitäten zu beteiligen. Um ihr Selbstbewusstsein und das Gefühl größtmöglicher Selbstständigkeit zu unterstützen, sollten wir ihnen also so lange wie möglich Entscheidungen zutrauen[68] und ihnen Wahlmöglichkeiten anbieten.[69] Taylor[70] wünscht sich als Betroffener, dass wir ihn zum Treffen von Entscheidungen ermutigen und zugleich befähigen. Das bedeutet, dass wir weder zu viele Optionen auf einmal zur Auswahl anbieten sollten, noch so unkonkrete Fragen wie beispielsweise „Wozu haben Sie heute Lust?" stellen dürfen (vgl. **Abschnitt 4.2**).

Beispiel 51 zeigt, dass zu viele Wahlmöglichkeiten auf einmal die Erkrankten überfordern, und zu ausweichenden Antworten führen können:

Beispiel 51

01 P:	Soll ich Ihnen denn mal ne Karte schreiben?
02 B:	Ja.
03 P:	Aus welchem Land? Sie können sich's sogar aussuchen. *
04	Italien, Frankreich, Spanien, Österreich?
05 B:	**Ach, das wissen Sie besser!**

Beispiel 52 verdeutlicht, dass Menschen mit Demenz sich zumeist zwar für oder gegen ein konkret benanntes Angebot oder einen entsprechenden Vorschlag entscheiden können (Z. 02, 04). Zugleich wird sichtbar, dass eine offene, unspezifische Frage nach ihren Wünschen (Z. 05) manchmal zu Ratlosigkeit, unverständlichen bzw. unvollständigen Äußerungen und Schweigen führt (Z. 06):

Beispiel 52

01 P:	Wollen Sie Nachrichten kucken? *3*
02 B:	**Nee.**

03 P: Nee?
04 B: **Nee.**
05 P: Was möchten Sie denn, *4* #hm?# HÖHER
06 B: **Das kannste doch noch/**
07 P: Überlegen Sie sich das. * #Hm?# HÖHER ** Ja? **
08 Überlegen Sie sich, was Sie möchten! *3*
09 Möchten Sie sich lieber hinlegen? *5* #Hm?# HÖHER *
10 Frau M.? *4* Überlegen Sie sich das, ja?
11 B: Ja ja.
12 P: Gut. * Dann komm ich gleich nochmal.

Empfehlenswerte Entscheidungshilfen sind dementsprechend:

- nicht zu viele Wahlmöglichkeiten auf einmal anzubieten[71],
- beim Auswählen durch Vorschläge behilflich zu sein[72],
- und die zur Entscheidung stehenden Alternativen optisch zu präsentieren.[73]

Gleichwohl sollten wir uns klar machen, dass Entscheidungen im fortgeschrittenen Krankheitsstadium von einigen wenigen Betroffenen nicht mehr als selbstwertdienliche Selbstverständlichkeit, sondern als Überforderung und Stress erlebt werden (vgl. S. 51, **Abschnitt 1.2.1**).[74] Darauf müssen wir entsprechend reagieren. Anstatt einen demenzkranken Menschen also mit einer Frage nach einem gewünschten Brotbelag zu frustrieren, sollten wir ihm besser ein Brot vorsetzen, das er immer und mit Genuss isst, und dazu lediglich sagen: „Bitte schön, Herr Schmidt, hier ist Ihr Käsebrot!"

„Selbst die Frage, ob ich Tee oder Kaffee möchte, stellt mich vor Probleme." (Bryden, 2011, S. 123)

3.8 Zum Abgewöhnen: falsche Verhaltensweisen

„Bitte bezeichnen Sie uns nicht als „dement" – denn trotz unserer Krankheit sind wir immer noch Menschen, die eine Gehirnerkrankung haben. Hätte ich Krebs, würden Sie mich doch auch nicht als „krebskrank" bezeichnen, oder?" (Bryden, 2011, S. 151)

Gedächtnisprobleme gehören zu den auffälligsten Symptomen demenzieller Erkrankungen. Dennoch sollten wir nicht automatisch und pauschal verallgemeinernd davon ausgehen, dass die Betroffenen sich jederzeit falsch oder gar nicht an etwas erinnern, denn das bewirkt laut Taylor einen stückweisen und schleichenden Verlust des Vertrauens in die eigenen Fähigkeiten.[75] Entsprechend wünscht er sich, dass wir das Richtige an seiner Erinnerung (an)erkennen und fünfe gerade sein lassen, anstatt von ihm zu verlangen, sich an jedes Detail so exakt wie kognitiv gesunde Menschen zu erinnern.

Ausgesprochen schädlich für das Selbstwertgefühl ist es auch, wenn wir Menschen mit Demenz herablassend, verächtlich oder infantilisierend, also verkindlichend behandeln: die überwiegende Mehrheit vor allem der Theoretiker[76] und auch einige Angehörige[77] und Betroffene[78] lehnen die Babysprache kategorisch ab. Die Ärztin Bopp-Kistler hingegen empfiehlt zwar den Verzicht verkindlichender Verhaltensweisen, rät aber zum Gebrauch kindlicher Sprache.[79]

„Ich könnte es niemals ertragen, wenn man mit mir spräche und mich behandelte wie ein Kind im Ferienlager.“ (Davis, 1989, S. 102)

Einige Praktiker und Praxisbeobachter konstatieren allerdings, dass mütterliche Kommunikations- und vor allem Umgangsformen bei weit fortgeschrittener Demenz (also wenn die Betroffenen sicht- und hörbar weit in die Kindheit regrediert sind, nach ihrer Mutter rufen, selber kindlich sprechen, sich an die Pflegenden kuscheln wie ein Kind an die Mutter etc.) nicht nur nicht herablassend und respektlos sind[80], sondern sogar angemessen und äußerst effektiv sein können, um die Erkrankten etwa im Falle von Ängsten, Unruhe oder Halluzinationen emotional abzuholen und zu beruhigen.[81] Es wird also der Vielschichtigkeit der Realität nicht unbedingt gerecht, die Babysprache ohne Kenntnisse von Personen und Situation pauschal in Bausch und Bogen zu verdammen.[82]

Ein weiterer Kardinalfehler ist, in Gegenwart von demenzkranken Menschen über sie statt mit ihnen zu reden: „Wie war sie denn am Wochenende?“[83], denn das ist beschämend und erniedrigend.[84] Stattdessen sollten wir uns bemühen, sie so weit wie möglich in alle Unterhaltungen einzubeziehen. Und wenn jemand in Hörweite der Betroffenen anfängt, über diese zu reden, sollten wir diese Person unterbrechen und um ein Gespräch unter vier Augen bitten.[85]

Falsch ist es selbstverständlich auch, Demenz-Betroffene:

- zu ignorieren[86],
- zu etwas zu zwingen[87],
- zu überfordern[88],
- zu beschämen[89],
- auszulachen[90],
- mit ihren Fehlleistungen, Gedächtnislücken und Flecken auf der Kleidung zu konfrontieren[91],
- zu korrigieren[92],
- und sie zu belehren.[93]

„Ich reagiere spontan defensiv. Ohne bösen Willen und ohne Vorsatz verschleiere ich meine Einbußen." (Taylor, 2010, S. 111)

Schließlich gilt es,

- jede Art der Auseinandersetzung zu vermeiden[94],
- Anschuldigungen zu überhören[95]
- und die Betroffenen nicht zu ermahnen, wenn sie bei Stress und Aufregung unkontrolliert Schimpfwörter von sich geben.[96]

Fußnoten

1 Allan/Killick, 2008; Bowlby Sifton, 2011; Killick/Allan, 2001; McCarthy, 2012; Norberg, 2001; Sabat, 2018; Small et al., 1998; Zgola, 1999a

2 Baer, 2007; Davis, 1989; Goldsmith, 1996; Heimhilger, 2008; Lind, 2007; Stechl et al., 2012

3 Bryden, 2005; Kitwood, 2016; König/Zemlin, 2008; McCarthy, 2012; Norberg, 2001; Normann et al., 2002; Sabat, 2018; Shanks, 2005, Smith, 2016; Strauss, 2001; Young et al., 2010; Zeisel, 2009

4 Bell/Troxel, 2004; Bowlby Sifton, 2011; Caughey, 2015; Fey, 2012; Killick/Allan, 2001; McCarthy, 2012; Sabat, 2001; Shanks, 2005; Smith, 2016; Zeisel, 2009

5 Baer, 2007; Baer/Schotte, 2009; Bryden, 2005; Fey, 2012

6 Baer, 2007; Beard, 2004; Beyer, 2007; Bryden, 2005; Buijssen, 2011; Norberg, 2001; Orange/Ryan, 2000; Schneberger et al., 2013; Stechl et al., 2012

7 Becker, 2002; Buijssen, 2011; Camp, 2015; Clare et al., 2008; Eggenberger et al., 2013; Engel, 2012; Lind, 2007; McCarthy, 2012; Norberg, 2001; Guendouzi/Müller, 2006; Heimhilger, 2008; Kitwood, 2016; Klare, 2012; König/Zemlin, 2008; Pappritz, 2013; Sabat, 2018; Stechl et al., 2012; van der Kooij, 2007; Zeisel, 2009

8 Alzheimer Europe, 2005; Bowlby Sifton, 2011; Camp, 2015; Crisp, 2003; Engel, 2012; Moody, 1993; Sabat, 2018; Stechl et al., 2008; Zgola, 1999a

9 Bryden, 2005; Taylor, 2010

10 Bryden, 2005; Camp, 2015; Haberstroh et al., 2011; Young et al., 2010

11 Haberstroh et al., 2011; Sabat, 1994b

12 Baer, 2007; Haberstroh et al., 2011

13 Ramanathan, 1997

14 Normann et al., 2002
15 Normann et al., 2002; Tappen et al., 1997; Taylor, 2010
16 Bowlby Sifton, 2011; Buijssen, 2011; Eggenberger et al., 2013
17 Crisp, 2003; Kitwood, 2016; Levy-Storms, 2008; Zimmermann, 1998
18 Fey, 2012; Orange/Ryan, 2000; Schneberger et al., 2013
19 Bonner, 2013
20 Füsgen, 2001
21 Lind, 2007
22 Strauss, 2001
23 Buijssen, 2008
24 Hodgson, 1995
25 Strauss, 2001
26 Buijssen, 2012; Camp, 2015; Crisp, 2003; Liang et al., 2001; Sabat, 2018
27 Bell/Troxel, 2004; Bowlby Sifton, 2011; Crisp, 2003; Dijkstra et al., 2006; Strauss, 2001
28 Beyer, 2007
29 Berghoff, 1999; Carson et al., 2015; Health Scotland, 2006
30 Bell/Troxel, 2004; Bonner, 2013; Haberstroh et al., 2011; Hoefert, 2008; Zimmermann, 1998
31 Strauss, 2001
32 Bonner, 2013; Bowlby Sifton, 2011; Crisp, 2003; König/Zemlin, 2008; Stechl et al., 2012
33 Haberstroh et al., 2011
34 Carson et al., 2015; Haberstroh et al., 2011; Hoefert, 2008; Levy-Storms, 2008; Wilson et al., 2012
35 Archibald, 2007; Bell/Troxel, 2004; Bourgeois, 2002; Garratt/Hamilton-Smith, 1998; Schröder, 2000; Toseland/MacCallion, 1998; Zimmermann, 1998
36 Davis, 1989; Killick/Allan, 2001; Pape-Raschen, 2012; Rühl, 2012
37 Becker, 2002; Bopp-Kistler, 2016; Bowlby Sifton, 2011; Crisp, 2003; Diekämper, 2010; Haberstroh et al., 2011; König/Zemlin, 2008; Lind, 2007; Orange/Ryan, 2000; Pappritz, 2013; Schmidt/Döbele, 2016; Schneberger et al., 2013; Small et al., 1998; Taylor, 2010
38 Eichmann, 2013
39 Becker, 2002
40 Haberstroh et al., 2011; Pape-Raschen, 2012; Schmidt/Döbele, 2016; Schneberger et al., 2013
41 Johnson/Johnson, 2000; Schmidt/Döbele, 2016
42 Becker, 2002; Bonner, 2013; Pape-Raschen, 2012; Schmidt/Döbele, 2016
43 Becker, 2002; Bonner, 2013; Grealy et al., 2005; Hoffman, 1998; Schneberger et al., 2013
44 Schneberger et al., 2013
45 Killick/Allan, 2001
46 Bourgeois, 2002; Normann et al., 2002
47 Acton et al., 1999; Baer, 2007; Baker et al., 2013; Beard, 2004; Bell/Troxel, 2004; Bryden, 2005; Carson et al., 2015; Caughey, 2015; Crisp, 2003; Davis, 1989; Eggenberger et al., 2013; Garratt/Hamilton-Smith, 1998; Goldsmith, 1996; Kitwood, 2016; McCarthy, 2012; Pape-Raschen, 2012; Person/Hanssen, 2015; Sabat, 2018; Young et al., 2010
48 Kitwood, 2016
49 Berghoff, 1999; Bryden, 2005; Caughey, 2015; Gatterer/Croy, 2005; Lind, 2007; Tappen et al., 1997
50 Baker et al., 2013; Haberstroh et al., 2011; Hodgson, 1995; McCarthy, 2012
51 Ellis, 1996
52 Carson et al., 2015; Taylor, 2010; van der Kooj, 2007
53 van der Kooij, 2007
54 Taylor, persönliche Mitteilung, 2006
55 Bryden, 2005; Kitwood, 2016
56 Bourgeois, 2002; Bowlby Sifton, 2011; Buijssen, 2011; Crisp, 2003; Orange/Ryan, 2000; Tappen et al., 1997; Sabat, 2018; van der Kooj, 2007
57 Buijssen, 2012; Carson et al., 2015; Smith, 2016; Stechl et al., 2012

58 Bryden, 2005; Eggenberger et al., 2013; Kitwood, 2016; McCarthy, 2012; Orange/Ryan, 2000; Schneberger et al., 2013; Smith, 2016; van der Kooij, 2007; Wojnar, 2000b; Young et al., 2010; Zeisel, 2009
59 Bonner, 2013; Feil, 2004; Diekämper, 2010; Eggenberger et al., 2013; Gatterer/Croy, 2005; Kitwood, 2016; McCarthy, 2012; Powell, 2002; Sabat, 2001; Shanks, 2005; Strauss, 2001; Zeisel, 2009
60 Tappen et al., 1997
61 Davis, 1989
62 Buijssen, 2011; Buijssen, 2012; Carson et al., 2015; Fey, 2012; Strauss, 2001
63 Ahlborn, 2013; Broer, 2012; Buijssen, 2012; Gatterer/Croy, 2005; Haberstroh et al., 2011; Mace/Rabins, 2012; Person/Hanssen, 2015; Richter/Richter, 2004; Schröder, 2000; Shanks, 2005; Toseland/MacCallion, 1998; van der Kooij, 2007; Wilson et al., 2012; Zimmermann, 1998
64 Alzheimer Europe, 2005; Bowlby Sifton, 2011; Buijssen, 2012; Camp, 2015; Haberstroh et al., 2011; Health Scotland, 2006; Lind, 2007; Mace/Rabins, 2012; Toseland/MacCallion, 1998; van der Kooij, 2007
65 Bell/Troxel, 2004; Bourgeois, 2002; Goldsmith, 1996; Zgola, 1999b
66 Buijssen, 2012
67 König/Zemlin, 2008
68 Baer, 2007; Bowlby Sifton, 2011; Sabat, 2001, 2018
69 Alnes et al., 2011; Bowlby Sifton, 2011; Buijssen, 2011; Camp, 2015; Clare et al., 2008; König/Zemlin, 2008; Lind, 2007; Mace/Rabins, 2012; McCarthy, 2012; Sabat, 2018; Zimmermann, 1998
70 Sabat, 2018; Taylor, persönliche Mitteilung, 2006
71 Camp, 2015; Grealy et al., 2005; Hodgson, 1995; Levy-Storms, 2008; Zgola, 1999a; Zgola, 1999b
72 Bonner, 2013; Bryden, 2005; Grealy et al., 2005; Health Scotland, 2006; Hodgson, 1995; Powell, 2002
73 Alzheimer Europe, 2005
74 Becker, 2002; Bryden, 2005; Camp, 2015; Davis, 1989; Pape-Raschen, 2012
75 Taylor, 2010
76 Böhm, 2001; Böhme, 2008; Bonner, 2013; Buijssen, 2011; Eggenberger et al., 2013; Fey, 2012; Haberstroh et al., 2011; Health Scotland, 2006; Jordi/Held, 2013; Kitwood, 2016; König/Zemlin, 2008; Levy-Storms, 2008; McCarthy, 2012; Orange/Ryan, 2000; Pape-Raschen, 2012; Powell, 2002; Schneberger et al., 2013; Smith, 2016; Strauss, 2001; Stuhlmann, 2011; Toseland/MacCallion, 1998; Williams et al., 2009; Young et al., 2010; Zeisel, 2009
77 Beyer, 2007; Hodgson, 1995
78 Davis, 1989; Taylor, 2010
79 Bopp-Kistler, 2016
80 Häggström et al., 1998; Häggström/Norberg, 1996; Hoffman, 1998
81 Häggström/Norberg, 1996; Hoffman, 1998; Lind, 2007; Sachweh, 2012
82 Sachweh, 2012
83 Alzheimer Europe, 2005; Baer, 2007; Beyer, 2007; Bonner, 2013; Bowlby Sifton, 2011; Bryden, 2005; Buijssen, 2011; Caughey, 2015; Gatterer/Croy, 2005; Jordi/Held, 2013; Kitwood, 2016; König/Zemlin, 2008; Levy-Storms, 2008; Mace/Rabins, 2012; Rohra, 2011; Sabat, 2018; Sieveking, 2012; Stechl et al., 2012; Strauss, 2001; Swaffer, 2017; Taylor, 2010; Toseland/MacCallion, 1998; Young et al., 2010; Zeisel, 2009
84 Carson et al., 2015; Strauss, 2001; Taylor, 2010
85 Strauss, 2001
86 Kitwood, 2016; McCarthy, 2012
87 Kitwood, 2016; Levy-Storms, 2008
88 Berghoff, 1999; Normann et al., 2002
89 Bonner, 2013; Health Scotland, 2006
90 Bryden, 2005; Goldsmith, 1996; Kitwood, 2016; König/Zemlin, 2008
91 Alzheimer Europe, 2005; Beyer, 2007; Bowlby Sifton, 2011; Bryden, 2005; Camp, 2015; Diekämper, 2010; Engel, 2012; Health Scotland, 2006; Hoefert, 2008; McCarthy, 2012; Schneberger et al., 2013; Stechl et al., 2008; Strauss, 2001; Tappen et al., 1997; van der Kooij, 2007; Zeisel, 2009

92 Camp, 2015; Carson et al., 2015; Diekämper, 2010; Fey, 2012; Goldsmith, 1996; Haberstroh et al., 2011; Kitwood, 2016; König/Zemlin, 2008; Levy-Storms, 2008; McCarthy, 2012; Normann et al., 2002; Pappritz, 2013; Schneberger et al., 2013; Sieveking, 2012; Tappen et al., 1997
93 Mace/Rabins, 2012
94 Beach/Kramer, 1999; Berghoff, 1999; Beyer, 2007; Carson et al., 2015; Parenteau, 2000; Powell, 2002; Richter et al., 1995; Zgola, 1999a; Zgola, 1999b
95 Füsgen, 2001
96 Schmidt/Döbele, 2016; Zgola, 1999a

4 Optimieren der Gesprächsführung

In diesem Kapitel geht es darum, wie wir mit Hilfe einer geschickten Art, Themen auszuwählen (**Abschnitt 4.1**) und Fragen zu stellen (**Abschnitt 4.2**), sowie mit biografischem Wissen (**Abschnitt 4.3**) und Humor (**Abschnitt 4.4**) die Kommunikation mit demenzkranken Menschen verbessern können.

4.1 Geschickte Themenwahl

Grundsätzlich Erfolg versprechend sind Gesprächsgegenstände, die wenig inhaltslastig und wenig abstrakt, also sowohl konkret als auch sicht- und fühlbar sind.[1] Das liegt nicht zuletzt daran, dass für viele Menschen mit fortgeschrittener Demenz nicht (mehr) existiert, was für sie selber nicht zu sehen ist.[2] Im folgenden Beispiel 53 rede ich mit einer Bewohnerin über das auf dem Tisch herumliegende Strickzeug:

Beispiel 53

01 S:	Is das hier Ihres, Ihr Strickzeug?
02 B:	#Ja.# GESCHMEICHELT LACHEND *
03	Hab ich angefangen äh das erste un dat zweite Teil ** dat is/ **
04	Dat hat jemand anders, meine Tochter glaub ich gemacht.
05 S:	Mhm.
06	Mhm. *2*
07 B:	Aber ich bin dann wieder da zur Sache gegangen.
08 S:	LACHT * Was machen Sie denn da Schönes, einen Schal? *2*
09 B:	Nee. Ich nehme an/ ich nehme an /dat sind äh * wissen Sie *2*
10 S:	Oder wie.
11 B:	also Ärmel. *
12 S:	Mhm
13 B:	Da soll'n Ärmel raus werden.

14 S: Ach so, ja. * 4* Kuck/ Sehen Sie, Stricken hab ich auch vor lauter
15 Arbeit schon ganze lange nicht mehr. *
16 B: Ja nee, also Stricken dat is ja wat Tolles.
17 S: Mhm.

Weitere Anknüpfungspunkte können beispielsweise Postkarten, Fotos, Bilder, Zeitschriftenartikel, andere Erinnerungsstücke[3] wie etwa ein persönliches Erinnerungsalbum[4] oder natürlich der gemeinsam erlebte Alltag (z. B. Wetter, Ereignisse ...) sein.[5]

Welche Themen machen Personen mit Demenz außerdem Freude, und welche können Sie (nicht mehr) bewältigen? Diese Frage ist natürlich schwer zu beantworten, da kein Mensch ist wie der andere.[6] Prinzipiell empfiehlt es sich im Umgang mit Demenz-Betroffenen aber noch mehr als in jedem anderen Gespräch, ein Thema zu wählen, das sie interessiert.[7] So freut es viele, wenn wir etwas über unser eigenes Leben (die Kinder, den Hund, den Garten, etc.) und allgemein etwas über die Welt „da draußen“ erzählen.[8] Ferner stehen viele Erkrankte wie andere Menschen auch auf Klatsch und Tratsch.[9] Einige sprechen natürlich auch gerne über ihre eigene Familie[10] oder über ihre Gesundheit.[11]

Es ist zudem ratsam, sich auf einen von Menschen mit Demenz unternommenen Themenwechsel einzulassen.[12] Das tut im folgenden Gesprächsbeispiel eine Präsenzkraft: Statt enttäuscht zu sein, dass ihr Bastelangebot abgelehnt wird, geht sie auf die (z. T. konfabulierte) Begründung der Bewohnerin für ihr Desinteresse ein und bestätigt geschickt deren Selbstbild als ruhelos sich aufopfernde Hausfrau:

Beispiel 54

01 P: Wollen Sie heute ne Tulpe für Ihre Tochter basteln? *
02 B: Weiß ich nicht ob ich heute schon basteln kann. **
03 Dat is'n bisschen schnell für mich doch.
04 P: Ja sonst können Sie das ja auch an nem anderen Tag machen, ne?
05 B: Bestimmt.
06 P: Wenn Sie das heute nich machen möchten,
07 brauchen Sie das heute ja nicht machen, ne? *
08 B: Mir tut nämlich der Rücken weh. *
09 P: Tut Ihnen der Rücken weh?
10 B: Ja.

P: Wovon? *
B: Ja von der Bewegung am Tag.
P: Ham Sie zu viel gearbeitet? *
B: Jaha.
P: Ja? * Ham Sie sich zu viel bewegt? *2* HUSTET *16*
Seit wann tut Ihnen der Rücken denn schon weh Frau H. *
Heute? Den Tag über, seit heute morgen? **
B: Vor anderthalb Wochen. *
P: Seit anderthalb Wochen schon tut Ihnen der Rücken weh? *
B: Mhm.
Jaha. *
Das is immer, wenn ich en bisschen zu viel ** Körper ** bewegung
mach.
P: Wenn Sie sich zu viel bewegen, ne? *5*
B: #Ja ja.# RESIGNIERT *3*
P: Müssen Sie mal Bescheid sagen wenn das nicht besser wird, ne? Hm?
B: Ja ich nehm an, dat dat dann * wieder besser wird.
P: Oder sich mal'n bisschen ausruhen.
Mal'n bisschen da sitzen bleiben.
Oder vielleicht mal'n bisschen auf die Couch legen.
Aber das machen Sie ja * so gut wie gar nicht auf die Couch legen,
ne Frau H.? *
B: Die Zeit die ist zu wenig. *3*
P: Sie sind ja immer im Stress, im Arbeitsstress, * ne?
B: Ja, bei uns ja.

Angesichts der krankheitstypischen Probleme mit dem Kurzzeitgedächtnis sollte man nicht über jüngst Vergangenes reden[13] und stattdessen das besser erhaltene Langzeitgedächtnis nutzen, indem man eher über früher spricht.[14] Meistens kommt es sehr gut an, wenn man biografisches Wissen über den Gesprächspartner nutzt (vgl. **Abschnitt 4.3.4**) und immer wieder Details und Stichworte aus seinem Leben in die Unterhaltung einfließen lässt.[15] Besonders geeignet scheinen einerseits die Lebensthemen der Betroffenen zu sein, also die Ereignisse, Fähigkeiten und Eigenschaften, die sie bewegen, bzw. auf die sie beispielsweise sehr stolz sind.[16] Andererseits reden sie gerne über die schönen Erlebnisse in ihrer Kindheit und Jugend.[17] Richard Taylor[18] warnt uns allerdings zu Recht, dass wir es mit dem Sprechen über die Erinnerungen nicht übertreiben sollen: Weder sollten wir unsere Gespräche in einem zu frühen Krankheitsstadium auf die Vergangenheit beschränken, noch sollten wir es bei früh Erkrankten tun, die eigentlich noch sehr am Hier und Jetzt interessiert sind. Entsprechend können wir auch versuchen, über Geschehnisse in der Gegenwart zu plaudern[19] oder über universelle menschliche Gefühle, Wahrheiten und Erfahrungen zu sprechen.[20] Meinungen sollten Vorrang vor Fakten haben.[21]

Ferner ist es sinnvoll, sich eine Liste mit Themen zu erstellen, die man besser meiden sollte, weil sie die Erkrankten aufregen oder traurig machen.[22] Bell und Troxel[23] empfehlen überdies, beunruhigende Nachrichten von ihnen fern zu halten.

Günstig für den Umgang mit Menschen im späten Krankheitsstadium sind schließlich Formen ritueller Kommunikation, die ja zumeist, wie das Grüßen, Danken, „Guten-Appetit-Wünschen" oder Beglückwünschen standardisierte, also leichter zu bewältigende Inhalte haben.[24]

Wenn man längeres Schweigen nicht gut aushalten kann, darf man sich das schlechte Kurzzeitgedächtnis der meisten Erkrankten auch einmal zunutze machen und guten Gewissens ein vorheriges Thema variierend wieder aufgreifen, oder sogar wörtlich wiederholen.[25]

4.2 Fragen richtig stellen

In vielen Gesprächen stellen wir unseren Gesprächspartnern ganz selbstverständlich und ohne groß darüber nachzudenken Fragen. Im Umgang mit demenzkranken Menschen sollte man allerdings vorab überlegen, wie man Fragen individuell angepasst (d.h. je nach den noch vorhandenen Sprachfähigkeiten) so stellen kann, dass man ihnen eine Beteiligung an der Unterhaltung ermöglicht, anstatt sie zu erschweren.[26] Um Verwirrung zu vermeiden, ist es beispielsweise grundsätzlich sinnvoll, Fragen nicht nebenbei zu stellen, also wenn Sie gerade mit anderen Aktivitäten beschäftigt sind und die Kommunikation miteinander gar nicht im Vordergrund steht.[27]

Nach Meinung vieler Fachleute ist es geschickt, Fragen möglichst so zu stellen, dass die Betroffenen sie auch beantworten können.[28] Weniger Einigkeit besteht allerdings darüber, welche Arten von Fragen von Personen mit Demenz beantwortbar, und daher empfehlenswert sind.[29]

Viele plädieren pauschal dafür, ihnen (vor allem denen mit merklichen Sprachproblemen) vorwiegend geschlossene, d.h. mit ja und nein oder einem Kopfnicken bzw. -schütteln beantwortbare Fragen zu stellen.[30] Andere sehen die Sache differenzierter und halten geschlossene Fragen vor allem für aufgabenbezogene Kommunikation während der Erledigung alltäglicher Aktivitäten für hilfreich.[31]

Im Hinblick auf Oder-Fragen besteht mehr Uneinigkeit: Während die einen meinen, Oder-Fragen wie: „Wollen Sie Kaffee oder Tee?“ seien unproblematisch, wenn man in ihnen nur zwei Alternativen biete[32], sagen die anderen, Oder-Fragen sollten besser ganz vermieden werden.[33]

Noch weiter gehen die Empfehlungen hinsichtlich offener Fragen auseinander: Während einige von offenen Fragen kategorisch abraten[34], sprechen andere sich angesichts guter Erfahrungen vehement dafür aus.[35] Sie argumentieren, offene Fragen wie beispielsweise: „Was macht Ihnen Spaß?“ seien geeignet,

- weil sie den Antwortenden viel Freiheit ließen[36],
- und weil sie erwiesenermaßen auch längere und sinnvolle Reaktionen bewirken könnten.[37]

Manche machen ihr Urteil vom thematisierten Inhalt abhängig: offene Fragen seien beispielsweise vollkommen okay, wenn es darin vorwiegend um Beziehungen und Gefühle, nicht um Wissen und Gedächtnisleistungen geht.[38]

Wer hat nun Recht? Einer Studie zufolge sind ja/nein Fragen für Menschen mit Demenz am einfachsten zu beantworten:[39] Sie führen in dieser Untersuchung in mehr als 8 von 10 Fällen zu einer gelingenden Kommunikation. Etwas schwieriger scheinen Oder-Fragen zu bewältigen zu sein, denn auf sie konnten die Betroffenen nur in zwei Dritteln aller Fälle sinnvoll reagieren. Am schwierigsten aber sind tatsächlich offene Fragen: in nur 4 von 10 Fällen konnten sie angemessen beantwortet werden. Diese Ergebnisse decken sich nicht nur mit den Intuitionen und Erfahrungen vieler Theoretiker, sie spiegeln auch ziemlich exakt die Verhältnisse in meinem Gesprächsmaterial wider.

Demnach sollte man sich, wenn erste Verstehens-, Wortfindungs- oder Entscheidungsprobleme auftreten, z.B. nicht unspezifisch erkundigen, was Menschen mit Demenz essen wollen, sondern sie konkret fragen, ob sie ein Wurst- oder ein Käsebrot mögen.[40] In einer noch späteren Phase der Erkrankung würde man zunächst nur fragen, ob sie ein Wurstbrot wünschen, und nur im Falle einer Verneinung den Käse ins Spiel bringen.

Ich denke, dass eine Vereinfachung oder der komplette Verzicht auf bestimmte Frage-Varianten unabhängig von Person und Situation weder nötig, noch in sprachlicher wie psychischer Hinsicht angemessen ist.

Um Menschen mit Demenz Stress zu ersparen, sollte man aber:

- nicht zu viele Fragen stellen[41],
- nur eine Frage auf einmal stellen[42],
- Hinweise darauf geben, wie man die Frage beantworten könnte[43],
- keine Test-Fragen stellen, auf die es richtige und falsche Antworten gibt[44],
- nicht warum, wieso, wann, wer fragen[45],
- auf Verständnisfragen verzichten, wenn die zu Aggressionen führen[46],
- und eher Fragen stellen, die die Meinungen und Ansichten der Betroffenen erkunden (z. B.: Kommt Ihnen das bekannt vor? Was gefällt Ihnen am besten am Frühling? Was ist Ihr Lieblingsessen?).[47]

Viele bejahen auf dem Hintergrund ihrer Erfahrungen die Frage, ob man sich nach dem Befinden und den Gefühlen der Menschen mit Demenz erkundigen darf.[48]

In einer Hinsicht sind sich die meisten ExpertInnen einig: Wenn man die erkrankten Personen durch Nachfragen drängt, sich an etwas zu erinnern, bewirkt man damit nur Stress und Beschämung.[49] Deshalb gilt es, Fragen nach den Ereignissen der letzten Tage oder Stunden zu vermeiden.[50] Stattdessen solle man besser selber erzählen, was in dieser Zeit passiert sei, weil das dem Gesprächspartner Zeit zum Nachdenken gebe und zuweilen sogar seinem Gedächtnis auf die Sprünge helfe.[51]

> *„Zu fragen, ob ich mich an ein bestimmtes Ereignis erinnern konnte, war demütigend, und zwar unabhängig davon, ob ich mich daran erinnern konnte, oder nicht. Ich fühlte mich sehr viel wohler, wenn er einfach über eine Begebenheit berichtete, weil das eine Tür für mich offen ließ, dieser ‚neuen' alten Erinnerung entweder einfach zuzuhören, oder mitzureden."* (McGowin, 1993, S. 98)

4.3 Sinnvoller Einsatz von biografischem Wissen

Die Kenntnis der Biografie eines Menschen hilft, diesen besser zu verstehen (**4.3.1**), seine Identität und sein Selbstwertgefühl zu stützen (**4.3.2**), die Beziehung mit ihm angemessen zu gestalten (**4.3.3**) und für ihn interessante Gesprächsthemen zu finden (**4.3.4**). Deshalb wird anschließend (**4.3.5**) skizziert, wie wir dieses Wissen sinnvoll einsetzen können, und was wir damit besser nicht tun sollten (**4.3.6**).

„Wir müssen einander besser informieren, damit wir unsere Empfindungen eher mitteilen und versuchen können, unsere jeweiligen Wünsche und Bedürfnisse zu erfüllen.“ (Taylor, 2010, S. 142)

4.3.1 Biografie hilft zu verstehen

Je mehr wir über die Lebensgeschichte eines Menschen wissen, desto besser können wir seine prägenden Charaktereigenschaften erkennen[52] und sein jetziges Verhalten verstehen.[53] Biografisches Wissen hilft somit einzuschätzen, ob bestimmte Verhaltensweisen demenz- oder lebensgeschichtlich bedingt sind.[54]

Biografiekenntnisse erleichtern uns auch, die Äußerungen von Menschen mit Demenz zu verstehen.[55] Wenn man zudem individuelle, aus der Lebensgeschichte abgeleitete Schlüsselwörter im Gespräch einsetzt, verstehen auch sie uns besser. Man bewirkt so nicht selten längere, besser verständliche, oder überhaupt verbale Reaktionen bei den Betroffenen.[56]

Biografisches Wissen hilft ferner, sie auf geschickte Art und Weise dazu anzuregen, die verbliebenen Fähigkeiten besser oder überhaupt zu nutzen[57] und beispielsweise bedeutungsvolle Beschäftigungen für jede/n einzelne/n zu finden.[58] Aus diesem Grunde sind nicht nur motorische, sondern auch sensorische, intellektuelle, emotionale und soziale biografische Daten interessant.[59] Wichtig sind überdies nicht die bloßen Fakten, sondern vor allem deren Bedeutungen für eine Person.[60] So reicht es etwa nicht, zu wissen, ob jemand seinen Lebensunterhalt als Bäcker oder Schlosser verdient hat – man sollte schon auch herausfinden, ob er diesen Beruf freiwillig ergriffen und mit Freude ausgeübt hat, oder aber dazu gezwungen wurde.

Biografisches Wissen hilft vor allem, schwierige Pflegesituationen besser in den Griff zu bekommen[61]: Wenn man individuelle Copingstile[62] und aggressionsauslösende Faktoren erkannt hat, ist man eher in der Lage, Pflegeprozeduren wie das Baden personenspezifisch zu gestalten[63] und auf diesem Wege Aufregung, Frust und herausforderndes wie gefährliches Verhalten zu verhindern (vgl. auch **Abschnitt 7.3.2**).[64]

Biografisches Wissen hilft schließlich auch, zu verstehen, warum Betroffene, die vom Kolonialismus des Kaiserreichs und vom Rassenwahn der Nazis geprägt wurden, z.B. Pflegepersonen mit anderer Hautfarbe oder aus anderen Kulturen ablehnen.[65]

4.3.2 Biografie hilft Identität und Selbstwertgefühl zu wahren

Der Einsatz von biografischem Wissen trägt dazu bei, die Identität von Menschen mit Demenz zu bewahren.[66] Die Anhänger der Selbsterhaltungstheorie gehen sogar davon aus, dass das Wiederholen und Üben von biografischen Daten und Fakten den Betroffenen hilft, das Selbst zu erhalten und zu reaktivieren.[67] Die meisten AutorInnen sind sich darin einig, dass es demenzkranken Menschen ausgesprochen gut tut, sich an ihre Vergangenheit, besonders an ihre Leistungen und geliebte Menschen zu erinnern und mit anderen darüber zu reden[68]: Sie brauchen jemanden, der mit ihnen in den schönen Erinnerungen schwelgen und die nicht so schönen verstehen kann.[69] Wenn wir ihre Biografie kennen, entstehe bei ihnen das schöne Gefühl von Stabilität.[70] Überdies bestätige biografisches Wissen ihr Personsein und stärke durch die Anerkennung ihrer Lebenserfahrungen ihr Selbstwertgefühl und ihre Würde.[71]

„*Gepriesen sei die Person, die einem Alzheimer-Patienten [...] ermöglicht, sich die Situationen zu vergegenwärtigen, in denen er noch nützlich war.*" (Davis, 1989, S. 103)

4.3.3 Biografie hilft bei der Beziehungsarbeit

Biografisches Wissen ist nötig, um ein vertrauensvolles Verhältnis zu Menschen mit Demenz herzustellen[72], die Fremdheit zwischen ihnen und professionellen Helfern zu überbrücken und die Beziehung zueinander zu stärken.[73] Überdies kann Erinnerungspflege Gemeinsamkeiten zwischen den Beteiligten ans Tageslicht bringen.[74] Das Ansprechen biografischer Details signalisiert Interesse und Wertschätzung und kann das Wohlbefinden der Erkrankten steigern.[75]

Biografisches Wissen ermöglicht individualisierte Pflege und Betreuung und dadurch eine hohe Lebensqualität.[76] Überdies schafft der Einsatz vertrauter biografischer Elemente in der Umgebung und in der Alltagsgestaltung Sicherheit.[77] Die Kenntnisse von Biografie, Kultur, Religion und Mentalität sind insbesondere für das Wohlbefinden von Demenz-Betroffenen mit einem Migrationshintergrund wichtig.[78]

Nicht unerwähnt sollte allerdings bleiben, dass der Einsatz von biografischem Wissen auch Gefahren birgt: Wenn man nämlich jedes Verhalten ausschließlich auf die Vergangenheit bezieht, kann es passieren, dass man für andere Erklärungsmöglichkeiten blind wird.[79]

4.3.4 Biografie liefert Gesprächsthemen

Biografisches Wissen hilft bei der Kommunikation, weil die Lebensgeschichte eines Menschen reichlich Gesprächsstoff[80] bietet (vgl. **Abschnitt 4.1**): Wenn ich etwas über jemanden weiß, kann ich sinnvolle Stichworte ins Gespräch einwerfen[81], um ihn oder sie so möglicherweise dazu anzuregen, sich zu erinnern und noch etwas mehr über sich zu erzählen.[82] Auch hilft biografisches Wissen, Themen zur Ablenkung zu finden, wenn die Betroffenen aufgeregt oder traurig sind.[83] Böhm hat beobachtet, dass demenzkranken Menschen persönliche Anekdoten häufig wichtiger sind als historische Fakten.[84]

4.3.5 Wie Biografie sinnvoll zu nutzen ist

Es ist anzuraten, biografische Details über wenig auskunftsfreudige (und natürlich auch andere) Betroffene nach und nach aufzuschreiben, sobald Sie diese zufällig im Gespräch erfahren.[85] Das Erheben einer Biografie ist nicht mit dem einmaligen Ausfüllen eines Formulars erledigt![86]

Offenbar wirken ehrliches Interesse und Begeisterung derer, die biografische Informationen erfassen, ansteckend auf die Befragten.[87]

Nutzen Sie biografisches Wissen tagtäglich so, dass Sie dem Menschen mit Demenz Wahlmöglichkeiten und Kontrolle über Teile seines Lebens eröffnen und ihm dadurch seine Würde und Selbstachtung belassen.[88] Das bedeutet zum einen, seine lebenslangen Gewohnheiten und Rituale wo möglich in den Pflegealltag zu integrieren (vgl. **Kapitel 5**):[89] Auf diese Art und Weise kann der betroffene Mensch in der Regel entweder zu eigenständigerem Handeln befähigt werden[90], oder wenigstens pflegerische Hilfe besser akzeptieren; er erlebt überdies mehr Zufriedenheit und weniger Stress.[91] Finden Sie also beispielsweise heraus,

- welche Bedeutung das Kochen und Zubereiten von Mahlzeiten für die Person früher hatte,
- was sie gerne isst, und welche Essgewohnheiten sie hat,
- welche Körperpflegerituale sie durchgeführt hat,
- welche Schlaf-, Aufstehens- und Zubettgehrituale sie hatte,
- welche Musik sie gerne hört,
- und was früher ihre Lieblingsbeschäftigungen waren.[92]

Es bedeutet zum anderen, in Gesprächen positiv besetzte, schöne Erinnerungen anzusprechen.[93] Bei den meisten Menschen scheint es günstig zu sein, dabei an die Erfahrungen aus der Jugend und dem frühen Erwachsenenalter anzuknüpfen[94]: an eine Zeit also, in der sie mitten im Leben standen und wichtige Rollen und Funktionen in Beruf und Familie innehatten.

Strittig ist allerdings, ob man über negative Erinnerungen reden sollte: Während die einen empfehlen, die nicht so guten Lebenserfahrungen in Gesprächen auszusparen[95], sind die anderen davon überzeugt, dass es auch für sie einen Raum geben müsse und es hilfreich sei, Traurigkeit oder Enttäuschung darüber ausdrücken zu können.[96]

Wenn Sie planen, gemeinsam Gegenstände oder Fotos anzuschauen, sollten Sie unbedingt dafür sorgen, dass der Mensch mit Demenz eine geputzte Brille auf der Nase trägt.

4.3.6 Was man mit biografischem Wissen nicht machen sollte

Es ist wichtig, die Biografie eines Menschen mit Demenz zu erheben. Machen Sie sich aber bewusst, dass viele es nicht mögen, wenn wir sie zu neugierig befragen[97] – und sei es auch nur im Zusammenhang mit Vorlieben und Abneigungen beim Essen, wie im folgenden Beispiel:

Beispiel 55

01 S: Essen Sie auch gerne Mittagessen?
02 B: Ja das kommt drauf an. **
03 S: Haferschleim ham Sie nicht gerne, ne?
04 B: Nein. * Sie?
05 S: Nee. Aber Möhrengemüse hab ich gern.

06 B: Möhren ja.

07 S: Mhm *

08 B: Die schmecken mir auch.

09 S: Mhm. Mögen Sie auch Bohnen? **

10 B: #Jaha# ZÖGERLICH nicht gerade so.

11 S: Nicht gerade so.

12 B: Nee. **

13 S: Mögen Sie Porree? *

14 B: **#Ach du liebe Zeit! Jetz werde ich aber hier befragt.# ÄRGERLICH**

16 S: >LACHT<

17 B: **Das ist also doch * n bisschen zu doll.**

Etwas über die Lebensgeschichte eines anderen Menschen zu wissen, ist allerdings auch verführerisch. Nur allzu schnell kann es geschehen, dass man im Eifer des Gefechts plötzlich zum Prüfer, zur Möchtegern-Therapeutin oder zum oberlehrerhaften Besserwisser wird. Die folgenden Verhaltensweisen sind daher absolut tabu:

So lobenswert es auch ist, wenn Sie viel Zeit investiert und sich für einen Menschen mit Demenz ein spezielles, auf seine Lebensgeschichte bezogenes Thema ausgedacht und möglicherweise sogar dazu passende Materialien mitgebracht haben: Akzeptieren Sie es, wenn er Anzeichen von Unlust und Desinteresse zeigt. Zwingen Sie ihm die Beschäftigung damit keinesfalls auf: Davon haben weder Sie noch er etwas.[98] Versuchen Sie es lieber zu einem späteren Zeitpunkt oder an einem anderen Tag noch einmal.

Alles, was aus dem alltäglichen Einerlei herausragt, hat für kognitiv gesunde Menschen Neuigkeitscharakter und wird gerne als Gesprächsthema genutzt. Fragen Sie aber bitte einen demenzkranken Menschen nicht, was er am Vormittag gemacht hat, oder ob am Nachmittag Besuch da war: Sie bringen ihn damit in eine peinliche Situation, denn an diese Dinge kann er sich wegen seines schlechten Kurzzeitgedächtnisses garantiert nicht erinnern, wie im Beispiel 56:

Beispiel 56

01 P: So. Und ham Sie'n schönen Nachmittag gehabt? *2*

02 B: Nee.

03 P: Nö? *2* Ich habt gedacht Sie wären mit Ihrem Sohn aus gewesen.

04 Unterwegs gewesen, hm?

05 B: Hm nee. * War der nicht. *

06 Ich weiß nicht was der musste. * Ich weiß es nicht mehr. * 2*

07 P: Och ich hab gedacht Sie wären mit Ihrem Sohn unterwegs gewesen.

08 B: Ja? Wär auch schön gewesen. *

09 P: Aber der hat Sie doch abgeholt, gell? * 2*

10 B: Der musste aber woanders hin.

11 P: Ach so. * 2* Naja.

Stellen Sie vor allen Dingen keine Fragen, deren Antworten Sie selber bereits kennen – denn damit reiben Sie den Betroffenen ihre Defizite besserwisserisch und demütigend unter die Nase:

Beispiel 57

01 P: Ham Sie heut morgen eigentlich auch Ihr Adventstürchen

02 aufgemacht?

03 Beziehungsweise in Ihren Nikolausstiefel gekuckt? * 2*

04 B: Mhm.

05 P: Ja?

06 B: Mhm. * 12*

07 P: Und was war da drinne? *

08 B: Ach * nix. *

09 P: Bitte? **

10 B: Ach.

11 P: Was #Süßes?# HOCH *

12 B: Nee. Komm. * 3*

13 P: **Nee? Was könnt's denn gewesen sein. Ein Gedicht?**

Wenn Sie von außergewöhnlichen Ereignissen wissen oder Besucher gesehen haben, sollten Sie besser selber davon erzählen[99], wie die Pflegende im nächsten Gesprächsausschnitt:

Beispiel 58

01 P: Gestern hatten Sie Besuch, nich? Mhm?

02 B: Weiß ich gar nicht mehr.

03 P: Doch. Diese Dame. Wie heißt die noch? Die hier immer kommt.

04 B: Ach so. Ja jaaa.

05 P: Jaa. Die hat aber wieder was Feines vorgelesen. Ich hab das gehört.
06 B: Mhm.
07 P: Richtig was Lustiges, nich?
08 B: Ja?
09 P: Jaha. Ich hab Sie nämlich lachen hören.
10 B: Ja?
11 P: Mhm.

Erliegen Sie nicht der Versuchung, das Wissen, das Sie über eine Person haben, wie in einer Prüfung abzufragen.[100] Wenn wir beispielsweise eine Demenz-Betroffene nach der Anzahl, den Namen und Berufen ihrer Kinder fragen, setzen wir sie gehörig unter Druck. Statt Freude und Selbstbestätigung bescheren wir ihr dann Selbstzweifel und Stress.

Beispiel 59
01 P: Wie viele Kinder ham Sie? **
02 B: Das weiß ich nich mehr.
03 P: Hab ich grade gesagt. ** Sechs. *
04 B: Weiß ich aber nich.
05 P: Nich?
06 B: Nee!

Es ist okay, sich beim Reden über früher nach dem Geburtsjahr einer Bewohnerin zu erkundigen. Fragen Sie aber nicht in einem zweiten Schritt danach, wie alt sie jetzt ist – Sie wissen doch, dass sie das aufgrund ihrer zeitlichen Desorientierung nicht kann![101] Zudem kann die Konfrontation mit der Realität des Altseins Ärger und Erschrecken provozieren, wie im folgenden Beispiel aus dem Jahr 2000 (Z. 08):

Beispiel 60
01 P: Ja wie alt sind Sie?
02 B: Weiß nicht.
03 P: Wann sind Sie geboren?
04 B: Dreizehn.
05 P: Jaha? Wir haben Zweitausend.
06 B: Ja?
07 P: Also sind Sie siebenundachtzig. Jaha, schönes Alter.
08 B: **KLAGEGERÄUSCHE, WEINEN**

Korrigieren Sie die Betroffenen nicht, wenn sie etwas über ihr Leben erzählen, das Ihrer Meinung nach nicht stimmt.[102] Machen Sie sich klar, dass man Sie nicht absichtlich belügt, sondern Ihnen einen Einblick in Lebensträume und unerfüllte Wünsche gibt: Lassen Sie die ehemalige Hausfrau unbedingt von ihrem Leben als berühmte Opernsängerin und ihren Erfolgen an der Mailänder Scala erzählen, schwelgen Sie mit ihr in diesen traum-haften Erinnerungen ...

Vermeiden Sie es, Menschen mit Demenz mit dem Tod geliebter Angehöriger zu konfrontieren (vgl. auch **Abschnitt 8.4**).[103]

Verkneifen Sie sich unbedingt auch herablassende, abwertende Bemerkungen wie beispielsweise „Musikantenstadt oder wie das ganze Zeug heißt" oder „Nehmen wir dieses schlichte, karierte, schnöde, richtige Spießerhemd im Holzfällerdesign.", wenn Demenz-Betroffene andere Wertvorstellungen und Geschmäcker haben als Sie.[104]

4.4 Humor

Lachen ist gesund – das gilt auch und gerade für den Umgang mit demenzkranken Menschen. Gemeinsam mit anderen lachen zu können, tut ihnen gut.[105] Es fördert ihr psychisches Wohlbefinden[106], vermittelt Nähe[107], und es macht sie wacher.[108] Humor bringt, anders gesagt, auch Leichtigkeit in ihren Alltag.[109] Humor hilft Stress abzubauen[110] und das Vorkommen von Agitation zu verringern.[111] Deshalb geht es in den nächsten Abschnitten darum, welche Art von Humor Menschen mit Demenz selber schätzen und verstehen (**4.4.1**), wie sie Humor selber nutzen (**4.4.2**), und welche Art von Humor sich im Umgang mit ihnen empfiehlt (**4.4.3**).

4.4.1 Humor verstehen

Worüber können Demenz-Betroffene lachen? Meistens amüsieren sie sich ungefähr über dieselben Dinge wie vor Krankheitsbeginn.[112] Allerdings verändert sich mit der immer eingeschränkteren Funktionstüchtigkeit ihres Gehirns auch die Fähigkeit, bestimmte, komplexere Formen des Humors zu verstehen. Über alte, vielfach gehörte bzw. selber erzählte und in der rechten Hirnhälfte als lustig gespeicherte Witze können sie vielleicht noch lachen; neuere Witze begreifen jedoch viele von ihnen nicht.[113] Deswegen sind Humorgruppen, in denen

Witze erzählt, oder lustige Texte vorgelesen werden, für Menschen mit fortgeschrittener Demenz eher ungeeignet.[114]

„‚Hast du eine Kontaktanzeige aufgegeben?‘, frage ich augenzwinkernd. Aber er versteht den Witz nicht. Er schaut mich traurig an und meint: ‚Frag mich nicht so viel, denn ich weiß nur noch wenig.‘“ (Braam, 2007, S. 162)

So nimmt auch die Bewohnerin im folgenden Beispiel meine scherzhaft gemeinte Äußerung (Z. 07) ernst und bezieht sie eher auf ihr Weltwissen (wozu Menschen typischerweise Klammern im Mund tragen):

Beispiel 61

01 B: Schwester, wenn Sie lachen,
02 dann sehen Se noch einmal so schön aus!
03 S: Ach. * Soll ich dann immer lachen? >LACHT<
04 B: Mhm.
05 P: LACHT
06 B: Ja. *3* Wenn wir zusammen sind ja * dann ne kurze Zeit.
07 S: Mhm? *2* Muss ich mir so Klammern hier in'n Mund machen?
08 B: **Jaha, * Klammern, wegen de Zähne, ne?**
09 S: Damit ich immer lache, mhm *
10 B: Schwester und ich hab auch schon fremde Zähne drin.
11 S: Ach wirklich?

Das Verstehen von Witzen bewältigt bei gesunden Menschen schwerpunktmäßig die dominante, meist linke Hirnhälfte (Moran et al., 2004; Wild, 2010). Diese wird jedoch scheinbar bei vielen Betroffenen schneller und massiver von der Krankheit beeinträchtigt als die rechte (Herholz et al., 2002; Lee et al. 2013; Ott et al., 2000; Papagno, 2001; Thompson et al., 2003; Zahn et al., 2004). Da sie überdies Sprache aufgrund der ebenfalls nachlassenden Fähigkeiten der rechten Hirnhälfte immer häufiger wörtlich verstehen, können sie die dabei verwendeten Wortspiele und Zweideutigkeiten irgendwann nicht mehr erfassen – sie können nicht mehr nachvollziehen, was an einem Witz lustig ist (Lehman Blake, 2010; Wild, 2007).

Das heißt nun nicht, dass sie ihren Humor verlieren: Viele Menschen mit Demenz sind durchaus sensibel für Situationskomik.[115] Das, was sie lustig finden, verschiebt sich nur weg von intellektuellen Wortspielen und hin zu Sichtbarem und Nonverbalem[116]: Sie mögen Albernheiten, kindlichen Humor und Slapstick.[117] Sie amüsieren sich über die Streiche von Charlie Chaplin, Stan Laurel, Oliver Hardy[118] und Mr. Bean[119] – also darüber, dass jemand auf einer Bananenschale ausrutscht, eine Torte ins Gesicht geworfen oder eine Bratpfanne über den Kopf gehauen bekommt. Endlich ist mal jemand außer ihnen selbst ungeschickt, endlich können sie einmal Schadenfreude über die Fehler anderer empfinden![120] Komisch sind für sie oftmals Pantomime, Grimassen, wildes parodistisches Gestikulieren, merkwürdige Arten des Gehens (denken Sie nur an Charlie Chaplin!) und Verkleidungen.[121] Entsprechend kommen Clown-Besuche bei ihnen häufig sehr gut an, denn Clowns kommunizieren vorwiegend nonverbal:[122] Sie bewirken nicht nur Lächeln oder Lachen (s. **Abb. 4-1**), sondern auch eine verbesserte Wahrnehmung der Außenwelt[123] und eine Abnahme der Unruhe.[124]

Ob sie unseren Humor nun verstehen oder nicht, Menschen mit Demenz lassen sich durch das Lachen und die Heiterkeit anderer anstecken.[125] Überdies scheint es ihre aggressiven Impulse zu hemmen, wenn sie angelächelt werden[126] und regelmäßig Clown-Visiten erleben.[127]

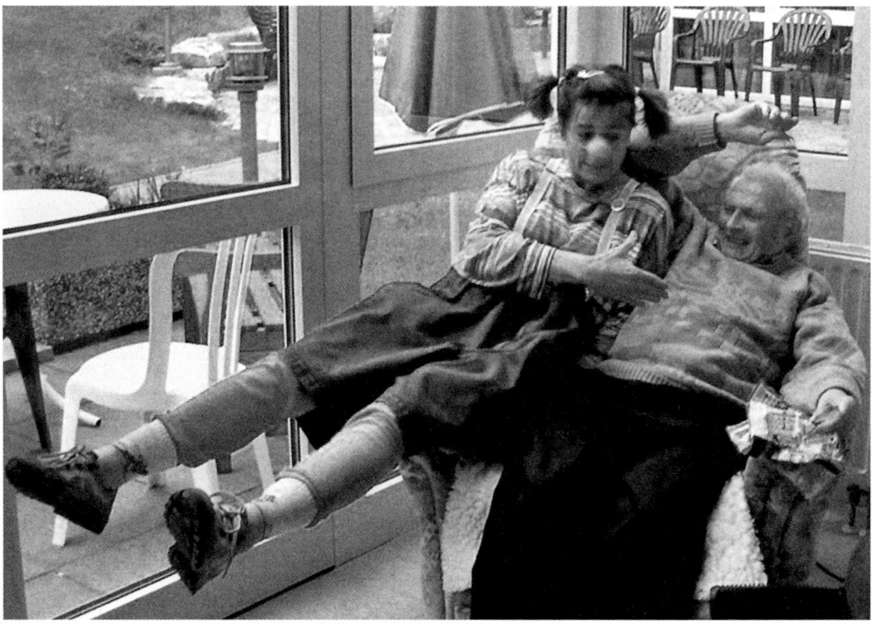

Abbildung 4-1: Spaß beim Clown-Besuch (Foto: Karin Peters)

4.4.2 Selber humorvoll sein

Durch eine demenzielle Erkrankung geht der Humor nicht verloren.[128] Bei einigen Betroffenen wird er allerdings etwas spärlicher[129], bei anderen kommt er durch die Krankheit erst zum Vorschein.[130] Manche scheinen verschiedene Formen des Humors als eine Form der Bewältigung ihrer Krankheit zu nutzen.[131] Sie zeigen Selbstironie und Galgenhumor, um mit ihrem Schicksal fertig zu werden[132] und ihr Selbstwertgefühl aufrecht zu erhalten.[133] Verständlicherweise können sie allerdings (gerade im Anfangsstadium der Erkrankung) am ehesten im geschützten und vertrauten Kreis ihrer Familie über sich selber und ihre Fehler lachen.[134]

> *„Das Lachen ist ein befreiendes Ventil wie das Schreien – aber es ist in sozialer Hinsicht akzeptabler."* (McGowin, 1993, S. 122)

Man hat beobachtet, dass in einer Memory-Klinik Humor eingesetzt wird, um Beziehungen zu den Ärzten zu knüpfen und um Solidarität zu erzeugen.[135] Während einer neuropsychologischen Untersuchung würden sie insbesondere auch Späße über sich selber machen, um ihr Gesicht zu wahren und zu zeigen, dass sie sich ihrer Situation bewusst und trotz Gedächtnisproblemen kompetente soziale Interaktionspartner sind.

Auch (vermutlich als Formel oder Floskel abgespeicherte) Wortwitze bzw. Wortspiele kommen bei einigen Menschen mit Demenz im anfänglichen Krankheitsstadium noch zum Einsatz. So antwortete beispielsweise eine Hundefreundin auf die Frage, ob sie eine Vorliebe für eine bestimmte Rasse habe, sie möge alle Hunde – auch die „Rollmopse" (vgl. auch das nachfolgende Zitat).

> *„‚Und was machen wir nun?' Frau M. antwortet spontan. ‚Na, einen guten Eindruck natürlich, was sonst?'"* (Hausmann, 2004, S. 242)

Einige wenige scheinen auch bei fortgeschrittener Demenz noch Freude daran zu haben und in der Lage dazu zu sein, auf witzige Art und Weise mit Worten und Lauten zu spielen und dadurch ihre Persönlichkeit auszudrücken.[136] So entgegnete etwa eine WG-Bewohnerin auf die Feststellung einer Pflegenden, sie wolle wohl keine Nudeln essen, mit den Worten: „Bin ja schon genudelt!" In einer anderen Situation reagierte sie mit einem Wortspiel auf die Äußerung eines Mitbewohners, er müsse jetzt aufbrechen (Z. 06):

Beispiel 62

01 B1: Ich muss jetz auf.
02 P: Wohin.
03 B1: Aufbrechen.
04 P: Aufbrechen?
05 B1: Ja.
06 B2: **Dann brich mal auf, und brich nich ab! LACHT**

Humoristisch nutzen manche auch die demenztypische Tendenz, Sprache immer öfter wörtlich zu nehmen, wie die Dame im nachstehenden Zitat:

> *„Therapeutin: ‚Nun gehen wir gleich alle auseinander.' Frau F. kommentiert scheinbar erschrocken und schmunzelt: ‚Aber dann werden wir ja alle ganz breit, wenn wir auseinandergehen!'"* (Hausmann, 2004, S. 242)

Lustige Situationen entstehen oftmals durch die Unverblümtheit von demenzkranken Personen. Sie neigen nämlich z. B. dazu, missliebige andere Menschen karikierend nachzuäffen und entwaffnend ehrliche Kommentare über sie und die Geschehnisse um sich herum zu machen.[137] So spricht eine Bewohnerin eine Pflegende scherzhaft als „Mutti" an, als die sie ermahnt, den Mitbewohnerinnen nicht zu verraten, dass sie ihr Süßigkeiten geben will:

Beispiel 63

01 P: Doch, ich hab noch was. Aber du sagst das keinem.
02 B: #Nee nee nee.# LACHEND
03 P: Ja?
04 B: **Nee Mutti! LACHT**

Eine andere kommentiert belustigt ihre Ausscheidungen:

Beispiel 64

01 B: #Ach,* du Schande!# EMPÖRT/ERSCHRECKT, DURCHFALL? *
02 So viel hab ich doch gar nich gehabt. >LACHT< *
03 #Und jetz läuft die Soße.# LACHEND * LACHT * #Aaach.# SEUFZT
04 Da werd ich mal von der Mama was draufmachen zum/ *
05 zum Draufmachen,* #ne? * Hm?# HOCH; VERSCHMITZT

Und obwohl es heißt, dass Menschen mit Demenz Ironie und Sarkasmus immer weniger gut verstehen, setzen manche beides doch selbst in fortgeschrittenen Krankheitsstadien noch selber ein[138] – wie die Dame im folgenden Gespräch. Sie mokiert sich darüber, dass eine Pflegeperson, die sie zum Trinken animieren möchte, versucht, ihr (allerdings nicht ganz ernst gemeint) ein schlechtes Gewissen zu machen:

Beispiel 65

01 P: Ich würde mich freuen, wenn Sie das Glas mal austrinken würden.

02 B1: Das austrinken?

03 P: Ja.

04 B2: Ja.

05 B1: Und wenn ich's nich tue?

06 P: Och, hab ich doch extra für Sie gemacht!

07 B2: Was nun?

08 B1: Haben Se extra gemacht?

09 P: Jaha.

10 B1: **Ach Gott, Sie arme Frau!**

11 P: Jaha.

12 B2: >KICHERT<

13 B1: >**Ach Sie arme Frau!**<

Zwei kleinen Studien zufolge profitierten Menschen mit beginnender Demenz in vielfacher Weise von Workshops, in denen sie in Stand-up Comedy geschult wurden:[139] Die Teilnahme führte zu Wohlbefinden, Zufriedenheit, gesteigerter Wachheit und intensivierten Beziehungen zueinander. Durch das Improvisieren lustiger Szenen wurden sie selbstbewusster und kommunikativer. Sie hatten bei den Rollenspielen nicht nur viel zu lachen, sondern erlebten vor allem sich selber auch als jemanden, der andere zum Lachen bringen kann. Erstaunlicherweise führten diese Erfolgserlebnisse auch dazu, dass sie sich (im Gegensatz zu vielen alltäglichen Dingen) einige Sprüche und Abläufe für eine Aufführung der Impro-Szenen vor Publikum merken konnten.[140]

Überdies sind demenzkranke Menschen auch manchmal unfreiwillig komisch.[141] Situationskomik entsteht beispielsweise dann, wenn sie in bestimmten Situationen fast, aber nicht ganz adäquat reagieren, etwa wenn sie zur Osterzeit ein Weihnachtslied anstimmen, oder wenn sie eine Situation verkennen.[142] Im folgenden Gesprächsausschnitt wundert sich eine Bewohnerin beim Waschen über ihre schweren Brüste:

Beispiel 66

01 B: Sind ziemlich schwer.
02 So'n Quatsch, ne? Braucht man heute gar nicht mehr.
03 P: Die Brust die w/ LACHT
04 B: LACHT *
05 P: Frau P. die ist uns aber allen geschenkt worden.
06 B: Ja ja. LACHT

4.4.3 Empfehlungen zum Einsatz von Humor

Dass es günstig ist, Humor in das alltägliche Miteinander einfließen zu lassen[143], dürfte bis hierher klar geworden sein – nur welche Form des Humors eignet sich?

Grundsätzlich gilt: Je mehr wir selber bei der Arbeit zu lachen haben, desto mehr Endorphine schüttet auch unser eigenes Gehirn aus, und desto ansteckender kann unsere gute Laune dank der Wirksamkeit der Spiegelneuronen auch für die Personen in unserer Umgebung sein.[144]

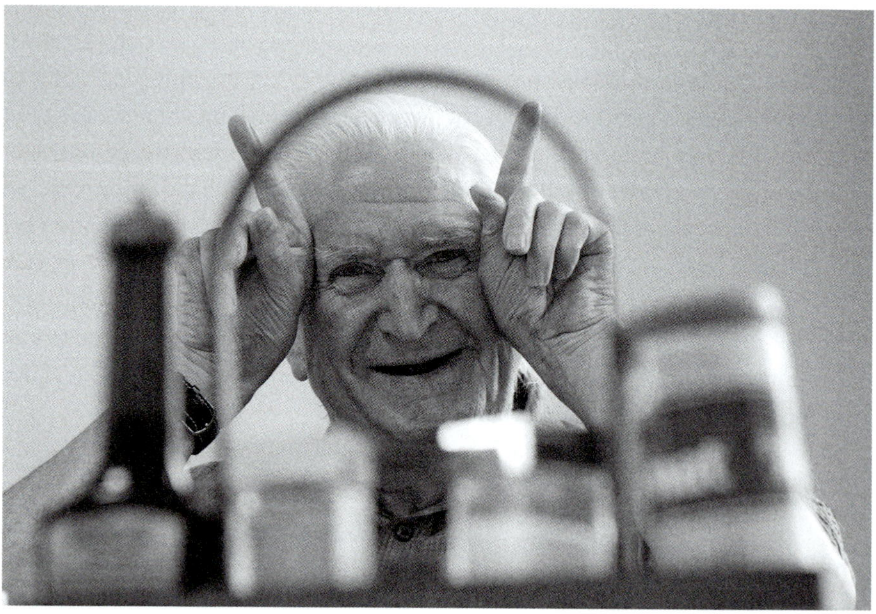

Abbildung 4-2: Ein Schelm (Foto: Martin Glauser)

Ausprobieren können Sie alles, was Menschen zum Lachen bringt, wenn es nur respektvoll und konstruktiv ist.[145] Witze über Alzheimer sollten Sie sich allerdings besser verkneifen.[146]

Je nach Charakter, Lebenserfahrung, sozialer Schicht und Krankheitsstadium etc. kann der Humor von Demenz-Betroffenen (wie der von kognitiv gesunden Menschen!) sehr unterschiedlich sein. Wenn unsere Humor-Initiativen also Erfolg haben sollen, müssen sie in regionaler und zeitgeistiger Hinsicht zu ihnen passen.[147] Finden Sie entsprechend individuell heraus, ob und welche Art von Humor ihnen gefällt.[148] Spaßige Bemerkungen scheinen dann am besten anzukommen, wenn sie sich auf die Lebenswelt (Beruf, Hobbys, Überzeugungen) der jeweiligen Person beziehen – wenn sie also beispielsweise Anwälte und Polizisten augenzwinkernd auf die Marotten ihres Berufsstandes ansprechen.[149] Auch das Aufgreifen ihrer Sprechweise oder ihres Dialekts scheint ein hilfreicher Anknüpfungspunkt zu sein.[150]

Wann darf man Späße machen?

Solange Sie die Betroffenen und ihre Gefühle ernst nehmen und sich nicht gezielt über sie lustig machen, können Sie eigentlich jederzeit und auch in schwierigen Situationen probieren, sie zum Lachen zu bringen. Das funktioniert am besten, wenn Sie stets um einen leichten, spielerischen und scherzhaften Umgang miteinander bemüht sind.[151] Während der potenziell peinlichen Körper- und Intimpflege können Sie die Fehler und Unzulänglichkeiten der Erkrankten humorvoll überspielen und so ihre Würde schützen und ihnen Beschämung ersparen.[152] Manchmal funktioniert es sogar, Ärger, Aufregung und aggressive Gefühle[153] sowie herausforderndes Verhalten[154] durch lustige Bemerkungen zu neutralisieren.

Über wen darf man lachen?

Die allerbeste Strategie ist, Menschen mit Demenz über uns selber, also unsere eigenen Fehler, Pannen und Missgeschicke lachen zu lassen[155]: Das schafft Vertrauen und tröstet sie wenigstens ein bisschen über die eigenen Unzulänglichkeiten hinweg.

Grundsätzlich sollten Sie anstreben, mit den Betroffenen, und nicht über sie zu lachen.[156] Auch sollte man sich bemühen, mit BewohnerInnen nicht über andere BewohnerInnen zu lachen[157], was jedoch angesichts der immer wieder zu beobachtenden Vorliebe für Schadenfreude unter den Erkrankten nicht immer leicht ist. Es ist jedoch durchaus verzeihlich, wenn Ihnen an einem schwierigen Tag angesichts der manchmal urplötzlich Situationskomik bewirkenden Demenz-Folgen auch einmal ein Lachen über das Verhalten eines demenzkranken Menschen entschlüpft.[158]

„Nein, ich will mich nicht darüber lustig machen, aber sie sieht plötzlich komisch aus mit dem schräg sitzenden, roten Hut, und sie redet so zärtlich zu einem Gesicht, das ziemlich herb wirkt und den Fotografen nur widerwilig anlächelt. Ich zwinge mich, die Perspektive zu wechseln, es ist nur eine minimale Gradverschiebung nötig, und man kann sich zwischen das Komische und das Traurige quetschen." (Peterson, 2006, S. 54)

Verbale Formen des Humors

Finden Sie heraus, ob spontane Witze und Wortspiele noch ankommen.[159] Diese Art der verbalen Situationskomik funktioniert allerdings wenn, dann im früheren Krankheitsstadium, und ist in späteren Phasen angesichts der wachsenden Verständnisprobleme nicht mehr Erfolg versprechend.[160] Sie können aber jederzeit ausprobieren, ob die Betroffenen über alte Lieblingswitze oder über lustige Anekdoten aus ihrer Familie lachen.[161]

Solange ihre Kommunikationsfähigkeiten noch nicht sehr stark beeinträchtigt sind, haben manche Menschen zudem durchaus Freude an Witzbüchern und lustigen Radiosendungen.[162]

Nonverbale Formen des Humors

Angesichts der zunehmenden Nonverbalität von Menschen mit Demenz funktionieren bei vielen von ihnen auch nonverbale Formen des Humors am besten.[163] Sie lachen über:

- Situationskomik[164],
- Cartoons[165],
- witzige, nicht sprachlastige Fernsehsendungen, wie z. B. Mr. Bean[166],
- konkreten und sichtbaren Slapstick-Humor[167]
- und Geri-Clowns.[168]

Fußnoten

1 Böhme, 2008; Buchter, 2003; Buijssen, 2011; Hamilton, 2011; Jordi/Held, 2013; Saunders et al., 2012; Smith, 2016; Tappen et al., 1999; Woods, 1992
2 Bonner, 2013
3 Beyer, 2007; Böhme, 2008; Bourgeois, 2002; Buijssen, 2011; Egan et al., 2008; Fels/Astell, 2011; Jordi/Held, 2013; Powell, 2002; Schneberger et al., 2013; Stechl et al., 2012; Trilling et al., 2001; Young et al., 2010; Zeisel, 2009
4 Allen-Burge et al., 1999; Böhme, 2008; Burgio et al., 2000; Camp, 2015; Egan et al., 2010; Eggenberger et al., 2013; Engel, 2012; Haberstroh et al., 2011; Health Scotland, 2006; Powell, 2002; Schneberger et al., 2013; Stechl et al., 2012; Subramaniam/Woods, 2012; Trilling et al., 2001
5 Camp, 2015; Pape-Raschen, 2012; Tappen et al., 1999; Zeisel, 2009
6 Baker et al., 2013
7 Becker, 2002; Buchter, 2003; Engel, 2012; Garratt/Hamilton-Smith, 1998; Jordi/Held, 2013; Ramanathan, 1997; Smith et al., 2011
8 Buijssen, 2011; Camp, 2015; van der Kooij, 2007; Zeisel, 2009
9 Young et al., 2010
10 Baker et al., 2013; Beyer, 2002; Pape-Raschen, 2012; Smith et al., 2011; Tappen et al., 1999; Zeisel, 2009
11 Tappen et al., 1999
12 Beyer, 2007; Zeisel, 2009
13 Baker et al., 2013; Diekämper, 2010; Engel, 2012; Haberstroh et al., 2011; Jones, 2015; Zeisel, 2009
14 Baker et al., 2013; Engel, 2012; Health Scotland, 2006; Powell, 2002; Tappen et al., 1999; Zeisel, 2009
15 Bell/Troxel, 2004; Beyer, 2007; Eggenberger et al., 2013; Haberstroh et al., 2011; Häggström et al., 1998; Moore/Davis, 2002; Orange/Ryan, 2000; Pape-Raschen, 2012; Richter et al., 1995; van der Kooij, 2007; Zeisel, 2009
16 Baker et al., 2013; Haberstroh et al., 2011
17 Engel, 2012; Toseland/MacCallion, 1998; Woods, 1992
18 Taylor, persönliche Mitteilung, 2006
19 Grealy et al., 2005
20 Haberstroh et al., 2011; McCarthy, 2011; Powell, 2002; van der Kooij, 2007
21 Smith, 2016; Zeisel, 2009
22 Berghoff, 1999; Böhm, 2012; Böhme, 2008; Hodgson, 1995; Lind, 2007
23 Bell/Troxel, 2004
24 Crisp, 2003; Davis/Bernstein, 2005; Guendouzi/Müller, 2006; Haberstroh et al., 2011; Hamilton, 1994a; Pape-Raschen, 2012
25 Beyer, 2007
26 Strauss, 2001
27 Powell, 2002
28 Bell/Troxel, 2004; Schmitt/Wojnar, 1999; Schneberger et al., 2013; Taylor, 2010; Zgola, 1999b
29 Gatterer/Croy, 2005; Hendryx-Bedalov, 2000; Mace/Rabins, 2012
30 Alzheimer Europe, 2005; Carson et al., 2015; Diekämper, 2010; Eggenberger et al., 2013; Levy-Storms, 2008; Orange/Ryan, 2000; Powell, 2002; Ripich et al., 1999; Small et al., 2003; Small et al., 2005; Smith et al., 2011; Stokes, 2000; Strauss, 2001; van der Kooj, 2007; Wilson et al., 2012; Zgola, 1999a
31 Small et al., 2003
32 Bonner, 2013; Bourgeois, 2002; Bowlby Sifton, 2011; Camp, 2015; Eggenberger et al., 2013; Hodgson, 1995; Levy-Storms, 2008; McCarthy, 2012; Orange/Ryan, 2000; Ripich et al., 1999; Zimmermann, 1998
33 Berghoff, 1999; Mace/Rabins, 2012; Powell, 2002; Strauss, 2001
34 Eggenberger et al., 2013; Orange/Ryan, 2000; Powell, 2002; Zgola, 1999a

35 Tappen et al., 1998
36 Ramanathan, 1997
37 Tappen et al., 1997
38 Small et al., 2003
39 Ripich et al., 1999
40 Bowlby Sifton, 2011; Camp, 2015
41 Alzheimer Europe, 2005; Berghoff, 1999; Buijssen, 2008; Caughey, 2015; Powell, 2002
42 Caughey, 2015; Mace/Rabins, 2012
43 Hendryx-Bedalov, 2000
44 Bell/Troxel, 2004; Bowlby Sifton, 2011; Bryden, 2005; Diekämper, 2010; Hoefert, 2008; Small et al., 2005; Strauss, 2001; Zeisel, 2009
45 Baer, 2007; Buijssen, 2008; Engel, 2012; Gatterer/Croy, 2005; Haberstroh et al., 2011; Osborn et al., 2013
46 Wojnar, 2000b
47 Bowlby Sifton, 2011; Hopper, 2001
48 Beyer, 2007; Powell, 2002; Tappen et al., 1997; van der Kooj, 2007
49 Bowlby Sifton, 2011; Bryden, 2005; Grealy et al., 2005; Hopper, 2001; Killick/Allan, 2001
50 Bryden, 2005; Buijssen, 2008; Powell, 2002; Strauss, 2001; Zgola, 1999b
51 Bryden, 2005; McGowin, 1993; Killick/Alan, 2001
52 Baker et al., 2013; Becker, 2002; KDA, 2005; McKeown et al., 2010
53 Baer, 2007; Baker et al., 2013; Becker, 2002; Böhm, 2012; Bonner, 2013; Camp, 2015; Goldsmith, 1996; Haberstroh et al., 2011; Killick/Allan, 2001; Kipfer et al., 2016; Lind, 2007; McKeown et al., 2010; Osborn et al., 2013; Richter et al., 1995; Richter/Richter, 2004; Sabat, 2018; Schmidt/Döbele, 2016; Schneberger et al., 2013; Stechl et al., 2012; Stuhlmann, 2011; Trilling et al., 2001; van der Kooij, 2007; Zgola, 1999a
54 Böhm, 2001; Lind, 2007; McKeown et al., 2010; Sabat, 2001; Schneberger et al., 2013
55 Bell/Troxel, 2004; Berghoff, 1999; Moore/Davis, 2002; Richter/Richter, 2004
56 McKeown et al., 2010; Moos, 2011; Schneberger et al., 2013
57 Baer, 2007; Beach/Kramer, 1999; Camp, 2015
58 Baer, 2007; Berendonk et al., 2011; Kitwood, 2016; Schneberger et al., 2013; Smith, 2016; Stuhlmann, 2011; Subramaniam/Woods, 2012
59 Baer, 2007
60 Baer/Schotte, 2009; Osborn et al., 2013; Schneider, 2005; Stuhlmann, 2011
61 Becker, 2002; Bowlby Sifton, 2011; Camp, 2015; Goldsmith, 1996; Gutzmann/Brauer, 2007; Kipfer et al., 2016; Osborn et al., 2013
62 Böhm, 2001; Böhm, 2012
63 Böhm, 2001; Bowlby Sifton, 2011; Hoeffer et al., 1997; Mace/Rabins, 2012; Miller, 1997; Schneberger et al., 2013; Trilling et al., 2001
64 Bowlby Sifton, 2011; Kipfer et al., 2016; Schmidt/Döbele, 2016; Schneberger et al., 2013
65 Böhm, 2012; Fey, 2012; Schneberger et al., 2013
66 Berendonk et al., 2011; Bowlby Sifton, 2011; Kappus, 2012; Kitwood, 2016; Schneberger et al., 2013; Schneider, 2005; Smith, 2016; Stechl et al., 2012; Stuhlmann, 2011; Trilling et al., 2001; Young et al., 2010
67 Berghoff, 1999; Engel, 2012
68 Acton et al., 1999; Berendonk et al., 2011; Bowlby Sifton, 2011; Heimhilger, 2008; Kappus, 2012; Killick/Allan, 2001; Kipfer et al., 2016; Subramaniam/Woods, 2012; Trilling et al., 2001
69 Bowlby Sifton, 2011
70 Schröder, 2000
71 Killick/Allan, 2001; Kitwood, 2016; McKeown et al., 2010; Schneberger et al., 2013; Schneider, 2005; Subramaniam/Woods, 2012; Trilling et al., 2001; Wojnar, 2000b
72 Beach/Kramer, 1999; Bosch, 1998; Kipfer et al., 2016; Trilling et al., 2001
73 Berendonk et al., 2011; Kipfer et al., 2016; Lind, 2007; Schneberger et al., 2013
74 Kipfer et al., 2016; Trilling et al., 2001
75 Haberstroh et al., 2011; McKeown et al., 2010

76 Berendonk et al., 2011; Bonner, 2013; Schneberger et al., 2013; Subramaniam/Woods, 2012; Trilling et al., 2001; van der Kooij, 2007
77 Baer, 2007; Kipfer et al., 2016; Lind, 2007
78 Böhm, 2012; Camp, 2015; Richter/Richter, 2004
79 Killick/Allan, 2001
80 Becker, 2002; Bonner, 2013; Bowlby Sifton, 2011; Haberstroh et al., 2011; Hydén/Örulv, 2009; Jordi/Held, 2013; Kipfer et al., 2016; Lind, 2007; Orange/Ryan, 2000; Osborn et al., 2013; Richter et al., 1995; van der Kooij, 2007
81 Bell/Troxel, 2004; Bowlby Sifton, 2011; Moore/Davis, 2002
82 Moore/Davis, 2002; Subramaniam/Woods, 2012
83 Jones, 2004; Kipfer et al., 2016; Lind, 2007; McKeown et al., 2010; Stuhlmann, 2011
84 Böhm, 2001
85 Kipfer et al., 2016; McCarthy, 2012; Schmidt/Döbele, 2016; Schneberger et al., 2013
86 Schneberger et al., 2013; Schneider, 2005
87 Böhm, 2012
88 Bowlby Sifton, 2011; Camp, 2015; Sabat, 2018
89 Stuhlmann, 2011
90 Kipfer et al., 2016
91 Bowlby Sifton, 2011; Davis, 1989; Schneberger et al., 2013
92 Berghoff, 1999; Bowlby Sifton, 2011
93 Stuhlmann, 2011
94 Bosch, 1998
95 Berghoff, 1999; Böhm, 2012; Bonner, 2013; Heimhilger, 2008; James, 2012; Kipfer et al., 2016; Lind, 2007; Schneberger et al., 2013; Stechl et al., 2012; Stuhlmann, 2011
96 Bowlby Sifton, 2011; Fey, 2012; Trilling et al., 2001
97 König/Zemlin, 2008; Osborn et al., 2013; Schmidt/Döbele, 2016; Schneberger et al., 2013; van der Kooij, 2007
98 Bryden, 2005
99 Sachweh, 2003; vgl. auch Bryden, 2005; McGowin, 1993
100 Hodgson, 1995; Sachweh, 2003; Trilling et al., 2001
101 Sachweh, 2003
102 Becker, 2002; Carson et al., 2015; Engel, 2012; Osborn et al., 2013; Sachweh, 2003; Trilling et al., 2001
103 Sachweh, 2003
104 Sachweh, 2003
105 Allan/Killick, 2008; Fey, 2012; von Spreti, 2004
106 Bowlby Sifton, 2011; Hausmann, 2004; Hirsch, 1999; Low et al., 2014; Person/Hanssen, 2015; Takeda et al., 2010
107 Pape-Raschen, 2012; Person/Hanssen, 2015
108 Hausmann, 2004; Hirsch, 2015
109 Fey, 2012; Pape-Raschen, 2012
110 Carson et al., 2015; Lind, 2007; Rösner, 2010; Takeda et al., 2010
111 Low et al., 2014
112 Bowlby Sifton, 2011
113 Böhme, 2008; Bowlby Sifton, 2011; Clark et al., 2016; Engel, 2012; Fey, 2012; Schecker, 1998; Takeda et al., 2010
114 Rösner, 2010
115 Ahlborn, 2013; Bowlby Sifton, 2011; Killick/Allan, 2001; Pappritz, 2013
116 Clark et al., 2016; Hirsch, 2000; Hirsch, 2015; Killick/Allan, 2001
117 Buijssen, 2012; Clark et al., 2016
118 Bowlby Sifton, 2011
119 Buijssen, 2012
120 Jansen, 2004; Takeda et al., 2010
121 Buijssen, 2012; Fey, 2012; Killick/Allan, 2001

122 Fey, 2012
123 Hirsch, 1999
124 Hirsch, 1999; Kontos et al., 2016; Low et al., 2014
125 Bell/Troxel, 2004; Geiger, 2012; Haberstroh et al., 2011; Hausmann, 2004; Wojnar, 2001
126 Wojnar, 2001
127 Fey, 2012; Hirsch, 2015; Kontos et al., 2016
128 Ahlborn, 2013; Basting, 2003; Bowlby Sifton, 2011; Braam, 2007; Clark et al., 2016; Hausmann, 2004; Killick/Allan, 2001; Liptak et al., 2014; Mace/Rabins, 2012; Mayhew et al., 2001; McGowin, 1993; Moos, 2011; Preisig, 2016; Ryan et al., 2005; Sabat, 2001, 2018; Stuhlmann, 2011
129 Hodgson, 1995; Takeda et al., 2010
130 Bowlby Sifton, 2011
131 Acton et al., 1999; Beard, 2004; Bowlby Sifton, 2011; Hausmann, 2004; Killick/Allan, 2001; Liptak et al., 2014; Tan/Schneider, 2009; van Dijkhuizen et al., 2006
132 Killick/Allan, 2001
133 Sabat, 2001; Saunders et al., 2011
134 Taylor, 2010
135 Saunders et al., 2011
136 Moos, 2011
137 Hausmann, 2004; Wojnar, 2001
138 Liptak et al., 2014; Moos, 2011
139 Hafford-Letchfield, 2012; Stevens, 2012
140 Stevens, 2012
141 Pappritz, 2013
142 Fey, 2012; Wojnar, 2001
143 Bell/Troxel, 2004; Böhm, 2001; Hausmann, 2004; Hodgson, 1995; Lind, 2007; Liptak et al., 2014; Low et al., 2014; Schneberger et al., 2013; Taylor, 2010
144 Niehaus, 2010
145 Bowlby Sifton, 2011; Fey, 2012; Killick/Allan, 2001; Pape-Raschen, 2012; Schneberger et al., 2013; Taylor, 2010; Wojnar, 2001
146 Taylor, 2010; Wojnar, 2001
147 Böhm, 2012; Takeda et al., 2010
148 Böhm, 2012; Pape-Raschen, 2012; Seman, 2003
149 Miller, 1997
150 Fey, 2012
151 Bowlby Sifton, 2011; Pape-Raschen, 2012
152 Alzheimer Europe, 2005; Bowlby Sifton, 2011; Carson et al., 2015; Hirsch, 2000; Liptak et al., 2014; McCarthy, 2012; Pape-Raschen, 2012; Person/Hanssen, 2015
153 Fey, 2012; Miller, 1997
154 Hirsch, 2015
155 Bowlby Sifton, 2011; Fey, 2012; Pape-Raschen, 2012; Sabat, 2018; Wojnar, 2001
156 Bowlby Sifton, 2011; Fey, 2012; Hirsch, 2000; König/Zemlin, 2008; Schneberger et al., 2013; Tan/Schneider, 2009; Wojnar, 2001
157 Wojnar, 2001
158 Fey, 2012; Killick/Allan, 2001
159 Bell/Troxel, 2004; Taylor, persönliche Mitteilung, 2006
160 Hirsch, 2000; Orange, 1994
161 Bowlby Sifton, 2011
162 Bowlby Sifton, 2011
163 Hirsch, 2000
164 Wojnar, 2001
165 Clark et al., 2016
166 Clark et al., 2016
167 Clark et al., 2016; Orange, 1994
168 Fey, 2012; Hirsch, 2000; Jansen, 2004; Kontos et al., 2016; Low et al., 2014

5 Die kommunikative Gestaltung von alltäglichen Pflegesituationen

In diesem Kapitel werden Tipps und Empfehlungen zur kommunikativen Bewältigung alltäglicher pflegerischer Tätigkeiten gegeben. Im Einzelnen geht es um Strategien für die möglichst reibungslose Durchführung der Körperpflege (**Abschnitt 5.1**), um die Gestaltung der Mithilfe beim Essen und Trinken (**Abschnitt 5.2**), um die Medikamentengabe **(Abschnitt 5.3**), um die Begleitung zur Toilette (**Abschnitt 5.4**) und um Tipps für das abendliche Zubettgehen und das morgendliche Aufstehen (**Abschnitt 5.5**).

5.1 Körperpflege

Wie kann man das Waschen, Baden und Anziehen so gestalten, dass Personen mit Demenz verstehen, worum es geht, und sich nach Möglichkeit nicht nur nicht dagegen wehren, sondern sogar aktiv mithelfen? Voraussetzung ist eine der Krankheit angepasste Mentalität: besser, als die Dinge nach einem starren Nullachtfünfzehn-Schema hinter sich bringen zu wollen, ist die Einstellung: „Mal sehen, was heute passiert!".[1] Hilfreich ist überdies, sich mindestens so sehr auf die Gefühlsebene, wie auf die Erledigung der Pflege zu konzentrieren.[2] Dabei sollte man die Betroffenen den in der Pflege leider üblichen Zeitdruck so wenig wie möglich spüren lassen[3], geduldig bleiben[4] und sie so viel wie möglich selber machen lassen.[5] Weil der Umgang mit ihnen unsere ganze Aufmerksamkeit erfordert, gilt es ferner, unnötige Unterbrechungen zu vermeiden.[6] Das bedeutet, dass man vorab die nötigen Tätigkeiten planen und sich die dafür erforderlichen Utensilien zurechtlegen muss.[7]

Förderlich für das Verstanden-Werden und die Kooperation sind ferner die Einführung einfacher Regeln und die Berücksichtigung und Beibehaltung fester, lebensgeschichtlich verankerter Gewohnheiten und Körperpflege-Rituale.[8]

Vertrauen und Entspannung lösen auch Lächeln[9] sowie individuelle Signalwörter aus, wie beispielsweise: „langsam" oder „Ich bin es, Tante Käthe.".[10] Allgemein empfiehlt sich der Gebrauch von Formulierungen, die Sicherheit vermitteln.[11] Das pflegetypische Anzählen jeder Aktivität („auf drei!") führt dazu, dass sie sich auf das kommende Geschehen einstellen, und teilweise sogar aktiv mithelfen können.[12] Das Benennen der Körperteile beim Waschen ist nur dann sinnvoll, wenn Menschen mit Demenz es nicht als übermäßigen, sie überfordernden sprachlichen Input erleben.[13] Bei Personen im fortgeschrittenen Krankheitsstadium kann man sich dann nonverbal behelfen: Ein leichtes Tippen auf die gemeinten Stellen[14] oder pantomimisches Vormachen gewünschter Handlungen[15] bewirkt, dass sie schneller oder überhaupt verstehen, was wir von ihnen wollen.

Auch Erklärungen des Geschehens sind wichtig.[16] Hierbei hilft es,

- grundsätzlich alles so zu erklären, als habe man das noch nie zuvor getan[17],
- die Informationen erst kurz vor dem Moment zu geben, in dem sie nötig sind[18],
- sie gegebenenfalls zu wiederholen[19],
- für alltägliche Routinehandlungen möglichst immer gleiche, kurze und klare Sätze zu verwenden[20],
- und die Betroffenen im selben Atemzug auch immer wieder um Erlaubnis zu bitten, ihnen helfen zu dürfen.[21]

Beklagen sich Menschen mit Demenz während der Versorgung über Kälte oder Schmerzen, sollten wir uns selbstverständlich entschuldigen.[22] Um ihnen unnötige Frustrationen zu ersparen, sollte man bei der Aktivierung die Komplexität der Aufgaben so weit wie möglich reduzieren und jede Aktivität in kleinste Schritte unterteilen.[23] Das führt in der Regel dazu, dass sie uns (besser) verstehen und im besten Fall auch angemessen reagieren können. Der Pflegenden im nächsten Beispiel gelingt auf diesem Wege die Anleitung zur eigenständigen Mundpflege:

Beispiel 67

01 P:	Nehmen Sie mal's Glas selber in die Hand. *2*
02	So, und jetzt ** nehmen Sie'n Schlückchen Wasser
03	und spülen schön den Mund aus. **
04	Das ist Wasser. *4* Ganz feste reinspucken. *11*

Spucken Sie ganz feste. *36*
Und nehmen Sie noch ein Schlückchen. *6*
So, jetzt spülen Sie ma richtig feste.
Und schön/ ** Jau. *10*
Dann spucken Sie's ganz feste ins Waschbecken. **
Richtig feste, wie beim Weitspucken.

Manchmal bedarf es einer entschlossenen und zugleich freundlichen Herangehensweise.[24] Wenn das Waschen wegen ausgeprägter Harn- und Stuhlinkontinenz zwingend nötig ist, sollten Sie mit den Betroffenen nicht darüber diskutieren und nicht versuchen, ihnen die Richtigkeit Ihrer Argumente zu beweisen. Leiten Sie sie stattdessen ruhig und schrittweise zur Mithilfe an.[25] Bewährt hat sich auch die Methode, zu zweit zu arbeiten: Während eine Pflegeperson die Hand des Menschen mit Demenz hält und ihn durch ein Gespräch vom Geschehen ablenkt, indem sie Verständnis für seine Ablehnung bzw. seine Gefühle ausdrückt, sich für das Vorgehen entschuldigt und ein baldiges Ende in Aussicht stellt, wäscht eine andere.[26] [In der englischsprachigen Literatur wird dazu die Technik des „Cocoonings" (dt.: Kokon-Methode) beschrieben. Die Darstellung des schrittweisen Vorgehens beim Cocooning findet sich in **Abbildung 7-6** (s. **Kap. 7.3.2**, S. 299). Wichtig ist dabei, zu beobachten, wie der oder die Bewohner/in das Einhüllen des Oberkörpers mit Tüchern wahrnimmt. Ziel ist es, einen Eindruck von Wohlbefinden durch die Gesten des Einhüllens, der Ansprache und der Berührung sowie ggfs. einem vorherigen Anwärmen der Tücher zu vermitteln. Entsteht der Eindruck, dass der/die Bewohner/in das Cocooning als einengend, beängstigend oder freiheitsberaubend wahrnimmt, dann ist diese Technik nicht für die betroffene Person geeignet, um eine Körperpflegesituation zum Waschen wegen Harn- und Stuhlinkontinenz für einen Bewohner belastungsarm zu gestalten. Anm. d. Lek.]

Da ein Kommando- oder Befehlston schnell zu Widerstand und einem Mangel an Mitmachbereitschaft führt[27], ist es ratsam, eine gewisse Entscheidungsfreiheit zu signalisieren, d.h. Aufforderungen personalisiert, höflich und respektvoll zu formulieren.[28] Bowlby Sifton hat gute Erfahrungen mit Aufforderungen gemacht, die von ihrem Charakter her ein Zwischending zwischen einer Anordnung und einer Frage sind und zugleich deutlich machen, dass man eine positive Reaktion darauf erwartet.[29] Andere empfehlen überdies, die Erkrankten mit einem Tauschhandel zur Körperpflege zu überzeugen: „Wenn Sie jetzt duschen, gebe ich Ihnen nachher ein Eis!" (vgl. auch **Kapi-**

tel 6).[30] Diese Methode, ihnen quasi zur Belohnung etwas für sie individuell Attraktives wie Süßigkeiten, Zigaretten etc. anzubieten, funktioniert nach meinen eigenen Beobachtungen häufig bestens. Die Pflegende in Beispiel 68 etwa stellt erfolgreich das gemeinsame Frühstück in Aussicht:

Beispiel 68

01 P:	So. Frau B., wollen Sie dann aufstehen? *
02	#Ja?# FLÜSTERT Wollen Sie aufstehen, Frau B.? Ja.
03 B:	Aufstehen? Nee.
04 P:	Wir wollen doch Kaffee trinken gleich.
05 B:	Ach so.
06 P:	Ja?
07 B:	Mhm.

Zuweilen ist ein Appell an die Eitelkeit erfolgreich[31]: So konnte eine pflegende Tochter ihre Mutter davon abhalten, lauter Winterkleider für den Sommerurlaub einzupacken, indem sie sie daran erinnerte, dass sie doch eigentlich schön braun werden wolle – was aber unmöglich sei, wenn man langärmelige, dicke Pullis und Jacken anziehe.[32] Die Betroffenen sind eher bereit, bestimmte Kleidungsstücke anzuziehen, wenn man betont, wie schön diese sind, und wie gut sie ihnen stehen. Wenn sie überdies davon überzeugt sind, dass sie diese selber genäht oder gestrickt haben, helfen oft auch Lob und Komplimente.[33]

Manchmal sei es sogar angezeigt, ganz in die Welt von desorientierten Menschen einzutauchen und sie aus dieser Perspektive zur Kooperation zu gewinnen: „Wenn Ihre Mutter bald kommt, müssen wir jetzt aber zusehen, dass Sie dann sauber sind!".[34] Ähnlich argumentiert eine Pflegende auch im folgenden Beispiel, als sie versucht, eine Bewohnerin davon zu überzeugen, sich fürs Schlafen umzuziehen:

Beispiel 69

01 P:	Und jetzt noch die Bluse **
02	Das war Ihre Strickjacke, * Ihre Bluse auch noch.
03 B:	<Och die kann doch wohl drin bleiben.>
04 P:	Nee, Frau W.
05	Wissen Sie * nachts im Bett können wir die Bluse nicht anlassen,
06	dann ist die morgen früh ganz verknautscht. *
07 B:	Dat glaub ich nicht.

08 P: Doch, aber ich. Und außerdem is die viel zu warm. *2*
09 Und dann sagt morgen Ihr Sohn:
10 Na, Mama, wo * bist du denn gewesen?
11 Das können wir ja nicht machen.

Hilfreich und wichtig ist außerdem, dass man den erkrankten Personen durch Wahlmöglichkeiten das Gefühl von Kontrolle vermittelt[35], wobei natürlich die Anzahl der angebotenen Optionen an die noch vorhandene Entscheidungsfähigkeit angepasst werden muss.[36] Auch sollte man sie für ihre Kooperativität und Mithilfe bei der Pflege loben.[37]

Während der Körperpflege ist es dann manchmal nötig, Menschen mit Demenz von dem für sie unverständlichen oder peinlichen Geschehen abzulenken. Die einen raten, in diesem Falle Smalltalk[38] und Humor[39] einzusetzen, die anderen empfehlen das Sprechen über positiv besetzte Lieblingsthemen.[40] Auch gemeinsames Singen hat sich bewährt.[41]

Wenn demenzkranke Menschen während der Pflege, oder etwa in Transfer-Situationen Widerstand oder Angst zeigen, hilft es manchmal, ihnen etwas anzubieten, was sie in beiden Händen halten sollen (z.B. eine Puppe, ein Handtuch, etwas zu essen, oder ein Buch).[42]

Schließlich und endlich ist auch Trost gefragt, wenn sie eine Aufgabe nicht mehr selber bewältigen können.[43]

5.2 Essen und Trinken

Manche Menschen mit Demenz haben große Angst, das ihnen angebotene Essen nicht bezahlen zu können. Sie greifen erst zu, wenn man ihnen versichert, dass bereits alles bezahlt ist, bzw. sie eingeladen sind. [44] Einige sind auch eher bereit, einen Happen zu essen, wenn man ihnen vermittelt, diese Mahlzeit extra für sie zubereitet zu haben.[45] Andere reagieren positiv darauf, wenn man sie um ihre Meinung zu einem neuen Rezept fragt.[46]

Wie kann und soll man nun die Hilfestellung bei der Nahrungsaufnahme verbal gestalten? Manche AutorInnen machen den schönen, aber leider unrealistischen Vorschlag, sich beim Essen Zeit für ein ruhiges Gespräch zu nehmen.[47] Zum einen arbeiten die meisten Pflegenden ja unter erheblichem zeitlichem Druck. Zum anderen sind Menschen mit Demenz oftmals nicht mehr in der Lage, mehrere Dinge gleichzeitig zu tun, d.h. sich zur selben Zeit auf ein Gespräch und eine motorische Tätigkeit zu konzentrieren.[48] Überdies: Wer durfte früher schon bei Tisch sprechen, und das auch noch mit vollem Mund? Demgemäß sollte man zumindest direkt während des Essens besser über nichts anderes als diese Mahlzeit reden[49] und den Betroffenen auch keine verbalen Reaktionen abverlangen. Empfohlen wird, die Nahrungsmittel auf dem Teller zu benennen und eventuell ihren Geruch und Geschmack zu beschreiben.[50] Das geschieht im folgenden Beispiel:

Beispiel 70

01 P:	So Frau K. Eingebrocktes Brötchen, mit Quittengelee. **
02	Ist das was? ** Probieren Sie's mal. * 4* Jawoll.
03	GIBT IHR 38 SEK ESSEN Noch'n Löffel? * 2*
04	Na anscheinend haben Sie Hunger. GIBT IHR 36 SEK ESSEN
05	So Frau K. Jetzt trinken Sie mal'n Schluck Kaffee, dass es rutscht.

Einige Personen muss man auch an das Kauen und Schlucken erinnern.[51] Vermeiden sollte man, sie vom Essen abzulenken, indem man laut nach jemandem ruft oder sich mit anderen Menschen unterhält.[52]

Auch in nonverbaler Hinsicht gilt es, einige Dinge zu beachten. So sollte man Menschen mit Demenz das Verstehen und Bewältigen der Situation Nahrungsaufnahme dadurch erleichtern, dass man ihnen nicht ein Tablett mit Vorspeise, Hauptgericht und Nachtisch vor die Nase stellt, sondern ihnen einen Gang nach dem anderen serviert.[53] Noch besser sowohl für das Verstehen der Situation, als auch für adäquates Verhalten ist, wenn das Essen wie früher in der Familie in Schüsseln auf den Tisch gestellt, statt vorportioniert serviert wird.[54] Hilfreich ist es auch, wenn man Personen im fortgeschrittenen Krankheitsstadium nur noch ein (angemessenes) Esswerkzeug anbietet, damit sie gar nicht erst in die Verlegenheit kommen, die Suppe mit der Gabel essen zu wollen.[55] Kommen solche Fehler dennoch vor, sollte man sie taktvoll und stillschweigend korrigieren.[56] Statt Menschen mit fortgeschrittener Demenz verbal zum Essen aufzufordern ist es manchmal effizienter, ihre noch erhaltenen Spiegelfähigkeiten zu nutzen und selber zu essen, oder beim Anreichen der Nahrung selber den Mund zu öffnen, und somit als Vorbild oder Modell zu dienen, das sie nachahmen können.[57] Überdies empfinden einige Betroffene es als unpassend und unhöflich, selber zu essen, während die sie unterstützenden Pflege- und Betreuungskräfte nichts essen. Um sie zur Nahrungsaufnahme zu bewegen, sollten Helfer also wenigstens ein Getränk oder Kekse zu sich nehmen.[58]

Absolut tabu ist es, jemanden zum Essen zu zwingen[59] oder ihm während des Essens den Mund abzuwischen.[60]

Wichtig ist überdies, von welcher Position aus und in welcher Geschwindigkeit man die Nahrung anreicht. Im Idealfall können die Betroffenen uns dabei (an)sehen, ohne sich den Hals zu verrenken.[61] Das bedeutet, dass man am besten in einem 90°-Winkel zu ihnen sitzen sollte, niemals neben ihnen (vgl. **Abb. 5-1**).

Weil es bedrohlich wirkt und Stress erzeugt, verbietet es sich auch, einer sitzenden oder gar liegenden Person im Stehen Nahrung anzureichen. Bevor man ihnen Löffel oder Gabel zum Munde führt, kündigt man dies verbal oder durch eine aufmerksamkeitsheischende Berührung an. Um Erschrecken und reflexhafte Abwehrbewegungen zu vermeiden, muss die Bewegung des Löffels zum Mund ausgesprochen langsam und ebenfalls möglichst von vorne anstatt von der Seite erfolgen.[62] Wenn man also von vornherein die eigene Geschwindigkeit demenzgerecht drosselt, geht es im Endeffekt tatsächlich schneller[63] – schneller jedenfalls, als einen erschrockenen Bewohner wieder zu beruhigen und das verschüttete oder ausgespuckte Essen wieder aufzuwischen.

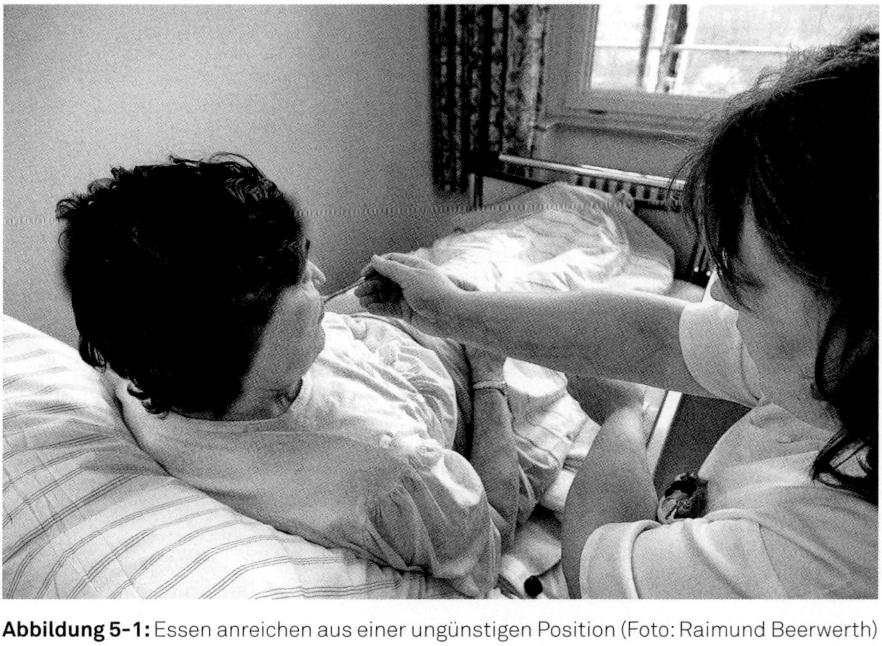

Abbildung 5-1: Essen anreichen aus einer ungünstigen Position (Foto: Raimund Beerwerth)

Um schließlich Menschen mit Demenz dazu zu bewegen, trotz des oft nicht vorhandenen Durstgefühls Flüssigkeit zu sich zu nehmen, sollte man unbedingt herausfinden, welche Getränke sie gerne trinken.[64] Es hat sich erwiesen, dass die Betroffenen eher selbstständig zu einem vor ihnen stehenden Glas greifen, wenn das darin enthaltene Getränk farbig (statt durchsichtig wie Wasser) ist[65], oder wenigstens Glas bzw. Becher bunt sind.[66] Es ist keine gute Idee, sie immer wieder einseitig zum Trinken zu nötigen. Besser ist es, Trinkrituale auszuprobieren und aus der Flüssigkeitsaufnahme eine soziale Situation zu machen, in der man selber auch etwas trinkt und der betreffenden Person biografisch und kulturell angemessen zuprostet.[67] Überdies scheint es motivierend zu sein, wenn man Ihnen Mut macht („Das schaffen Sie!") und quasi jeden Schluck einer für diesen Menschen wichtigen Person oder Instanz widmet („Für Dynamo Dresden!" „Für Ihren Sohn!"). Manch einer nimmt bereitwilliger Flüssigkeit zu sich, wenn man ihm versichert, dass es genügend WCs vor Ort gibt und man ihm im Falle des Falles auch beim Toilettengang hilft.[68]

5.3 Medikamentengabe

Oftmals gestaltet sich die Einnahme von Tabletten schwierig: Menschen mit Demenz fühlen sich nicht krank, haben nach ihrem Dafürhalten noch nie Pillen für oder gegen irgendetwas geschluckt, und akzeptieren keinesfalls Antidementiva und Psychopharmaka. Entsprechend ungerührt zucken sie die Achseln, wenn man ihnen negative Konsequenzen für den Fall ausmalt, dass sie die Einnahme der Medikamente verweigern. Das bedeutet, dass man hin und wieder etwas tricksen, um nicht zu sagen flunkern muss (vgl. auch **Kapitel 8.4** zum Thema Notlügen): Manche kann man nur dazu bringen, ihre Medikamente zu nehmen, indem man harmlos klingende oder euphemistische Begründungen findet: Etwa, dass es sich bei den Pillen um Vitamine handele[69], oder dass die Tabletten einem helfen könnten, sich besser zu erinnern.[70]

5.4 Ausscheiden

Grundsätzlich sollte man Begriffe wie Windeln oder Pampers zwar vermeiden.[71] Wenn ein Mensch mit weit fortgeschrittener Demenz aber kindliche Bezeichnungen für Ausscheidungen und Inkontinenzprodukte nicht nur versteht, sondern selber verwendet, ist es nicht nur entschuldbar, sondern sogar angemessen, diese aufzugreifen.[72]

Eine Aufforderung zum Toilettengang sollte nicht nur höflich, sondern unbedingt auch so leise erfolgen, dass nur der Angesprochene sie hört.[73]

Um sowohl der Inkontinenz vorzubauen als auch unnötige Diskussionen über das „Müssen" zu vermeiden, sollte man Menschen mit Demenz regelmäßig an die Hand nehmen und sie, ohne das zu thematisieren, zur Toilette führen, oder gegebenenfalls sogar mit ihnen dorthin tanzen.[74] Weibliche Betroffene kann man als Frau auch einfach dazu auffordern, sich gemeinsam zurechtzumachen, einen Lippenstift auszuprobieren etc.[75] Sie sind ebenfalls viel eher kooperativ, wenn man sie damit lockt, ihnen dabei zu helfen, sich „schick" zu machen, bzw. „frisch" zu sein.[76] Im Falle männlicher Erkrankter kann man sich den menschlichen Spieltrieb und geschlechtsspezifische Gewohnheiten zunutze machen: Bietet man ihnen „männliche" Urinale („Pinkelbecken") statt normaler Toiletten an, in die obendrein ein Fußball oder eine dicke Fliege zum Abschießen montiert sind, erlahmt der Widerstand gegen den Toilettengang und weicht alsbald dem Ehrgeiz, das Ziel möglichst genau zu treffen.

Sollte sich das als nötig erweisen, muss man während der Verrichtung der Geschäfte bei ihnen bleiben und ihnen mit der Kleidung, dem Klopapier und der Bedienung der Toilettenspülung helfen.[77] Unklar ist, ob es hilft, wenn man dabei eher hinter den Betroffenen steht: Die einen sagen, es sei gut, auf diese Art weniger präsent für sie zu sein.[78] Ich könnte mir aber auch vorstellen, dass es durchaus sehr erschreckend sein kann, wenn man als Mensch mit Demenz glaubt, alleine auf der Toilette zu sein, und plötzlich bemerkt, dass jemand von hinten an einem herumhantiert.

Eine demenzgerechte, „altmodische" WC-Gestaltung (z.B. schwarze Klobrille, Wasserspülung zum ziehen, nicht zum drücken, Wasserhähne statt Mischbatterie, Seifenstück statt Seifenspender und Handtuch statt Papiertuchspender) hilft zudem, dass die Betroffenen sich besser zurechtfinden und helfen können.

Wenn Sie das Gefühl haben, jemand sage ständig, dass er auf die Toilette müsse, um wenigstens einen kurzen Kontakt mit Ihnen zu haben, sollten Sie dem Toilettengang den Charakter eines sozialen Ereignisses nehmen: Machen Sie ihn dezidiert zu einer funktionalen Angelegenheit ohne Smalltalk und emotionale Zuwendung. Bieten Sie dafür soziale Kontakte und Bestätigung gezielt zu festen, angemessenen Zeiten an.[79]

5.5 Einschlafen und Aufstehen

Manchmal kommt es darauf an, Menschen mit Demenz nicht zu einem gewünschten Verhalten aufzufordern, sondern es ihnen, etwa durch Fragen, in den Mund zu legen, oder es als ihre eigene Idee erscheinen zu lassen. Der Vater des Schriftstellers Arno Geiger war beispielsweise dadurch zu bewegen, ins Bett zu gehen, dass man ihn erst fragte, ob er müde sei, und sich anschließend erkundigte, ob er ins Bett wolle.[80]

Vielen Menschen im fortgeschrittenen Krankheitsstadium hilft es überdies, wenn Sie vertraute Zubettgeh- und Einschlaf-Rituale aus ihrer Kindheit herausfinden und nutzen: Manche brauchen „nur" eine heiße Milch[81], ein Schlaflied oder das altbekannte Abendgebet, um zur Ruhe zu kommen und zu begreifen, dass es Zeit zum Schlafen ist. Vor allem manche Mütter mit sehr fortgeschrittener Demenz gehen eher ins Bett, bzw. bleiben eher liegen, wenn man sie bittet, sich um eine Babypuppe zu kümmern.[82]

Menschen, deren Tag-Nacht-Rhythmus durcheinander geraten ist, sind besonders nachts desorientiert. Um ihrer nächtlichen Verwirrung nicht noch Vorschub zu leisten, sollte man ihnen nicht schon am Abend die Bekleidung für den nächsten Tag herauslegen: Andernfalls können sie das als nonverbales Signal dafür missverstehen, dass es bereits Zeit zum Aufstehen ist.[83]

Was aber ist zu tun, wenn man die Betroffenen morgens zum Aufstehen bewegen will? Lind plädiert dafür, ihnen Perspektiven im Hier und Jetzt zu geben, ihnen also das Frühstück, eine Zigarette oder ein Stück Schokolade in Aussicht zu stellen, oder etwa an ihre Eitelkeit zu appellieren und sie mit einem Lieblingskleid oder einem attraktiven und anständigen Äußeren zu locken: „Du möchtest doch auch schick sein auf'm Kopf!".[84] Böhm hingegen hält den Einsatz von Erinnerungen für empfehlenswert:[85] Wenn man religiöse oder ethisch-moralische Regeln und Verhaltensmaximen aus der Kindheit wie z.B. „dem Herrgott den Tag stehlen" ausspreche, oder an die ihnen anerzogene Sparsamkeit bzw. Ablehnung von Verschwendung appelliere („Das Badewasser läuft gleich über!"), könne man sie ohne physisches Zutun motivieren, aufzustehen. Das, was sich (nicht) gehört, hat auch einer meiner Seminarteilnehmer erfolgreich eingesetzt: Eine Bewohnerin konnte man dadurch zum Aufstehen bewegen, dass man ihr im Bett die Schuhe angezogen hat.

Fußnoten

1 Strauss, 2001
2 Galik et al., 2009
3 Barrick et al., 2011; McCarthy, 2012
4 Geiger, 2012
5 Flori, 2007
6 Lind, 2007
7 Barrick et al., 2011; Bowlby Sifton, 2011; Pape-Raschen, 2012; Pappritz, 2013
8 Barrick et al., 2011; Bonner, 2013; Bowlby Sifton, 2011; Pape-Raschen, 2012; Stechl et al., 2012
9 Barrick et al., 2011
10 Becker, 2002; Shanks, 2005
11 Barrick et al., 2011
12 Barrick et al., 2011
13 Barrick et al., 2011; Mace/Rabins, 2012
14 Barrick et al., 2011; Zgola, 1999b
15 Barrick et al., 2011; Carson et al., 2015; Pape-Raschen, 2012
16 Barrick et al., 2011; Bonner, 2013; Braam, 2007; Hendryx-Bedalov, 1999; Mace/Rabins, 2012; Stechl et al., 2012
17 Alzheimer Europe, 2005; Bowlby Sifton, 2011
18 Pape-Raschen, 2012; Toseland/MacCallion, 1998
19 Bowlby Sifton, 2011; Häggström et al., 1998; Health Scotland, 2006
20 Bowlby Sifton, 2011; Clark/Witte, 1991; Füsgen, 2001; Pape-Raschen, 2012; Pappritz, 2013; Zgola, 1999b
21 Barrick et al., 2011; Bonner, 2013
22 Barrick et al., 2011
23 Bayles, 2003; Barrick et al., 2011; Bonner, 2013; Bowlby Sifton, 2011; Gatterer/Croy, 2005; Grealy et al., 2005; Hodgson, 1995; Lind, 2007; Mace/Rabins, 2012; Parenteau, 2000; Perry et al., 2005; Zgola, 1999a; Zgola, 1999b
24 Bonner, 2013
25 Mace/Rabins, 2012
26 Barrick et al., 2011
27 Hendryx-Bedalov, 1999
28 Bonner, 2013; Bowlby Sifton, 2011; Small et al., 1998
29 Bowlby Sifton, 2011
30 Barrick et al., 2011; Camp, 2015; Flori, 2007; Galik et al., 2009; Hasselkus, 1997; Lind, 2007; Miller, 1997; Shanks, 2005
31 Louis, 2016; Pappritz, 2013; Shanks, 2005; Sieveking, 2012
32 Ahlborn, 2013
33 Pappritz, 2013
34 Miller, 1997
35 Barrick et al., 2011; Bowlby Sifton, 2011; McCarthy, 2012; Shanks, 2005
36 Barrick et al., 2011
37 Barrick et al., 2011; Kappus, 2012; Shanks, 2005; Sloane et al., 1995
38 Barrick et al., 2011; McCarthy, 2012; Sloane et al., 1995; van der Kooij, 2007
39 Barrick et al., 2011; McCarthy, 2012; Pappritz, 2013; Sloane et al., 1995
40 Barrick et al., 2011; Kappus, 2012; Lind, 2007; McCarthy, 2012; Pape-Raschen, 2012
41 Barrick et al., 2011; Galik et al., 2009; Geiger, 2012; Kappus, 2012; Louis, 2016; Pappritz, 2013; Rühl, 2012; Shanks, 2005
42 Barrick et al., 2011; Bonner, 2013; Camp, 2015; Shanks, 2005
43 Bonner, 2013; Kitwood, 2016
44 Bonner, 2013; Hellen, 1998; Pappritz, 2013; vgl. auch Kapitel 8.4
45 Hellen, 1998
46 Hellen, 1998

47 Berghoff, 1999; McCarthy, 2012
48 Camicioli et al., 1997
49 Grealy et al., 2005; Pape-Raschen, 2012
50 Carson et al., 2015; Grealy et al., 2005; Hellen, 1998; Pape-Raschen, 2012
51 Bonner, 2013; Davis, 1989; Mace/Rabins, 2012
52 Grealy et al., 2005
53 Bonner, 2013; Bowlby Sifton, 2011; Camp, 2015; Heimhilger, 2008; Hellen, 1998; Robert Bosch Stiftung, 2007
54 Altus et al., 2002; Louis, 2016
55 Bowlby Sifton, 2011; Braam, 2007; Heimhilger, 2008; Hellen, 1998
56 Zgola, 1999b
57 Carson et al., 2015; Hellen, 1998; McCarthy, 2011
58 Carson et al., 2015; Hellen, 1998
59 Bryden, 2005; Louis, 2016; Robert Bosch Stiftung, 2007
60 Bowlby Sifton, 2011
61 Bonner, 2013; Grealy et al., 2005
62 Braam, 2007
63 Carson et al., 2015; Smith, 2016
64 Robert Bosch Stiftung, 2007
65 Louis, 2016; Robert Bosch Stiftung, 2007
66 Carson et al., 2015; Louis, 2016
67 Lind, 2007; Robert Bosch Stiftung, 2007
68 Louis, 2016
69 Ahlborn, 2013
70 Petersen, 2006
71 Carson et al., 2015; Pape-Raschen, 2012
72 Böhm, 2001; Diekämper, 2010; Killick/Allan, 2001; Mace/Rabins, 2012
73 McCarthy, 2012
74 Camp, 2015
75 Camp, 2015
76 Louis, 2016; vgl. auch Kapitel 6 über Motivationsstrategien.
77 Carson et al., 2015; Bowlby Sifton, 2011
78 Carson et al., 2015
79 Boucher, 1999
80 Geiger, 2012
81 Bonner, 2013
82 Rühl, 2012
83 Bowlby Sifton, 2011
84 Lind, 2007
85 Böhm, 2001

6 Motivieren

Egal, ob es um die Körperpflege oder die Nahrungsaufnahme, ob es um Bewegung, um Mithilfe im Haushalt oder aber um Geselligkeit und Gemeinschaftsaktivitäten wie Spielen und Singen geht: Demenzen bewirken, dass die Betroffenen im Laufe der Erkrankung immer seltener intrinsische Motivation, also einen von innen heraus kommenden Antrieb verspüren, etwas zu tun, oder sich auf angebotene Aktivitäten einzulassen. Auch nimmt ihre Fähigkeit ab, sich selber zu beschäftigen. Zudem müssen Menschen mit Demenz selbst bei alltäglichsten Handlungen viele Misserfolge verkraften. Anstatt Mitgefühl und Trost erfahren sie von ihrer Umwelt oft genug Unverständnis, Spott und Kritik. Das hat nicht selten zur Folge, dass sie sich immer weniger zutrauen und immer öfter Ausreden dafür finden, warum sie unsere Angebote ablehnen. Deshalb sind sie immer mehr auf extrinsische Motivation angewiesen, also auf geschickte Anstöße und Anregungen von außen: auf Menschen, die ihnen auf möglichst personenzentrierte Art und Weise zu Aufgaben und daraus resultierenden Erfolgserlebnissen verhelfen. Schon seit den frühen 1980er Jahren ist nämlich bekannt, dass Langeweile und körperliche wie geistige Inaktivität den Abbau beschleunigen, und nicht selten zu Frustration und Depressionen führen.[1] Demgegenüber stärkt der Einbezug in Alltagsaktivitäten letztlich das Selbstbewusstsein.[2] Das Gefühl, noch gebraucht zu werden, eigene Entscheidungen treffen zu dürfen, und immer noch in gewissen Maßen kompetent zu sein, kann Wohlbefinden erzeugen[3] und die Betroffenen sogar geistig reger und aktiver machen.[4] Aufgrund meiner Erfahrungen in Haus- und Wohngemeinschaften für Menschen mit Demenz bin ich sogar davon überzeugt, dass die konstante Aktivierung der Gehirne den Sprachabbau verlangsamt.

„Was wir brauchen, sind ein paar sorgfältig ausgewählte Aktivitäten, die uns das Gefühl geben, die Dinge die uns Freude machen und wichtig für uns sind noch immer tun zu können.“ (Bryden, 2011, S. 144)

Nach einigen Grundüberlegungen bezüglich der am ehesten Erfolg versprechenden Kommunikationsebene und Art der Kommunikation (**6.1**) werden

Voraussetzungen für das Gelingen (**6.2**) und mögliche Gründe für das Scheitern von Motivationsstrategien aufgeführt (**6.3**). Konkrete Beispiele aus der Praxis zeigen anschließend, wie die Aktivierung von Menschen mit Demenz gelingen kann (**6.4**).

6.1 Ansatzpunkt: Gefühl geht vor Verstand

Will man Menschen mit fortgeschrittener Demenz motivieren, darf man eine Tatsache nicht aus den Augen verlieren: Logisches Denkvermögen, Verstand und Einsichtsfähigkeit gehen den Betroffenen oft relativ früh verloren.[5] Es bringt also herzlich wenig, wenn wir die Aktivitäten, zu denen wir sie motivieren möchten, erklären und rationale Begründungen dafür liefern, warum es gut für sie wäre, sich darauf einzulassen.[6] Alltägliche Beobachtungen zeigen demgegenüber, dass Strategien, die ihre Gefühle auf eine möglichst positive Art und Weise ansprechen, besser funktionieren – und zwar desto besser, je mehr emotionale Strategien miteinander kombiniert werden.

Was ist nun mit dem Begriff „gefühlsorientierte Kommunikation" gemeint? Wer gefühlsorientiert kommuniziert,

- verzichtet darauf, Recht zu haben, Menschen mit Demenz zu widersprechen und sie mit unserer Realität zu konfrontieren[7],
- vermeidet sachliche Argumente zum Beweis der Richtigkeit seiner eigenen Überzeugungen[8],
- setzt möglichst oft Humor ein[9],
- gibt bewusst so oft wie möglich positives Feedback[10],
- spiegelt Gefühle bzw. validiert diese[11],
- und appelliert an die emotionalen Antriebe der Erkrankten, wie etwa Mitgefühl, Hilfsbereitschaft, Gemeinschaftssinn, Gerechtigkeitsempfinden, Eitelkeit etc.

Kurzum: gefühlsorientiert zu kommunizieren bedeutet, möglichst alles zu unterlassen, was Einsicht erfordert, und alles zu nutzen, was Einfühlung signalisiert. Gefühlsorientiert motivieren meint also, Menschen mit Demenz emotional von einem Angebot, einer Einladung zu überzeugen.

Gefühlsorientierte Umgangsformen sind sicher nicht das Ei des Kolumbus, d.h. es gibt leider keine Erfolgsgarantie. Ich halte sie dennoch für ausgesprochen empfehlenswert, weil sie eine gute Stimmung schaffen und die Betroffenen sehr viel besser erreichen als kopflastige, rationale Herangehensweisen. Überdies entsteht dort, wo sie gezielt zum Einsatz kommen, und wo Menschen miteinander aktiv sind, eine Wohlfühl-Atmosphäre, und die Beteiligten entwickeln tatsächlich so etwas wie ein Zusammengehörigkeitsgefühl.[12] So bezeichneten einige Damen ihre Hausgemeinschaft beispielsweise als „tolle Truppe" und als „eine ganz liebe Clique".

6.2 Voraussetzungen für das Gelingen

Damit gefühlsbetonte Wege des Motivierens erfolgreich sein können, muss eine Reihe von Voraussetzungen erfüllt sein – ohne diese „Zutaten" wirken auch die geschicktesten Aktivierungsansätze nicht.

Erstens muss man den bereits in **Kapitel 2** beschriebenen Ansteckungseffekt und die unterschwellige Wirkung von Körpersprache bedenken: Wer selber Motivation für eine Sache ausstrahlt, kann andere auch mitreißen und begeistern.[13] Wer hingegen versucht, Menschen zu einer Beschäftigung zu bewegen, auf die er selber keine Lust hat, wird kaum sein Ziel erreichen! Erinnern Sie sich noch an die in **Kapitel 2.2** gezeichneten Bilder von Hühnern und Bernhardinern? Wenn es um's Motivieren zu gemeinschaftlichen Aktivitäten geht, ist eindeutig die mitreißende Lebendigkeit und Begeisterungsfähigkeit des Huhns gefragt.

Zweitens bedarf es einer entspannten, gelassenen, guten Stimmung, sowie einer möglichst ablenkungs- und störungsfreien Umgebung.

Drittens muss man sich immer wieder bewusst machen, dass es um's Machen, nicht um ein perfektes Endergebnis geht.[14] Das größte Problem dabei ist, einen individuell angemessenen Schwierigkeitsgrad zu wählen, denn die angebotenen Aufgaben sollten die Betroffenen weder unter- noch überfordern.[15]

Viertens müssen Tätigkeiten, zu denen wir einladen, einen erkennbaren Sinn, bzw. ein als erwachsenengemäß empfundenes Ziel haben[16]: So ist das Einkochen von Marmelade, das Umgraben eines Beetes oder das Herstellen von Grußkarten für einen Basar sinnvoll, nicht aber das (in einem amerikanischen Buch vorgeschlagene) Bekleben von Fliegenklatschen mit Glitzerpailletten.

Desweiteren muss man sich vor Augen halten, dass viele hochbetagte Menschen Beschäftigungen wie Basteln und Spielen immer noch als „Kinderkram" bewerten, den sie nicht mit ihrem Selbstbild als produktive Erwachsene vereinbaren können.[17] Die erste Generation, die kunsthandwerkliche Betätigung und

Gesellschaftsspiele unter gewissen Umständen als schönen Zeitvertreib für sich selber ansieht, kommt gerade erst ins Rentenalter.

Fünftens ist es ausgesprochen hilfreich, wenn Vertrauen, eine gute Beziehung und Sympathie zwischen allen Beteiligten herrscht. Das ist bei Menschen mit Demenz nicht anders als bei denen ohne: Oder verbringen Sie freiwillig einen Nachmittag mit Leuten, die Sie nicht leiden können?

Sechstens ist es unabdingbar, dass man die beteiligten Personen und ihre Biografie möglichst gut kennt und ihre Befindlichkeiten und Antriebe einigermaßen treffend einschätzen kann[18]: Was für ein Selbstbild hat ein Mensch mit Demenz? Über welche Rollen, Aufgaben und Eigenschaften definiert er sich?[19] Welche Gefühle zeigt er, bzw. welche Emotionen bewegen ihn?

Siebtens, und ganz pragmatisch, gilt es, ausschließlich mit positiven Emotionen zu arbeiten, die die jeweilige Identität der Betroffenen stärken (im Sinne

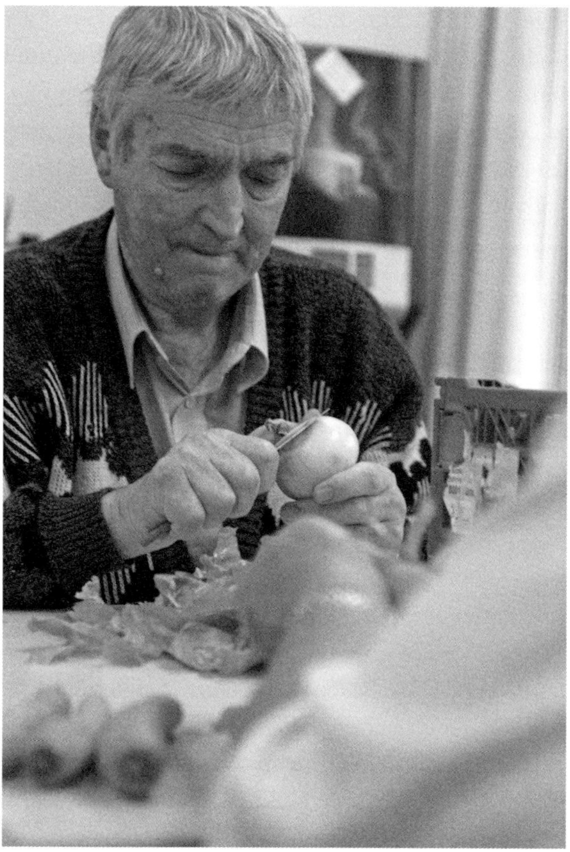

Abbildung 6-1: Eine sinnvolle Aufgabe: Gemüse schnippeln (Foto: Martin Glauser)

von: Ich kann noch etwas! Ich gehöre dazu!).[20] Das bedeutet im Umkehrschluss, dass man auf den Einsatz von negativen Gefühlen (z. B. Angst machen, drohen: „Bleiben Sie mal sitzen, sonst fallen Sie gleich wieder hin!"; „Trinken Sie, sonst wird das kalt und schmeckt nicht mehr gut!"; „Schön kauen, sonst verschlucken Sie sich noch!") tunlichst verzichten sollte. Nach meinen Beobachtungen in Hausgemeinschaften für Menschen mit Demenz lassen sich diese nämlich nur äußerst selten überzeugen, wenn man ihnen negative Folgen ihres (Nicht-) Handelns vor Augen führt:[21] Deutlich mehr als die Hälfte solcher Versuche sind gescheitert. Betroffene mit schwerer Demenz verstehen die Bedeutung mahnender Worte oft schlicht und ergreifend gar nicht. Und Erkrankten mit leichter bis mittlerer Demenz sind Konsequenzen oft egal; sie reagieren eher trotzig. Das veranschaulicht der folgende Wortwechsel. Weder die Aussicht auf eine langweilige, einseitige Ernährung, noch Mitleid mit der Betreuungsperson können eine Bewohnerin dazu bewegen, beim Schälen der Kartoffeln zu helfen:

Beispiel 71

01 B: Mach ich denn damit?
02 P: #Ich weiß es auch nich!# FLÜSTERT
03 B: Bitte?
04 P: Ich würd' se schälen. Dann kann ich die/
05 B: Ja dann schäl/ Dann schälen Sie!
06 P: Ja. Eine noch.
07 B: Nein, nein, ich will se nich haben!
08 P: Ja dann * ham wir morgen keine Kartoffeln.
09 B: Dann ham wir keine.
10 P: Und was essen wir morgen?
11 B: Brot.
12 P: Brot. * Ja. Wir essen aber morgens Brot, abends Brot,
13 mittachs au noch Brot?
14 B: Ja.
15 P: Nee das glaub ich/ sind Sie nich mit einverstanden.
16 Un Frau S. auch nich. * Ich glaube nich.
17 Dann ham wir morgen Meckereien hier.
18 B: Weiß ich nich.
19 P: Dann muss ich mir morgen die Meckereien anhören! Morgen
20 früh.
21 B: Ja dann müssen Sie das tun.

Achtens gehören schließlich auch eine gute Portion Glück, eine gute Tagesform, und ein Gespür für Timing zum Erfolgsrezept: Gelingen lässt sich nicht erzwingen. Auch wenn es uns noch so sehr nervt: Der Zufall spielt einem manchmal in die Hände, und manchmal wirft er einem Knüppel zwischen die Beine ...

6.3 Mögliche Gründe für das Scheitern

Motivieren ist immer ein Balanceakt. Einerseits weiß man vielleicht aus fachlicher Perspektive, oder aufgrund von persönlichen Erfahrungen mit jemandem, dass bestimmte Aktivitäten dieser Person gut tun – auch, wenn er diese für gewöhnlich zunächst ablehnt. Ein todsicherer Weg aber, um mit seinen Aktivierungsbemühungen zu scheitern, ist Besserwisserei oder oberlehrerhaftes Verhalten: Ein Mensch mit Demenz kämpft in der Regel (zu Recht!) darum, als Erwachsener wahrgenommen und behandelt zu werden. Er braucht unbedingt das Gefühl, sich selber, aus freien Stücken für oder gegen ein Angebot entschieden zu haben. Versucht man aber, ihn wie ein kleines Kind zu seinem Glück zu zwingen, reagiert er zumeist verärgert und ablehnend.

Zudem können auch die besten Motivationsstrategien scheitern, wenn der demenzkranke Mensch gerade in großer körperlicher Not ist (beispielsweise, wenn er plötzlich heftigen Harndrang verspürt oder Schmerzen hat) oder unter emotionalem Stress leidet (etwa, wenn er aufgrund von Heimweh, Pflichtbewusstsein, Sorge um die kleinen Kinder etc. meint, dringend nach Hause gehen zu müssen).

Auch ein grundsätzliches Problem mit, bzw. die Abneigung gegen etwas, wie z.B. das Trinken (bzw. die Angst vor Verschlucken) kann bewirken, dass selbst die geschicktesten Pflege- und Betreuungskräfte immer mal wieder daran scheitern, einen Betroffenen zur Flüssigkeitsaufnahme zu bewegen.

6.4 Erfolgreiche emotionale Motivationsstrategien

Welche Herangehensweisen bewähren sich nun im alltäglichen Umgang? Sowohl meine Beobachtungen in Wohngemeinschaften für Menschen mit Demenz, wie auch die Literatur legen die folgenden Motivationswege nahe:

Appell ans Erwachsenen-Ich: Arbeit statt Zeitvertreib

Alle Menschen, auch die mit Demenz, verspüren den Wunsch nach einer sinnvollen Beschäftigung. Sie möchten gerne nützlich sein und fühlen sich zufriedener, wenn sie das Gefühl haben, etwas zu leisten, bzw. eine wichtige Aufgabe zu erfüllen.[22] Dementsprechend reagieren sie (vor allem die Männer![23]) umso positiver auf eine angebotene Aktivität, je mehr diese den Charakter von Arbeit hat[24] und je konkreter sie an alte Rollen, Pflichten, Gewohnheiten und Interessen, sowie an ihr Selbstbild anknüpft.[25] Dabei muss man natürlich die individuell ja sehr unterschiedlichen früheren Lebenswelten beachten[26]: So wird sich beispielsweise jemand, der früher reich war und Personal hatte, kaum dazu herablassen, beim Schälen der Kartoffeln zu helfen.[27] Und ein Mensch, der in gesunden Jahren als Wissenschaftler tätig war und sich über seine Forschung definiert hat, kann sich vermutlich nicht wirklich für Gesellschaftsspiele erwärmen.[28] Auch scheint es sinnvoll zu sein, Männern und Frauen jeweils geschlechtsspezifische Angebote zu machen.[29] Zudem blühen beispielsweise die Herren der Schöpfung auf, wenn man sie als starke Männer anspricht und sie bittet, für die schwächeren Frauen Aufgaben zu übernehmen, für die man Kraft oder technisches Geschick benötigt.[30]

Appell an Stolz und Selbstwertgefühl: Lob, Komplimente, Mut zusprechen

Schmeicheleien schaffen ein gutes Gefühl: Wer von uns wird nicht gerne gelobt? Da das emotionale Gedächtnis länger und besser funktioniert als das Fakten-Gedächtnis, haben Komplimente obendrein einen positiven Langzeiteffekt: Sage ich einem Menschen mit Demenz öfter etwas Nettes, kann er sich zwar nicht besser an meinen Namen erinnern, aber er assoziiert mein Gesicht mit angenehmen Erfahrungen und Wohlbefinden. Er empfindet Stolz und eine größere Zufriedenheit. Daher ist er sehr wahrscheinlich eher dazu bereit, sich auf eine von mir vorgeschlagene Aktivität einzulassen, wenn ich ihm Mut zuspreche und Vertrauen in seine noch vorhandenen Fähigkeiten zeige: „Sie schälen besser als meine Mutter und ich!“ oder „Sie können das ganz gut Frau M., das habe ich schon ein paar Mal gesehen!“. Wenn ich jeden Versuch zur Teilnahme lobe, und ihm überdies immer wieder positives Feedback gebe[31], kann ich erreichen, dass der Betroffene sozusagen bei der Stange bleibt, oder überhaupt versucht, sich an gemeinsamen Aktivitäten zu beteiligen. Genau das geschieht im nächsten Gesprächsbeispiel. Eine sehr unruhige Bewohnerin hatte sich lange ablehnend verhalten. Als sie sich schließlich doch bereit erklärt, beim Schälen der Kartoffeln zu helfen, lobt eine Betreuungskraft sie nachdrücklich – mit dem Erfolg, dass sie sich endlich hinsetzt und frohgemut ihr Bestes gibt:

Beispiel 72

01 B: #Hallo!# SINGSANG *3* Ich schäle jetzt die Kartoffeln!
02 P: Ich wusste es doch, * dass Frau N. mir hilft.
03 Frau N. super! Frau N. super, großes Lob von mir! *
04 Ganz toll! Ich weiß, dass das anstrengend is.
05 Und dass * Ihnen das auch schwer fällt.
06 Aber das machen Sie echt toll!

Besonders geschickt hat ein junger Koch in einer Hausgemeinschaft eine traurige, in sich gekehrte Dame aus der Passivität gelockt: Mit dem bauchpinselnden Vorschlag „Ich will ja heute Gurkensalat machen. Sollen wir heute mal Ihr Rezept nehmen?“ hat er an ihren Stolz und an ihre guten hausfraulichen Fähigkeiten appelliert und sie dazu bewegt, ihm in der Küche zu zeigen, wie man ihren Salat zubereitet.

In den von mir untersuchten Demenz-WGs funktioniert dieser Ansatz extrem häufig, nämlich in 85 von 100 Fällen.

Appell an das Bedürfnis nach Wertschätzung: Sich bedanken

Wenn man sich schon vorab ausdrücklich für ihre Mithilfe bedankt, signalisiert man den Betroffenen Wertschätzung („Was würde ich ohne Sie machen, ohne Ihre Hilfe!“; „Ich danke Ihnen schon mal im Voraus!“). Man verdeutlicht, dass man sie braucht, und ihre Hilfsbereitschaft nicht als selbstverständlich ansieht.[32] Zudem stellt diese Art des Motivierens einen gewissen Zugzwang her: Menschen aus „guter Kinderstube“ tun sich nämlich schwerer damit, nein zu sagen, wenn eine Bitte bereits ein Dankeschön umfasst.[33] Auf diesem Weg erreicht die Pflegende im nächsten Beispiel, dass eine Frau die Spülmaschine ausräumt:

Beispiel 73

01 P: Räumen Sie noch en bisschen aus? *2*
02 Alles da drauf stellen!

03 B: Hier.
04 P: Ja? ** Okay?
05 B: Ja.
06 P: Danke schön, ne?

Ein Dankeschön als verblüffende, paradoxe Intervention motiviert Menschen mit schwerer Demenz erstaunlicherweise auch manchmal, einen selber, oder etwa einen Gegenstand loszulassen („Danke schön, dass Sie mir die Kartoffel schenken!").

Selbstverständlich kommt es (quasi als Investition in die Zukunft) auch sehr gut an, sich während des gemeinsamen Tuns, oder spätestens abschließend noch einmal gebührend bei den HelferInnen zu bedanken („Ihr wart so fleißig alle, danke schön für's Helfen!").

In meinen WG-Aufnahmen führt ein Dank von Seiten des Pflege- und Betreuungspersonals in mehr als 8 von 10 Fällen zum Erfolg.

Appell an Mitleid bzw. Hilfsbereitschaft: Um Hilfe bitten

Mithelfen können tut gut.[34] Daher scheinen Menschen mit Demenz eher mitzumachen, wenn man sie um Hilfe bittet[35]: „Ich komme doch alleine hier nicht klar. Ist viel zu viel Arbeit hier. Das schaff' ich gar nicht alles, ne?" oder „Wär' lieb, wenn Sie mir helfen!" Mit (oft auch augenzwinkernd kommunizierten und nicht ganz ernst gemeinten) Äußerungen wie diesen appelliert man in mehr als 7 von 10 Fällen erfolgreich an Hilfsbereitschaft und Mitgefühl der Betroffenen.[36] So auch im nächsten Beispiel aus einer Demenz-WG:

Beispiel 74
01 P1: Ich hab ja so viel Arbeit hier.
02 Aber keiner hilft mir!
03 Die stehen hier alle rum.
04 B: Ach Sie Äääarmste!
05 P1: Ja.
06 S: LACHT
07 P2: Ehrlich.
08 P1: Meine Kollegin is nur am essen.
09 B: Tun wir ja schon. *

Man bietet ihnen somit eine Gelegenheit, aus der passiven Rolle des reinen Hilfeempfängers herauszutreten und sich nützlich zu fühlen[37], bzw. auch einmal aktiv etwas zurückzugeben, oder für jemanden zu sorgen.[38]

Appell an den Sinn für Gerechtigkeit und Fairness: Hilfe und Unterstützung nicht nur einfordern, sondern auch anbieten

Es funktioniert auch gut, wenn man das Einander-Helfen betont: „Wir helfen doch alle: Ich backe jetzt Kuchen, und Sie schälen Kartoffeln!" Auf diesem Wege appelliert man an das Gerechtigkeitsempfinden, bzw. den Sinn für Fairness.[39] Ein solcher Appell erweist sich auch im folgenden Gesprächsausschnitt als hilfreich:

Beispiel 75

01 B:	Ich habe solche Angst.
02 P:	Das glaub ich Ihnen.
03	Aber wenn man äh ne Ablenkung hat,
04	denkt man nich immer an die Angst, * ne?
05	**Ich helfe Ihnen ja auch gleich wieder,**
06	**auf Toilette und alles.**
07	**Also können Sie mir auch helfen.**
08 B:	Ja.
09 P:	**Ne? * Es is ein Geben und Nehmen hier.**
10	**Ich helfe Ihnen, und Sie helfen mir, * ja?**
11 B:	Ja.

Menschen mit Demenz lassen sich darüber hinaus nicht nur eher motivieren, wenn man sie um Hilfe bittet. Sie lassen sich auch bereitwilliger (und beinahe genau so häufig, nämlich in zwei Drittel aller Fälle) auf eine angebotene Aufgabe ein, wenn man selber mitmacht[40] und ihnen Unterstützung dabei anbietet:[41] Typisch für diese Strategie wären Sprüche wie „Es kommt Verstärkung, Sie stehen nicht alleine da!" oder „Ich helf' mit wegräumen, ja?". Auf diesem Wege nimmt man ihnen zum einen die Angst, es alleine nicht hinzukriegen oder falsch zu machen. Zum anderen vermittelt man wiederum den Eindruck von Gerechtigkeit und Fairness, nämlich dass alle „ranmüssen", um den gemeinsamen Alltag zu bewältigen, wie im nächsten Beispiel:

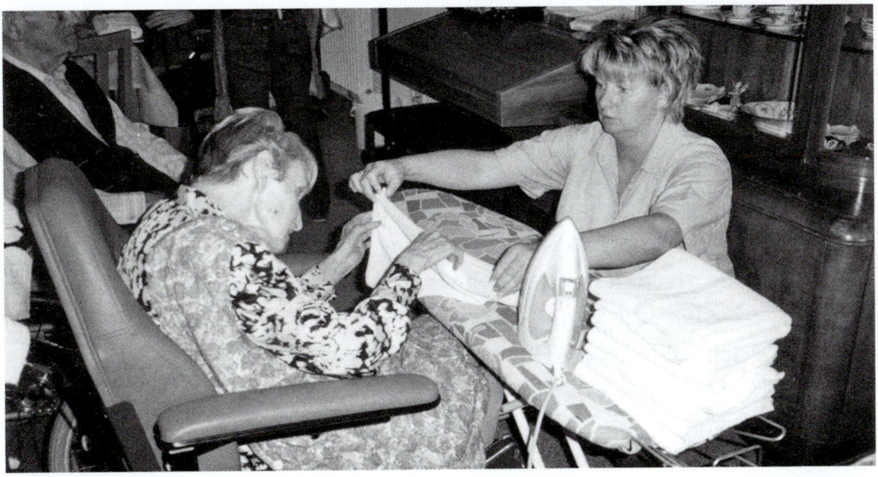

Abbildung 6-2: Gemeinsames Tun motiviert (Foto: Christiane Kaiser)

Beispiel 76

01 P: Können Sie die noch schälen? So.
02 Ich hol schon mal die/ **Ich helfe auch mit.**
03 Kucken Se Frau M., **ich helfe auch mit!**
04 **Frau W. hilft mit, wir helfen hier alle mit.**
05 B: >Hm.<

Appell an den Wunsch nach Bindung und Zugehörigkeit: Gemeinsam machen

Menschen mit Demenz machen eher mit, bzw. lassen sich auch einmal von zwanghaften Verhaltensweisen abbringen, wenn man das gemeinsame Tun (am liebsten zu zweit[42], vgl. **Abb. 6-2**, aber auch in der Gruppe), das Wir betont.[43] Dieser Ansatz hat in den von mir untersuchten WGs zu 73% funktioniert. Beispiele hierfür wären Fragen wie „Wollen wir zusammen den Tisch decken?" oder „Gleich trinken wir beide erstmal 'nen Kaffee, ja?"[44]

Im Folgenden motiviert eine Helferin auf diesem Wege eine zunächst zögerliche und skeptische Frau, beim Spülen und Abtrocknen zu helfen:[45]

Beispiel 77

01 P: Möchten Sie mir helfen?
02 B: Ja. Ich will nich viel.
03 P: Is nich viel. **Wir machen das zu zweit, ne?** *3* Na?

04 B: Ich komm gleich. *
05 P: **Wir** bleiben doch hier, * ne?
06 B: Wir bleiben hier?
07 Ich brauch hier meinen Freiraum. * 6*
08 P: Ich gebe Ihnen ein Tuch, ja?
09 B: Ich weiß es nich.
10 P: Stellen Sie sich hier hin? *
11 **Sie machen trocken, ich wasche wieder.**
12 B: Ich weiß es nich.
13 P: **Ich spüle ab, und Sie trocknen, ja?**
14 Machen **wir** das so?
15 B: >Können wir.<

Das Zauberwort „zusammen“ ist ein Beziehungsangebot. Es verspricht, gerade wenn es um eine Einzel-, und nicht um eine Gruppenaktivität geht, einen Hauch von Exklusivität. Offensichtlich steigert gemeinsames Tun und Erleben zusammen mit einem Helfer die Attraktivität eines Angebotes.[46] Auch das Locken mit Gesellschaft scheint im Einzelfall gut zu funktionieren: „Kommen Sie, da sitzen schon Leute am Tisch!“[47]

Humor

Humor erweist sich immer wieder als zwischenmenschliches Sahnebonbon und führt in meinen Demenz-WGs in beinahe 7 von 10 Fällen zum Ziel: Je öfter und je regelmäßiger wir die Betroffenen etwa dazu einladen, über uns zu lachen, d.h. je öfter wir uns über unsere eigene Ungeschicklichkeit und unsere Schwächen lustig machen, desto entspannter und kompromissbereiter reagieren sie, wenn wir sie zum Mittun auffordern: „Ich helf' auch mal mit, ne, sonst sagen Sie die Schwester ist faul!“. Auch miteinander zu lachen, kommt sehr gut an. Im folgenden Beispiel „verkauft“ eine Pflegende das Tischdecken erfolgreich als ein Kalorien bekämpfendes Fitnessprogramm. Eine Bewohnerin steht nicht nur umgehend auf, sondern spinnt den Faden verbal auch humoristisch weiter (Z. 10/11):

Beispiel 78

01 P: Freiwillige vor, zum Tisch decken! *
02 B: So.
03 P: LACHT #Frau A.# LACHEND; LACHT

04 S: LACHT
05 B: Oh oh oh!
06 P: Ach wissen Se was Frau A.?
07 **Wir beide ham ja einen Vorteil, ne?**
08 **Den Kuchen, den wir essen, ne?**
09 **Den arbeiten wir ja beide jetz schon wieder ab!**
10 B: Na Gott sei Dank.
11 #Sonst wären wir auch schon solche Tonnen!# LACHEND
12 P: L A C H T Aaahhh.
13 B: Ja ja. * Naja, dann machen wir das doch.
14 P: Ja? Das is nett.

Zudem bewirken humoristische Angebote, dass Menschen mit Demenz wieder mehr kommunizieren, sich besser konzentrieren können, und mehr Spaß am Umgang mit anderen Menschen haben: Wenn man sie anleitet, nicht nur passive Zuschauer, sondern aktive Protagonisten von Clownereien und Albernheiten zu sein, entwickeln manche erstaunliche komödiantische Fähigkeiten.[48]

Appell an das Belohnungszentrum: „Tauschhandel"

Ob es einem gefällt, oder nicht: Viele demenzbedingte Veränderungen und Verluste führen zu einer Art Regression, also zu Formen von eher kindlich anmutenden Reaktionsmustern, Verhaltensweisen und Fähigkeitslevels. Während kleine Kinder rationale Argumente noch nicht verstehen, begreifen Personen mit fortgeschrittener Demenz sie nicht mehr. Dementsprechend wirken manche, auf Gefühle setzende Motivationsstrategien bei ihnen auch genau so gut wie bei jüngeren Kindern. So hat beispielsweise das Aufräumen des Zimmers, oder das Lernen für ein Diktat absolut keinen Reiz für Kinder; die meisten drücken sich davor. Stellt man ihnen aber für ihre Anstrengung eine Belohnung in Aussicht, sieht die Sache schon ganz anders aus. Ähnlich scheint es mir bei Menschen mit fortgeschrittener Demenz zu sein: Aktivitäten, zu denen sie keine Lust haben, werden sehr viel interessanter, wenn wir ihnen im Gegenzug, sozusagen im Tausch für ihr Entgegenkommen etwas anbieten, was sie als attraktiv empfinden. Was allerdings Einzelne als reizvoll und motivierend betrachten, ist höchst individuell. So konnte beispielsweise eine WG-Mitarbeiterin eine bewegungsunlustige, sehr ablehnende Bewohnerin doch noch zum Spazierengehen motivieren, indem sie ihr anbot, für diesen Zweck ihre Lieblingsschuhe zu holen:

Beispiel 79

01 P: Soll ich die Schwarzen holen? *
02 B: Die soll/
03 Ja.
04 P: Ja? *
05 B: Möchte gerne mal sehen, ob die noch leben.
06 P: Kommen Se dann mit?
07 B: Mhm.
08 P: Wenn ich die Schwarzen hole? Gut.

Als zugkräftig erweist sich vielfach das Angebot von Genussmitteln wie Naschwerk (oder seltener auch Zigaretten). Nicht wenige Menschen mit Demenz kann man mit der Aussicht auf eine süße Belohnung erfolgreich, etwa zur Mithilfe in der Küche aktivieren:

Beispiel 80

01 P: Noch ein Apfel, * okay?
02 B: Nee danke.
03 P: Und einen für'n Kuchen?
04 B: Einen hab ich hier ja noch.
05 P: Jaha, einen noch für'n Kuchen schälen?
06 B: Ja.
07 P: **Dann ham wir morgen schönen Apfelkuchen mit Sahne.**
08 B: Ja.
09 P: Ja?

Die Aussicht auf ein Nickerchen, auf eine bequemere Couch, auf frische Luft oder Sonne können den einen oder anderen zu einem Platzwechsel bewegen. Vor allem in institutionellen Settings (in denen jeder Bewohner ja immer nur einer von vielen ist) wirkt das Locken mit wenigstens kurzzeitiger, exklusiver Zuwendung als ungemein motivierend: Eine gemeinsam genossene Tasse Kaffee kann den einen demenzkranken Menschen dazu bewegen, sich beim Aufstehen behilflich sein zu lassen.[49] Ein anderer lässt sich, wie die Dame im folgenden Beispiel, bereitwillig an einen anderen Ort führen, weil der Pflegende ein wenig zweisame Aufmerksamkeit verspricht und ihr zudem schmeichelt:

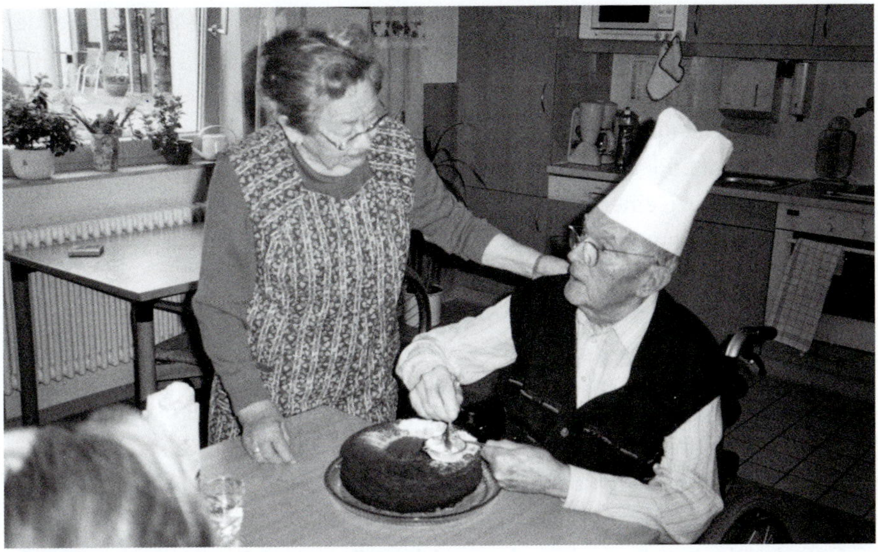

Abbildung 6-3: Die Aussicht auf ein Stück Kuchen kann auch einen ganzen Kerl zum Bäckergehilfen machen (Foto: Christiane Kaiser)

Beispiel 81

01 B: Ich werde nach unten gefahren.
02 P: Jaha, **wir beide gehen noch hinten schön ins Separee**
03 wollt ich grad sagen.
04 In das kleine/ ins kleine <Wohnzimmer> gehen **wir beide** noch.
05 B: L A C H T
06 LACHT * Eijeija/
07 P: Ja?
08 **Würde mir ja was fehlen.**
09 B: Mhhmmm. Sooowas!
10 P: Kucken **wir** jetz **zusammen** Nachrichten.
11 B: Ooohhh.
12 P: **Und erklären uns gegenseitig die Welt, ne?** *
13 B: Uns gehört die Welt?
14 P: Mhm!

Auch das ungeliebte Trinken fällt manch einem leichter, wenn er sich anschließend hinlegen darf („Noch ein paar Schlückchen, dann können Sie auch ins Bett gehen, ne?").

In den von mir untersuchten Demenz-WGs waren mehr als zwei Drittel der vom Personal angebotenen Tauschhandel erfolgreich.

Man kann diese Herangehensweise als manipulativ kritisieren. Da die Strategie des Tauschhandels allerdings Menschen dazu bewegt, Dinge in Angriff zu nehmen, die ihnen letztlich gut tun, bzw. die zu einer Verlangsamung der Abbauprozesse und zu einer Verbesserung der Lebensqualität beitragen, betrachte ich sie eher als demenzgerecht.

Appell an das Bedürfnis, von Zumutungen verschont zu bleiben: Gewünschtes „klein reden"

Viele Pflege- und Betreuungskräfte setzen erfolgreich auf die Strategie, das von ihnen Gewünschte „klein" zu reden, also als machbar erscheinen zu lassen. Sie vermitteln den Erkrankten damit das Gefühl, dass sie sie nicht überstrapazieren oder über Gebühr belasten wollen, und dass sie ihnen nur etwas ganz Geringfügiges abverlangen. So fordern sie sie nicht auf, einen Teller leer zu essen, sondern sagen: „Einmal 'ne Kleinigkeit essen Frau D.!" oder sogar „Nur mal probieren![50]"; sie „schrumpfen" sprachlich die Menge der Flüssigkeit, die sie sie zu trinken bitten („Ist noch'n bisschen drin, ein kleiner Schluck!")[51], und sie minimieren mit Worten den Zeitaufwand, der für eine Aktion nötig wäre: „einmal ganz kurz aufstehen" oder etwa „nur noch eine (Kartoffel schälen)". Dieser Ansatz hat in den von mir besuchten Demenz-WGs ziemlich genau in 2 von 3 Fällen Erfolg.

Die Betreuungskraft im folgenden Beispiel macht gewissermaßen aus einem Elefanten (nämlich der unangenehmen Tabletteneinnahme) auf humorvolle Art und Weise eine Mücke, und bringt die Bewohnerin so nicht nur zum Lachen, sondern auch dazu, ihre Pillen zu schlucken:

Beispiel 82

01 P: Schlucken Se mal runter! *3*
02 B1: Nee. *3*
03 P: Kommen Se mal.
04 B2: Müssen Sie denken es wär en Schluck! LACHT
05 B1: Das war zu groß. *2*
06 P: Kommen Se mal, wir machen's noch mal von vorne. *2*
07 B1: Fürchterlich.
08 P: **Eine Kleine?** So. * Und eine, die klebt jetz hier oben am Rand. **
09 Ne, das is noch immer das Antibiotikum, was Sie bekommen.
10 Für die Blasenentzündung. * **Das is bald vorbei.**

11	**Ich glaube noch einen Tag, * dann ham wir's geschafft.** * 2*
12	#Ohne dreimal um'n Tisch zu laufen!# LACHEND; LACHT * 3*
13 B1:	LACHT
14	Mhm.
15 P:	LACHT
16 B2:	#Um den Tisch.# LACHEND; LACHT
17 P:	LACHT * 3* Geht es? * Einmal schlucken. *
18 B1:	Wenn die/ Ihr Mann das wüsste,
19	was Sie #für Zirkus machen!# LACHEND
20 P:	#Was ich hier mache, ne?# LÄCHELND
21	Der würd' mich glatt nach Hause holen, ne? LACHT
22 B1:	#Ja!# LACHEND *
23 P:	**#Und die sind klein Frau M.#** LACHEND
24 B1:	>Ja.<
26 P:	**Nehmen Se da erst eins von.** Kucken Se mal.
27	Die eine, nehmen Se die mal. So.
28	Machen Se mal selber, genau. >LACHT< * 2*
29	**Und hier is noch ne ganz kleine Halbe.**
30	**Das is die Letzte!** *

Appell ans emotionale Altgedächtnis: Einsatz von Ritualen und sozialen Regeln

Viele Menschen mit Demenz lassen sich bereitwilliger aktivieren, wenn man einige der im gut erhaltenen Langzeitgedächtnis gespeicherten Sprichwörter nutzt und bei Aufforderungen und Lockversuchen altbekannte soziale Rituale und Regeln einbezieht. Zum einen triggern Sprüche von früher und der Rückgriff auf in der Kindheit verinnerlichte Konventionen nämlich automatisierte, antrainierte Reaktionen: In den von mir besuchten Demenz-WGs haben sie immerhin in beinahe zwei Drittel der Fälle zum gewünschten Ergebnis geführt. Dort waren besonders Redewendungen wie „Sie wissen ja, eine Hand wäscht die andere“ oder „Viele Hände machen ein schnelles Ende“ erfolgreich. Auch der Appell an das schlechte Gewissen bezüglich des Verschwendens von Nahrungsmitteln erfüllte nicht selten seinen Zweck („... sonst kriegen's die Schweine!“).

Zum anderen bringen altbekannte Sprüche die Betroffenen mit etwas Glück auch zum Lachen. So kam etwa der Appell „Freiwillige vor!“ nicht nur gut an, sondern zauberte auch ein Lächeln auf die Gesichter derer, die eingeladen waren, beim Spülen zu helfen. Am weitesten verbreitet ist der Einsatz von Trinksprüchen: „Hoch die Tassen, Prost, zum Wohl, Auf uns!“, wobei wiederum diejenigen Trinksprüche am besten anzukommen und die Leute am meisten zu belustigen scheinen, die einen regionalen bzw. dialektalen Bezug haben („Stößchen!; Oans, zwoa, gsuffa!; Nicht lang schnacken, Kopf in'n Nacken!“).

Appell an den Wunsch nach Autonomie: Selber entscheiden lassen

Wer Menschen mit Demenz erfolgreich aktivieren möchte, der sollte ihnen tunlichst nicht nur eine einzige Beschäftigung, sondern Wahlmöglichkeiten anbieten.[52] Ganz wichtig ist schließlich auch die Botschaft, dass die Betroffenen selber über ihre Zeit bestimmen können und man eine ablehnende Reaktion selbstverständlich akzeptiert. Man sollte also nicht einfach davon ausgehen, dass sie eh nichts anderes zu tun haben, sondern sie selber entscheiden lassen, ob sie eine Aufgabe erledigen möchten[53]: „Haben Sie Lust, Wäsche zu falten?“ oder „Haben Sie noch Zeit und Muße?“ In meinen Demenz-WGs haben die BewohnerInnen sich, wie die Dame im nachstehenden Beispiel, immerhin für fast 6 von 10 angebotenen Beschäftigungen entschieden.

Beispiel 83

01 P:	So. Ich wollte jetz mal *2* Blumen holen. Im Blumenladen. *
02	**Wollen Sie mitkommen * eben?** Mit'm Auto?
03 B:	Was wollen Se?
04	Was wollen wir'nn/ denn jetzt?
05 P:	Blumen kaufen. #Hm,# HOCH **Ham Se Lust?**
06 B:	Ja. Muss ich Schuhe anziehen.
07 P:	Ja.

Appell an das Bedürfnis nach Wertschätzung und Respekt: Menschen mit Demenz als Experten ansprechen

Demenzbetroffene zeigen oft ganz besonders viel Einsatz, wenn man sie im Vorfeld immer wieder als Fachleute oder Experten auf einem bestimmten Gebiet anspricht.[54] So blüht beispielsweise jede Hausfrau auf, wenn man sich gewisse Tätigkeiten von ihr erklären lässt („Wie geht das eigentlich, Gelee einkochen?“), oder sie um Rat fragt, ob man Zimt und Zucker vor oder nach dem Backen auf den Kuchen streut.[55] Stellt man sich dann absichtlich ganz besonders ungeschickt an und bittet sie, einem zu zeigen, wie es richtig geht, kriegt man so manch eine/n aktiviert![56] So kontert eine Pflegekraft die Mitteilung, eine Bewohnerin habe das Tischdecken verlernt, mit der Behauptung, sie selber könne nicht mehr spülen. Da diese das Abwaschen wiederum als noch im Bereich ihrer Möglichkeiten betrachtet, einigen sie sich darauf, dass die Pflegende den Tisch deckt, und sie spült:

Beispiel 84

01 B: Früher musste ich ja den ganzen Haushalt schmeißen.
02 Aber den hab ich ja/
03 P: Ja dann können Se das doch!
04 B: Den hab ich mir * abgesattelt.
05 Und jetz kann ich's nimmer.
06 P: So.
07 B: Das is das Schöne dabei. KICHERT KURZ
08 P: Ham Se verlernt, ne? * Jaha
09 B: Verlernt. Und das is nich schön. *
10 Is schon schön, wenn man alles kann,
11 P: **Ich hab das Spülen verlernt.**
12 B: Das?
13 P: #Das Spülen.# DEUTLICH
14 B: Das Spülen.
15 P: **Nee, das kann ich nich mehr.** *
16 B: Kannste au nich mehr? *
17 P: Nee.
18 B: Ja spülen kann ich noch.
19 P: LACHT TONLOS
20 B: KICHERT *2*
21 P: Dann deck ich gleich den Tisch, und Sie spülen gleich. Danach.
22 B: Mhm.
23 Mhm.
24 P: Is das besser?
25 B: #Ja.# KLEINLAUT-TRAURIGE STIMME ** Das is besser!

Einige singen umso lieber, je deutlicher man ihnen macht, dass man selber viel weniger Lieder kennt, und sich an die Texte oft schlechter erinnert als sie („Wie geht nochmal das Lied weiter?"):

Beispiel 85

01 P: #Über Rio und Shanghai,# SINGT
02 B1: #Und nur ihnen bleibst du treu ein Leben lang.# SINGT
03 P: #über Bali und Hawaii.# SINGT HINTERGRUND
04 **#Jetzt weiß ich den Text * nich mehr weiter. Was is lo-os?#** SINGT
05 B1: LACHT
06 P: **#Ham wir keinen, der da hilft?#** SINGT *2*
07 **#Ham wir keinen, der da hilft?#** SINGT *2*
08 B2: #Deine Heimat is das Meer, und die Sehnsucht sind die Sterne.# SINGT
09 B1: LACHT
10 P: #Über Rio und Shanghai,# SINGT #Hawaii.# SINGT
11 B2: #Rio und Shanghai, über Bali und * Hawaii./# SINGT
12 #Deine Heimat is das Meer.# SINGT

Appell ans Pflichtbewusstsein

Manche Menschen lassen sich dann motivieren, etwas zu tun bzw. bleiben zu lassen, wenn man an ihr Pflichtbewusstsein appelliert.[57] So hat beispielsweise eine Pflegende jemanden dazu bewegt, dazubleiben und nicht wegzulaufen, indem sie sagte: „Ich habe keine Vertretung für Sie!"[58] Ein ehemaliger Polizist in einer Demenz-WG konnte dazu gebracht werden, ins Bett zu gehen, indem man ihn aufforderte, die Füße für die nächste Frühschicht zu schonen.

Gezielte Anti-Stress-Maßnahmen

Zielführend ist es auch, wenn man mögliche Sorgen, Bedenken oder Einwände von Personen mit Demenz schon im Vorfeld anspricht und zu entkräften versucht. So ist es beispielsweise vorteilhaft, den (vor allem zeitlichen) Druck rausnehmen und ihnen Gelassenheit zu signalisieren: „Es eilt nicht, wir haben Zeit genug." Unterstützend wirken auch Hinweise, die den nötigen Aufwand gering erscheinen lassen und die ihnen signalisieren, dass sie es sich beim Helfen gerne bequem machen dürfen: „Sie können sich dabei auch hinsetzen."

Wunsch nach Prestige und Würdigung bedienen

Einige Menschen mit Demenz genießen es, wenn ihnen eine wichtige Person Aufmerksamkeit schenkt und ihnen die Wertschätzung entgegen bringt, die ihnen ihrem eigenen Dafürhalten gemäß zusteht: So kann die exklusive Zuwendung des „Chefs" sie stolz machen und zum Mitmachen motivieren.[59] Ein gutes Beispiel hierfür ist auch der Wissenschaftler mit Demenz, dem alle in seiner Tagespflegeeinrichtung angebotenen Aktivitäten als bedeutungslos erschienen. Er blühte jedoch auf, als er die Gelegenheit erhielt, einem Professor bei seiner Forschung zu helfen und ihm sowie seinen StudentInnen zu verdeutlichen, wie ein Leben mit Alzheimer sich anfühlt: Die Anerkennung, die ihm alle Teilnehmenden und nicht zuletzt der Dekan der Universität für seinen Einsatz und die damit verbundenen Dienste für die Allgemeinheit aussprachen, motivierte ihn, zweimal in der Woche für zwei Stunden engagiert an dem Projekt teilzunehmen.[60]

Musik, Tiere und Babies

Viele Menschen sprechen gut auf Musik, Tiere und kleine Kinder an, weil diese mit positiven Gefühlen und schönen Erinnerungen verknüpft sind.[61] Kennt man die individuellen Vorlieben der Betroffenen, und kann man diese Anreize als die Hauptattraktion oder auch nur einen Nebeneffekt, eine Aktivität anpreisen, so ist es häufig sehr viel einfacher, sie zum Mitmachen bzw. Mitkommen zu motivieren.[62]

Fußnoten

1 Langer, 1983
2 Silva Lima, 2016; Stuhlmann, 2011
3 Bopp-Kistler, 2016; Buijssen, 2012; Clare et al., 2008; Langer, 1983; Stuhlmann, 2011
4 Langer, 1983
5 Buijssen, 2012
6 Hasselkus, 1998
7 Vgl. Abschnitt 8.4
8 Vgl. Abschnitt 7.3.2
9 Vgl. Kapitel 4.4
10 Siehe auch Abschnitt 3.6
11 Vgl. Abschnitt 8.2 und 8.3
12 Holthe et al., 2007
13 Schmidt/Döbele, 2016
14 Teitelman et al., 2010
15 Camp, 2015; Smith, 2016
16 Buijssen, 2012; Camp, 2015; Harmer/Orrell, 2008; Sabat, 2018; Smith, 2016
17 Cohen-Mansfield et al., 2010
18 Schmidt/Döbele, 2016; Teitelman et al., 2010; Young et al., 2010; Zoutewelle-Morris, 2013; vgl. Kapitel 4.3
19 Bowlby Sifton, 2011; Braam, 2007; Broer, 2012; Clare et al., 2008; Dijkstra et al., 2006; Han et al., 2016; Harmer/Orrell, 2008; Sabat, 2018
20 Teitelman et al., 2010

21 Ausnahmen wie beispielsweise die Mutter von Ahlborn (2013, S. 84) bestätigen die Regel: Sie ließ sich ab einem bestimmten Zeitpunkt nur dann auf die Körperpflege ein, wenn man ihr androhte, sie beim nächsten Ausflug nicht mitzunehmen.
22 Buijssen, 2012; Clare et al., 2008; Han et al., 2016; Harmer/Orrell, 2008; Phinney et al., 2007; Sabat, 2018; Schmidt/Döbele, 2016; Stuhlmann, 2011
23 Han et al., 2016
24 Böhm, 2001; Böhm, 2012; Cohen-Mansfield et al., 2010; Craig, 2011; Heimhilger, 2008; James, 2011; Kitwood, 2016; McCloskey, 2004; Sabat, 2018; Teitelman et al., 2010; Young et al., 2010
25 Bowlby Sifton, 2011; Braam, 2007; Broer, 2012; Clare et al., 2008; Dijkstra et al., 2006; Han et al., 2016; Harmer/Orrell, 2008; Lee et al., 2006; Louis, 2016; Sabat, 2018; Teitelman et al., 2010; Zoutewelle-Morris, 2013
26 Schmidt/Döbele, 2016
27 Böhm, 2001
28 Sabat, 2018
29 Broer, 2012; Schmidt/Döbele, 2016
30 Broer, 2012
31 Altus et al., 2002; Beattie et al., 2004; Bowlby Sifton, 2011; Broer, 2012; Klare, 2012; Louis, 2016; Rühl, 2012; Shanks, 2005; Sloane et al., 1995; Teitelman et al., 2010
32 Becker, 2001; Bopp-Kistler, 2016; Camp, 2015; Geiger, 2012; Hasselkus, 1998; Shanks, 2005; Smith/Buckwalter, 2005
33 Geiger, 2012
34 Ahlborn, 2013; Buijssen, 2012; Kappus, 2012
35 Ahlborn, 2013; Beach/Kramer, 1999; Bowlby Sifton, 2011; Broer, 2012; Camp, 2015; Crisp, 2003; Geiger, 2012; Han et al., 2016; James, 2011; Kappus, 2012; McCloskey, 2004; Smith/Buckwalter, 2005; Stuhlmann, 2011; Teitelman et al., 2010; Zoutewelle-Morris, 2013
36 Kitwood, 2016; Sabat, 2018
37 Acton et al., 1999; Altus et al., 2002; Stuhlmann, 2011
38 Buijssen, 2012; Teitelman et al., 2010
39 Shanks, 2005
40 McCarthy, 2011
41 Louis, 2016
42 Beattie et al., 2004; Cohen-Mansfield et al., 2010; Hasselkus, 1998; Schmidt/Döbele, 2016; Smith, 2016
43 Bowlby Sifton, 2011; Egan et al., 2010; Han et al., 2016; Harmer/Orrell, 2008; Lee et al., 2006; Louis, 2016; Pappritz, 2013; Teitelman et al., 2010
44 Ahlborn, 2013
45 Vgl. auch die Abschnitte zu den Themen um Hilfe bitten und Gewünschtes klein reden!
46 McCloskey, 2004; Phinney et al., 2007; Schmidt/Döbele, 2016
47 Lee et al., 2006; Louis, 2016; Pappritz, 2013; Teitelman et al., 2010
48 Hafford-Letchfield, 2012; vgl. auch Kapitel 4.4.2
49 Flori et al., 2010; Louis, 2016; Smith/Buckwalter, 2005
50 Pappritz, 2013
51 Louis, 2016
52 Camp, 2015; Klare, 2012
53 Louis, 2016
54 Schmidt/Döbele, 2016; Zoutewelle-Morris, 2013
55 Crisp, 2003; Dijkstra et al., 2006; Louis, 2016; Zoutewelle-Morris, 2013
56 Zoutewelle-Morris, 2013
57 James, 2011; Lee et al., 2006
58 Rühl, 2012
59 Broer, 2012
60 Sabat, 2018
61 Cohen-Mansfield et al., 2010
62 Galik et al., 2009

7 Bewältigung schwieriger Situationen

Im Folgenden wird gezeigt, wie man mit Problemen fertig wird, die sich mit den uns vertrauten Methoden nur schwer lösen lassen. Zu diesen gehören die ständigen Wiederholungen vieler demenzkranker Menschen (**Abschnitt 7.1**), das Rufen und Schreien (**Abschnitt 7.2**), Aggressionen und Konflikte (**Abschnitt 7.3**), Halluzinationen und Wahnvorstellungen (**Abschnitt 7.4**) und die motorische Unruhe, bzw. Formen des Herum- und Weglaufens (**Abschnitt 7.5**).

Wodurch nun werden diese Verhaltensweisen verursacht? Naheliegend wäre es, in jedem einzelnen Fall einzig auf die durch die Demenz verursachten Verheerungen zu schielen. **Kognitive Defizite** spielen natürlich (gerade in Form des nachlassenden Sprachvermögens, bzw. des zunehmenden Unvermögens, die eigenen Bedürfnisse für andere verständlich zu artikulieren[1]) eine wichtige Rolle.[2] Man darf allerdings nicht außer Acht lassen, dass auch **Neben- und Wechselwirkungen von Medikamenten** ausschlaggebend sein können.[3] Ferner trägt **körperliches Unwohlsein** zu schwierigen Verhaltensweisen bei.[4] Am häufigsten werden in diesem Zusammenhang Schmerzen genannt.[5] Darüber hinaus werden die folgenden physischen bzw. organischen Faktoren aufgelistet:

- Hunger und Durst[6], sowie im Speziellen Flüssigkeitsmangel bzw. Dehydratation[7]
- Müdigkeit und Erschöpfung[8], sowie auch Schlafmangel bzw. Schlafstörungen[9]
- Harnwegsinfekte[10]
- Verstopfung/Obstipation[11]
- Hör- und Sehbehinderungen[12]
- Frieren und Schwitzen[13]

Zum anderen können auch **Gefühle**, bzw. **unbefriedigte psychische Bedürfnisse** eine Rolle spielen.[14] Zentral scheinen beispielsweise Aufregung und Ängste zu sein.[15] Daneben werden genannt:

- Stress[16]
- Traurigkeit[17], bzw. auch Verzweiflung[18] und Depressionen[19]

- Unsicherheit[20] und Kontrollverlust[21]
- Verwirrung[22]
- Langeweile[23] und Wunsch nach Kontakt[24]
- Bedürfnis nach Trost[25]
- Scham[26]

Auch die über- oder unterstimulierende **Umgebung** ist ursächlich für problematische Verhaltensweisen,[27] vor allem z. B.

- Lärm[28]
- Unruhe[29]
- ungünstige Lichtverhältnisse.[30]

Erst in letzter Zeit wird der Tatsache Rechnung getragen, dass auch **Verhalten und Erwartungen pflegender und betreuender Menschen** herausfordernde Verhaltensweisen heraufbeschwören können.[31]

Da es selten nur eine, klar erkennbare Ursache für problematische Verhaltensweisen gibt, und die Auslöser auf vielfältige Art und Weise miteinander interagieren, empfiehlt sich also auch in dieser Hinsicht eine detektivische Spurensuche.[32]

7.1 Ständige Wiederholungen

> *„An die Stelle bewussten Verhaltens sind eingefahrene Muster getreten – ich habe bestimmte, repetitive Verhaltensmuster entwickelt, die überwiegend durch äußere Einflüsse geformt und verstärkt werden.“* (Taylor, 2010, S. 123)

Manche Menschen mit Demenz verhalten sich wie eine Schallplatte, die einen Sprung hat: Sie bleiben an einer bestimmten Handlung hängen und können nicht mehr damit aufhören. So finden einige beim Waschen und Abtrocknen der Hände einfach kein Ende mehr. Andere wiederholen bestimmte Handlungsmuster endlos, sie zerknüllen beispielsweise Servietten und streichen sie dann wieder glatt. Einige wischen immer wieder über die Tischplatte oder nesteln an ihrer Kleidung. Andere klopfen auf den Tisch.[33] Solange solche Verhaltensweisen einigermaßen leise sind, d. h. uns und andere nicht stören, und wir sie nicht auf uns persönlich beziehen, können wir ganz gut darüber hinwegsehen. Was uns jedoch erhebliche Mühe machen kann, sind die lauten, verbalen und konkret an uns gerichteten Wiederholungen. Aus Gründen des Selbstschutzes kommt es dann oft dazu, dass wir selber mit formelhaften Wiederholungen reagieren.[34]

Einige demenzkranke Menschen erzählen uns tagein, tagaus dieselben Geschichten.[35] Wenn eine Betroffene uns beispielsweise jeden Morgen berichtet, sie habe am Vortag Geburtstag gehabt und gefeiert, ist das wohl eher harmlos und amüsant. Wenn uns aber jemand viele Male täglich bittet, ihm bei der Suche nach einer verlorenen Geldbörse oder einem verlegten Schmuckstück zu helfen, kann uns das schon erheblich belasten – zumal, wenn zugleich an- oder abwesende Personen des Diebstahls dieser Gegenstände beschuldigt werden.

Andere stellen immer wieder dieselben Fragen oder wiederholen in Abständen von wenigen Sekunden oder Minuten dieselben Sätze, die meist deutliche Rückschlüsse auf ihre Gefühle zulassen:[36]

- Wie spät ist es?
- Was muss ich jetzt machen?
- Wo gehöre ich hin?
- Wann darf ich nach Hause?
- Wo ist meine Mama? Wo ist mein Kind?
- Ich weiß es nicht!
- Ich kann nicht mehr!
- Ich habe Angst!

Dabei haben einige der Äußerungen, die demenzkranke Menschen unentwegt wiederholen, nachvollziehbare biografische Bezüge. Das zeigt das Beispiel einer Frau, die früher Krankenschwester war und vermutlich oft im Nachtdienst gearbeitet hat: Während des morgendlichen Waschens wiederholt sie ständig: „Gute Nacht. Schlafen Sie gut!".

Und manche bleiben in den späteren Krankheitsstadien ohne Rücksicht auf die thematische Entwicklung eines Gesprächs immer häufiger an einzelnen Ideen oder auch Wörtern kleben, die sie quasi zwanghaft wiederholen müssen, wie beispielsweise die Wörter „hallo", „Mutti", „Hilfe", „aua".[37] Dieses Phänomen nennt man auch **Perseveration**. Perseverationen begegnen uns umso häufiger, je weiter die Krankheit vorangeschritten ist, und je mehr Stress und Zeitdruck die Betroffenen ausgesetzt sind.[38]

Der folgende Ausschnitt beispielsweise gibt nur wenige Sekunden eines Gesprächs während der Morgenpflege wieder. Er veranschaulicht, dass man für den alltäglichen Umgang mit Menschen mit Demenz, vor allem in Situationen, die für diese peinlich, unangenehm oder schlicht schmerzhaft sind, sehr starke Nerven braucht – und unter Umständen auch dahingehend angesteckt wird, dass man selber beginnt, sich zu wiederholen[39] (Z. 01, 03, 12, 22, 29, 31):

Beispiel 86

01 P: **Einmal die Hand hier durch. Einmal die Hand hier durch.**
02 B: boa boa
03 P: **So, über'n Kopf. * Über'n Kopf. ***
04 B: Boa nee, nee.
05 Boa nee.
06 P: Andere Seite?
07 B: Nee. <Nee, nee, nee, nee, nee, nee, nee, nee, nee.>
08 P: Nicht hauen und nicht schlagen Frau I., * ne?
09 B: Boa, boa.
10 P: Ich möcht Sie nur anziehen,
11 damit Sie zum Frühstück kommen, ja?
12 **Nicht hauen un nicht/ Nee? Ja?**
13 B: Ja. Ja.
14 P: Gut. Prima.
15 B: Ja. Ja. Ja. *2*
16 P: Ich wasch jetzt einmal die Arme.
17 B: Ja.
18 P: Ja?
19 B: Ja. Hu kalt!
20 P: **Is kalt.** Ja ich beeil mich, ne?
21 B: Kalt. Kalt.
22 P: **Ich beeil mich, #ja.# BESCHWICHTIGEND**
23 B: <Kalt.>
24 Kalt, kalt.
25 P: So.
26 B: Kalt.
27 P: **Meine Hand mal wieder loslassen. * Einmal loslassen.**
28 B: Boa nee, boa/
29 P: Frau I., **einmal loslassen.** So ist gut. *
30 B: Boa
31 P: **RÄUSPERN Schnell abtrocknen. *2* Schnell abtrocknen.**

32 B:	Boa nee, boa nee, boa nee, boa nee, boa nee, boa nee, boa nee. *4*
33 P:	Soooo.
34 B:	Boa nee, boa nee, boa nee.

Abschnitt 7.1.1 erläutert mögliche Ursachen für diese Wiederholungen. **Abschnitt 7.1.2** gibt Tipps zum angemessenen Umgang damit.

7.1.1 Ursachen von Wiederholungen

Dass demenzkranke Menschen dazu neigen, sich mehr als andere zu wiederholen, kann neurobiologische, organische, psychische und soziale Ursachen haben.

Bei den **neurobiologischen** Ursachen wären in erster Linie die krankheitsbedingte Veränderung des Gehirns und die damit einhergehenden Gedächtnisprobleme zu nennen: Wer sich nicht daran erinnert, eine Frage schon gestellt oder eine Bemerkung soeben gemacht zu haben, der wiederholt sie in dem Moment, in dem sie ihm in den Sinn kommt.[40] Auch kommt es zu Wiederholungen, wenn sie unsere Antworten aufgrund kognitiver Defizite nicht verstanden haben.[41]

Lautliche Perseverationen bzw. Palilalie, also das endlose Wiederholen derselben Silben oder Wörter (vgl. Beispiel 86), unkontrolliertes und zwanghaftes Schimpfen und Fluchen sowie Echolalie, also der Zwang, die Äußerungen eines Gesprächspartners zu wiederholen, führt man ferner auf die Zerstörung derjenigen Hirnareale zurück, die für die frontotemporale Demenz bzw. die Pick-Krankheit typisch ist.[42] Bei Menschen mit dieser Demenz-Form kann man auch häufig zwanghaft wiederholte Bewegungs- und Handlungsmuster wie das Klatschen rhythmischer Muster oder das Hinundherlaufen auf exakt denselben Wegen beobachten.

Im Hinblick auf mögliche **biologische** oder **organische** Ursachen für ständige Wiederholungen ist festzustellen, dass auch Schmerzen sie auslösen können.[43] Ferner spielt eventuell das Geschlecht eine Rolle: In einer Studie, die repetitive Verhaltensmuster von Menschen mit Demenz untersucht hat, ergab sich, dass von den Untersuchungsteilnehmern vor allem die Frauen mit weniger schweren kognitiven Einschränkungen dazu neigten, immer wieder dieselben Fragen zu stellen.[44]

Nicht zu unterschätzen ist schließlich das Thema Schwerhörigkeit: Einige Betroffene scheinen ihre Äußerungen und Fragen vor allem deswegen zu wiederholen, weil sie unsere Antworten schlicht und ergreifend nicht gehört haben.[45]

Zu den eher **psychischen** Ursachen für Wiederholungen gehören sowohl Langeweile[46] als auch Angst[47] und Unsicherheit.[48] Manche, die ständig dasselbe fragen, suchen Trost[49], andere wünschen sich Bestätigung und Aufmerksamkeit.[50] Auch unbefriedigte Bedürfnisse sind von Belang.[51] Stokes zufolge[52] lassen die Inhalte der ständigen Fragen auf die folgenden Bedürfnisse schließen:

- Wer nach den eigenen Kindern frage, habe ein Bedürfnis danach, geliebt und gebraucht zu werden.
- Wer nach dem Ehepartner frage, sehne sich nach Sicherheit und Vertrautheit bzw. Intimität.
- Wer nach der eigenen Mutter frage, möchte getröstet und beruhigt werden.
- Wer nach seinem Zuhause frage, habe ein allgemeines Bedürfnis nach Sicherheit und suche möglicherweise auch ganz konkret den Weg zur Toilette.
- Und wer ständig nach den Essenszeiten frage, habe ein großes Sicherheitsbedürfnis.

Sozialer Auslöser für ständige Wiederholungen kann der Wunsch nach Kontakt[53] und Kommunikation sein.[54] Vor allem der Versuch, mit fremden oder den Betroffenen fremd erscheinenden Personen eine möglichst reibungslose, höfliche Unterhaltung zu führen, könne dazu führen, dass Menschen mit Demenz bestimmte Themen oder Fragen wiederholen.[55] Das komme insbesondere nach längeren Gesprächspausen vor, also wenn sie das bisherige Thema nicht bewältigen können, oder wenn einfach alles gesagt zu sein scheint, was man dazu sagen kann, sie aber das Gespräch noch nicht beenden möchten.[56]

7.1.2 Umgang mit Wiederholungen

> *„Ja, es macht Sie bestimmt verrückt sich immer wieder dasselbe anhören zu müssen, aber wie viel schlimmer ist es erst für Menschen mit Demenz, die wissen, dass sie dieselbe Frage schon gestellt und die Antwort vergessen haben. […] Bitte haben Sie Geduld mit uns.“* (Bryden, 2011, S. 114)

So wünschenswert es wäre: Wir können nichts daran ändern, dass Menschen mit Demenz schnell vergessen und sich häufig wiederholen. Mit etwas Glück und Einfühlungsvermögen, d. h. wenn wir es lernen, besser auf ihre psychischen und sozialen Bedürfnisse einzugehen, ist es bestenfalls zu schaffen, dass sie es etwas seltener tun. Daher müssen wir im Wesentlichen an uns selber arbeiten – nämlich das Phänomen als solches akzeptieren[57] und Wege finden, wie wir die Situation für uns selber aushaltbarer gestalten können. Dabei hilft, sich vor Augen zu halten, dass die Betroffenen uns ganz sicher nicht absichtlich nerven wollen (und können!).

Das Wichtigste ist, dass wir innerlich und äußerlich ruhig bleiben und versuchen, ihnen Sicherheit zu vermitteln.[58] Auf Fragen sollten wir daher immer wieder antworten, und das so ruhig und gelassen wie irgend möglich.[59] Vorbildlich ist in dieser Hinsicht das folgende Beispiel, in dem eine Pflegende zum x-ten Male die Frage nach dem Zuhause bzw. Zimmer einer Bewohnerin beantwortet:

Beispiel 87

01 B: Aha. Dort gehör ich rein.
02 P: Jaha, Das is nur für Sie.
03 B: Da kann ich rein.
04 P: Jawohl.
05 B: Da wirft mich niemand raus?
06 P: Nein.
07 B: Ich danke für die Hilfe.
08 P: Bitte schön. SCHMUNZELT
09 B: Is das jeden Tag?
10 P: Das is immer so.
...
11 B: Und liebe Schwester wo gehör ich'nn hin?
12 P: Frau B. hier. *
13 B: Bitte?
14 P: Hier. In dies Zimmer. *
15 B: Und wo/ wo kann ich schlafen?
16 P: In dem Bett.
17 B: Und wer hat'nn mir das alles versorgt?
18 P: Ihr Sohn Werner.
19 B: Ohne mich zu fragen?
20 P: Doch er hat Sie gefragt. *
21 B: Hab ich wieder vergessen, oder?
22 P: Jaha, passiert, ne?
23 B: Ach. Leider.

24 P: #Ja.# MITFÜHLEND Frau B. ich vergess auch schon mal was.
25 B: Ja?
26 P: Ja.

Hin und wieder können Menschen mit Demenz unsere Antwort indirekt erinnern, auch wenn ihnen nicht bewusst ist, dass sie sie schon einmal gehört (und unterschwellig behalten) haben. Manche empfehlen daher, sie zum Raten aufzufordern, wenn man eine Frage schon mehrere Male beantwortet hat.[60]

Gut gefällt mir persönlich, wenn Pflegende auf wiederholt erzählte und noch dazu konfabulierte Geschichten eingehen, anstatt den Betroffenen beweisen zu wollen, dass sie sich irren, und wenn sie sie überdies nicht mit der Tatsache beschämen, dass sie sich wiederholen. Auch der Pfleger im folgenden Gesprächsausschnitt verhält sich vorbildlich: Er reagiert interessiert auf die ihm bereits mehrere Male in derselben Woche erzählte Geschichte vom vortägigen Geburtstagsfest der alten Dame, obwohl er weiß, dass sie da etwas durcheinander bringt:

Beispiel 88
01 B: Ham Sie gestern tüchtig gefeiert? * 2*
02 P: Gestern hab ich nicht gefeiert, nein. * Ham Sie gefeiert? **
03 B: Jaha, ** <u>ich</u> hatte nämlich Geburtstag.
04 P: <u>Mhm</u>.
05 Jaha, ich weiß. *
06 B: Und da ham wir/ * 2* Die Fe/ Firma war da, **
07 sieben/ sieben * Leute, * mit Gästen. Mit Essen. Na. * 4*
08 Da ham wir vierzehn Menschen hier in dem kleinen Raum.
09 P: Ah. War's nicht zu eng?
10 B: Na ja.
11 P: Es <u>ging.</u>
12 B: <u>Wir</u>/ wir vertragen uns ja.
13 P: Na das is die Hauptsache!

Am besten ist es also, man tut so, als seien die Geschichten nie zuvor erzählt, und die Fragen nie gestellt worden. Hierbei ist es wichtig, die eigene Körpersprache unter Kontrolle zu haben und immer wieder zu überprüfen[61]: Die häufig zu beobachtenden, in komischer Verzweiflung gerollten Augen, der gequält verkniffene Mund und der genervte und schärfere Klang der Stimme verraten den

Erkrankten aufgrund ihrer Sensibilität für nonverbale Kommunikation sonst nur allzu deutlich, dass etwas nicht stimmt. Außerdem verstärken Anzeichen von Gereiztheit und Ungeduld in erheblichem Maße mögliche Gefühle wie Unsicherheit und Ängstlichkeit.

Konfrontieren Sie Menschen mit Demenz niemals damit, dass sie eine Geschichte schon oft erzählt, eine Frage schon viele Male gestellt haben.[62] Schimpfen Sie auch nicht mit ihnen.[63]

Vorgeführt zu bekommen, dass man sich wiederholt und andere nervt, ist sicherlich sehr beschämend und peinlich für die Betroffenen. Daher halte ich persönlich den Tipp einiger Fachleute, mit geschriebenen Instruktionen und Erinnerungszetteln bzw. Antwort-Kärtchen auf häufig gestellte Fragen zu reagieren[64], für nicht empfehlenswert – selbst, wenn das in Einzelfällen durchaus zu funktionieren scheint.[65] Gegen die Kärtchenmethode spricht zudem, dass demenzkranke Menschen ja immer weniger dazu in der Lage sind, Gelesenes zu verstehen.[66]

Demgegenüber ist es sicher angemessen, sich zu fragen, welche Bedürfnisse, seelischen Nöte oder Bedeutungen wohl hinter der ständigen Fragerei stecken mögen[67], und entsprechend zu versuchen, auf diese validierend einzugehen.[68] Wenn Sie den Verdacht haben, dass es mehr um Zuwendung als um Inhalte geht, können Sie ausprobieren, ob es sich bewährt, Kontakt und Aufmerksamkeit zielgerichtet dann anzubieten, wenn die Betroffenen ihre Fragen gerade nicht gebetsmühlenartig wiederholen.[69]

Manchmal hilft es auch, ihnen mitzuteilen, dass alles in Ordnung ist und man da ist, um sich um sie zu kümmern und sie zu beschützen, anstatt immer wieder dieselbe Antwort zu geben.[70] Zuweilen reichen sogar ein Lächeln oder ein Winken, also kurze Aufmerksamkeiten, um die Häufigkeit des Fragens zu reduzieren.[71] Auf wiederholtes Suchen und Fragen nach den Angehörigen kann man versuchsweise eingehen, indem man (in Absprache mit diesen natürlich!) sagt, die seien gerade außer Haus, weil sie etwas zu erledigen haben (am besten eine Tätigkeit, der der Erkrankte selber gar nichts abgewinnen kann).[72] Eine gute Methode sei es auch, Menschen mit Demenz die eigene Zuwendung anzubieten und ihnen Gelegenheit zu geben, sich an die herbeigesehnten Personen zu erinnern und über sie zu sprechen.[73] Das tut die Pflegeperson im folgenden Beispiel. Die Bewohnerin wird gebadet. Sie vermisst ihren verstorbenen Mann und erkundigt sich im Laufe von zirka 20 Minuten immer wieder nach ihm. Die Pflegende reagiert darauf, indem sie herauszufinden versucht, ob ihr bewusst ist, dass er nicht mehr lebt (Z. 03, 24). Auch lädt sie durch weitere Fragen zunächst zum Erzählen und Schwelgen über den Gatten (Z. 07, 11/12, 18, 20, 30, 37, 39, 42), und, weil das nicht hilft, zum Schimpfen über die Männer allgemein ein (Z. 44).

Beispiel 89

01 B: Ham Sie mein #Jüppchen# IHR MANN nich gesehen? *
02 Ich kann den gar nich mehr finden. *
03 P: Wo könnte der denn sein?
04 B: Der is glaub ich kaputt gegangen.
05 P: Ach Frau P.
06 B: Mhm?
07 P: Hm? ** Meinen Sie? * Wer is denn das Jüppchen. Ihr Mann? *
08 B: Der Gute. Mein Mann *
09 P: Ich dachte der heißt Heinr/
10 B: (Ich hab das gar nicht so lange .. ..)
11 P: Nee. Aber heißt/ heißt Ihr Mann nich Heinrich? **
12 Heinrich oder Jüppchen. Wie heißt Ihr Mann?
13 B: Heinrich und Jüppchen. Ich hab den zusammen. *
14 P: Ach so.
15 B: Wenn ich ihn gern hab dann sag ich Heinrich
16 Und wenn der so giftig wird mit/ da sag ich dann Jüppchen.
17 P: Dann sagen Sie zu dem (der is/)
18 Aha. * Wurde der auch schon mal giftig?
19 B: Warum?
20 P: Jaha? Konnte der das auch? LACHT KURZ
21 B: Der kann giftig werden. **
21 P: Ja.
...
22 B: Da war/ mein Jüppchen war doch jetzt nicht (dort). *
23 Kann ich gar nich verstehen wo der so lange bleibt. **
24 P: Wo kann er denn sein. Bei der Arbeit, hm? **
25 B: Der kann doch nich immer arbeiten.
26 P: Nee. Das stimmt. *
...
27 B: Ich weiß gar nicht wo mein Jüppchen ableibt. **
28 Ob der gestorben is. **
29 Aber dann hätte der mir das doch gesagt, wenn er sterben will. *

30 P: Meinste das hätte der dir vorher #gesagt?# LACHEND * LACHT **
31 B: Kann auch so verrückt sein und sterben wenn man das will. **
32 P: Nee. Das bestimmt der liebe Gott.
...
33 B: Das Jüppchen wird doch nicht schlafen.
...
34 B: Ich kann das gar nicht verstehen * wo das Jüppchen is. **
35 P: So. *
36 B: Wir hatten doch keinen Krach. **
37 P: Nee. Habt Ihr doch fast nie gehabt, ne?
38 B: Nee. * Ich weiß nicht.
39 P: Nee. * Jüppchen war ein ganz lieber, ne? ** Ja?
40 B: Wenn der wollte. * War der nicht immer!
41 P: Wenn/
42 LACHT #Wenn der wollte, nicht immer?# SCHMUNZELND
43 B: (Die ham/ die waren) Luder die äh Jungs.
44 P: LACHT ** Sind die Männer alle, * ne?
45 B: Bitte?
...
46 B: Sie wissen ja gar nicht was das für ein Kerl is.
47 P: Nee. Ich kenn Ihren Heinrich/
48 B: HUSTET
49 P: Ihr Jüppchen nicht. *
50 Ich hab nur gehört dass er ein ganz * echter Kerl/
51 B: Wenn der was gut meint,
52 dann musst du dich in Acht nehmen du.
53 P: LACHT
54 B: Der is was anderes dagegen. ** Ich kenn den jetzt ganz genau.

Wenn das wiederholte Fragen trotz geduldiger Antworten immer weiter geht, können verschiedene Formen des diskreten Ablenkens ausprobiert werden[74]: Man kann entweder wie im obigen Beispiel interessierte Rückfragen stellen[75], oder eine persönliche Bemerkung zu den angesprochenen Themen machen und so unauffällig eine Themenverschiebung herbeiführen: „Das ist ja ein Ding, mein Onkel war auch Lokführer! ...“.[76] Manchmal hilft es auch, den Betroffenen etwas zum Naschen anzubieten. Wenn es gar nicht mehr auszuhalten ist, behelfen sich manche Angehörige auch damit, nur noch sehr unverbindliche Antworten („Ich weiß es nicht.“) oder Kommentare („Das stimmt.“) zu geben[77], bzw. die Fragen irgendwann einfach zu ignorieren[78] und für kurze Zeit den Raum zu verlassen.[79]

Eine weitere Möglichkeit, von Wiederholungen abzulenken, ist schließlich der Einsatz von Musik[80] bzw. das Singen altbekannter Lieder.[81]

Dem wiederholten Fragen kann man auch mit festen, Sicherheit bietenden (Tages-) Strukturen, immer gleichen (möglichst individuellen, nicht institutionellen) Routineabläufen und vorhersehbaren Ritualen etwas entgegensetzen.[82] Ferner hilft es, Menschen, die sich langweilen und deshalb immer dasselbe sagen oder fragen, (repetitive) motorische, aber geräuscharme Formen der Beschäftigung anzubieten. Diese sollten einerseits auf automatisierten Bewegungsabläufen beruhen[83] und so einfach sein, dass die Betroffenen sie handhaben können, ihnen aber andererseits Spaß machen und sinnvoll erscheinen.[84] Entsprechend erfreuen sich Tätigkeiten mit biografischen und geschlechtsspezifischen Bezügen großer Beliebtheit:

Bei manchen demenziell erkrankten Frauen kommen hauswirtschaftliche Aktivitäten wie das Zusammenlegen von Wäsche, das Sortieren von Knöpfen oder das Staubwischen gut an, bei einigen Männern das Ordnen von Nägeln und Schrauben sowie das Fegen. Und manchen ehemaligen Büroangestellten befriedigt das Schreddern von Akten.

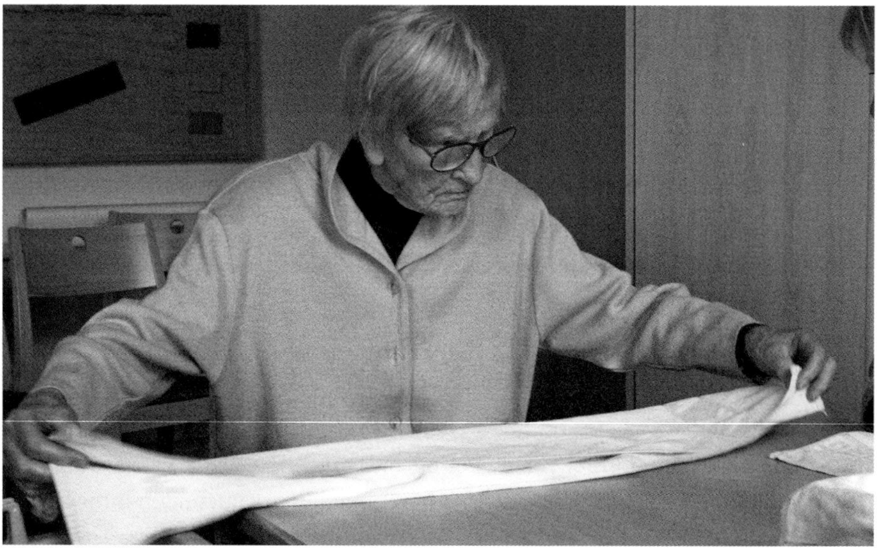

Abbildung 7-1: Wäsche zusammenlegen (Foto: Raimund Beerwerth)

Personen, die andere durch ihre Fragerei nerven oder anzustecken drohen, sollten taktvoll in eine ruhigere Umgebung geführt werden.[85]

Beyer hat im Umgang mit seiner demenziell erkrankten Mutter herausgefunden, dass es besser für sie ist, in eine Art Rollenspiel einzusteigen und quasi selber anstelle der Personen zu reden, nach denen sie ständig fragt, anstatt sie mit deren Tod zu konfrontieren.[86]

Vermerken Sie individuelle Erfolgsrezepte in der Pflege-Dokumentation und lassen Sie die TeamkollegInnen von Ihrem Wissen profitieren: Tauschen Sie sich regelmäßig darüber aus, welche Strategien Ihnen persönlich helfen, mit ständigen Wiederholungen fertig zu werden. So sparen Sie alle die für die Arbeit mit demenziell Erkrankten so nötigen Kräfte, und es muss nicht jede/r das Rad neu erfinden.

Und schließlich: Machen Sie sich immer wieder bewusst, wie schwer Ihre Arbeit ist – und belohnen Sie sich, wenn Sie mal wieder einen besonders schwierigen Tag mit besonders vielen Wiederholungen überstanden haben. Klopfen Sie sich selbst anerkennend auf die Schulter[87]: Denn sonst tut das ja aller Wahrscheinlichkeit nach keiner! Wir leben leider in einer Kultur, in der gute Arbeit für selbstverständlich und keiner Erwähnung wert gehalten wird – und Feedback oft nur dann erfolgt, wenn wir einen Fehler gemacht haben.

7.2 Rufen und Schreien

Wenn die Krankheit schon relativ weit vorangeschritten ist, rufen manche Menschen mit Demenz tagein, tagaus nach geliebten und vermissten Angehörigen wie der Mutter, dem Ehegatten, oder einem Kind. Einige schreien unentwegt nach den Pflegenden („Hallo, Schwester!“), andere schreien um Hilfe. Schwierig auszuhalten ist daran nicht nur der sich auf diese Art entwickelnde Geräuschpegel – schwierig ist vor allem, dass die meisten von ihnen nicht sagen können, was sie wollen. Manchen ist noch nicht einmal bewusst, dass sie es selber sind, die diese Geräusche von sich geben. Sie fühlen sich zuweilen sogar vom so entstandenen Lärm gestört. Entsprechend hilf- und ratlos reagieren die Menschen in ihrem Umfeld.

Um dieser Hilflosigkeit etwas entgegenzusetzen, werden in **Abschnitt 7.2.1** die Gründe aufgeführt, die Fachleuten zufolge Schreien auslösen oder mitverursachen können. **Abschnitt 7.2.2** veranschaulicht, wie man angemessen damit umgehen kann.

7.2.1 Ursachen für häufiges Schreien

Dass manche demenzkranke Menschen zeitweilig (vor allem abends, wenn sie alleine sind, und während der Durchführung der Pflege[88]), in extremen Fällen sogar den ganzen Tag mehr oder minder ununterbrochen schreien, kann ebenfalls neurobiologische, organische, psychische und soziale Ursachen haben. Grundsätzlich scheinen auch die Faktoren, die lautes Rufen auslösen, nicht nur sehr vielfältig[89], sondern vor allem bei jedem einzelnen Menschen biografisch beeinflusst, und von daher höchst individuell zu sein.

Zu den **neurobiologischen** Auslösern gehört zunächst einmal die Veränderung des Gehirns.[90] Vor allem Personen, die bereits stärker kognitiv beeinträchtigt sind, neigen zum Schreien.[91] Ferner können Desorientierung[92], zwanghafte Perseveration[93] und vokale Ticks[94], krankheitsbedingte Enthemmung[95], sowie Psychosen[96], Halluzinationen und Wahnvorstellungen[97] auslösende Faktoren sein. Auch Überstimulierung bzw. eine für die Betroffenen nicht zu verarbeitende Reizüberflutung (vor allem Lärm) kann das Schreien triggern.[98] Die krankheitsbedingt hohe Ansteckbarkeit von Menschen mit Demenz scheint überdies zu bewirken, dass sie das laute Rufen anderer imitieren.[99]

Zu den **organischen** bzw. **physischen** Faktoren zählt man jede Form des bereits eingangs auf Seite 253 aufgezählten körperlichen Unwohlseins. Zu nennen wären darüber hinaus beispielsweise:

- unbequeme Sitz- oder Liegepositionen[100] sowie Fixierungen[101],
- Immobilität bzw. Bewegungseinschränkungen[102],
- Harn- oder Stuhldrang[103] und Inkontinenz[104],
- eingenässte oder eingekotete Inkontinenzmittel[105],
- Unterzuckerung[106],
- Erschöpfung[107],
- Schlafunterbrechungen[108]
- und das Sundowning-Phänomen[109], also die ab dem späten Nachmittag auftretende und auf Erschöpfung sowie das Abnehmen des Tageslichts zurückgehende Agitiertheit, Verwirrung und Hyperaktivität.

Rufen und Schreien kommen umso häufiger vor, je schlechter die Betroffenen hören und sehen.[110] Manchmal ist es auch auf neuroleptische Medikamente zurückzuführen.[111]

Ob auch im Fall des Schreiens das Geschlecht eine Rolle spielt, ist unklar: Während eine frühere Untersuchung zu dem Ergebnis kam, dass Männer öfter rufen[112], sind es einer aktuelleren Studie derselben Forschungsgruppe zufolge die Frauen, die häufiger schreien.[113]

Auch die **psychischen** Auslöser sind sehr vielfältig. Dabei sind die zu Beginn bereits genannten Ängste und behandlungsbedürftigen Depressionen nur zwei Gründe unter vielen weiteren: Manch einer, der schon immer ein cholerischer Persönlichkeitstyp war, hat sich vielleicht schon sein Leben lang seine Wut, seinen Frust von der Seele gebrüllt.[114] Auch scheinen emotionaler veranlagte Menschen eher zum Rufen und Schreien zu neigen.[115] Manch anderer drückt durch das Schreien im Einzelfall das Bedürfnis aus, einen Rest von Macht und Kontrolle über seine Umgebung, bzw. die Betreuungspersonen zu haben.[116] Einige signalisieren durch lautes Rufen möglicherweise Sympathie und Antipathie gegenüber Menschen in ihrer Umgebung.[117] Für den einen mag das Schreien ein Selbstheilungsversuch sein[118], für den anderen eine Selbststimulierung.[119]

Grundsätzlich kann man davon ausgehen, dass sowohl starke negative Gefühle[120] bis hin zum Suizidwunsch[121], als auch positive Emotionen wie Freude und Vergnügen zu lautstarken Lautäußerungen führen können.[122]

Einige Personen rufen, weil ihnen krankheitsbedingt die Artikulations- bzw. Kommunikationsfähigkeit abhanden gekommen ist[123]: Sie sind nicht mehr in der Lage, ihren Wunsch nach Aufmerksamkeit oder sonstige Bedürfnisse anders auszudrücken.[124]

Andere Menschen schreien, weil sie verunsichert sind, beispielsweise durch eine Veränderung ihres Wohnumfeldes[125], etwa weil sie in ein Pflegeheim umziehen mussten oder bloß, weil die Möbel in ihrer Wohnung umgestellt wurden. Sie schreien, weil sie sich nach Geborgenheit sehnen[126], weil sie frustriert[127] und verzweifelt sind[128], weil sie von Unruhezuständen gequält werden[129], weil sie sich ihres Versagens und ihrer Missgeschicke schämen[130], oder weil sie sich von anderen ausgelacht fühlen.[131] Sie schreien, weil sie ihren persönlichen Raum, ihre Würde, oder ihre Sicherheit bedroht sehen.[132] Sie schreien, weil sie Heimweh haben[133] und vertraute Personen vermissen.[134] Und sie schreien vor allem in pflegerischen Situationen, die sie nicht verstehen und deswegen als hochgradige Bedrohung erleben, wie beispielsweise die Körper- und Intimpflege, sowie die Nahrungsaufnahme.[135]

Zu den **sozialen** Faktoren, die bei demenzkranken Menschen lautes Rufen auslösen können, gehören neben der bereits genannten Langeweile auch Unterstimulierung bzw. sensorische Deprivation, d.h. ein Mangel an akustischen, optischen, olfaktorischen und kinästhetischen Reizen.[136] Einige Personen mit Demenz beginnen zu schreien, wenn sie sich sozial isoliert[137] und einsam fühlen[138], wenn also ihre sozialen Bedürfnisse nicht befriedigt werden[139] oder etwa zu wenige Pflege- und Betreuungspersonen zur Verfügung stehen: So berichten die von Urselmann interviewten Pflegekräfte, dass in den personell oft besser ausgestatteten Wohngemeinschaften für Menschen mit Demenz seltener gerufen und geschrien wird als in traditionellen Heimen.[140]

Bei manchen ist das Rufen und Schreien auch als Kommunikationsversuch zu verstehen[141], bzw. als die ihnen verbliebene, letzte Möglichkeit, sich an sozialen Interaktionen zu beteiligen.[142] Andere reagieren mit Schreien auf einen ihnen nicht behagenden Umgangston von Pflege- und Betreuungspersonen[143] sowie im weitesten Sinne auf ein Klima, in dem letztere gestresst und gehetzt wirken und es ihnen nicht gut zu gehen scheint.[144] In Pflegeeinrichtungen kann hinter dem Schreien überdies entweder ein Pflegestil stecken, der in erster Linie die Bedürfnisse der Institution und nicht die Gewohnheiten und Wünsche der demenzkranken BewohnerInnen berücksichtigt[145], oder zuweilen auch die Unzuverlässigkeit der Pflegenden, die gemachte Versprechen und Zusagen nicht einhalten.[146]

7.2.2 Umgang mit Rufen und Schreien

Menschen mit Demenz rufen und schreien nicht, um uns zu nerven – sie tun es, weil es ihnen in körperlicher oder psychischer Hinsicht nicht gut geht, und weil sie sich aufgrund ihrer eingeschränkten kognitiven Fähigkeiten nicht mehr selber zu helfen wissen. So banal es auch klingt, und so schwer es auch im Einzelfall umzusetzen ist: Das Wichtigste ist, dass Sie so geduldig[147] und ruhig bleiben, wie nur eben möglich.[148]

Leider können viele Demenz-Betroffene nicht sagen, was sie wollen, wenn sie ständig schreien. Und wir sind traurigerweise in vielen Fällen nicht in der Lage, die Wünsche derjenigen, die sich noch äußern können, zu erfüllen: Wir können den in Amerika lebenden Sohn nicht herbeizaubern, und wir können die verstorbene Ehefrau nicht wieder lebendig machen. Dennoch sollten wir ihnen das Gefühl geben, ihre Bedürfnisse ernst zu nehmen, indem wir sie zunächst einmal nach ihren Wünschen fragen. Besteht eine halbwegs realistische Möglichkeit, diese zu erfüllen, sollten wir uns Mühe geben, das tatsächlich zu tun.[149]

Sagen Sie ihnen nicht, sie sollen sich keine Sorgen machen.[150] Schimpfen und drohen Sie nicht. Machen Sie sich klar, dass eine laute, vorwurfsvolle Stimme demenzkranke Menschen angesichts ihrer oft übergroßen Sensibilität für nonverbale Signale aufregt und verängstigt und daher das Schreien oftmals nur intensiviert, während ein sanfte und beschwichtigende Stimme oder gar ein Flüstern viel eher dazu führen, dass sie wenigstens etwas seltener schreien.[151]

Grundsätzlich ist es geboten, bei jedem einzelnen Betroffenen detailliert und individuell zu analysieren[152],

- **was** genau er ruft oder schreit: „aua", „Mama" oder „Schwester" lassen beispielsweise auf ganz unterschiedliche Auslöser schließen[153],
- **wo** er ruft oder schreit: im Bett, im Bad, im Aufenthaltsraum?[154],
- **wann** er ruft oder schreit und **wann nicht**: morgens oder abends; bei der Körper- oder Intimpflege, wenn er alleine ist, oder wenn er sich in der Zwangsgemeinschaft mit unerwünschten anderen befindet?[155],
- **warum** er ruft oder schreit: Könnte auch eine unliebsame Erinnerung ihn derart aufgewühlt haben? Bei Frauen, die früher missbraucht oder vergewaltigt wurden, kommt es ja manchmal zu Katastrophenreaktionen, wenn sie die für sie unverständlichen Pflegesituationen wie eine Re-Aktualisierung der traumatischen Erfahrung aus der Vergangenheit erleben[156];
- und **welche nonverbalen Signale** mit dem Schreien einhergehen.[157]

Erst wenn man Antworten auf diese Fragen gefunden hat, kann man seiner Phantasie freien Lauf lassen und sich eine sinnvolle Intervention überlegen.[158] Angesichts der Vielfalt und Unklarheit der möglichen Auslöser kommt man allerdings nicht um das Prinzip „Versuch und Irrtum" herum.[159] Zudem gilt es, zu akzeptieren, dass man das Schreien in vielen Fällen mit keiner Methode der Welt gänzlich zum Verschwinden bringen kann.[160]

Auf mögliche organische Ursachen eingehen

Vor allen anderen Interventionen sollte man ausschließen, dass das Schreien körperliche Ursachen hat[161]: Sie sollten zunächst einmal überprüfen, ob die betreffende Person Schmerzen oder andere Beschwerden hat.[162] Es kommt nämlich gar nicht selten vor, dass das Rufen auf einen Infekt oder gar eine unerkannte Krebserkrankung zurückzuführen ist.

Ferner sollte geklärt werden, ob der schreiende Mensch möglicherweise auf die Toilette muss.[163] Manchmal hilft es auch, ihn bequemer hinzusetzen.[164]

Probieren Sie aus, ob das Rufen weniger oder leiser wird, wenn der Betroffene sich und seinen Körper wieder besser spüren kann – etwa, indem Sie sanfte Massagen mit Igelbällen anbieten.[165]

Sorgen Sie dafür, dass die noch vorhandenen Sinnesleistungen optimal unterstützt werden: Setzen Sie dem Menschen mit Demenz seine (!) Brille auf, und legen Sie ihm nach einer Überprüfung wenn irgend möglich auch sein Hörgerät an[166], bzw. testen Sie versuchshalber, ob sich ein Hörverstärker günstig auf sein Verhalten auswirkt.[167]

Grundsätzlich sollte auch darauf geachtet werden, ob hinter dem Schreien Müdigkeits- und Erschöpfungszustände stecken können.[168] Um nächtliches Aufwachen und Schreien zu verhindern, sollte man:

- einen normalen Schlaf-Wach-Rhythmus unterstützen, indem man Dösen und Schlafen während des Tages möglichst unterbindet,
- ein individuelles und biografisch verankertes Zubettgehritual einführen bzw. „wiederbeleben“,
- und abends möglichst die Flüssigkeitszufuhr reduzieren, damit die Betroffenen nicht unnötig durch starken Harndrang geweckt werden.[169]

Ferner sollte man jede Form der Bewegungseinschränkung oder Fixierung weitestmöglich vermeiden.[170]

Manchmal hilft es, ständig rufende bettlägerige BewohnerInnen anders zu lagern bzw. sie dorthin zu bringen, wo das Leben pulsiert und sie etwas beobachten können.[171]

Auf mögliche psychische Ursachen eingehen

Eine nicht unwesentliche Frage ist auch, ob sich die betreffenden Personen ihres eigenen Verhaltens bewusst sind und darunter (bzw. unter der dahintersteckenden Angst und Agitation) selber leiden, oder ob das Schreien ihnen etwas gibt und sie im positiven Sinne stimuliert.[172] Befindet sich ein demenzkranker Mensch wegen der krankheitsbedingten Dauerreizung seines Angstzentrums, der Amygdala, in einem permanenten Leidens- und Stresszustand, sollte unbedingt ein Neurologe oder Gerontopsychiater hinzugezogen und eine entsprechende angstlösende Medikation verschrieben werden.[173] Medikamente sollten darüber hinaus jedoch nur dann zum Einsatz kommen, wenn Schmerzen, Depressionen, Wahnvorstellungen oder Halluzinationen hinter dem Schreien stecken und alle anderen Möglichkeiten der Intervention und Reaktion ausgeschöpft sind.[174]

In früheren Krankheitsstadien kann auch eine Psychotherapie noch wirken.[175] Tut jemandem das Schreien allerdings gut, so ist zu überlegen, ob man ihm nicht einen schallisolierten Raum anbieten kann, in dem er sich ausleben kann, ohne andere zu stören.[176]

Zur Umgebungsgestaltung

Eine familiäre und wohnliche Gestaltung des Lebensraums kann auch dazu beitragen, dass sich die Dauer und Intensität des Schreiens von Menschen mit Demenz verringern.[177] Sensorischer Deprivation sollte man durch Angebote wie Basale Stimulation, Aromatherapie oder Snoezelen entgegenwirken.[178] In akustischer Hinsicht ist es wichtig, den Hintergrundlärm so weit wie möglich zu reduzieren[179], um Überstimulation und Umgebungsstress für die Betroffenen möglichst gering zu halten.[180] In optischer bzw. visueller Hinsicht helfen große Uhren, Kalender und Poster, das Problem der Desorientierung etwas zu verringern.[181] Wenn man stark vergrößerte (!) Fotos der wichtigsten Bezugspersonen oder beispielsweise eines geliebten Haustiers auf Augenhöhe der Betroffenen (!) an den Wänden aufhängt, kann man dem Gefühl von Isolation und mangelnder

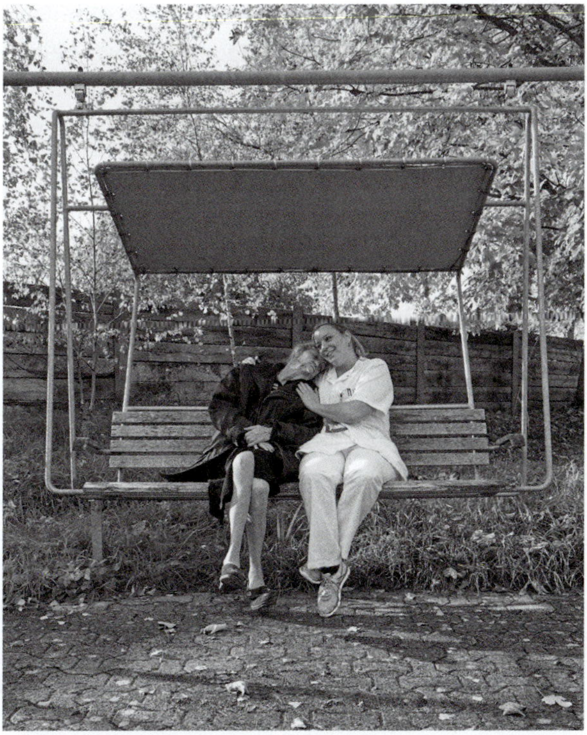

Abbildung 7-2:
Gemeinsames Schaukeln beruhigt. (Foto: Martin Glauser)

Sicherheit wenigstens ein kleines Stück weit entgegenwirken.[182] Die leider in vielen Pflegeeinrichtungen zu sehenden Fotos im Format 9 × 13 cm, die hinter spiegelndem Glas auf Augenhöhe der Hausmeister aufgehängt wurden, sind aufgrund der geringeren Körpergröße und meist schlechten Sehfähigkeit demenzkranker Menschen wenig hilfreich.

Manchmal reagieren Menschen, die viel rufen und schreien, auch positiv auf einen Schaukelstuhl oder eine Hollywoodschaukel.[183]

Akustische und visuelle Angebote

Musik kann beruhigen und anregen. Eine Musiktherapeutin hat mir einmal erzählt, dass vor allem der Dreivierteltakt des langsamen Walzers eine beruhigende Wirkung habe, während der Marsch (ein Zweivierteltakt) sowie Schlager und Volksmusik (häufig Viervierteltakt) meistens eher eine anregende Wirkung hätten. Entsprechend kann es helfen,

- schreienden Menschen ihre Lieblingsmusik[184] oder beruhigende klassische Musik vorzuspielen[185],
- alte Kirchen- und Kinderlieder für sie zu summen oder zu singen[186],
- sie Musik durch Vibrationsgegenstände wie beispielsweise Klangschalen spüren zu lassen,
- oder ihnen die Teilnahme an Musiktherapie zu ermöglichen.[187]

Kontraproduktiv ist allerdings, wenn wir die Betroffenen einer musikalischen Dauerbeschallung durch Radio oder Fernsehen aussetzen.[188]

> *„Das lauteste Geräusch, das meine Ohren erreicht, ist dasjenige, welches in mein Bewusstsein vordringt und meine Wahrnehmung steuert. Folglich höre ich moderne Musik mit ihrem ausgeprägten Rhythmus, der durch Gitarren, Schlagzeug und andere dominante Instrumente erzeugt wird, nur als Beat, der von einigen anderen gemischten Geräuschen begleitet wird. Schon wenige Minuten dem Takt eines Schlagzeugs zuhören genügt, um Unwohlsein, sogar Kopfschmerzen hervorzurufen."* (Davis, 1989, S. 118)

Manch einen, der ruft und schreit, bringt eine altmodische Spieluhr wenigstens für kurze Zeit zum Verstummen.[189]

Als förderlich hat sich in einigen Studien auch der Einsatz von CDs mit Herztönen[190] oder beruhigenden, monotonen Naturgeräuschen[191] erwiesen. Das

Problem hierbei ist allerdings meines Erachtens, dass alte Menschen hohe Vogelstimmen oder das Summen von Bienen nicht mehr hören können, während sie jede Form von Meersrauschen, Regen oder Bachgeplätscher zwar hören, dafür aber oftmals als unerwünschter Nebeneffekt auch der Urin zu laufen beginnt. Erstaunlicherweise hat man beobachtet, dass die akustische Kulisse eines Friseursalons (Fön, Trockenhaube) trotz der Lärmempfindlichkeit von Menschen mit Demenz beruhigend wirkt.[192]

Aus Amerika stammt schließlich die Idee, demenziell erkrankten Menschen, die sich einsam fühlen und ihre Familie vermissen, durch die Simulation der Anwesenheit geliebter Personen mehr Lebensqualität zu geben und sie so vom Schreien abzulenken. So scheint es in einigen Fällen positive Auswirkungen zu haben, wenn den Betroffenen Audio- oder Videoaufnahmen von ihrer Familie vorgespielt werden.[193] Heutzutage haben viele Menschen ihre Kinder oder Haustiere unzählige Male gefilmt. Leider kommen sie aber nur selten auf die Idee, diese Filmchen für die demenzkranke Großmutter zusammenzuschneiden und auf eine DVD zu brennen. Hier liegt meiner Meinung nach ein großes, bislang kaum genutztes Potenzial. Auch ein gestelltes Telefonat kann erfolgreich sein.[194] Bei dieser (mir persönlich nicht sehr behagenden) Methode wird

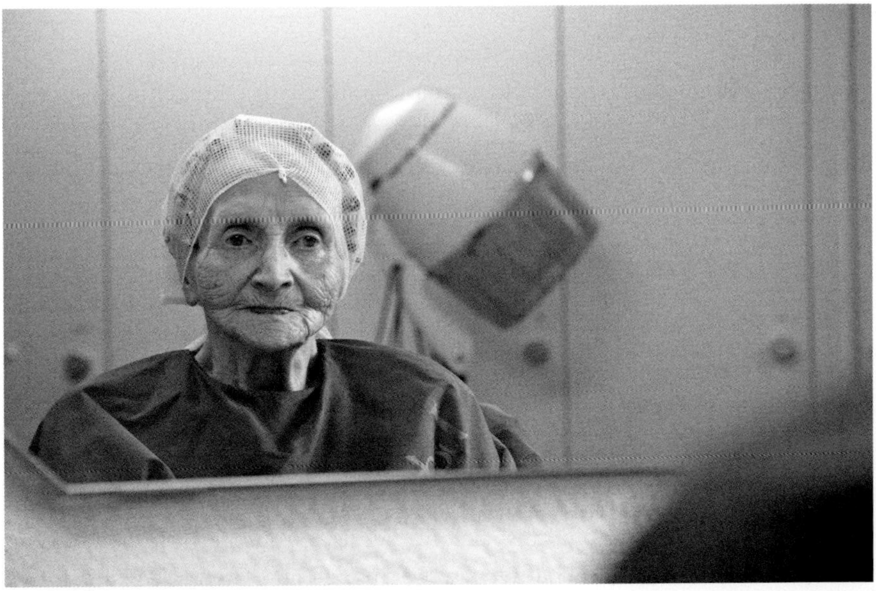

Abbildung 7-3: Beim Friseur (Foto: Martin Glauser)

dem demenzkranken Menschen vorgegaukelt, eine wichtige Bezugsperson rufe ihn an. Tatsächlich hört und reagiert er aber nur auf eine Aufnahme der Stimme dieser Person.

Beschäftigung anbieten

Denjenigen, die rufen und schreien, weil sie unterfordert sind und sich langweilen, kann man eine Beschäftigung anbieten.[195] Man sollte jedoch unbedingt herausfinden, welche Tätigkeiten die einzelnen Personen als sinnvoll und attraktiv empfinden.[196] Zu den Tätigkeiten, die zugleich einfach und repetitiv sind, und die niemanden stören, gehören:

- das Anschauen von Bildbänden, Zeitschriften, Werbeprospekten oder Fotoalben[197],
- das Erfühlen, Berühren und Halten unterschiedlicher Materialien[198],
- das Schmirgeln von Holz[199],
- das Sortieren von Socken[200],
- das Falten von Handtüchern[201],
- das Fegen oder Laubkehren,
- das Sortieren von Knöpfen,
- das Aufwickeln eines Wollknäuels ...

Wenn lautstarke demenzkranke Menschen nicht gerade an Adipositas (Fettleibigkeit) oder Diabetes leiden, kann man sie durchaus einmal mit Essen und Trinken[202] bzw. Süßigkeiten[203] vom Schreien abhalten. Am besten setzt man ihnen dabei nicht nur einfach einen Snack oder ein Getränk vor, sondern gestaltet eine kleine soziale Situation, in der alle Beteiligten etwas zu sich nehmen.

Wenn genügend zeitliche und personelle Kapazitäten vorhanden sind, wirken auch ein gemeinsamer Spaziergang oder Bewegungsangebote manchmal Wunder.[204]

Zuwendung anbieten

Grundsätzlich scheinen Einzelbegegnungen positivere Effekte zu haben als Gruppenaktivitäten.[205] Manchmal (und möglicherweise vor allem in den früheren Krankheitsstadien[206]) hilft es, sich für kurze Zeit intensiv mit den ständig rufenden Personen zu beschäftigen, etwa indem man freundlich mit ihnen redet[207]:

Beispiel 90

01 P: Wie geht's Ihnen denn?
02 B: Mir geht's nich gut.
03 P: Nicht gut?
04 B: Nein, mir geht's gar nich gut.
05 P: Ja weshalb denn?
06 B: Aber das kann man nicht/ kann nichts tun, kann nicht.
07 P: Ja inwiefern, ist Ihnen schwindelig? Oder/
08 B: Ja das is halt so.
09 P: Übel?
10 B: Aber sonst geht/ jetzt geht's.

Zuweilen kann man die Energie von gläubigen Menschen vom Rufen auf das Sprechen eines Gebets umlenken.[208]

Manchmal ist auch ein humorvolles und sprachspielerisches Ablenkungsmanöver für eine Weile erfolgreich:

Beispiel 91

01 B1: #Hallihallo.# UNGEDULDIGER SINGSANG **
02 B2: #Wer schreit denn so?# IMITIERT SINGSANG *
03 B1: Ich weiß nicht wo.
04 B2: LACHT

Weitere Kontaktmethoden, die sich bewährt haben, sind:

- Validation[209],
- schreiende Menschen anzulächeln[210],
- ihnen zuzuwinken[211],
- sie zu berühren[212] und, wenn das der Beziehung angemessen ist, sie zu umarmen[213],
- sie zu massieren[214] oder beispielsweise ihren Oberkörper rhythmisch zu stimulieren[215],
- oder sie rhythmisch zu wiegen.[216]

Bei denjenigen, die Tiere mögen und keine Angst vor ihnen haben, hat sich auch der Kontakt mit Kleintieren oder gar einem Therapiehund bestens bewährt.[217] Selbst eine Puppe oder ein Teddybär, also etwas, das man streicheln, wiegen, lieb haben, und um das man sich kümmern kann, lenkt manch einen vom Rufen und Schreien ab.[218]

Das Schreien ignorieren

Denjenigen, bei denen Sie vermuten, dass sie schreien, um Zuwendung und Kontakt mit Ihnen zu bekommen, sollten Sie möglichst nicht dann Aufmerksamkeit widmen, wenn sie schreien, sondern sich ihnen im Gegenteil dann zuwenden, wenn sie ruhig sind.[219] Dieses gezielte Ignorieren bringt allerdings nur manchmal kurzfristige Entlastung[220] – und bewirkt überhaupt nichts, wenn hinter dem Lautieren Schmerzen oder Angst stecken.

Psychischen und sozialen Stress vermeiden

Wichtig ist, nicht nur bei demenziell veränderten Menschen, sondern auch bei deren Mitbewohnern, sowie bei sich selber psychische Überlastungen zu vermeiden.[221] Daher sollte jede/r Pflegende und Betreuende die Möglichkeit zugestanden bekommen, wenigstens eine kurze Auszeit zu nehmen.[222] Ferner sollte es meiner Meinung nach durchaus erlaubt sein, gerade denjenigen, die aus psychischen und sozialen Beweggründen rufen, das Feedback zu geben, dass die von ihnen produzierten Geräusche den Ohren weh tun und andere Menschen erheblich belasten können. Wenn diese Personen Sprache nicht mehr gut verstehen, können Sie beispielsweise den Finger auf die Lippen legen, um sie um Ruhe zu bitten, bzw. sich demonstrativ die Ohren zuhalten, um zu verdeutlichen, dass das Schreien kaum noch auszuhalten ist. Eine Seminarteilnehmerin konnte einer alten Dame erfolgreich vermitteln, dass sie selber diejenige ist, die da schreit, indem sie ihr, während sie schrie, vorsichtig die Ohren zugehalten, wieder losgelassen, wieder zugehalten hat ...

Um zu verhindern, dass eine aufgeregt oder wütend schreiende Person viele andere ansteckt, sollte man sie am besten an einen Ort führen, an dem die anderen sie nicht hören können.[223] Damit sich der betroffene Mensch schnell(er) wieder abregen kann, sollte dieser Raum einladend und freundlich sein, dabei aber möglichst keine akustischen und optischen Stressoren enthalten.[224]

Man kann dem Schreien auch im Vorfeld bereits entgegenwirken, indem man den potenziellen KandidatInnen möglichst viele gleich bleibende Rituale und eine feste Tagesstruktur anbietet[225] und auch gezielt ihre Kontakte zu den MitbewohnerInnen fördert.[226] Setzen Sie die Personen, die rufen, weil sie Angst haben oder weil ihnen langweilig ist, in Sichtweite des Stationszimmers, bzw. dort hin, wo es viel zu beobachten gibt.[227]

Menschen, die während der Körperpflege schreien, weil sie von den Aktivierungsbemühungen der Pflegenden überfordert sind, brauchen vielleicht kleinschrittigere Anleitungen (vgl. **Abschnitt 5.1**)[228] und mehr, bzw. kleinschrittigere Erklärungen.[229] Umstritten ist in diesem Zusammenhang allerdings, ob Menschen mit Demenz eher mehr oder weniger Wahlmöglichkeiten brauchen, um sich sicher zu fühlen und nicht zu schreien: Während die einen behaupten, Wahlmöglichkeiten seien wichtig[230], sind die anderen der Auffassung, dass Wahlmöglichkeiten weitgehend beschränkt werden sollten.[231] Vielleicht muss man diese Frage je nach den unterschiedlichen, individuellen Charakteren der Erkrankten beantworten.

7.3 Aggressionen und Konflikte

Einer der wesentlichen Gründe dafür, dass beruflich und privat Pflegende resignieren und ausbrennen, ist, dass sie tagtäglich Konflikte mit und Aggressionen von demenzkranken Menschen erleben und aushalten müssen. Die einen wehren sich passiv gegen das morgendliche Aufstehen, die anderen widersetzen sich lautstark und z. T. auch mit physischer Gewalt der Körper- und Intimpflege. Die einen wollen nie etwas essen oder auf die Toilette gehen, die anderen ständig. Viele Menschen haben das Problem, dass sie die Gründe für dieses Verhalten entweder nur zu einem geringen Teil verstehen können, oder die Ursachen für den Ärger der Betroffenen zwar nachvollziehen können, aber sich außerstande sehen, sie zu beseitigen. Um dem etwas entgegenzusetzen, sollen im **Abschnitt 7.3.1** die Vielzahl der Auslöser von Aggressionen und Konflikten, und im **Abschnitt 7.3.2** mögliche Lösungsansätze aus Forschung und Praxis vorgestellt werden.

7.3.1 Auslöser von Aggressionen und Konflikten

„Tatsache ist, dass ich mein Verhalten manchmal nicht steuern kann.“ (Taylor, 2010, S. 93)

Auch die potenziellen Ursachen von Aggressionen und Konflikten sind sehr vielfältig. Ich möchte sie im Folgenden der Übersichtlichkeit halber wieder in neurobiologische, physische bzw. körperliche, biografische, psychische, soziale, umgebungs- und pflegespezifische unterteilen.

Zu den **neurobiologischen** Auslösern für aggressive Verhaltensweisen bei Menschen mit Demenz gehört selbstverständlich in erster Linie die abnehmende Funktionstüchtigkeit des Gehirns.[232] Diese führt:

- zu mangelnder Einsichtsfähigkeit und der Abnahme des logischen Denkvermögens[233],
- zu teilweise unkontrollierbaren Erregungszuständen[234] und dem Verlust der Fähigkeit, intensive Gefühle durch sozial akzeptable Mittel auszudrücken[235],
- zu einer gewissen Enthemmung, was die eigenen Verhaltensweisen angeht[236], so dass sich betroffene Personen beispielsweise ohne Umstände bei ihrem Tischnachbarn bedienen, wenn dessen Essen anders oder interessanter aussieht als das eigene[237],
- zu einem Verlust der Steuerungsfähigkeit, vor allem bei der frontotemporalen Demenz,
- zur Verkennung von Umgebung, Situationen und Personen[238],
- zu einer zunehmenden Störung des Tag-Nacht-Rhythmus[239],
- zu Sundowning[240],
- zu Reflex-Reaktionen auf äußere Stimuli, die wir dann manchmal fälschlicherweise als aggressiv fehldeuten[241]: Hierzu gehört das Gegenhalten bei der Körperpflege,
- zu Apraxien, die einen positiven Ausgangsimpuls zu einer bedrohlichen Geste werden lassen können, etwa wenn das Streicheln-Wollen zu einem Reißen an den Haaren, zu einer Faust oder einer zum Schlag erhobenen Hand wird[242],
- und im fortgeschrittenen Krankheitsstadium häufig zu Sinnestäuschungen und Wahnvorstellungen (vgl. **Abschnitt 7.4**).[243]

Im Hinblick auf die **organischen**, also die körperlichen Auslöser von Aggressionen spielt auch wieder die alters- und krankheitsbedingte Verschlechterung der Sinneswahrnehmungen eine Rolle: Wer andere Menschen kaum sieht und Gesagtes kaum noch versteht, reagiert schnell einmal misstrauisch und aggressiv auf seine Umwelt.[244] Ebenso kann jede Form des körperlichen Unbehagens zum Auslöser für aggressive Verhaltensweisen werden.[245] Über die eingangs in **Kapitel 7** genannten organischen Faktoren hinaus wären dies zum Beispiel:

- Übelkeit[246],
- eine Über-[247] oder eine Unterzuckerung[248],
- Atemnot[249], bzw. ein Atemwegsinfekt[250],
- die Angst vor Schmerzen[251],

- Harn- oder Stuhldrang[252] sowie Inkontinenz[253],
- Medikamentenunverträglichkeiten[254],
- oder ein Delir.[255]

Unklar ist nach wie vor, ob im Hinblick auf aggressives Verhalten das Geschlecht eine Rolle spielt: Während in einigen Studien vor allem die männlichen Demenz-Betroffenen zu verbaler und physischer Aggression neigten[256], ergab eine andere keinen nachweisbaren Zusammenhang zwischen Geschlecht und Verhalten.[257]

Bei den Überlegungen dazu, wie sich aggressives Verhalten von Menschen mit Demenz erklären lässt, muss man auch **biografische** Aspekte berücksichtigen. In vielen Fällen scheint es nämlich so zu sein, dass die prämorbide Persönlichkeit[258] bzw. lebensgeschichtlich verankerte Verhaltensweisen[259] und Copingstile[260] eine ausschlaggebende Rolle spielen.

Beobachtbare **psychische** Auslöser für aggressive Verhaltensweisen von Menschen mit Demenz sind die Vielzahl negativer und schmerzlicher Gefühle, die die Krankheit und die daraus resultierenden Lebensumstände für den Einzelnen mit sich bringen. So kommt es beispielsweise vor, dass einige Betroffene zu Beginn der Krankheit Streit anzetteln, weil sie sich und anderen beweisen müssen, dass sie trotz des voranschreitenden Kontrollverlustes über sich selber und über ihr Leben noch Macht über ihre unmittelbare Umwelt haben.[261] Wenn man sie nach ihrem Empfinden nicht genügend beachtet[262], stellen andere überdies besonders in den frühen Krankheitsphasen durch aggressives Verhalten sicher, dass wir ihnen Aufmerksamkeit widmen.[263] Doch auch, wenn es immer wieder danach aussehen mag: In den späteren Stadien sind demenzkanke Menschen nicht mehr in der Lage, derart gezielt und manipulativ die Aufmerksamkeit anderer einzufordern.[264]

Menschen mit Demenz werden aggressiv, wenn sie sich über- oder unterfordert fühlen[265] und wenn sie ihr Leben als permanenten Stresszustand empfinden.[266]

Sie reagieren aggressiv auf die unzähligen Verluste, die ihre Krankheit mit sich bringt.[267] Einerseits verstehen sie mangels Krankheitseinsicht nicht, warum man sie nicht mehr Auto fahren, kochen, oder Bankgeschäfte tätigen lässt.[268] Andererseits sind sie frustriert, wenn sie selbst einfachste Tätigkeiten nicht mehr bewältigen können.[269] Vor allem der Verlust der verbalen Kommunikationsfähigkeit und die daraus resultierende Schwierigkeit, anderen Menschen die eigenen Gedanken, Gefühle und Bedürfnisse mitzuteilen, können zu aggressiven Ausbrüchen führen.[270] Die Betroffenen werden aggressiv,

- weil Selbstbild und Fremdbild bezüglich ihrer Fähigkeiten immer weiter auseinanderklaffen[271],
- weil sie Angst haben, den Anforderungen der Umwelt nicht mehr gerecht werden zu können[272],
- und vor allem, weil sie durch kognitiv gesunde Mitbewohner leider immer wieder Geringschätzung und Verachtung erfahren[273] bzw. ausgelacht werden.[274]

Menschen mit Demenz werden zudem aggressiv, weil:
- sie den Verlust ihrer Unabhängigkeit betrauern[275],
- ihre Bedürfnisse nicht befriedigt werden[276],
- sie mit aufgestauten Gefühlen nicht anders fertig werden[277],
- ihnen das Vertrauen zu den Menschen in ihrer Umgebung fehlt[278],
- sie bestimmte Pflegepersonen unsympathisch finden oder aufgrund von Alter, Geschlecht, Kultur oder Hautfarbe ablehnen[279],
- sie sich bedroht fühlen[280] oder gar Angst vor sexuellen Übergriffen haben[281],
- sie sich hilflos fühlen[282],
- sich schämen[283]
- und weil sie frustriert sind.[284]

KAFFEEKLATSCH

Ich sitze hier alleine.
Die quatschen doch genug von mir.
Ich höre hin und höre weg.
Das und das und das und das
und der und der.
Das und das und das und das.
Ja. Ich lasse mir nichts gefallen,
ich haue auch zu.
Ich habe schon zugehauen.
Zusammengeschlagen.
Die waren frech.
Zu mir wagt sich keiner mehr.
(Beckendorf, 2002–2005)

Zu den **sozialen** Auslösern aggressiver Verhaltensweisen gehören wiederum die geringe Qualität der von demenzkranken Menschen erlebten sozialen Interaktionen[285] sowie der generelle Mangel an Kommunikationsmöglichkeiten.[286]

Auch kommt es häufiger zu Konflikten mit Pflegepersonen, wenn die Betroffenen vorher Streit mit MitbewohnerInnen hatten.[287] Sie verhalten sich ferner aggressiv, wenn:

- sie sich vernachlässigt[288], isoliert[289] und einsam fühlen[290],
- und ihnen, wie eingangs bereits erwähnt, aufgrund mangelnder Kontakte und mangelnder Stimulation langweilig ist.

Auch die **Umgebung** kann herausforderndes Verhalten von Menschen mit Demenz begünstigen. Viele Betroffene reagieren beispielsweise aufgeregt und aggressiv, wenn sie sich nach einem Umzug in einer neuen Umgebung wiederfinden[291], bzw. wenn sie sich in einem vertrauten Umfeld plötzlich nicht mehr zurechtfinden, etwa weil einige Möbel aus Gründen der Sicherheit umgestellt worden sind[292], oder weil sie ihren Lebensraum als unübersichtlich und deshalb als verwirrend und verunsichernd empfinden.[293] Der Mangel an Privatsphäre in Pflegeheimen macht aggressiv.[294] Verärgert reagiert manch einer auch, wenn er ständig auf Barrieren, Absperrungen und „Zutritt verboten"-Schilder stößt[295] oder im Haus festgehalten wird und nicht nach draußen darf.[296] Demenzkranke Menschen verhalten sich manchmal herausfordernd, wenn sie von für sie unverständlichen Umgebungsreizen überflutet werden[297], oder wenn Geräusche, Anblicke oder Menschen sie ängstigen, weil sie sie falsch deuten.[298] Räumliche Enge, bzw. das Vorhandensein zu vieler Personen in einem Raum bewirkt ebenfalls nicht selten Revierkonflikte mit den Mitbewohnern.[299] Auch eine zu hohe Raumtemperatur macht sie aggressiv.[300] Vor allem Lärm kann die Betroffenen erheblich aufregen.[301] Außerdem können unangenehme Gerüche[302] wie auch unangemessene Beleuchtung (zu grelles oder zu funzeliges Licht) sie verstören.[303]

Viele Trigger für aggressives Verhalten von Menschen mit Demenz sind schließlich auch als **pflegespezifisch** zu bezeichnen: Sowohl die Pflegesituation als solche[304], wie auch das Verhalten Pflegender können herausforderndes Verhalten provozieren. So beginnen viele Betroffene zu schimpfen und um sich zu schlagen, weil:

- sie das Pflegegeschehen nicht verstehen[305],
- sie sich des Ausmaßes ihrer Pflegebedürftigkeit nicht bewusst sind und daher die ihnen angebotene Hilfe als unnötig und unverschämt empfinden[306], und weil
- sie das Verhalten Pflegender ihrerseits als aggressiv und bedrohlich erleben und daher meinen, sich verteidigen zu müssen.[307]

Nicht unerheblich für das Benehmen von Menschen mit Demenz ist auch der in einer Einrichtung vorherrschende Pflegestil. Es führt zu impulsiven Überreaktionen, wenn:

- Funktions- statt Bezugspflege durchgeführt wird und daher die Betroffenen mit zu vielen verschiedenen Pflegenden konfrontiert werden[308],
- die Personalfluktuation hoch ist und die BewohnerInnen sich ständig wieder auf neue, ihnen fremde Personen einstellen müssen[309],
- Pflegehandlungen aus für den Erkrankten unersichtlichen Gründen unterbrochen werden[310],
- jede Pflegeperson das Pflegegeschehen anders gestaltet, d.h. wenn die Art und Reihenfolge der Pflegeaktivitäten unsystematisch erfolgt und für die Betroffenen unvorhersehbar bleibt[311], und wenn
- Beschwerden der Menschen mit Demenz ignoriert werden und man über ihren Kopf hinweg über sie und ihre Belange entscheidet.[312]

Zu erheblichen Konflikten können selbstverständlich auch Zwangsmaßnahmen[313], Bettgitter und Fixierungen führen.[314]

Als aggressionsfördernd haben sich überdies sowohl ein falscher Zeitpunkt wie auch die potenzielle Peinlichkeit des Pflegegeschehens erwiesen: Häufig reagieren Menschen mit Demenz verwirrt und aggressiv, wenn sie plötzlich geweckt und aus dem für sie so nötigen Schlaf gerissen werden[315], und insbesondere wenn die Intimpflege durchgeführt werden soll.[316]

Von entscheidender Bedeutung ist auch, ob die Betroffenen die Pflegepersonen überhaupt als solche erkennen[317] und wie sie diese und ihr Verhalten wahrnehmen und bewerten.[318] Aufgrund der leichten Ansteckbarkeit durch Stimmungen beispielsweise kommt es schnell zu Konflikten, wenn die Pflegenden sich selber überfordert fühlen[319], bzw. Ärger, Anspannung und Angst, Irritation oder Langeweile ausstrahlen.[320]

Viele herausfordernde Situationen sind schließlich auf deren verbales und nonverbales Verhalten zurückzuführen. Menschen mit Demenz reagieren aufgrund ihrer verlangsamten und teilweise gestörten bzw. unvollständigen Signalverarbeitung beispielsweise aggressiv, wenn:

- sie die Körpersprache Pflegender als bedrohlich und aggressiv missverstehen[321], was vor allem dann passiert, wenn diese sich ihnen plötzlich, schnell und beispielsweise von hinten nähern[322],

- Pflegende ohne Vorankündigung und Bitte um Erlaubnis während des Pflegegeschehens in den persönlichen Nahbereich, die Intimsphäre der Betroffenen eindringen[323], bzw. sie berühren[324],
- Pflegende ihnen (wenn auch unabsichtlich) Schmerzen zufügen[325],
- die Körpersprache von Pflegepersonen Ungeduld[326] und Hektik[327] signalisiert,
- wenn eine hohe, schrille Stimme auf Verärgerung schließen lässt[328],
- und wenn in den Gesichtern der Pflegenden während der Intimpflege Ekel zu erkennen ist.[329]

In verbaler Hinsicht provozieren Pflegepersonen herausforderndes Verhalten, wenn:

- sie einen unpersönlichen[330] oder negativen Kommunikationsstil pflegen[331],
- sie sich zu schwierig ausdrücken, ihre Sprechweise den Betroffenen also unverständlich bleibt[332],
- sie zu viel reden[333] oder zu viele Fragen stellen[334],
- sie zu schnell oder zu viele Aufforderungen zur Mithilfe formulieren[335],
- sie mit den Erkrankten wie mit Kleinkindern sprechen[336] und mit ihnen schimpfen[337],
- sie die Menschen mit Demenz herumkommandieren[338] und sich über deren Wünsche und eigenen Willen hinwegsetzen[339], und wenn
- sie sie in unnachgiebiger und unnötiger Weise mit der Realität konfrontieren.[340]

7.3.2 Umgang mit Aggressionen und Konflikten

Die tagtäglichen Erfahrungen von Angehörigen und Praktikern aus medizinischen, pflegerischen und therapeutischen Berufen zeigen, dass die folgenden Einstellungen und Verhaltensweisen am ehesten geeignet sind, herausforderndes Verhalten und Konflikte zu bewältigen:

Die richtige innere Einstellung

Eine Grundvoraussetzung für die Bewältigung schwieriger Situationen ist erstens eine positive Einstellung gegenüber Menschen mit Demenz[341]: Wer sich in der Nähe von gerontopsychiatrisch veränderten Personen permanent unwohl und überfordert fühlt oder in der Beschäftigung mit ihnen keinen Sinn sieht, der sollte besser seinen beruflichen Schwerpunkt wechseln oder seinen demenziell erkrankten Angehörigen in einer auf Demenz spezialisierten Pflegeeinrichtung unterbringen.

Hilfreich ist zweitens auch, sich klarzumachen, dass es unmöglich ist, das herausfordernde Verhalten ganz zu unterbinden. Realistischer ist also das Ziel, die Häufigkeit und den Schweregrad zu reduzieren.[342]

Wichtig ist drittens das Bewusstsein, dass in den meisten Fällen die „Schuldfrage" müßig ist: Weder hat der/die Pflegende versagt, noch ist der Kranke absichtlich schwierig.[343] In der Regel sind aggressive Ausbrüche weniger von den Betroffenen beabsichtigt als vielmehr ein Symptom der demenziellen Erkrankung und ihrer psychischen Begleiterscheinungen.[344] Entsprechend sollte man so viel wie möglich über die Demenz in Erfahrung bringen und sich ständig fortbilden, um mit der Zeit besser mit der Wut und der Frustration der demenzkranken Menschen umgehen zu lernen[345], bzw. diesen Gefühlen schon im Vorfeld vorbeugen zu können.[346]

Viertens sollten wir alle Verhaltensweisen eines Menschen mit Demenz als Versuche ansehen, mit seinem immer eingeschränkteren und fremdbestimmteren Leben fertig zu werden und uns etwas über seine Bedürfnisse mitzuteilen.[347] Entsprechend sollten wir seine Körpersprache aufmerksam beobachten und seinen Worten aktiv zuhören.[348] Auch gilt es, immer wieder die Perspektive zu wechseln und das eigene Handeln aus der Sicht der Betroffenen zu reflektieren.[349]

Fünftens und letztens müssen wir begreifen, dass sich die herausfordernden und aggressiven Verhaltensweisen, die wir im Umgang mit demenzkranken Menschen erleben, in der Regel nicht gegen uns persönlich richten[350], sondern allenfalls gegen uns als Träger einer bestimmten Rolle, etwa als Pflegeperson, als junger, gesunder, selbstständiger Mensch, etc. Wir sollten also, was immer auch passiert, nicht beleidigt sein[351] und das Geschehene nicht persönlich nehmen.[352] Am besten ist, wir vergessen es genauso schnell wie die Betroffenen selber und sind vor allem nicht nachtragend!

Allgemeines zum richtigen Umgang mit herausforderndem und aggressivem Verhalten

Nehmen Sie die entstandenen Probleme ernst, aber nicht zu ernst[353]: Es hilft niemandem, wenn Sie das Geschehen dramatisieren. Frei nach dem Motto: „Ruhe ist die erste Bürgerpflicht" sollten Sie möglichst geduldig[354], ruhig und gelassen bleiben.[355] Die Pflegende im folgenden Beispiel ist die Ruhe in Person. Mit gleichbleibend unaufgeregter und freundlicher Stimme fordert sie die Bewohnerin so lange zum selbstständigen Ausziehen des Nachthemdes auf (Z. 01, 03, 05, 15, 25), bis diese sie verstanden hat (was allerdings in diesem Ausschnitt nicht mehr zu sehen ist). Geschickt ist obendrein, dass sie ihr biografisches Wissen über die Frau nutzt: Erstens weiß sie, dass das Frieren der Bewohnerin in Wahrheit als vertuschtes Schamgefühl zu deuten ist. Deshalb geht sie auf der Oberfläche nur knapp bestätigend darauf ein (Z. 07, 32) und bietet den Kompromiss an, ganz schnell zu machen (Z. 28). Zweitens stellt sie der Bewohnerin, die sehr viel Wert auf ein gepflegtes Äußeres legt, die schönen Kleider für den Tag nicht nur lockend in Aussicht (Z. 08/09), sondern lässt sie diese obendrein auch sehen und fühlen (Z. 19–22) und hängt sie anschließend in ihrem Blickfeld an der warmen Heizung auf (Z. 27) – sie verbindet also verbale und nonverbale Botschaften äußerst trefflich. In Kombination mit der von ihr demonstrierten Höflichkeit („Darf ich mal helfen?“, Z. 04, „bitte“, Z. 05, 15, 25) erreicht sie, dass auch die Betroffene ruhig bleibt, und anstatt wie sonst üblich zu schreien, zu kneifen, zu spucken und zu treten, das morgendliche Waschen weitgehend selbstständig und ohne jeden Widerstand durchführt:

Beispiel 92

01 P: Frau B. Können Sie vielleicht mal eben das Nachthemd ausziehen?
02 B: Ausziehen?
03 P: Jaha, * mal eben das Nachthemd. *
04 Darf ich mal helfen? *
05 Wollen Sie das mal ausziehen bitte?
06 B: Na ich frier als.
07 P: Weiß ich.
08 Aber ich hab hier neues Zeug.
09 Ne Hose und ne Bluse. *
10 B: So.
11 P: Sollen wir das mal ausziehen? *
12 B: Aha, das is schön.
13 P: Ja? Mal eben abtrocknen?
14 B: Mhm. *
15 P: RÄUSPERN * So. Einmal das Nachthemd bitte ausziehen.
16 B: Dieses?

17 P: Nee. Dies hier. Das muss aus.
18 Ich zeig Ihnen mal.
19 Ich hab hier frisches Zeug. *
20 Schauen Sie mal?
21 Das wollen Sie gleich anziehen.
22 Ne schöne Bluse und ne Hose * und Unterwäsche, ja?
23 B: Schööön. Ja. Tja.
24 Tja.
25 P: Wollen Sie das jetz mal bitte ausziehen? *
26 B: Och dann is dat zu kalt.
27 P: Wir hängen das da auf Frau B., * nicht?
28 Und denn machen wir ganz schnell.
29 Und dann ziehen Sie sich wieder an, * ja?
30 B: Mir is so kalt.
31 Ich frier doch.
32 P: Ja.

Machen Sie sich klar, dass Sie mit Ihren alltäglichen defensiven und offensiven Reaktionsweisen auf aggressives Verhalten wie zum Beispiel: „Du mich auch!" in der Regel alles viel schlimmer machen, d.h. dass jetzt eine professionelle, demenzgerechte Reaktion und Sichtweise auf die Situation gefragt ist.[356]

Vergessen Sie alle Ansätze, die auf der Annahme basieren, dass der Betroffene noch rationalen Argumenten zugänglich ist.[357] Vermeiden Sie es, ihn in Bezug auf seine Handlungs- und Reaktionsfähigkeit zu überfordern.[358] Überdies ist es günstiger, wenn Sie sich auf die Dinge konzentrieren, die die Person noch gut kann, statt sich mit dem aufzuhalten, was ihr an Fehlern und Missgeschicken widerfährt.[359]

Behandeln und betrachten Sie die Betroffenen unbedingt als Individuen.[360] Seien Sie respektvoll[361] und höflich[362] und zeigen Sie bedingungslose Wertschätzung.[363] Fördern Sie Vertrauen[364] und Selbstachtung[365] – denn wie heißt es noch so schön: Wie man in den Wald hineinruft, so schallt es heraus. Das gilt auch für Menschen mit Demenz! Bewerten Sie das Geschehen nicht.[366] Ablehnen sollten Sie, wenn überhaupt, ihr aggressives Verhalten, nicht jedoch die Personen selber.[367]

Es gibt leider nicht die eine, immer korrekte und effektive Verhaltensweise im Umgang mit herausfordernden Situationen[368] – gefragt sind stets individualisierte Interventionen.[369] Seien und bleiben Sie deshalb so flexibel wie nur irgend möglich.[370] Erkennen und dokumentieren Sie die individuellen Warnsignale, die auf Stress, Agitation und Ärger schließen lassen.[371] Was hilft, finden Sie in jedem einzelnen Fall grundsätzlich nur über Versuch und Irrtum, also über das Ausprobieren, heraus.[372] Vertrauen Sie auf Ihre Intuition und Ihre Phantasie[373] und entwickeln Sie kreative Wege, um die hinter den aggressiven Verhaltensweisen steckenden Bedürfnisse zu befriedigen.[374] Darüber hinaus ist allen im gerontopsychiatrischen Bereich tätigen Menschen anzuraten, ein De-Eskalationstraining zu absolvieren und Selbstverteidigungsstrategien für bedrohliche Situationen zu erlernen.

Prävention 1: Aggressionsmindernde Umgebungsgestaltung

Die Gestaltung insbesondere der akustischen und optischen Umgebung, in der Menschen mit Demenz ihre Tage verbringen, kann großen Einfluss darauf haben, wie häufig und wie gravierend ihre herausfordernden Verhaltensweisen sind. Entsprechend ist es günstig, ihnen eine Umwelt zu bieten, die ruhig, beruhigend, unterstützend und sicher[375], im besten Fall auch gemütlich ist und ein Zuhause-Gefühl vermittelt.[376] Keinesfalls sollte ihre Umgebung überstimulierend sein.[377] Das bedeutet, dass der Hintergrundlärm auf ein Minimum reduziert werden sollte.[378] Speziell Geräusche, die schlecht zu lokalisieren sind und die daher beängstigend oder belastend sein können, sollten verringert werden.[379] Zu diesen Geräuschen gehören beispielsweise Fernseher und Radio, der Schwesternruf, Lautsprecher[380], Telefone und Piepser, aber auch die Geschirrspülmaschine, das Klirren von Besteck und das Klappern von Töpfen und Pfannen in Wohnküchen.

Günstig können sich hingegen natürliche Hintergrundgeräusche wie das Rauschen und Plätschern von Wasser auswirken[381], wobei hier allerdings wieder die Frage berücksichtigt werden sollte, inwiefern diese vermeidbarer Inkontinenz Vorschub leisten.

In optischer Hinsicht sollte man auf Stressoren wie glatte, glänzende Böden[382] und Spiegel in Fluren und Aufenthaltsräumen verzichten[383] und eine möglichst helle, aber blendfreie Beleuchtung anstreben.[384] Ferner sollte man üble Gerüche reduzieren.[385] Als aggressionsmindernd hat sich zudem die Regulierung der Körpertemperatur erwiesen:[386] Da Hitze aggressiv macht, sollte man darauf achten, dass die BewohnerInnen nicht zu warm angezogen sind und nicht in überheizten Räumen sitzen.[387] Zu kalte Räume, insbesondere zu kalte Bäder gilt es allerdings ebenfalls zu vermeiden.[388] Auch ein Maximum an Bewegungsfreiheit für die Betroffenen[389] sowie eine Umgebungsgestaltung, die die Autonomie fördert[390], helfen. Je kleiner die Wohnbereiche in Bezug auf die Anzahl der dort lebenden Menschen sind, desto weniger schnell geraten diese aneinander.[391] Empfehlenswert ist es schließlich auch, Personen mit Demenz nicht die Nähe zu anderen aufzuzwingen.[392] Oder würden Sie sich wohl fühlen, wenn man Sie in Ihrem Rollstuhl, den Sie nicht alleine bewegen können, an einem Tisch zwischen Menschen platziert hätte, die Ihnen im besten Falle gleichgültig, im schlimmsten Falle aber unangenehm oder sehr unsympathisch sind?

Prävention 2: Aggressionen vorbeugen durch Einbezug der Biografie, demenzgerechte Alltagsgestaltung und Pflegekonzepte

Vorbeugung ist grundsätzlich besser als Krisenbewältigung.[393] Deshalb ist ein wesentlicher Stützpfeiler des angemessenen Umgangs mit demenzkranken Menschen der Einbezug der Angehörigen[394] bzw. des biografischen Wissens.[395] Bosch hat herausgefunden, dass das Gefühl der Vertrautheit Aggressionen vorbaut: Je mehr das heutige Leben demenziell erkrankter Menschen ihrem früheren Leben gleicht, desto besser kommen sie mit der Unterbringung in einem Pflegeheim zurecht.[396] So ist für Männer die Heimpflege beispielsweise deswegen besser annehmbar, weil viele von ihnen es gewohnt sind, von Frauen bedient zu werden. Frauen dagegen tun sich in der Rolle der Pflegebedürftigen sehr viel schwerer, weil sie in ihrem früheren Leben zumeist diejenigen waren, die andere ver- und umsorgt haben.[397] Und Ordensschwestern mit Demenz finden sich deswegen in institutionellen Pflegesituationen besser zurecht, weil sie ein streng geregeltes Leben in Gemeinschaft gewohnt sind. Entsprechend sollten wir alles daran setzen, den vertrauten Lebensstil und lebenslange Gewohnheiten bis ins kleinste Detail aufrechtzuerhalten, um den Betroffenen Sicherheit und Lebensqualität zu vermitteln.[398] Wichtig ist erstens, ihnen Formen der lebensgeschichtlich verankerten Beschäftigung anzubieten, die sie einerseits für sinnvoll erachten und andererseits noch alleine bewältigen können.[399] Zweckmäßig ist zweitens, herauszufinden, wie die Personen früher ihren Stress abgebaut haben, und ihnen genau diese Formen der Bewältigung dann zu ermöglichen:[400] Lassen Sie die Betroffenen spazieren gehen, putzen, oder Musik hören. Bieten Sie Ihnen Schokolade oder sonstige, vertraute oder als tröstlich empfundene „Nervennahrung" an.[401] Hilfreich ist drittens, ihre Biografie so gut zu kennen und zu dokumentieren, dass Sie wissen, was Lieblingsthemen und was Reizwörter sind. Nutzen Sie die Lieblingsthemen und vor allem Schlüsselwörter als Ablenker und Türöffner, und klammern Sie die Erfahrungen und Themen, die eher negativ besetzt und mit unangenehmen, schmerzlichen Gefühlen verbunden sind, aus sämtlichen Gesprächen mit ihnen aus.[402]

Anzuraten ist viertens und letztens schließlich, aus den mit jedem einzelnen demenzkranken Menschen gemachten Erfahrungen zu lernen und möglichst Situationen zu vermeiden, die schon einmal zu Ärger und Stress geführt haben.[403] So kann es den täglichen Umgang miteinander erheblich erleichtern, wenn Sie Dinge, an denen sich häufig Konflikte aufhängen, mehrfach anschaffen, wie beispielsweise den Lieblingspulli, den jemand partout nicht mehr ausziehen will, oder auch symbolische Gegenstände wie Schlüssel und Geldbeutel.[404]

Die andere Komponente zur Prävention von herausfordernden Verhaltensweisen von Menschen mit Demenz ist eine demenz- und individuengerechte Tagesstrukturierung[405], die auf Bezugspflege[406] und Milieutherapie aufbaut.[407] Dazu gehört unter anderem, den Betroffenen einerseits Ruhepausen zu ermöglichen[408], und ihnen andererseits regelmäßige und ausreichende Bewegungsangebote zwecks Anregung und Abbau von Aggressionen zu machen (s. **Abb. 7-4**).[409]

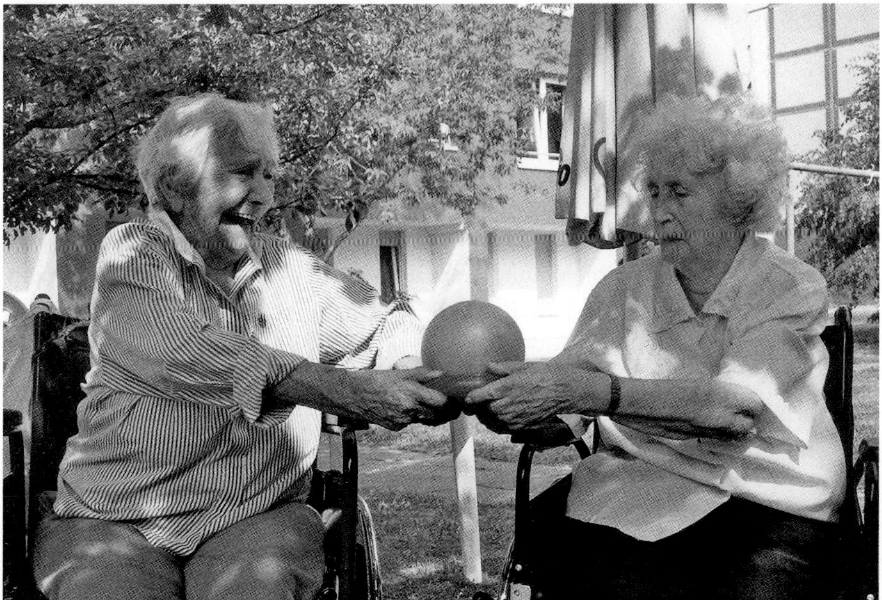

Abbildung 7-4: Spaß bei der Bewegung (Foto: Grit Herrchen)

Der vorsichtig dosierte Einsatz von beruhigender Musik kann sich ebenfalls förderlich auswirken.[410]

Zudem profitiert man den ganzen restlichen Tag, wenn man Zeit und Geduld in die Morgenpflege investiert und dabei Konflikte und Zwang vermeidet.[411]

Prävention 3: Angemessenes Verhalten positiv verstärken, aggressives Verhalten ignorieren

Manche Pflegepraktiker haben offenbar gute Erfahrungen damit gemacht, herausforderndes Verhalten von demenzkranken Menschen zu ignorieren, ihnen dafür aber in normalen, d.h. nicht aggressiv aufgeladenen Situationen gezielt Zuwendung und Kontakt anzubieten[412] und in dieser Zeit eine enge und aufrichtige Beziehung zu ihnen aufzubauen.[413] Bei dieser Strategie komme es jedoch darauf an, dass alle Beteiligten am gleichen Strang ziehen und die folgenden Regeln beachten: Positive Verstärkung und Belohnungen müssen sofort und jedes Mal nach dem angemessenen (und nur nach solchem!) Verhalten der Betroffenen gegeben werden. Auch muss man eine individuelle Form der kurzfristigen Zuwendung herausfinden, die sie schätzen, wie etwa eine Umarmung, ein Lob, ein bestätigendes, sanftes Klopfen auf die Schulter, oder auch einmal ein Stück Schokolade.[414]

Lösungssuche: Gründe für herausforderndes Verhalten herausfinden

Konflikte fallen nie einfach so vom Himmel, sie haben in der Regel eine (wenn auch nicht immer leicht zu erkennende) Ursache. Wenn wir verhindern wollen, dass sich das aggressionsgeladene Geschehen wiederholt, müssen wir also wieder einmal Detektiv spielen und das Erlebte gründlich analysieren.[415] Ist das herausfordernde Verhalten plötzlich oder erstmalig bei einer ansonsten friedlichen und umgänglichen Person aufgetaucht, sollte zunächst abgeklärt werden, ob medizinische Ursachen wie beispielsweise eine Infektion oder ein Delir vorliegen.[416] Anschließend gilt es, potenzielle Ursachen im Umfeld des Kranken zu suchen:[417]

- Was könnte die Aggressionen ausgelöst haben, und welche Konsequenzen hatten sie?[418]
- Zu welcher Tageszeit, und in wessen Gegenwart kam es zu dem Problem?[419]
- Welche Gefühle, Gründe oder Bedeutungen könnten hinter dem beobachteten Verhalten des Menschen mit Demenz stecken?[420]

- Wer hat eigentlich ein Problem, Sie selber, der Bewohner, oder beide?[421]
- Was am eigenen verbalen und nonverbalen Verhalten könnte falsch oder missverständlich gewesen sein und so zum Konflikt beigetragen haben?[422]

Wenn Sie alleine keine Lösung finden, ist es empfehlenswert, die Angehörigen des/der Betroffenen um Rat zu fragen[423] oder wenn möglich auch eine hausinterne Fallkonferenz einzuberufen, in der das Wissen über die Person sowie über hilfreiche und effektive Strategien im Umgang mit ihr in schwierigen Situationen ausgetauscht werden kann.[424]

Konfliktverweigerung: Die Auszeit

Manchmal ist es am besten, sich auf herausfordendes Verhalten gar nicht erst einzulassen: Ist eine Bewohnerin in einer Gruppensituation aggressiv, sollte sie in ihr Zimmer geführt werden[425], um ihr Zeit zu geben, sich abzureagieren[426] und abzuregen[427] und die anderen vor „Ansteckung" zu schützen. Kommt es im Zimmer während der Körperpflege oder der Nahrungsaufnahme zu Streitigkeiten, sollten Sie die betreffende Person informieren, dass Sie später wiederkommen, und einfach weggehen.[428] Lassen Sie in diesem Fall das schlechte Kurzzeitgedächtnis für sich arbeiten, d.h. lassen Sie den Menschen mit Demenz seinen Ärger vergessen[429]– und versuchen Sie es dann zu einem späteren Zeitpunkt noch einmal.[430]

Gönnen Sie auch sich selbst nach einer schwierigen Situation mit einem Bewohner eine kurze Auszeit, um wieder „runterzukommen".[431]

Angemessene verbale Reaktionen im Konfliktfall

Wie sollte man sich verhalten, wenn man sich mitten in einem Konflikt wiederfindet? Grundsätzlich sollten Sie sich bewusst sein, dass eigene Aufregung sowie gereizte und aggressive Reaktionen das Problem nicht lösen, sondern nur verschlimmern.[432] Entsprechend sollten Sie nicht überreagieren, sondern im Gegenteil so gelassen und entspannt wie möglich bleiben.[433] Helfen Sie dem demenzkranken Menschen, auch in Konfliktsituationen das Gesicht zu wahren.[434] Dazu gehört beispielsweise, dass Sie höflich und nett mit ihm sprechen und sich etwas Zeit für ein Gespräch nehmen.[435]

- Zeigen Sie Verständnis für seinen Ärger.[436]
- Reagieren Sie empathisch.[437]
- Geben Sie ihm das Gefühl von Sicherheit.[438]

Wenn die Person mit Demenz noch einigermaßen verbal kommunizieren kann, ermutigen Sie sie, über ihren Ärger und ihre Gefühle zu sprechen, statt sie auszuleben.[439] Stellen Sie einfache Fragen nach dem Grund ihrer Aufregung.[440] Achten Sie dabei weniger auf die Worte, die der Betroffene verwendet, als vielmehr auf die Gefühle, die er damit wahrscheinlich ausdrücken will.[441] Benennen Sie diese Emotionen und gehen Sie validierend darauf ein: „Sind Sie ärgerlich?".[442] Suchen Sie in dem, was Sie zu hören bekommen, nach Punkten, in denen Sie einer Meinung sind, statt sich mit den Differenzen aufzuhalten. Stimmen Sie wenigstens einer der Aussagen des Erkrankten zu, um ein Mindestmaß an Kooperation herstellen zu können.[443] Sagen Sie ihm, dass es Ihnen leidtut, dass er sich so schlecht fühlt.[444] Akzeptieren Sie es, wenn er Sie oder das Pflegegeschehen in dem Moment ablehnt, und gestehen Sie ihm das Recht auf seine subjektive Wahrnehmung und Wahrheit zu.[445]

Eine bewährte Strategie für den Umgang mit Konflikten ist ferner, so weit wie möglich nachzugeben und sich zu entschuldigen[446], bzw. eine eventuelle „Schuld" auf sich zu nehmen.[447] Beschwichtigend wirkt es zuweilen auch, wenn Sie sagen, dass Sie offensichtlich über etwas nicht genug Bescheid wussten.[448] Wenn die aufgebrachte, demenzkranke Person sich dadurch nicht beruhigen lässt und weiter schimpft, sollten sie einfach weiterhin ein Mindestmaß an Interesse verbalisieren („aha", „Ist ja interessant."), ihre Wut zur Kenntnis nehmen, innerlich bis 10 zählen, und dann vorsichtig und höflich das Thema wechseln.[449] Manchmal müsse man allerdings auch eine deutliche Grenze setzen und sich entsprechend wehren, wenn die eigene Würde und Sicherheit in Gefahr seien.[450]

Für die allermeisten Pflegepraktiker ist Ablenken die Strategie der Wahl.[451] Das gelingt durch Smalltalk[452] oder beispielsweise dadurch, dass man die Betroffenen bittet, eine von ihnen selber für wichtig gehaltene Aufgabe zu erledigen.[453] In verbaler Hinsicht ist nach meiner Erfahrung das Ansprechen der Lieblingsthemen der jeweiligen Person ganz besonders effektiv. Aber auch das Reden über etwas im Raum Sichtbares kann Erfolg haben. Das zeigt das Beispiel 93, in dem eine Angehörige (A) versucht, eine demenziell erkrankte Bewohnerin, die vor lauter Aufregung große Probleme mit der Grammatik und der Wortfindung hat, vom Ärger über einen Mitbewohner abzulenken:

Beispiel 93

01 B: Wenn ich dat seh wenn der in die/ in die Frottee * die/
02 <die Frotteedinger die nie Hä/
03 die Hände in'en Ölgezeug einschmieren,>

04 dann könnt ich'n so in dat/
05 Schnauze könnt' ich hauen.
06 A: #Ach kucken Se doch gar nich da hin.# GEPRESST
07 Wissen Se wat? Kucken Se doch aus'm Fenster.
08 Is viiieeeel schöner. *
09 B: Meeensch Mensch.
10 A: Kucken Se mal, hier sind so schöne Häschen am Fenster.
11 B: Ja die ham wir gemalt.
12 A: Schon für Ostern.
13 Ham Sie gemalt?
14 #Schööön, toll ham Se dat gemacht!# ETWAS BABYHAFT *
15 B: Ja,
16 A: Ganz toll. *3* Nee?
17 B: Hmmm nee.
18 A: Is doch jetz Ostern bald. Nächste Woche is Ostern.
19 Kommt der Osterhase.
20 B: Ja dann la/ sehen wir zu dat er auch für uns jetz/
21 A: Hoffentlich hat er keine weiße Ostern!
22 B: #Doch.# FLÜSTERT
23 A: Ne? Dann kann er weiße Eier verstecken,
24 dann finden wir die nicht. * LACHT

Unklar ist, inwiefern Humor weiterhelfen kann (vgl. auch **Abschnitt 4.4**): Während die einen das Erzählen lustiger Geschichten[454] und den Einsatz von Humor[455] empfehlen, sprechen sich die anderen gegen Witzeleien aus.[456] Vermutlich muss man es einfach ausprobieren, welcher Mensch durch (welche Art von) Humor abgelenkt oder im Gegenteil noch wütender gemacht wird.[457]

Manche Autoren raten auch zu paradoxen Interventionen[458]: Wenn jemand mit erhobenem Messer drohend vor einem stehe, solle man, wenn man erfahren genug sei und genügend Selbstvertrauen besitze, etwas für den Angreifer Verblüffendes tun, z. B. sagen: „Schön, dass Sie das Messer gefunden haben! Ich habe schon so lange danach gesucht ..."

Für Berghoff sind in sehr herausfordernden Situationen auch Notlügen legitim: Als eine demenziell Erkrankte, die sie für die Tochter eines Bekannten hielt, mit ihrem Stock auf sie losging, habe sie ihr mit den Worten: „Das sage ich Papa!" erfolgreich den Wind aus den Segeln genommen.[459]

Wenn Ihre eigenen Bemühungen, einen Betroffenen zu beruhigen, nicht fruchten oder wenn Sie um Ihre eigene Sicherheit fürchten, sollten Sie unbedingt Hilfe holen.[460] Am günstigsten ist es, sich dabei an eine Person zu wenden,

- die einen besonders guten Draht zu dem Erkrankten hat[461],
- die er als Verbündeten oder Beschützer sieht[462],
- die unerschütterlich gute Laune hat,
- oder die grundsätzlich recht nervenstark ist.

Falsche bzw. kontraproduktive verbale Reaktionen

Leider sind viele unserer alltäglichen und quasi automatischen Reaktionsmuster im Umgang mit Aggressionen und herausforderndem Verhalten alles andere als sinnvoll. In der Pflege von Menschen mit Demenz sind sie tatsächlich grundfalsch. Unterlassen sollte man vor allem,

- sich auf eine Auseinandersetzung einzulassen[463],
- sich gegen Vorwürfe zu verteidigen[464] und seinerseits Vorwürfe zu machen[465],
- rechthaberisch zu sein und dem anderen seine Irrtümer bzw. sein Unrecht beweisen zu wollen[466],
- demenzkranke Menschen zu kritisieren[467],
- sie realitätsorientierend zu korrigieren[468],
- sich auf einen Machtkampf mit ihnen einzulassen[469],
- sie (z.B. durch Lachen) zu provozieren[470] oder sich über sie lustig zu machen[471],
- in herrischer oder bevormundender Art und Weise mit ihnen zu sprechen[472] oder sie wie ein Kind zu behandeln[473],
- zu schimpfen[474] und zu meckern[475],
- ihnen zu drohen und sie einzuschüchtern[476],
- und sie auszufragen[477], bzw. Erklärungen für ihr Verhalten zu verlangen.[478]

Wenn mit dem herausfordernden Verhalten vermutlich in erster Linie Aufmerksamkeit eingefordert wird, empfiehlt es sich schließlich, dieses weder zu belohnen noch abzutun.[479]

Angemessene und unangemessene nonverbale Reaktionen

Jede Form von Gegengewalt ist zu vermeiden.[480]

Aufgrund der in **Kapitel 2** dargestellten besseren Verständlichkeit von nonverbalen Signalen ist es sinnvoll, diese in Krisensituationen überlegt und gezielt einzusetzen.[481] Hinsichtlich des ehrlichen Zeigens der eigenen Gefühle bestehen allerdings unterschiedliche Meinungen: Während einige wenige behaupten, es sei in Ordnung, kontrollierte Angst (nicht jedoch Panik) zu signalisieren, wenn man bedroht werde[482], sprechen sich andere strikt dafür aus, keine Angst zu zeigen.[483] Größere Einigkeit besteht aber hinsichtlich der Tipps für den Blickkontakt, den Stimmklang, die Art und Weise der Annäherung und die Berührung.

So empfiehlt sich das Herstellen eines Blickkontaktes[484], möglichst auf gleicher Augenhöhe.[485] Hierbei ist allerdings Vorsicht und Wachsamkeit geboten, da manche Betroffene das Anschauen auch als aggressives Anstarren wahrnehmen und entsprechend darauf reagieren.[486]

Wichtig ist eine entspannte, nicht bedrohliche Körperhaltung, am besten begleitet von einem Lächeln.[487] Von besonderer Bedeutung ist in Konfliktsituationen auch der Klang der Stimme. Sprechen Sie sanft, ruhig und leise,[488] sowie am besten mit eher tiefer Stimme.[489] Viele Kursteilnehmende bestätigen mir überdies immer wieder, dass vor allem Flüstern bewirkt, dass aufgebrachte Personen sich abregen. Um zu signalisieren, dass Sie zwar Verständnis für den Ärger der Betroffenen haben, aber auch nicht bereit sind, als Prügelknabe für ihre Aggressionen herzuhalten, sollte Ihre Stimme ferner fest, bestimmt und gelassen klingen.[490] Keinesfalls darf man Ihnen Ärger oder Anspannung anhören.[491] Menschen mit Demenz anzuschreien, verbietet sich also von selbst.[492]

Besonders wichtig ist auch, in welcher Geschwindigkeit und aus welcher Richtung Sie sich agitierten und wütenden Personen nähern. Prinzipiell günstig ist, sich bewusst langsam zu bewegen und anzunähern[493], oder das Tempo des Erkrankten aufzugreifen.[494] Treten Sie grundsätzlich nicht von hinten, sondern nur von vorne an sie heran.[495] Nähern Sie sich halbseitig gelähmten Menschen mit vaskulärer Demenz am besten von der gesunden, nicht wahrnehmungsgestörten Seite an.[496] Vermeiden Sie es unbedingt, die Betroffenen in eine Ecke zu drängen oder sie durch an die KollegInnen gerichtete Hilferufe noch mehr aufzuregen.[497] Am besten ist es, wenn Sie bewusst Abstand halten, ihnen nicht zu nahe kommen[498] und ihnen ermöglichen, den Raum zu verlassen.[499] Versuchen Sie auf keinen Fall, sie festzuhalten.[500] Potenzielle Waffen sollten Sie allerdings entfernen.[501]

Solange demenzkranke Menschen noch sehr erregt sind und sich weiterhin aggressiv verhalten, sollte man auch besser nicht versuchen, sie zu berühren, weil das als Angriff missverstanden werden kann.[502] Erst wenn die größte Aufregung vorbei ist, kann man ihnen eine tröstende Berührung anbieten.[503]

Wenn Sie sich gar nicht mehr anders zu helfen wissen, können Sie einmal ausprobieren, das bedrohliche nonverbale Verhalten eines Menschen mit

Demenz zu spiegeln. Damit hatte beispielsweise eine ambulante Pflegende Erfolg, von der ich einmal gelesen habe. Sie sollte einen neuen Klienten versorgen. Der Mann stand jedoch in der Eingangstür, schimpfte, schwang seine Krücke und ließ sie gar nicht erst in die Wohnung hinein. An zwei aufeinander folgenden Tagen wiederholte sich diese Szene. Am dritten Tag nahm die Pflegende all' ihren Mut zusammen und baute sich wie ein Spiegel vor ihm auf: Sie schwang ihren Regenschirm. Dann sagte sie: „Sie sind aber ein starker Mann! Wissen Sie, dass Sie mir richtig Angst machen?" In diesem Moment wurde der Mann blass, fiel erschöpft und beschämt in sich zusammen und sagte: „Ich bin überhaupt nicht mehr stark, das ist ja das Schlimme!" Dann entschuldigte er sich bei ihr und ließ sie in die Wohnung ... Das Spiegeln des nonverbalen Verhaltens ist jedoch leider auch keine Patentlösung: Demenzkranke Menschen können sich nämlich zuweilen erstaunlich lange an Erlebnisse, die mit intensiven positiven oder negativen Gefühlen verbunden sind, erinnern.[504] Es kann also im dümmsten Fall passieren, dass sie bis zum Ende ihres Lebens Angst vor Ihnen haben – weil Sie sich einmal getraut haben, sich nachahmend mit zum Schlag erhobener Hand vor ihnen aufzubauen.

Angemessenes Verhalten vor und in konflikthaften Pflegesituationen

Eine ganze Reihe von präventiven und reaktiven Maßnahmen beeinflussen die Häufigkeit und Intensität herausfordernder Verhaltensweisen während des Pflegegeschehens.

In präventiver Hinsicht sind aggressive Verhaltensweisen offensichtlich dann seltener und weniger dramatisch, wenn man die Bedürfnisse der demenzkranken Menschen, nicht institutionelle Abläufe an erste Stelle setzt[505], d.h.

- wenn man ihre individuellen Vorlieben und Gewohnheiten, was die Art und den Zeitpunkt der Körperpflege angeht, sowie ihren kulturellen und religiösen Hintergrund kennt und weitgehend berücksichtigt[506],
- wenn alle (!) Pflegepersonen dieselben Pflegetätigkeiten jedes Mal (!) in derselben, routinierten Reihenfolge durchführen, um jede Form der Überraschung bzw. Überforderung auszuschließen[507],
- wenn man sie dort versorgt, wo sie sich sicher fühlen, also beispielsweise im Bett oder im Rollstuhl statt im Bad[508],
- wenn man Pflegehandlungen, die für die Betroffenen besonders problematisch sind, von „Lieblings"-Pflegenden oder solchen durchführen lässt, die wenigstens vom gleichen Geschlecht sind[509],

- wenn man insbesondere die sehr scham- und peinlichkeitsbehaftete Intimpflege so würdevoll wie möglich gestaltet und grundsätzlich und jederzeit die Intimsphäre der BewohnerInnen schützt[510],
- wenn man Beschämung verhindert, indem man nicht laut vor allen anwesenden Mitbewohnern über Toilettengänge, Inkontinenz und Missgeschicke spricht[511],
- wenn man ihnen anstatt der rein aufgabenbezogenen Kommunikation öfter mal auch soziale, beziehungsfördernde Kommunikation und Smalltalk anbietet[512],
- wenn man ihre Sprache spricht, also beispielsweise Dialekte und individuelle, bzw. biografisch verankerte Ausdrucksweisen nutzt[513],
- wenn man nur die von ihnen selbst gewünschte Form der Anrede wählt[514] und sich jedes Mal auch selber vorstellt[515],
- wenn man ihnen vor der Durchführung pflegerischer Tätigkeiten ablenkende Lieblingsstimuli wie beispielsweise Puppen oder Stofftiere (s. **Abb. 7-5**), Filme von Babys oder Hunden, oder Musik anbietet[516],
- wenn man sich auf ihre Welt einlässt[517] (etwa indem man eine ehemalige Geschäftsfrau Lieferscheine ausfüllen, und einen früheren Zeitungsboten die Post austragen lässt) und beispielsweise ein Stück weit bei der Überschätzung ihrer Fähigkeiten und Möglichkeiten mitspielt, sowie seine Hilfestellung als Ergänzung zu etwas bereits von diesen Geleistetes „verkauft"[518],

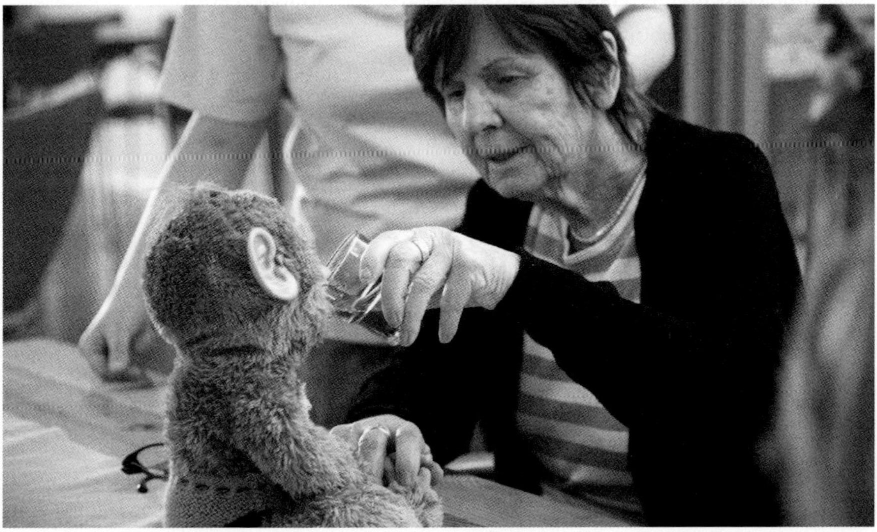

Abbildung 7-5: Kümmern um ein Stofftier (Foto: Martin Glauser)

- wenn man emotional überzeugende, attraktive Begründungen für die Körperpflege findet, wie beispielsweise einen Arzttermin oder den Besuch eines geliebten Angehörigen[519],
- bzw. wenn man weniger peinliche Begründungen für die Notwendigkeit zum Waschen geltend macht, die die Betroffenen nicht beschämen („Sie haben da Tomatensoße auf der Hose!" statt: „Sie haben in die Hose gemacht ..." oder „Heute ist Samstag" = Badetag[520]),
- wenn man die Betroffenen zur Kooperation verlockt, indem man ihnen einen Tauschhandel, eine Belohnung in Aussicht stellt[521],
- und wenn man schon im Vorfeld auf Anzeichen von Angst und Aggressivität achtet und entsprechend früh darauf eingeht.[522]

In der Pflegesituation selbst sollten Sie zur Vermeidung von Agitation und Aggression:

- den Menschen mit Demenz Wahlmöglichkeiten anbieten und sie eigene Entscheidungen treffen lassen[523],
- ihnen alle Aktivitäten auf möglichst einfache Art und Weise und sowohl verbal als auch nonverbal erklären[524],
- die Handlungen vormachen[525],
- ihnen zum Verstehen und Reagieren Zeit lassen[526] (vgl. Beispiel 92, S. 285),
- sie stets um Erlaubnis bitten[527],
- sie alles das machen lassen, was sie noch selber machen können[528],
- sie für ihre Mitarbeit loben[529],
- sie niemals ohne Vorankündigung berühren und bewegen[530],
- keinen Zwang ausüben, wenn sie das Waschen und Anziehen verweigern, sondern einfach später wiederkommen und es noch einmal versuchen[531],
- sich vorab dafür entschuldigen, wenn sie durch ihre Arbeit womöglich Schmerzen auslösen[532],
- und ihnen bei Widerstand gegen die Pflege versuchsweise eine konstruktive Aufgabe wie das Festhalten einer gebrauchten Utensilie geben.[533]

Manch einer reagiert positiv, wenn Sie während der Versorgung singen.[534]

Bei weit fortgeschritten demenzkranken, bettlägerigen Menschen, die aus Wut und Angst häufig um sich schlagen, kann man eine spezielle Technik ausprobieren: Anstatt sie wie üblich zur Intimpflege abzudecken, sollte man die untere Hälfte der Bettdecke über die obere schlagen und seitlich unter die betreffenden Personen stopfen. Wie ein Schmetterling in seinem Kokon (engl.:

Cocooning, s. **Kap. 5.1**, S. 221) können sie dann nicht nur nicht mehr handgreiflich werden – sie können auch ihre Blöße nicht mehr sehen (s. **Abb. 7-6**), und man selber kann zügig und unbehelligt die Wascherei erledigen.

Obwohl diese Methode eine milde Form der sehr kurzzeitigen Fixierung darstellt, halte ich sie für durchaus vertretbar: Offensichtlich reagieren nämlich Menschen, die so versorgt werden, meist sehr ruhig darauf. Scheinbar ist ihnen wohlig warm, und sie können sich besser spüren. Es wirkt, als würden sie sich in dieser Lagerung geborgen fühlen wie Babys im Tragetuch.[535]

Machen Sie sich ferner bewusst: Nicht alles, was aggressiv wirkt, ist auch so gemeint. Wenn Menschen mit fortgeschrittener Demenz Sie schmerzhaft festhalten oder sich beim Waschen und Lagern ganz steif machen, kann das auch

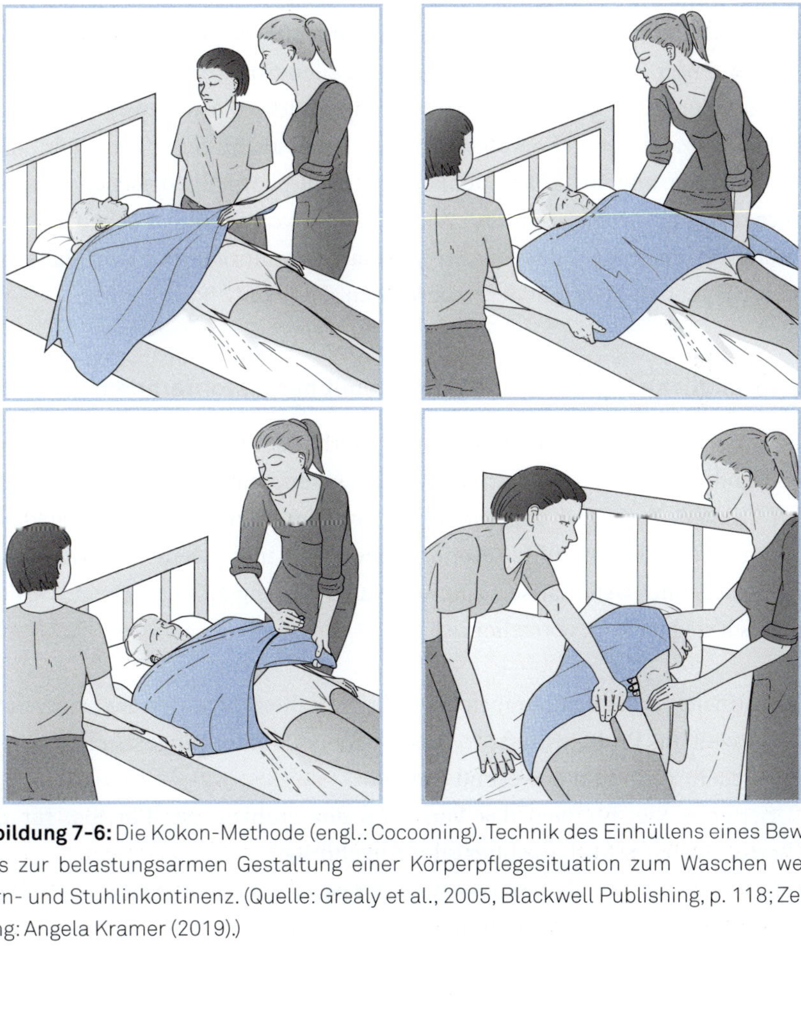

Abbildung 7-6: Die Kokon-Methode (engl.: Cocooning). Technik des Einhüllens eines Bewohners zur belastungsarmen Gestaltung einer Körperpflegesituation zum Waschen wegen Harn- und Stuhlinkontinenz. (Quelle: Grealy et al., 2005, Blackwell Publishing, p. 118; Zeichnung: Angela Kramer (2019).)

eine reflexhafte und weder beabsichtigte noch gezielt steuerbare Reaktion auf einen äußeren Stimulus sein, also beispielsweise auf Berührungen oder den Versuch, die Betroffenen im Bett zu drehen und zu wenden.[536] Und wenn Sie jemand an den Haaren zieht, während Sie vor dieser Person sitzen oder knien, ist es möglich, dass das eigentlich als Streicheln gemeint war und nur aufgrund apraktischer Ausfälle geschieht.

Wenn Sie einen demenzkranken Menschen irgendwo hinbringen müssen, sollten Sie ihn schließlich nicht ziehen oder schieben, sondern mit etwas locken.[537]

Psychopharmaka und Fixierung?

Während früher die Sedierung der Normalfall war, geht man in den letzten Jahren dazu über, Psychopharmaka zum einen zunächst nur in der Zeit zu geben, in der man noch damit beschäftigt ist, die individuellen Stressoren des Betreffenden herauszufinden und bessere, nebenwirkungsärmere Lösungswege zu entwickeln.[538] Zum anderen gelten Medikamente heute als Mittel letzter Wahl, nämlich wenn man alle im Team denkbaren, nicht-pharmakologischen Lösungsmöglichkeiten ausprobiert hat und doch nichts davon zu helfen scheint.[539] Eine Fixierung verschlimmert das Problem, anstatt es zu lösen, und wird daher von der überwiegenden Mehrheit der ExpertInnen abgelehnt.[540]

Eine vorbildliche Methode zum Umgang mit herausforderndem Verhalten

Eine sehr reflektierte und mehrschrittige Methode, um systematisch mit Konflikten und schwierigen Situationen umzugehen, hat Bowlby Sifton entwickelt.[541] Sie erscheint mir ungemein hilfreich, um in einer emotionsgeladenen Situation erstens einen kühlen Kopf zu bewahren und zweitens im Anschluss daran gezielt und systematisch eine wirksame Lösung zu entwickeln. Deshalb möchte ich sie hier kurz vorstellen.

1. Identifizieren Sie das herausfordernde Verhalten. Notieren Sie, zu welcher Tageszeit das Problem auftritt, was vorher und hinterher geschehen ist, wer zu diesem Zeitpunkt anwesend war, etc.
2. Überlegen Sie, für wen das Verhalten ein Problem ist: Für Sie, für den Betroffenen, für Mitbewohner oder Angehörige?
3. Finden Sie heraus, ob in physischer oder psychischer Hinsicht etwas mit der Person los ist, das ihr Verhalten erklären könnte.

4. Überlegen Sie, ob die Auswirkungen der Krankheit das Problem erklären könnten: Hängt das Verhalten vielleicht mit dem Zustand des Sundowning, mit optischen und akustischen Wahrnehmungsdefiziten, mit erhöhter Empfindlichkeit gegenüber jeder Art von Stimulierung, oder mit der Schwierigkeit zusammen, die eigenen Sorgen und Ängste mitzuteilen?
5. Fragen Sie sich, wie Sie sich in der Lage des Betroffenen fühlen würden, und machen Sie sich klar, wie belastend und real seine Gefühle für ihn sind.
6. Überlegen Sie, ob ein Eingreifen tatsächlich nötig ist, oder ob das Verhalten vielleicht einfach hingenommen werden kann. Die Erwartung, dass das herausfordernde Verhalten völlig verschwindet, ist ohnehin unrealistisch. Schreiten Sie nur bei wirklich gefährlichen Situationen ein.
7. Stellen Sie fest, was kurz vor und kurz nach dem herausfordernden Verhalten passiert: Kommt es immer zu einer bestimmten Tageszeit vor? Erfolgt es nur in der Anwesenheit bestimmter (Pflege-) Personen? Passiert es, wenn der Betroffene müde und erschöpft ist? Und wie gehen die Pflegenden für gewöhnlich mit diesem Verhalten um?
8. Machen Sie ein Brainstorming und stellen Sie eine Liste möglicher Lösungswege zusammen, die auf den noch vorhandenen Fähigkeiten und Stärken der Person aufbauen.
9. Bewerten Sie die Lösungsvorschläge und suchen Sie sich die besten davon heraus. Probieren Sie allerdings nur einen Ansatz auf einmal aus.
10. Setzen Sie die ausgewählte Lösungsstrategie um. Seien Sie dabei geduldig und vergegenwärtigen Sie sich immer wieder, warum sich dieser demenzkranke Mensch herausfordernd verhält. Geben Sie nicht schon nach dem ersten Misserfolg auf, sondern versuchen Sie es mehrmals. Geben Sie auch sich selber Zeit, um mit dem veränderten Vorgehen vertraut zu werden.
11. Bewerten Sie abschließend den Erfolg der ausprobierten Intervention. Wenn sie nichts gebracht hat, probieren Sie eine andere aus.

7.4 Fehlwahrnehmungen, Halluzinationen und Wahnvorstellungen

Menschen mit Demenz interpretieren zuweilen nicht nur tatsächlich vorhandene Signale falsch, beispielsweise, wenn sie nahe Angehörige oder ihr Spiegelbild nicht mehr erkennen. Sie fürchten sich teilweise auch vor Stimmen und Bildern, die nicht existieren.

Halluzinationen und Wahnvorstellungen können zwar in jedem Stadium der Erkrankung vorkommen und sogar den Gedächtnisproblemen vorausgehen, treten aber meist ab dem mittleren Krankheitsstadium auf[542], und besonders häufig bei Demenzen vom Lewy-Körperchen-Typ.[543] Von Halluzinationen spricht man, wenn Menschen etwas hören, sehen, fühlen, riechen oder schmecken, das tatsächlich nicht vorhanden ist und lediglich ihrer veränderten Gehirnaktivität entspringt. So „hören" einige Demenz-Betroffene die Stimmen Verstorbener oder etwa Musikstücke. Andere „sehen" bestimmte Menschen oder Tiere.[544]

„Es fällt mir nicht leicht, Ihnen zu beschreiben, wie ich diese Halluzinationen erlebe. Aber versuchen Sie sich einmal vorzustellen, dass sich in Ihrem Blickfeld, in vielleicht zehn Metern Entfernung, eine Leinwand befindet, auf der ununterbrochen ein Stummfilm abläuft, in dem Sie selbst eine der Hauptrollen spielen. Ich sehe auf dieser Leinwand Szenen aus meinem Leben, die ständig wechseln und in keinerlei Verbindung zu einander stehen." (Rohra, 2011, S. 43/44)

Einige Halluzinationen und Fehlwahrnehmungen wie das „Sehen" eines geliebten Haustiers sind eher harmlos und tun den Betroffenen vielleicht sogar gut.[545] Manche sind zwar harmlos, aber den demenzkranken Menschen tendenziell lästig: So beschrieb beispielsweise eine bettlägerige Frau, dass über ihrem Bett kleine, geflügelte Nonnen flattern würden, die sie sehr störten.[546] Andere Halluzinationen können jedoch sehr beängstigend sein, wie etwa der bissige Hund unter dem Bett, der böse Mann im Schrank, oder an den Gardinen oder auf der Bettdecke krabbelnde Insekten.

Von Wahnvorstellungen spricht man, wenn Menschen von bestimmten, nicht der Realität entsprechenden Gedanken und Ideen krankhaft derartig überzeugt sind, dass sie durch kein noch so logisches Argument von ihnen abzubringen sind. Typische Wahnvorstellungen von Menschen mit Demenz sind beispielsweise[547]:

- die Überzeugung, bestohlen worden zu sein,
- der Irrglaube, es lebe noch eine unsichtbare Person mit im Hause/im Zimmer,
- die Gewissheit, verfolgt, abgehört oder vergiftet zu werden,
- die Überzeugung, ein Teddy oder eine Puppe sei ein wirkliches Kind,
- die fixe Idee, der Ehepartner sei untreu,
- oder die Annahme, eine nahestehende Person sei durch einen Doppelgänger ersetzt worden (Capgras-Syndrom).

Offenbar kommen Wahnvorstellungen häufiger vor als Halluzinationen.[548] Oft treten beide Phänomene allerdings gemeinsam auf.[549] Einer älteren Untersuchung zufolge finden sich Wahnvorstellungen und Halluzinationen bei Frauen häufiger als bei Männern.[550]

Menschen, die unter Wahnvorstellungen leiden, sind im Durchschnitt rastloser, ängstlicher und aggressiver als ihre davon nicht betroffenen LeidensgenossInnen.[551]

Während **Abschnitt 7.4.1** einen kurzen Überblick über mögliche Ursachen von Fehlwahrnehmungen, Halluzinationen und Wahnvorstellungen gibt, finden sich in **Abschnitt 7.4.2** wieder Tipps zum angemessenen Umgang mit diesem Phänomen.

7.4.1 Ursachen von Fehlwahrnehmungen, Halluzinationen und Wahnvorstellungen

Halluzinationen und Wahnvorstellungen können einerseits auf die demenzbedingten Abbauprozesse im Gehirn[552] sowie auf eine mangelhafte Durchblutung[553] zurückgeführt werden: Das Gehirn schafft es nicht mehr, neu Erlebtes sinnvoll mit alt Bekanntem zu verknüpfen und „bastelt“ sich daher eigene, neue Sinnzusammenhänge und „Wahrheiten“.[554] Zu nennen wäre hier ferner die Prosopagnosie, also die Gesichtsblindheit (vgl. **Abschnitt 2.1**): Die davon Betroffenen können Gesichter nicht mehr erkennen bzw. unterscheiden.

Halluzinationen können andererseits zusammen mit einer akuten Verwirrtheit (Delir) auftreten[555] und wie diese auch organisch bedingt sein, also beispielsweise durch die Narkose während einer Operation, durch Flüssigkeitsmangel[556], durch Unterzuckerung[557] oder auch durch einen Infekt mit hohem Fieber ausgelöst werden.[558] Ferner kann man sie manchmal auf die Nebenwirkungen von Medikamenten zurückführen.[559]

Halluzinationen und Wahnvorstellungen können aber auch dadurch zustande kommen, dass der Mensch mit Demenz zwar versucht, seine Umwelt zu verstehen, dabei aber die vorhandenen Reize falsch interpretiert[560] und in immer größeren Stress gerät.[561] Diese Fehlinterpretationen beruhen erstens auf schlechtem Hör- und Sehvermögen[562], welches durch ungeeignete oder fehlende Brillen sowie durch eine übermäßige Produktion von Ohrenschmalz zusätzlich verschlimmert sein kann.[563] Zweitens basieren sie auf der krankheitstypischen Desorientierung[564], und drittens auf einer Umgebung, die entweder zu reizarm[565] oder reizüberladen ist. Optische Reize, die demenzkranke Menschen nicht verstehen bzw. als beängstigend erleben und die sie deswegen überfordern, können beispielsweise:

- ihr eigenes Spiegelbild[566],
- Filme im Fernsehen[567],
- abstrakte, schrill farbige, beängstigende Gemälde[568],
- sowie tatsächliche Veränderungen der Umgebung sein.[569]

Auch Langeweile und Unterstimulierung, sowie Einsamkeit können ferner eine Rolle spielen.[570]

Zudem scheint insbesondere bei sehbehinderten Betroffenen schließlich auch intensives Sich-Erinnern an und die Sehnsucht nach Menschen aus der Vergangenheit (bei denen es sich häufig um die Eltern oder die Kinder handelt) zu eidetischem, also halluzinationsähnlichem „Sehen“ dieser Personen zu führen.[571]

7.4.2 Umgang mit Fehlwahrnehmungen, Halluzinationen und Wahnvorstellungen

Menschen, die unter Halluzinationen und Wahnvorstellungen leiden, brauchen sowohl ein demenzgerechtes Wohnumfeld als auch Bezugspersonen, die ihnen Sicherheit vermitteln und in Phasen verstärkter Angst und Aufregung beistehen.

Das Umfeld

Das Milieu, in dem Menschen mit Demenz leben, sollte anregend, aber nicht aufregend gestaltet sein.[572] Die Räumlichkeiten sollten in farblicher und dekorativer Hinsicht die Orientierung fördern. Entsprechend gilt es, Details zu vermeiden, die die Betroffenen verwirren oder von ihnen falsch interpretiert werden könnten.[573] Bilder beispielsweise sollten nicht abstrakt sein, und das auf ihnen Dargestellte sollte weder in inhaltlicher noch in farblicher Hinsicht bedrohlich wirken.[574]

Um wütenden Reaktionen auf das eigene, nicht mehr erkannte Spiegelbild vorzubeugen, sollten Spiegel wenn, dann nur in den Badezimmern aufgehängt werden, nicht aber in Aufenthaltsräumen.[575] Reagieren sie auch und gerade beim Waschen und Anziehen irritiert, sollte der Spiegel verdeckt werden.

Wenn Menschen mit Demenz zu optischen Halluzinationen neigen oder mit Personen auf dem Fernsehbildschirm sprechen und streiten, sollte man das Gerät ausschalten oder besser gleich abschaffen.[576]

Was tun, wenn Demenz-Betroffene halluzinieren oder Wahnideen äußern?

Da Hör- und Sehprobleme häufig eine Rolle spielen, sollte man zunächst die Sauberkeit bzw. Funktionstüchtigkeit von Brillen und Hörgeräten überprüfen.[577]

Wenn zu vermuten ist, dass Schatten oder Bewegungen von Vorhängen oder Kleidungsstücken im Zugwind Fehlwahrnehmungen ausgelöst haben könnten, kann man ausprobieren, ob mehr Licht (bzw. blend- und schattenfrei ausgeleuchtete Umgebungen), das Schließen von Fenstern, Rollläden und Gardinen oder sogar das Abhängen letzterer hilft.[578]

Günstig kann es auch sein, Geräusche und Ereignisse zu erklären, die die Betroffenen verwirren oder verängstigt haben könnten.[579] Hilfreich ist überdies, sie einfach von dem Ort wegzuführen, der das Problem ausgelöst hat.[580]

Ferner gilt es herauszufinden, was die Wahnvorstellungen und Vorwürfe sonst verursacht haben kann.[581] Dabei sollte man das, was Menschen mit Demenz sagen, nicht von vornherein für abwegig halten[582]: Zwar haben Diebstahlsvorwürfe und Klagen über nächtliche sexuelle Belästigung in 99,9 % der Fälle keinen realen Hintergrund – aber sie kommen leider durchaus auch vor.

Um dem Bestehlungswahn entgegenzuarbeiten, sollte man immer dafür sorgen, dass die dafür anfälligen Personen ein bisschen Geld im Portmonnee haben.[583] Da die Betroffenen das Wissen um Zahlenwerte einbüßen, erscheinen ihnen viele Geldscheine wertvoller als ein einziger. Deshalb empfiehlt es sich, ihnen zehn 5-Euro-Noten statt einem Fünfziger zu geben.[584]

Wenn demenzkranke Menschen behaupten, sie seien bestohlen worden, können Sie:

- kurz zuhören und dann fragen, was genau fehlt,
- bestätigen, dass es sehr schlimm sein muss, wenn einem diese Dinge verlorengehen[585],
- anbieten, gemeinsam zu suchen oder vorschlagen, wo das Vermisste sein könnte[586],
- oder sie am besten den vermissten Gegenstand beim gemeinsamen Suchen selber finden lassen.[587]

Eine raffinierte Lösung haben mir einmal Seminarteilnehmer erzählt: Sie hatten einen Bewohner, der sich nur sicher und als ganzer Mann fühlte, wenn er einen Geldbeutel bei sich trug, der Personalausweis, Führerschein und Geld enthielt. Dummerweise hat er diesen aber ständig sowohl selber versteckt als auch verloren. Deshalb hat man auf seinem Wohnbereich 4 oder 5 gleich aussehende Geldbörsen angeschafft, in liebevoller Detailarbeit seine Ausweise

„gefälscht" und ihm alte DM-Münzen hineingefüllt.[588] Man kannte seine liebsten Verstecke. Und man hat wenigstens eines dieser Portmonnees im Stationszimmer aufbewahrt. Wenn er also wieder einmal aufgeregt und ratlos vor den Pflegenden stand und gerade jemand genügend Zeit hatte, hat man ihm beim Suchen geholfen. Wenn niemand abkömmlich war, hat man ihm einen der Geldbeutel mit den Worten überreicht: „Gut, dass Sie kommen, Herr X.! Gerade hat ein ehrlicher Finder hier ein Portmonnee abgegeben, und ich glaube, dass es Ihres ist!" Somit ist man auf seine Bestehlungsängste eingegangen, ohne ihn zu beschämen und ohne Zeit für sinnlose Erklärungen zu verschwenden.[589]

Im Übrigen sollte ein Arzt abklären, ob beispielsweise eine akute Erkrankung oder Nebenwirkungen von Medikamenten Halluzinationen und Wahn ausgelöst haben könnten[590], bzw. ob und welche Neuroleptika (unter Abwägung von erwünschten und unerwünschten Nebenwirkungen) vielleicht Linderung bringen könnten.[591]

Am wichtigsten ist es in psychologischer Hinsicht, dass wir selber ruhig bleiben.[592] Wir sollten den betroffenen Personen verdeutlichen, dass wir ihre Sorgen ernst nehmen[593] und versuchen, sie zu beruhigen und zu trösten, indem wir ihnen Sicherheit und Geborgenheit vermitteln.[594] Wir können ihnen beispielsweise anbieten, sie in den Arm zu nehmen oder ihre Hand zu halten.[595] In wahnhaften und halluzinatorischen Momenten sollte man aufgeregten und ängstlichen Menschen allerdings nicht auf die Pelle rücken, d.h. ihnen genügend Platz lassen und jede Form von körperlichem Zwang vermeiden.[596] Unangekündigte und unerwünschte Berührungen verbieten sich also.

Bemühen Sie sich, die hinter dem Wahn oder der Halluzination stehenden Gefühle herauszufinden[597] und zu validieren.[598]

Versuchen Sie gar nicht erst, halluzinierende oder von Wahnvorstellungen verfolgte Menschen mit Demenz zu korrigieren – das wird Ihnen nicht gelingen.[599] Wenn Sie sie mit der Realität konfrontieren, wird das die Gefühle von Bedrohung und Verzweiflung nur verschlimmern.[600] Zuweilen bewährt es sich auch bei diesem Problem, die Schuld auf sich zu nehmen und auf jede Diskussion zu verzichten.[601]

Eine gewisse Uneinigkeit gibt es hinsichtlich der Frage, ob und wie weit man auf Halluzinationen und Wahnvorstellungen eingehen darf. Einige Fachleute argumentieren, dass das Mitspielen erlaubt sein müsse, wenn gar nichts anderes helfe: Warum sollte man nicht das Ungeheuer oder den Einbrecher verjagen oder die krabbelnden Spinnen einfangen und aus dem Fenster schütteln, wenn das den halluzinierenden Menschen Erleichterung verschafft?[602] Warum sollte man nicht zur Beruhigung der BewohnerInnen einen Stadtteilpolizisten regelmäßig durch das Haus führen und nach dem Rechten sehen lassen?

Selbst einige Erkrankte nutzen diese Strategie: So beruhigte Christine Bryden eine noch schwerer Betroffene, die Mäuse herumhuschen sah, indem sie diese durch eine imaginäre Katze jagen ließ:

> *„Ich sagte: „Komm, wir holen eine Katze, hier muss irgendwo eine sein. Die Katze wird die Mäuse bestimmt verjagen." Nachdem wir ein Weilchen umhergegangen waren, griff Maureen plötzlich aufgeregt nach meinem Arm und zeigte mit dem Finger. Ihr Gesicht und ihre Laute verrieten mir, dass sie sie gesehen hatte. Die Katze war da! Bald darauf hatte sie sich entspannt, die Katze und die Mäuse hatten ihre Welt verlassen und sie konnte sich wieder beruhigt der Tagesroutine widmen."* (Bryden, 2011, S. 156)

Andere meinen, dass man keinesfalls mitspielen sollte[603] oder das zumindest nicht müsse.[604] Stattdessen solle man den Betroffenen sagen, dass man zwar nicht dasselbe höre oder sehe, sich aber vorstellen könne, wie beängstigend es für sie sein müsse.[605] Auch solle man versichern, dass man sich um das Problem kümmern werde.[606] Man könne die halluzinierenden Personen fragen, was man selber dafür tun könne, dass ihre Angst abnimmt, und dann versuchen, ihre Vorschläge umzusetzen.[607]

Manchmal helfe es schließlich auch, sie abzulenken[608], indem man sie zu einer gemeinsamen und für sie attraktiven (weil lebensweltlich verankerten) Beschäftigung einlädt.[609]

7.5 Herum- und Weglaufen

> *„Das Umhergehen baut Spannung ab und die Bewegung kaschiert mein eigentliches Problem: dass ich nicht weiß welcher Tag und welche Zeit ist, oder was ich tun sollte. Ich kann mich nicht erinnern, was ich tun wollte, aber wenn ich herumlaufe, habe ich das Gefühl, etwas zu tun und die in mir angestaute Energie freizusetzen. Die Frustration darüber, dass ich vergessen habe, was ich tun wollte."* (Bryden, 2011, S. 120/121)

Bewegungsfreude ist prinzipiell zu begrüßen: Laufen ist gesund für Körper und Seele. Es fördert nicht nur die Durchblutung und die Verdauung, es trainiert auch den Gleichgewichtssinn und stimuliert Geist und Seele. Es kann aber für die Betroffenen wie für die sie pflegenden Menschen durchaus zu einem Problem werden: Wenn Personen mit Demenz pausenlos auf und ab gehen, erhöht sich irgendwann die Sturzgefahr, und die Umwelt reagiert früher oder später genervt.[610] Wenn sie von ihrem aktuellen Aufenthaltsort weg- bzw. meist zu einem Zuhause aus vergangenen Zeiten hinlaufen wollen, droht wegen der immer schlechter werdenden Orientierung und der verringerten Fähigkeit, Gefahren abzuschätzen und angemessen mit ihnen umzugehen, nicht nur ein Verlaufen, sondern zuweilen sogar Lebensgefahr. Aus der Vielzahl der vorgefundenen und in **Abschnitt 7.5.1** vorgestellten Ursachen für diesen Bewegungsdrang wird deutlich, dass man auf den unterschiedlichsten Ebenen etwas dafür tun kann, dass die möglichen negativen Konsequenzen dieses Verhaltens seltener vorkommen (**Abschnitt 7.5.2**).

7.5.1 Ursachen für das Herum- und Weglaufen

Für das Herum- und Weglaufen gibt es neben Umweltfaktoren neurobiologische, organische, psychische, soziale und wohl auch biografische Ursachen.

In **neurobiologischer** Hinsicht kann die durch die Gedächtnisstörungen verursachte Orientierungslosigkeit ein auslösender Faktor sein[611]: Einige Betroffene haben das von ihnen anvisierte Ziel bereits beim Aufstehen bzw. Losgehen schon wieder vergessen.[612] Dieses Phänomen ist in abgeschwächter Form sicher auch den meisten geistig gesunden Menschen bekannt: Oder ist es Ihnen noch nie passiert, dass Sie in Gedanken versunken in die Küche oder in den Keller gegangen sind und, dort angekommen, festgestellt haben, dass Sie nicht mehr wissen, was Sie dort eigentlich wollten?

Auch kommt es vor, dass das Laufen und Weglaufen:
- durch die für ein Delir typische Hyperaktivität ausgelöst wird[613],
- auf der krankheitsbedingt großen Ansteckbarkeit durch Handlungen anderer beruht: Sie sehen jemanden laufen und schließen sich ihm an[614],
- durch die demenzbedingten Schwierigkeiten getriggert wird, Umgebungsreize richtig wahrzunehmen und entsprechend zu deuten[615],
- oder sogar durch Fehlwahrnehmungen, Halluzinationen und Wahnvorstellungen ausgelöst wird, etwa durch die Überzeugung, sich im Gefängnis oder in einem KZ zu befinden[616],
- eine Form der Perseveration darstellt[617],

- auf Veränderungen im frontotemporalen Bereich des Gehirns zurückzuführen ist[618]
- mit einer mangelhaften Durchblutung der linken Hirnhälfte in Zusammenhang steht[619] oder
- durch die mit dem Sundowning einhergehenden Erschöpfungs- und Erregungszustände verursacht wird.[620]

Nächtliches Wandern kann schließlich mit der bei demenzkranken Menschen häufig vorkommenden Störung oder Umkehrung des Tag-Nacht-Rhythmus zusammenhängen[621]: Sie wandern nachts herum, weil sie irrtümlicherweise glauben, es sei bereits Zeit für das Frühstück, die Arbeit, die Versorgung der Kinder etc.[622]

Die **organischen** Faktoren sind beinahe deckungsgleich mit denen, die auch Schreien und Aggressionen auslösen können: Demenzkranke Menschen laufen herum, wenn sie sich körperlich unwohl fühlen[623] oder Schmerzen haben.[624] In der Literatur beschriebene Formen des körperlichen Unwohlseins, auf die einige Demenz-Betroffene mit Herumlaufen reagieren, sind:

- Bewegungsmangel[625] und überschüssige physische Energie, die sie anders nicht loswerden können[626],
- Hunger[627] und Durst[628],
- Unterzuckerung[629],
- Schwitzen oder Frieren[630],
- Infekte[631],
- Juckreiz[632],
- unzweckmäßige, etwa zu enge oder kratzende Kleidung[633] und
- unbequeme, beispielsweise zu hohe oder zu harte Stühle.[634]

RAUSGEHEN

Können wir nicht gehen?
Rausgehen.
Ich wollte Richtung ... West.
Mach bloß, dass wir rauskommen!
Ich habe doch nicht soviel Geld.
Können wir denn nicht runtergehen,
zu den Anderen
und fragen, ob wir raus können?

Na los!
Komm!
Desto schneller sind wir draußen.
Nun komm!
Mach dass du fertig wirst!
Bitte!
Ich muss was zum essen haben
und was zum anziehen.
Los!
Komm,
ehe es ganz dunkel wird.
(Beckendorf, 2002–2005)

Eine bedeutende Rolle für das Laufen spielt auch alles, was mit der Ausscheidung zu tun hat, wie beispielsweise:

- Obstipation (Verstopfung)[635],
- Harndrang[636],
- Hilfebedürftigkeit beim Toilettengang[637],
- Harnwegsinfekte[638],
- und die Angst vor bzw. die Scham über Inkontinenz.[639]

Einer Studie zufolge laufen Männer mit Demenz häufiger umher als Frauen.[640]

Der Wandertrieb demenzkranker Menschen kann schließlich auch auf die Nebenwirkungen von Medikamenten zurückzuführen sein.[641]

Die Vielzahl der möglichen **psychischen** Ursachen zeigt, dass das Laufen in mancher Hinsicht tatsächlich ein Weglaufen vor unangenehmen Gefühlen und überfordernden Situationen und Sinneseindrücken darstellt. Menschen mit Demenz wandern herum,

- weil sie sich ängstlich und unsicher fühlen[642],
- weil sie sich einer potenziell beschämenden Situation entziehen möchten[643],
- weil sie um etwas oder jemanden trauern[644],
- weil sie verzweifelt und wütend sind[645],
- weil sie frustriert sind[646], oder gar an einer Depression leiden[647],
- weil sie aufgeregt und ruhelos sind[648],
- weil sie ein Ventil für heftige Emotionen benötigen[649], oder
- weil sie das Gefühl nicht ertragen, eingesperrt zu sein.[650]

Einer Studie zufolge haben überdies introverierte Erkrankte einen größeren Laufdrang, weil sie lieber ihre Ruhe haben und die Nähe (zu) vieler anderer Menschen in Heimen eher als stressig erleben.[651]

Diejenigen, denen man aus Sicherheitserwägungen Schlüssel, Schmuck und Geldbeutel weggenommen hat, sind oft unterwegs, um nach diesen, für sie Selbstständigkeit und Sicherheit symbolisierenden Dingen zu suchen.[652]

SONNTAGMORGEN

Ich habe die ganze Nacht
kein Auge zugekriegt,
immer dieses Brummen
und Schreien,
den ganzen Abend,
Tür auf, Tür zu.

Ich habe ja gesagt,
ich muss nach Hause,
meine Eltern warten,
aber heute ist Sonntag,
da fährt nichts.

Den Fuß habe ich mir
auch verstaucht,
das war die Katze,
die kratzt mich ständig.

Und die Knie.
Herr Gott!
Was soll ich nur machen?
Besoffensein ist nichts dagegen.
(Beckendorf, 2002–2005)

Andere Menschen mit Demenz laufen eher zu etwas hin: Sie befinden sich auf der Suche nach:

- Trost, Vertrautheit und Geborgenheit[653],
- Bezugspersonen aus ihrem früheren Leben[654], insbesondere ihren Kindern oder ihrem Mann, für die sie sorgen wollen oder müssen[655],
- ungezwungenen, informellen Begegnungen mit anderen Menschen[656],

- ihrem „richtigen" Zuhause[657] bzw. ihrem Zimmer[658],
- der Toilette[659],
- einem Ausgang[660],
- einem Gegenstand[661],
- einer Aufgabe oder einer sinnvollen Beschäftigung[662]: Da man sie da, wo sie sind, offensichtlich nicht braucht, schauen sie nach, ob sie anderswo gebraucht werden oder helfen können[663],
- dem Erleben, dem Gefühl von Autonomie[664],
- oder nach etwas, das sie selber auch nicht benennen können.[665]

Einige laufen aus dem Bedürfnis heraus, sich selber zu spüren.[666]

Manche Demenz-Betroffene leiden schließlich unter einer so ausgeprägten Trennungsangst, dass sie ihre primären Bezugspersonen auf Schritt und Tritt verfolgen.[667]

Als **soziale** Auslöser für das Hinundherlaufen von demenzkranken Menschen gelten:

- Einsamkeit[668],
- Langeweile[669] bzw. ein Mangel an stimulierenden Umweltreizen[670],
- Kommunikationsprobleme[671],
- das daraus erwachsende Bedürfnis nach Selbststimulierung[672],
- das Bedürfnis nach Kontakt zu anderen Menschen und nach Einbezug in eine Gruppe[673] und
- das offensichtliche Weggehen anderer Personen, etwa Pflegender.[674]

Auch das verbale und körpersprachliche Verhalten der Menschen in ihrer Umgebung kann zu gesteigerter Laufaktivität führen: etwa wenn Pflegende sie unentwegt herumkommandieren, oder wenn jemand sich ihnen gegenüber schroff oder herablassend verhält.[675] Vor allem unerwünschter Körperkontakt[676] und die Hektik[677], sowie Stress und das mangelnde Wohlbefinden von Pflege- und Betreuungspersonen kann Fluchtverhalten auslösen.[678]

Bewegungsunruhe von Menschen mit Demenz kann überdies auch durch **Umgebungsfaktoren** getriggert werden. Einige von ihnen versuchen wegzulaufen, weil das Geschehen und die Menschen um sie herum sie überfordern und stressen[679]: Sie flüchten vor Lärm und Geräuschen (wie etwa dem Schreien von Mitbewohnern), die für sie unerträglich sind.[680] Sie versuchen, aus einer als dreckig und unordentlich erlebten Umgebung[681] und vor dem unangenehmen Geruch von Urin und Fäkalien zu fliehen.[682] In institutionellen Einrichtungen laufen sie vor dem ständigen Mangel an Privatsphäre[683] bzw. der Tatsache weg, dass sie permanent fremde Menschen in ihrem Nahbereich wahrnehmen.[684]

Dass Menschen mit Demenz viel herumlaufen, kann schließlich auch charakterliche und **biografische** Ursachen haben. So läuft der eine umher, weil er schlicht und ergreifend neugierig und unternehmungslustig ist und seine Umgebung erkunden möchte.[685] Der andere will einfach etwas für seine Gesundheit und Fitness tun.[686] Manch einer läuft (aus dem Heim weg), weil er sich nach Sonnenschein und Natur sehnt[687] und er das Draußen-Sein mit Wohlbefinden und Glücksgefühlen verbindet.[688] Für einen anderen kann das Laufen und Wandern ein lebenslanges Bedürfnis sein, eine Gewohnheit, die ihm gut tut[689], etwa weil das Laufen die einzige Form von Bewegung bzw. körperlichem Training ist, die er noch alleine und fehlerfrei bewältigen kann[690], oder weil er sich in Zeiten von Kummer und Stress schon immer durch Spaziergänge entspannt hat.[691] Bei einigen Demenz-Betroffenen ist das Herumlaufen damit zu erklären, dass sie im wahrsten Sinne des Wortes in ihren Erinnerungen leben und im Langzeitgedächtnis abgespeicherte Tätigkeiten ausführen:

- Sie gehen zur Arbeit[692]: So laufen manche demenziell erkrankten Polizisten Streife, die ehemaligen Bauern gehen in den Stall und melken und füttern das Vieh, der Rechtsanwalt macht sich auf den Weg in die Kanzlei.
- Sie gehen alten Pflichten und Gewohnheiten nach, wie beispielsweise den Müll rauszutragen oder die Straße zu kehren.[693]
- Und sie führen den Hund aus und suchen nach den Kindern.[694]

Manche werden auch im wahrsten Sinne des Wortes von schlimmen und als real und gegenwärtig erlebten Kriegserinnerungen umgetrieben.[695]

> *„Noch bevor ich die Tür geöffnet hatte, sah ich meine Mutter dort herumlaufen, allein, sehr erregt, mit verstörtem Blick. […] Sie glaubte, es sei Krieg, nicht im übertragenen, sondern im blutig-ernsten Sinn des Wortes.“* (Offermans, 2007, S. 85)

Mithin ist es wichtig, in jedem einzelnen Fall herauszufinden, ob das Laufen den Menschen gut tut, oder ob es sie im Grunde genommen quält. Genießen die Betroffenen das Wandern, sollte man es nach Möglichkeit unterstützen. Stellt sich allerdings heraus, dass es eine Reaktion auf als negativ erlebte Reize darstellt, sollten diese möglichst reduziert werden.[696]

7.5.2 Empfohlener Umgang mit dem Herumlaufen

In diesem Abschnitt geht es darum, wie man nach Meinung der Fachwelt mit dem Laufzwang demenzkranker Menschen umgehen sollte. Dabei werden vorbeugende und reaktive Maßnahmen unterschieden.

Schadensbegrenzung im Vorfeld

Es ist weder machbar noch wünschenswert, jemanden rund um die Uhr zu bewachen: Schließlich sind Pflegende und Angehörige keine Wärter, und Menschen mit Demenz sind (außer in geschlossenen Einrichtungen) keine Gefangenen. Damit Personen, die aus ihrer Wohnung oder einem Pflegeheim weglaufen, möglichst wenig passiert und damit ihnen schnell geholfen werden kann, sollte man einige Vorkehrungen treffen.

Erstens ist zu überlegen, ob, und wenn ja, welches technische Hilfsmittel zur unauffälligen Überwachung geeignet ist, um uns rechtzeitig darauf aufmerksam zu machen, dass jemand sein Bett, die Wohnung oder den Wohnbereich verlässt.[697] Manche empfehlen beispielsweise, an der Eingangstür ein melodiöses, angenehm klingendes Glockenspiel aufzuhängen.[698] Der Einsatz von Bewegungsmeldern und Alarmvorrichtungen ist allerdings in ethischer und rechtlicher Hinsicht umstritten.

Zweitens sollten die Betroffenen nach Möglichkeit immer ein Armband tragen, auf dem ihr Name und ihre Adresse, die Telefonnummer einer Kontaktperson und eventuell auch ein Hinweis auf ihre demenzielle Erkrankung stehen.[699] Bei Akzeptanzproblemen, etwa wenn Männer das Armband als „Weiberkram“ ablehnen, können die Informationen auch unauffällig in die Kleidung eingenäht werden.[700]

Drittens ist es wichtig, die Umwelt wie beispielsweise Nachbarn und Geschäfte, aber auch die Polizei über den Wandertrieb der Erkrankten in Kenntnis zu setzen und sie zu bitten, sie wieder nach Hause zu führen, sollten sie ihnen irgendwo begegnen.[701] Für etwaige Suchaktionen der Polizei sollte auch ein aktuelles Foto zur Verfügung stehen.[702]

Viertens und letztens empfiehlt es sich, den als verkehrssicher eingeschätzten Menschen mit Demenz kleinere Geldbeträge mit auf den Weg zu geben, damit sie im Notfall telefonieren oder ein Taxi bezahlen können, wenn sie sich verlaufen haben sollten.[703]

Vorbeugen durch Umgebungsgestaltung

Das A und O im Umgang mit dem Bewegungsdrang von demenzkranken Menschen ist, ihnen sichere und interessant gestaltete Wege anzubieten: Man sollte ihnen ermöglichen, sowohl im Haus als auch in geschützten Außenbereichen alleine und selbstständig herumzulaufen.[704] Wie geeignete Wege für Demenz-Betroffene auszusehen haben, ist allerdings umstritten: Während die einen für Rundwege plädieren[705], sprechen sich die anderen dagegen aus.[706] Auch endlose, gleichförmige Gänge wie in alten Krankenhäusern seien ungeeignet, da sie Orientierung verunmöglichen und Panik hervorrufen können.[707]

Damit Menschen mit Demenz ihr Herumlaufen mehr als einen Spaziergang und weniger als einen Alptraum oder eine Flucht erleben, und damit es möglichst auch seltener zu Konflikten mit anderen BewohnerInnen kommt, deren Zimmer sie auf der Suche nach ihrem Zuhause betreten, brauchen sie in ihrem Zimmer, an allen Türen wie auch in Gemeinschaftsräumen und Fluren möglichst viele demenzgerechte Orientierungshilfen.[708] Wichtig sei es beispielsweise, die Funktion einzelner Räume möglichst multimodal, also quasi „doppelt gemoppelt“ kenntlich zu machen, nämlich durch Zeichen, Bilder und Schrift.[709] Eine Toilette etwa kann man:

- mit dem Bild einer Kloschüssel,
- mit dem WC- oder 00-Zeichen,
- mit einem Herzchen,
- mit den Piktogrammen von Männern und Frauen, wie sie in öffentlichen Toiletten üblich sind,
- und mit der Aufschrift Toilette kennzeichnen.

Von den in manchen Pflegeeinrichtungen verwendeten, kontrastierenden farbigen Leit-Linien auf dem Fußboden, die von einem Aufenthaltsbereich zur nächstgelegenen Toilette führen, wird eher abgeraten, da sie aufgrund der nicht mehr gelingenden Verarbeitung optischer Reize bei Demenz als Stufen wahrgenommen werden können und damit potenziell die Sturzgefahr erhöhen.[710]

In den Bundesländern, in denen das Wohl und die Orientierung der Erkrankten noch Vorrang vor dem Datenschutz haben, ist es mittlerweile gängige Praxis, die Zimmertüren in Pflegeheimen dadurch kenntlich zu machen, dass man auf Augenhöhe der BewohnerInnen ein Porträt und zusätzlich ein groß geschriebenes Namensschild anbringt.[711] Diese Strategie hilft allerdings nicht mehr, wenn man seinen eigenen Nachnamen vergessen hat und die grauhaarige

Person auf dem Foto nicht erkennt. Originell finde ich daher die Idee, an jeder Tür zwei Bilder aufzuhängen: eines, auf dem der Bewohner so porträtiert ist, wie er heute aussieht, damit die MitbewohnerInnen sich darüber orientieren können, wer dort wohnt; und eines aus der Zeit, in der der betreffende Mensch zu leben glaubt. So können Aufnahmen der Kinder helfen, wenn der/die Betroffene sich im frühen Erwachsenenalter wähnt; und Fotografien aus der eigenen Kinder- oder Jugendzeit können das Finden des eigenen Zimmers ermöglichen, wenn er oder sie in die Kindheit regrediert ist. Statt einer Fotografie von Personen eignen sich auch Bilder des Elternhauses, oder ein altes Straßenschild von einer lebensgeschichtlich wichtigen Adresse.

Menschen mit Demenz werden von Türen, die nach draußen führen, magisch angezogen. Um zu verhindern, dass sie ihre Wohnung oder ihren Wohnbereich verlassen, kann man:

- die Ausgänge oder Türgriffe unsichtbar machen[712], etwa durch die farbliche Gestaltung, durch einen lichtundurchlässigen Vorhang[713] oder durch eine Fototapete,
- digitale Türschlösser[714] oder Riegel einbauen, die die Betroffenen nicht selber öffnen können[715] (was sie allerdings frustrieren, und damit möglicherweise zu einer Zunahme von Rufen, Schreien und Aggressionen führen kann!),
- fernab der Türen zur Ablenkung interessante Gegenstände und Materialien platzieren, die man erforschen und mit denen man herumspielen kann[716],
- oder bequeme Stühle auf häufig begangenen Wegen (allerdings nicht in der Nähe der Ausgangstüren) aufstellen, die zum Rasten einladen.[717]

Umstritten ist, ob man sich ihr nicht mehr funktionierendes räumliches Sehvermögen zunutze machen darf: Einige plädieren dafür, vor den Ausgängen entweder zweidimensionale Gittermuster[718] auf den Fußboden zu kleben oder eine schwarze Matte hinzulegen[719], weil das von den Erkrankten als Barriere, als Hindernis bzw. als Loch wahrgenommen wird. Andere argumentieren aus ethischen und praktischen Erwägungen (das „Loch“ kann Angst auslösen und die Sturzgefahr vergrößern) strikt dagegen.[720]

Da zwar viele, aber nicht alle Betroffenen ihre Lesefähigkeit verlieren, kann man ausprobieren, bestimmte Türen und Tore durch Schilder zu sichern: Manch einer scheint sich durchaus von Botschaften wie „Vorsicht – bissiger Hund“, „Achtung Baustelle – nicht eintreten!“, oder „Heute geschlossen – bitte kommen Sie morgen wieder“ beeindrucken zu lassen.[721]

Damit Menschen mit Demenz nicht auf die gefährliche Idee kommen, aus dem Fenster zu klettern, sollten diese technisch so ausgerüstet werden, dass sie sie nicht öffnen können.[722]

Während einige empfehlen, Jacken und Straßenschuhe möglichst aus dem Sichtfeld zu nehmen und vor allem nicht neben den Ausgangstüren zu drapieren[723], raten andere von diesem Trick ab: Wer in großer Not sei und ein wichtiges Ziel vor Augen habe, lasse sich auch von fehlenden Kleidungsstücken nicht von seinem Vorhaben abhalten.[724]

Umstritten ist schließlich auch das Errichten von Scheinbushaltestellen, von denen tatsächlich niemals ein echter Bus abfährt: Während die einen dieses Angebot für weg- oder hinlaufgefährdete Menschen für eine gute Idee halten[725], betrachten andere es als ausgesprochen problematisch.[726]

Um zu erreichen, dass die Umgebung Menschen mit Demenz möglichst wenige Gründe zum Weglaufen gibt, sollte man die Beleuchtung angenehm und tageszeitlich angemessen gestalten[727] und insgesamt ein sinnesarmes, steriles und langweiliges Wohnmilieu vermeiden.[728] Wenn es uns schon nach Davonlaufen zumute ist, wenn wir in älteren Krankenhäusern und altmodischen Pflegeheimen die kahlen Wände, die langen und gleichförmigen Gänge, das oft gleißende Neonlicht und die spiegelnden Böden betrachten – wie soll es da erst demenzkranken Menschen ergehen, die dort längere Zeit leben müssen? Von daher sind auch eine möglichst biografisch orientierte Möblierung und Gestaltung der Bewohnerzimmer (Uhren, Bilder, Nippes, Bettwäsche, Gerüche...)[729] sowie das Schaffen einer Wohlfühlatmosphäre[730] probate Gegenmittel gegen heimwehbedingtes Weglaufen.

Weil Menschenansammlungen für die meisten Demenz-Betroffenen schließlich großen Stress bedeuten, sollte man ihnen die Nähe anderer möglichst nicht aufzwingen und ihnen angemessene Rückzugsmöglichkeiten verschaffen.[731]

Vorbeugen durch Tagesstrukturierung

Grundsätzlich gilt es, das Leben von Menschen mit Demenz so zu gestalten, dass sie weder zu vielen noch zu wenigen Reizen ausgesetzt sind.[732] Gegen das psychische Unbehagen, das den Wandertrieb auslösen oder zumindest verstärken kann, hilft eine biografisch orientierte, d.h. möglichst individuelle Tagesstrukturierung[733], die man am besten in Fallkonferenzen entwickelt.[734] Je mehr interessante Aktivitäten angeboten werden, die auch für Personen im fortgeschrittenen Krankheitsstadium taugen, desto weniger BewohnerInnen tigern tagein, tagaus über die Gänge.[735]

Mit regelmäßigen Toilettengängen kann man darüber hinaus einem wesentlichen physischen Auslöser für das Herumirren, nämlich dem Harndrang und der dadurch getriggerten Suche nach der Toilette, entgegenwirken.[736]

Auch sei es hilfreich, Menschen mit Demenz regelmäßig Bewegung, beispielsweise in Form von Spaziergängen, Seniorengymnastik, einfachen Spielen mit Bällen und Luftballons oder (Sitz-) Tanz anzubieten.[737] Mit einem Schaukelstuhl oder einem Hometrainer könnten Unruhe und Bewegungsdrang ebenfalls sinnvoll entgegengewirkt werden.[738] Bei einigen Personen haben sich auch lebensechte Babypuppen bewährt.[739]

Vielen vom Wandertrieb gequälten Menschen tut der Kontakt mit Tieren ausgesprochen gut: Ein Tier sehen und streicheln zu können bewirkt, dass sie ruhiger werden und sich länger hinsetzen können.[740] Bei Katzenliebhabern wirkt dementsprechend manchmal ein schnurrender Stubentiger auf dem Schoß wahre Wunder (s. **Abb. 7-7**).[741]

Zudem kann man die Betroffenen bitten, etwa einen Therapiehund Gassi zu führen: Damit bekäme ihr Laufen einen für die Umwelt erkennbaren Sinn, und

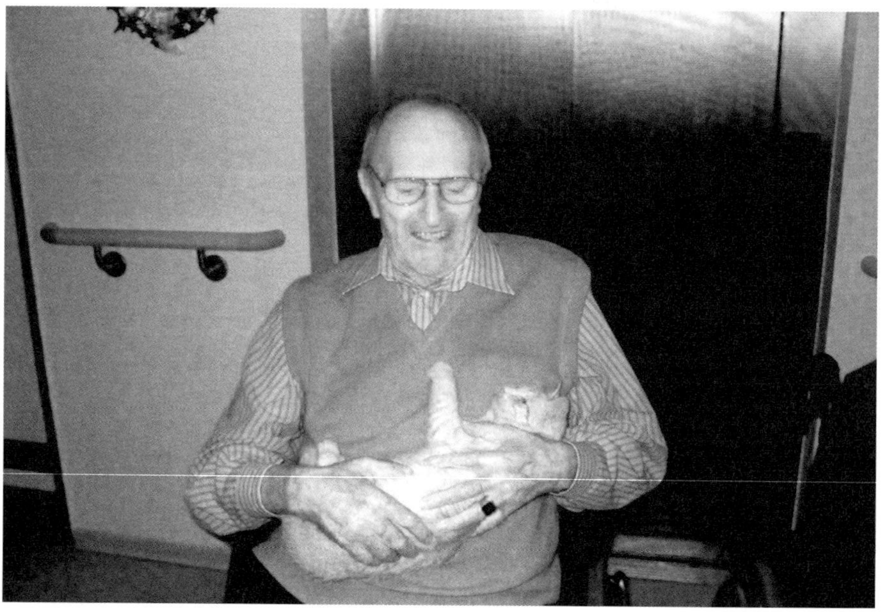

Abbildung 7-7: Der belebende Effekt eines Haustiers (Foto: Maria Brakhane)

sie würden durch das Tier vermutlich nicht nur positiver wahrgenommen, sondern auch freundlicher und respektvoller angesprochen.[742]

Diejenigen Menschen mit Demenz, die ständig in Bewegung sind, haben teilweise einen Kalorienumsatz, der sehr viel höher ist als der von Personen, die den ganzen Tag nur sitzen oder liegen.[743] Da nun die meisten Heimköche ihre Menüpläne eher an den bewegungsarmen BewohnerInnen ausrichten, droht den aktiven Demenz-Betroffenen ständig eine Unterzuckerung. Deshalb sollte man darauf achten, dass sie stets genügend essen und trinken[744], und ihnen wegen ihres hohen Energieverbrauchs öfter Fingerfood und hochkalorische Snacks anbieten, die man auch im Laufen zu sich nehmen kann.[745] Aufgrund des häufig mangelnden Durstgefühls rät man auch zu Getränken „to go".[746]

Vorbeugen durch Wohlfühlatmosphäre

Ein Aspekt, dem bislang in Forschung und Praxis viel zu wenig Beachtung geschenkt wurde, ist das Hinarbeiten auf ein für alle Beteiligten gutes und stressarmes Klima: Je weniger pflegende und betreuende Menschen Hektik und Stress ausgesetzt sind und je mehr Wertschätzung sie alltäglich erfahren, desto mehr Wohlbefinden strahlen sie aus, und desto weniger laufen die BewohnerInnen unruhig umher, oder auch weg.[747]

Angemessene kommunikative Reaktionen auf das (Weg-) Laufen

In der besten aller möglichen Welten bekämen Pflegende wesentlich mehr Zeit zugestanden, um sich mit den Demenz-Betroffenen zu beschäftigen – allein das würde zu einer erheblichen Reduzierung unruhigen Herumlaufens beitragen.[748] In der Welt, in der die meisten von uns leben und arbeiten, bleibt das nur ein schöner Traum.

Vor allen anderen Maßnahmen sollte daher geklärt werden, ob das Aufund-abgehen, das Laufen überhaupt ein Problem ist[749]: Wie sehr stört es beispielsweise die Mitbewohner, wenn demenziell Erkrankte auf der Suche nach ihrem Zuhause ständig in ihre Zimmer schauen? Ist das Laufen eine Flucht, eine Reaktion auf unangenehme oder gar unerträgliche Umweltreize wie beispielsweise Lärm oder Geschrei anderer Menschen? Hat der Betroffene ein festes Ziel vor Augen, oder läuft er scheinbar planlos umher? Bringt das Laufen die Person tatsächlich in Gefahr, oder tut es ihr vielleicht sogar gut? Entsprechend empfehlen manche Broschüren, die Menschen nicht vom Herumlaufen abzuhalten, solange kein Risiko bestehe und sich die Belastung der Umwelt in Grenzen halte.[750] Wenn das Herumlaufen hingegen zum Weglaufen wird, muss genauestens beobachtet und überlegt werden, welche inneren Bedürfnisse dahinterstecken (und inwiefern man diese befriedigen kann), welche äußeren Auslöser zu erkennen sind oder wann es gehäuft vorkommt[751] und welches Ziel die betreffenden Personen ansteuern.[752] Dabei kann der Einbezug der Vergangenheit, der Biografie genauso wichtig sein wie eine Analyse der jetzigen Lebensumstände.[753] Um das Verhalten richtig einordnen und entsprechend darauf reagieren zu können, müssen wir also einerseits herausfinden, wie jemand vor seiner Erkrankung gelebt hat und welche individuellen Muster der Stressbewältigung für ihn charakteristisch waren[754]: Hat der Mensch sich vielleicht früher schon viel bewegt und ist gerne spazieren oder wandern gegangen?[755] Welche anderen Tätigkeiten oder Verhaltensweisen hat er sich ausgesucht, um Entspannung zu finden und zur Ruhe zu kommen? Überdies müssen wir uns andererseits in die (weg-) laufende Person mit Demenz hineindenken und uns fragen, wie wir uns an ihrer Stelle fühlen würden, damit wir das nötige Maß an Empathie entwickeln können.[756]

Wenn jemand von Angst und Sorge etwa um die kranken Eltern, um die kleinen, aufsichtsbedürftigen Kinder oder den zu erledigenden Job angetrieben wird und aus dem Haus läuft, müssen wir ihn und seine Gefühle unbedingt ernst nehmen[757], d.h. ihm zuhören[758], auf seine Ängste eingehen[759] und versuchen, ihn zu beruhigen[760], bzw. ihn zu validieren.[761] So kann es helfen, eine von der Sorge um ihre Familie umgetriebene Frau ablenkend Fragen nach Kindern und Ehemann zu stellen und ihr Komplimente zu machen, was für eine gute Mutter, Ehefrau, Köchin etc. sie ist.[762]

Laufen die Betroffenen in sicherer Umgebung, sollten wir ihnen bei jeder Begegnung (durch Lächeln, Grüßen, einen Handschlag oder eine Berührung) signalisieren, dass wir sie wahrnehmen.[763]

Falsche verbale Kommunikation kann das Weglaufen geradezu triggern: Wenn man Verneinungen einsetzt, um Menschen mit Demenz zum Bleiben aufzufordern („Bitte gehen Sie nicht raus!"), tun diese aufgrund ihrer Verständnisprobleme zuweilen genau das Gegenteil des Gewünschten – sie machen sich auf den Weg nach draußen. Erfolgversprechender seien positive Formulierungen wie „Bitte bleiben Sie drinnen." oder „Kommen Sie doch mal bitte gerade zu mir!"[764]

Aufgrund der leichten Ansteckbarkeit von Menschen mit Demenz sowie aufgrund ihrer Sensibilität für Nonverbales hilft eine Ruhe und Gelassenheit signalisierende Körpersprache, wenn Gefahr im Verzuge ist und man sie zu einem

Richtungswechsel, zum Umkehren motivieren muss. Günstig ist es beispielsweise, sie anzulächeln[765], sich ihnen langsam und von schräg vorne anzunähern, Blickkontakt herzustellen[766] und dann mit unaufgeregter und freundlicher Stimme mit ihnen zu sprechen[767], am besten über Bekanntes und Vertrautes.[768] Anstatt ihnen den Weg zu versperren, ist es besser, wenn wir ihnen den Arm reichen und einfach ein Stück mit ihnen gehen[769], oder sie bitten, uns für ein Weilchen zu begleiten.[770] Wenn man sich dabei immer langsamer und ruhiger bewegt, überträgt sich dies mit etwas Glück auf sie.[771] Während man dann validierend über ihre Gefühle oder über das Zuhause, den Ort oder die Person spricht, zu dem/der sie gehen möchten, kann man langsam und fast unmerklich wieder den Weg zurück einschlagen.[772] Auch der Trick, demenzkranken Menschen, die nach draußen entwischt sind, aus einer anderen Richtung entgegen zu kommen, sie freudig zu begrüßen, beispielsweise über das schöne Wetter zu plaudern und ihnen einen gemeinsamen Spaziergang vorzuschlagen, hat sich bewährt.[773]

Vor allem, wenn ein Mensch mit einem Laufzwang müde wird, aber von selber nicht stoppen kann, ist die Ablenkung das Mittel der Wahl.[774] Ablenkungsvarianten, die oft gut funktionieren, sind:

- ein biografisch ausgerichtetes Gespräch über die Person und ihr Zuhause zu führen[775] oder einfach mit ihr zu plaudern[776],
- den Menschen mit Demenz um Hilfe bei etwas zu bitten[777], beispielsweise beim Ausführen des Hundes oder beim Einkaufen[778],
- den Betroffenen eine biografisch verankerte Beschäftigung anzubieten, die den Charakter von Arbeit hat und die sie deswegen (im Gegensatz zum Basteln oder Spielen) als erwachsenengemäß und sinnvoll empfinden[779], die aber zugleich einfach, also zu bewältigen, und obendrein repetitiv ist, um so die Energie in eine andere Richtung zu lenken[780],
- oder ihnen anzubieten, gemeinsam Musik zu hören.[781]

Wenn man einmal viel Zeit und auch ganz viel Glück hat, schafft man es vielleicht, den inneren Konflikt zu lösen, der das Wandern oder Weglaufen ausgelöst hat, anstatt ein Ablenkungsmanöver zu verwenden, wie das etwa Goldsmith fordert.[782] In Pflegeeinrichtungen ist Zeit allerdings in der Regel ein absolutes Luxusgut. Vielen Wander-Antrieben kann man überdies beim besten Willen auch mit Ablenkungsversuchen nicht beikommen: Dann bedarf es manchmal einer geschickten Notlüge (vgl. **Abschnitt 8.4.1**, Beispiel „Frau Meier, Telefon!“).[783]

Denjenigen, die aus dem Haus laufen, um zur Arbeit zu gehen, kann man versuchsweise einen Arbeitsplatz einrichten, wie etwa einen Schreibtisch für Sekretärinnen und Lehrer, eine Art Mini-Heimwerkstatt für Handwerker etc., oder ihnen einfache, berufsnahe Tätigkeiten anbieten.[784]

Es wurde beobachtet, dass von Unruhe getriebene Menschen mit Demenz deutlich länger am Tisch sitzen bleiben und dann auch mehr essen, wenn man ihnen individuelle Aufmerksamkeit zuteil werden lässt, indem man sich zu ihnen setzt und mit ihnen gezielt über das Essen plaudert.[785]

Schenken Sie den Betroffenen ihre Aufmerksamkeit und Zuwendung bewusst dann, wenn sie nicht herumlaufen.[786]

Da es ansteckend wirkt, wenn Pflegende sich beim Schichtwechsel verabschieden und offensichtlich ungehindert gehen können, wohin sie wollen, sollte man Wohnbereiche für demenzkranke Menschen möglichst unauffällig verlassen.[787]

Verhaltensweisen, die man unbedingt vermeiden sollte, sind die folgenden:

- Verabschieden Sie sich nicht lautstark, und vor allem nicht mit den Worten, Sie gingen jetzt nach Hause – das bringt manch einen auf unliebsame Ideen.[788]
- Lachen Sie nicht über die Menschen, die beispielsweise zu ihrer Mutter oder zur Arbeit wollen.[789]
- Vermeiden Sie es, die Betroffenen damit zu konfrontieren, dass es das alte Zuhause nicht mehr gibt, und ihnen dann argumentativ beweisen zu wollen, dass sie jetzt „hier“ wohnen.[790]
- Vermeiden Sie unbedingt körperlichen Zwang.[791]
- Verkneifen Sie es sich auf jeden Fall, Ärger zu zeigen oder den Menschen mit Demenz das Laufen zu verbieten, weil das die Weglauftendenz noch verstärkt.[792]
- Verzichten Sie darauf, zu schimpfen und Strafen oder Gefahren anzudrohen.[793]

Sedierung und Fixierung als Reaktion auf das Wandern?

Um die Angst und Frustration der Betroffenen nicht noch zu verstärken, und um ihnen nicht das letzte bisschen Würde, Freiheit und Selbstbestimmung zu nehmen, raten die meisten ExpertInnen heutzutage von Fixierungen ab[794] oder empfehlen sie nur als letzten Ausweg.[795]

Auch sedierende Medikamente sollten besser vermieden[796] bzw. nur dann verordnet werden, wenn der betreffende Mensch selber sichtlich unter seiner Unruhe und dem Laufzwang leidet.[797] Statt auf das endlose Laufen mit weiteren Psychopharmaka zu reagieren, solle man lieber überprüfen, ob nicht vielleicht die Nebenwirkungen der von einer Person genommenen Medikamente den Wandertrieb verursachen.[798]

Anstelle einer medikamentösen Ruhigstellung sei zuweilen (vor allem bei krankheitsbedingt enthemmten Menschen mit frontotemporalen Demenzen) eher die Unterbringung in einer beschützenden, also geschlossenen Einrichtung zu empfehlen.[799]

Fußnoten

1 Janzen et al., 2013; Sabat, 2018

2 Bowlby Sifton, 2011; Cipriani et al., 2014; James, 2012; Kales et al., 2014; Kitwood, 2016; Perez et al., 2001; Stechl et al., 2012; Talerico/Evans, 2000

3 Archibald, 2007; Bonner, 2013; Caughey, 2015; Chapman et al., 2004; Cohen-Mansfield, 2000; Hoeffer et al., 1997; Jackson/MacDonald, 2003; James, 2012; Klein et al., 1999; Lind, 2007; Mace/Rabins, 2012; McCloskey, 2004; Richter/Richter, 2004; Stechl et al., 2012; Talerico/Evans, 2000; Wingenfeld et al., 2011

4 Alzheimer Europe, 2005; Cipriani et al., 2014; Cohen-Mansfield, 2000; Cohen-Mansfield et al., 2015; Dewing, 2010; Jackson/MacDonald, 2003; James, 2012; Manière et al., 2010; McMinn/Draper, 2005; Smith/Buckwalter, 2005; Stokes, 2000; Talerico/Evans, 2000

5 Alzheimer Europe, 2005; Archibald, 2007; Barrick et al., 2011; Barton et al., 2005; Bell/Troxel, 2004; Belluck, 2010; Bonner, 2013; Braun/Kunik, 2004; Camp, 2015; Carson et al., 2015; Chapman et al., 2004; Cohen-Mansfield et al., 2015; Engel, 2012; Fischer et al., 2007; Füsgen, 2001; Grealy et al., 2005; Groulx, 2004; Groulx, 2005; Hallberg et al., 1993; Health Scotland, 2006; Hoeffer et al., 1997; Jackson/MacDonald, 2003; James, 2012; Janzen et al., 2013; Kales et al., 2014; Lind, 2007; Manière et al., 2010; McCloskey, 2004; McMinn/Draper, 2005; Pape-Raschen, 2012; Perez et al., 2001; Rösler et al., 2005; Shanks, 2005; Smith/Buckwalter, 2005; Stechl et al., 2012; Stokes, 2000; Swaffer, 2017; Talerico/Evans, 2000; Urselmann, 2013; Wojnar, 2000a; Woods, 2001; Zeisel, 2009

6 Alzheimer Europe, 2005; Archibald, 2007; Bonner, 2013; Bowlby Sifton, 2011; Braun/Kunik, 2004; Fischer et al., 2007; Grealy et al., 2005; Groulx, 2004; Groulx, 2005; James, 2012; Janzen et al., 2013; König/Zemlin, 2008; Lind, 2007; McMinn/Draper, 2005; Parenteau, 2000; Richter/Richter, 2004; Smith/Buckwalter, 2005; Stechl et al., 2012; Toseland/MacCallion, 1998; Urselmann, 2013; Zeisel, 2009

7 Caughey, 2015; Chapman et al., 2004; Kales et al., 2014

8 Caughey, 2015; Cohen-Mansfield, 2000; Grealy et al., 2005; James, 2012; Janzen et al., 2013; Lind, 2007; Smith/Buckwalter, 2005; Talerico/Evans, 2000; Urselmann, 2013

9 Clavel, 1999; Cohen-Mansfield, 2000; Kales et al., 2014; Lind, 2007; McMinn/Draper, 2005; Talerico/Evans, 2000; Urselmann, 2013

10 Bonner, 2013; Camp, 2015; Chapman et al., 2004; Cohen-Mansfield, 2000; Fischer et al., 2007; James, 2012; Janzen et al., 2013; Kales et al., 2014; Lind, 2007; Shanks, 2005; Urselmann, 2013

11 Archibald, 2007; Barrick et al., 2011; Bonner, 2013; Caughey, 2015; Chapman et al., 2004; Fischer et al., 2007; Groulx, 2004; Jackson/MacDonald, 2003; James, 2012; Kales et al., 2014; Leonard et al., 2006; Lind, 2007; McCloskey, 2004; McMinn/Draper, 2005; Shanks, 2005; Urselmann, 2013

12 Barrick et al., 2011; Cipriani et al., 2013; James, 2012; Kales et al., 2014
13 Archibald, 2007; Barrick et al., 2011; Bonner, 2013; Bowlby Sifton, 2011; Grealy et al., 2005; Hoeffer et al., 1997; James, 2012; McMinn/Draper, 2005; Perez et al., 2001; Smith/Buckwalter, 2005; Toseland/MacCallion, 1998; Urselmann, 2013 Wojnar, 2000a; Zeisel, 2009
14 Dewing, 2010; Kales et al., 2014
15 Alzheimer Europe, 2005; Archibald, 2007; Baer, 2007; Barrick et al., 2011; Barton et al., 2005; Becker, 2002; Belluck, 2010; Bonner, 2013; Bourbonnais/Ducharme, 2008; Bowlby Sifton, 2011; Chapman et al., 2004; Cohen-Mansfield, 2000; Davis, 1989; Engel, 2012; Füsgen, 2001; Grealy et al., 2005; Groulx, 2005; Health Scotland, 2006; Jackson/MacDonald, 2003; James, 2012; Mace/Rabins, 2012; McMinn/Draper, 2005; Pape-Raschen, 2012; Perez et al., 2001; Richter/Richter, 2004; Schneberger et al., 2013; Smith/Buckwalter, 2005; Stechl et al., 2012; Stokes, 2000; Talerico/Evans, 2000; Urselmann, 2013; Wojnar, 2000a; Wojnar, 2000b; Zgola, 1999a
16 Bonner, 2013
17 Belluck, 2010
18 Baer, 2007; Pape-Raschen, 2012; Wojnar, 2000b
19 Archibald, 2007; Barrick et al., 2011; Barton et al., 2005; Bonner, 2013; Bourbonnais/Ducharme, 2008; Braun/Kunik, 2004; Caughey, 2015; Chapman et al., 2004; Cohen-Mansfield, 2000; Enmarker et al., 2010; Groulx, 2005; James, 2012; Kales et al., 2014; Klein et al., 1999; Leonard et al., 2006; Manière et al., 2010; McMinn/Draper, 2005; Talerico/Evans, 2000; Talerico et al., 2002; Urselmann, 2013
20 Groulx, 2004; Janzen et al., 2013; König/Zemlin, 2008; Pape-Raschen, 2012
21 Barrick et al., 2011; Kales et al., 2014
22 Janzen et al., 2013; Manière et al., 2010
23 Alzheimer Europe, 2005; Archibald, 2007; Bell/Troxel, 2004; Bonner, 2013; Bowlby Sifton, 2011; Camp, 2015; Chapman et al., 2004; Cipriani et al., 2013; Cohen-Mansfield et al., 2015; Dettmore et al., 2009; Grealy et al., 2005; Groulx, 2005; Health Scotland, 2006; James, 2012; Janzen et al., 2013; Kales et al., 2014; Mace/Rabins, 2012; Pape-Raschen, 2012; Perez et al., 2001; Sabat, 2001; Seidl, 2010; Seman, 2003; Skovdahl et al., 2003; Stechl et al., 2012; Stokes, 2000; Urselmann, 2013
24 Cohen-Mansfield et al., 2015; Janzen et al., 2013
25 Janzen et al., 2013
26 Baer/Schotte, 2009; Barrick et al., 2011; Becker, 2002; Bonner, 2013; Chapman et al., 2004; Jackson/MacDonald, 2003; James, 2012; Smith/Buckwalter, 2005
27 Barton et al., 2005; Cipriani et al., 2013; Janzen et al., 2013; Kales et al., 2014; Perez et al., 2001; Sabat, 2018; Smith/Buckwalter, 2005
28 Barton et al., 2005; Barrick et al., 2011; Bonner, 2013; Bryden, 2005; Camp, 2015; Carson et al., 2015; Caughey, 2015; Chapman et al., 2004; Cipriani et al., 2013; Cipriani et al., 2014; Fischer et al., 2007; Grealy et al., 2005; Haupt, 2000; Jackson/MacDonald, 2003; James, 2012; Janzen et al., 2013; Lind, 2007; Perez et al., 2001; Richter/Richter, 2004; Skovdahl et al., 2003; Stokes, 2000; Wojnar, 2000a
29 Janzen et al., 2013
30 Burgio et al., 2001; James, 2012; Janzen et al., 2013 Urselmann, 2013
31 Barrick et al., 2011; Edvardsson et al., 2008; James, 2012; Kales et al., 2014
32 James, 2012
33 Kitwood, 2016; Pape-Raschen, 2012
34 Wray, 2012; Wray, 2013
35 Hodgson, 1995
36 Hodgson, 1995
37 Gutzmann/Brauer, 2007; Hamilton, 1994a; Hodgson, 1995; Sabat, 2001
38 Bayles et al., 1985
39 vgl. Wray 2012, Wray 2013
40 Alzheimer Europe, 2005; Bowlby Sifton, 2011; Camp, 2015; Carson et al., 2015; Cipriani et al., 2013; Cohen-Mansfield, 2000; Cullen et al., 2005; Gutzmann/Brauer, 2007; Health Scotland,

2006; Mace/Rabins, 2012; König/Zemlin, 2008; Powell, 2002; Sabat, 2018; Stechl et al., 2012; Stokes, 2000
41 Stokes, 2000
42 Bathgate et al., 2001; Cipriani et al., 2013; Förstl, 2001; Gutzmann/Brauer, 2007; Stokes, 2000; Wallesch/Förstl, 2005
43 Pape-Raschen, 2012
44 Cullen et al., 2005; vgl. auch die Ausführungen über unterschiedliche Kommunikationsstile bei Männern und Frauen in den Abschnitten 1.4.1 und 1.4.2
45 Cipriani et al., 2013; Stokes, 2000
46 Bowlby Sifton, 2011; Cipriani et al., 2013; Pape-Raschen, 2012; Stokes, 2000
47 Alzheimer Europe, 2005; Cullen et al., 2005; Mace/Rabins, 2012; Pape-Raschen, 2012; Stechl et al., 2012; Strauss, 2001
48 Mace/Rabins, 2012; Stechl et al., 2012; Strauss, 2001; Stuhlmann, 2011
49 Cullen et al., 2005; Stokes, 2000
50 Bonner, 2013; Camp, 2015
51 Dewing, 2010; Stokes, 2000; Toseland/MacCallion, 1998
52 Stokes, 2000
53 Camp, 2015; Stokes, 2000
54 Cullen et al., 2005
55 Hodgson, 1995; Müller/Guendouzi, 2005; Strauss, 2001
56 Guendouzi/Müller, 2006
57 Bowlby Sifton, 2011; Pape-Raschen, 2012
58 Alzheimer Europe, 2005; Bowlby Sifton, 2011; Gatterer/Croy, 2005; Health Scotland, 2006; Strauss, 2001
59 Alzheimer Europe, 2005; Health Scotland, 2006; König/Zemlin, 2008; Pape-Raschen, 2012; Powell, 2002; Sabat, 2018; Schmitt/Wojnar, 1999
60 Camp, 2015; Sabat, 2018
61 Strauss, 2001
62 Health Scotland, 2006; Pape-Raschen, 2012; Powell, 2002; Sabat, 2018; Strauss, 2001
63 Mace/Rabins, 2012; Young et al., 2010
64 z.B. Alzheimer Europe, 2005; Bowlby Sifton, 2011; Camp, 2015; Health Scotland, 2006; König/Zemlin, 2008; Powell, 2002; Schmitt/Wojnar, 1999; Shanks, 2005
65 Bourgeois et al., 1997; Camp, 2015; Shanks, 2005
66 Alzheimer Europe, 2005
67 Buijssen, 2008; Kitwood, 2016; Stechl et al., 2012
68 Bowlby Sifton, 2011; Kitwood, 2016; Mace/Rabins, 2012; Powell, 2002; van der Kooij, 2007
69 Camp, 2015
70 Mace/Rabins, 2012
71 Goldsmith, 1996
72 Camp, 2015
73 Bowlby Sifton, 2011
74 Alzheimer Europe, 2005; Gatterer/Croy, 2005; Mace/Rabins, 2012; Pape-Raschen, 2012; Schmitt/Wojnar, 1999; Shanks, 2005
75 Toseland/MacCallion, 1998; van der Kooij, 2007
76 Buijssen, 2008; Health Scotland, 2006; Hopper, 2001; Strauss, 2001
77 Powell, 2002
78 Alzheimer Europe, 2005; Buijssen, 2008; Mace/Rabins, 2012; Schmitt/Wojnar, 1999; Shanks, 2005
79 Alzheimer Europe, 2005; Health Scotland, 2006
80 Cipriani et al., 2013
81 Pape-Raschen, 2012; Toseland/ MacCallion, 1998
82 Bowlby Sifton, 2011; Gatterer/Croy, 2005; Lind, 2007
83 Powell, 2002
84 Bowlby Sifton, 2011; Camp, 2015; Carson et al., 2015; Health Scotland, 2005

85 Toseland/MacCallion, 1998
86 Beyer, 2007; vgl. Kapitel 8
87 Bowlby Sifton, 2011
88 Bourbonnais/Ducharme, 2008
89 Hydén, 2011b
90 Bonner, 2013; Braun/Kunik, 2004; Bourbonnais/Ducharme, 2008; Cohen-Mansfield, 2000; Groulx, 2004; James, 2012; Lind, 2007; Nagaratnam et al., 2003a; Sloane et al., 1997; Urselmann, 2013
91 Burgio et al., 2001; Matteau et al., 2003; McMinn/Draper, 2005; Sloane et al., 1999; Urselmann, 2005
92 Clavel, 1999; Groulx, 2004; Groulx, 2005; Urselmann, 2013
93 James, 2012; Stokes, 2000; Urselmann, 2013
94 Sloane et al., 1997
95 Füsgen, 2001
96 Barton et al., 2005
97 Bonner, 2013; Bourbonnais/Ducharme, 2008; Cohen-Mansfield, 2000; Groulx, 2004; James, 2012; Manière et al., 2010; McMinn/Draper, 2005; Nagaratnam et al., 2003a; Sloane et al., 1997; Stokes, 2000; Urselmann, 2013; vgl. auch Abschnitt 7.4
98 Allen-Burge et al., 1999; Barrick et al., 2011; Braun/Kunik, 2004; Clavel, 1999; Cohen-Mansfield, 2000; Groulx, 2004; Hallberg/Norberg, 1990; Lind, 2007; McMinn/Draper, 2005; Sloane et al., 1997; Urselmann, 2013
99 Hallberg/Norberg, 1990; Manière et al., 2010; Urselmann, 2013; White et al., 1996
100 Cohen-Mansfield et al., 2015; Urselmann, 2013
101 Braun/Kunik, 2004; Cohen-Mansfield, 2000; Groulx, 2004; Hallberg/Norberg, 1990; McMinn/Draper, 2005; Urselmann, 2013; White et al., 1996
102 Sloane et al., 1997
103 Clavel, 1999; Cohen-Mansfield, 2000; Hallberg/Norberg, 1990; König/Zemlin, 2008; McMinn/Draper, 2005; Urselmann, 2013
104 White et al., 1996
105 Braun/Kunik, 2004; Groulx, 2004; Sloane et al., 1997; Toseland/MacCallion, 1998
106 Urselmann, 2013
107 Bonner, 2013; Cohen-Mansfield, 2000; Sloane et al., 1997; Toseland/MacCallion, 1998
108 White et al., 1996
109 Burgio et al., 2001; Sloane et al., 1997
110 Braun/Kunik, 2004; Groulx, 2004; McMinn/Draper, 2005; Sloane et al., 1997; Urselmann, 2013; von Gunten et al., 2008
111 Braun/Kunik, 2004; Burgio et al., 2001; Clavel, 1999; James, 2012; Pape-Raschen, 2012; Urselmann, 2005
112 Beck et al., 1998
113 Beck et al., 2011; Cohen-Mansfield, 2000
114 Barton et al., 2005; Berghoff, 1999; Braun/Kunik, 2004; McMinn/Draper, 2005; Sloane et al., 1997; Urselmann, 2013
115 Beck et al., 2011
116 Böhm, 2001; Garratt/Hamilton-Smith, 1998; James, 2012; Urselmann, 2013
117 James, 2012; Urselmann, 2013
118 Clavel, 1999; Urselmann, 2005
119 Bonner, 2013; Cipriani et al., 2013; Hallberg et al., 1993; James, 2012; Lind, 2007; Matteau et al., 2003; Pape-Raschen, 2012; Sloane et al., 1997
120 Hallberg et al., 1993; Matteau et al., 2003; Rösler et al., 2005
121 Urselmann, 2013
122 Urselmann, 2013
123 Clavel, 1999; James, 2012; Nagaratnam et al., 2003a; Toseland/MacCallion, 1998
124 Böhm, 2001; Bowlby Sifton, 2011; Garratt/Hamilton-Smith, 1998; Hallberg et al., 1993; Kitwood, 2016; Matteau et al., 2003; Stokes, 2000; Urselmann, 2013; von Gunten et al., 2008; Woods, 2001

125 Braun/Kunik, 2004; Groulx, 2004
126 Becker, 2002
127 Bonner, 2013; Clavel, 1999; McMinn/Draper, 2005; Nagaratnam et al., 2003a; Toseland/MacCallion, 1998; Urselmann, 2013
128 Groulx, 2004; McMinn/Draper, 2005
129 Füsgen, 2001
130 Becker, 2002
131 Becker, 2002
132 James, 2012; Matteau et al., 2003; McMinn/Draper, 2005; Urselmann, 2013
133 Urselmann, 2013
134 König/Zemlin, 2008; Urselmann, 2013; Woods, 2001
135 Clavel, 1999; Cohen-Mansfield, 2000; Hallberg et al., 1993; Lind, 2007; Sloane et al., 1999; Sloane et al., 1997; Urselmann, 2013
136 Bonner, 2013; Bourbonnais/Ducharme, 2008; Braun/Kunik, 2004; Camp, 2015; Clavel, 1999; Cohen-Mansfield, 2000; Groulx, 2004; Hallberg et al., 1993; James, 2012; Lind, 2007; McMinn/Draper, 2005; Stokes, 2000; Urselmann, 2005; von Gunten et al., 2008
137 Lind, 2007; McMinn/Draper, 2005; Sloane et al., 1999; Sloane et al., 1997; Urselmann, 2005
138 Berghoff, 1999; Cohen-Mansfield, 2000; Groulx, 2004; Groulx, 2005; Hallberg et al., 1993; James, 2012; Sloane et al., 1999; Sloane et al., 1997; Urselmann, 2013
139 Bonner, 2013; Braun/Kunik, 2004; Clavel, 1999; Cohen-Mansfield, 2000; Groulx, 2004; James, 2012; McMinn/Draper, 2005; Pape-Raschen, 2012; Stokes, 2000; Urselmann, 2005
140 Urselmann, 2013
141 Allen-Burge et al., 1999; Bonner, 2013; Cohen-Mansfield, 2000; Garratt/Hamilton-Smith, 1998; Hallberg et al., 1993; Hopper, 2001; Matteau et al., 2003; Pape-Raschen, 2012; Stokes, 2000; Urselmann, 2013; Woods, 2001
142 Hydén, 2011b; Matteau et al., 2003
143 James, 2012; Lind, 2007; von Gunten et al., 2008
144 Edvardsson et al., 2008
145 Bourbonnais/Ducharme, 2008; Braun/Kunik, 2004; Cohen-Mansfield, 2000; Groulx, 2004; McMinn/Draper, 2005
146 Berghoff, 1999
147 Groulx, 2005
148 Toseland/MacCallion, 1998; von Gunten et al., 2008; White et al., 1996
149 Kitwood, 2016; Strauss, 2001
150 Bryden, 2005
151 Allen-Burge et al., 1999; Urselmann, 2013; White et al., 1996
152 Braun/Kunik, 2004; Groulx, 2005; Hopper, 2001; Meares/Draper, 1999; Sloane et al., 1997; Urselmann, 2013; von Gunten et al., 2008
153 Groulx, 2004; James, 2012; Sloane et al., 1997
154 Groulx, 2004; James, 2012; Sloane et al., 1997
155 Clavel, 1999; Groulx, 2004; Hopper, 2001; James, 2012; Sloane et al., 1997; Toseland/MacCallion, 1998
156 Groulx, 2004; Kitwood, 2016; Toseland/MacCallion, 1998; Urselmann, 2013
157 Clavel, 1999; James, 2012; Toseland/MacCallion, 1998; Urselmann, 2013
158 Groulx, 2005
159 Sloane et al., 1997; Urselmann, 2013
160 Meares/Draper, 1999
161 Bonner, 2013; Braun/Kunik, 2004; Clavel, 1999; Cohen-Mansfield, 2000; Lind, 2007; Sloane et al., 1999
162 Bonner, 2013; Cohen-Mansfield/Werner, 1997; Sloane et al., 1997; Urselmann, 2005; Urselmann, 2013; von Gunten et al., 2008
163 Urselmann, 2005
164 Bonner, 2013; von Gunten et al., 2008
165 Bonner, 2013; Urselmann, 2013

166 Bonner, 2013; Clavel, 1999; Groulx, 2005; McMinn/Draper, 2005; Sloane et al., 1997; Urselmann, 2005
167 Barton et al., 2005; Bonner, 2013; Sloane et al., 1997
168 Lind, 2007; Urselmann, 2005
169 Clavel, 1999
170 Smith, 2016; Urselmann, 2005; von Gunten et al., 2008
171 Bonner, 2013; Urselmann, 2013
172 Bonner, 2013; Urselmann, 2013
173 Nagaratnam et al., 2003a
174 Bonner, 2013; Urselmann, 2013
175 Nagaratnam et al., 2003a
176 Lind, 2007; Sloane et al., 1997; Urselmann, 2013
177 Urselmann, 2005; von Gunten et al., 2008
178 Barton et al., 2005; Bonner, 2013; Manière et al., 2010; Pape-Raschen, 2012; Urselmann, 2013
179 Berghoff, 1999; Bonner, 2013; Carson et al., 2015; Clavel, 1999; Goldsmith, 1996; McMinn/Draper, 2005; Urselmann, 2013; White et al., 1996
180 Lind, 2007; Urselmann, 2005
181 Groulx, 2005; MacMinn/Draper, 2005
182 Groulx, 2005
183 Barton et al., 2005; Bonner, 2013; Sloane et al., 1997; Urselmann, 2013
184 Barton et al., 2005; Bonner, 2013; Cohen-Mansfield, 2000; Cohen-Mansfield/Werner, 1997; Gerdner, 2000; Groulx, 2005; Lind, 2007; McMinn/Draper, 2005; Pape-Raschen, 2012; Urselmann, 2013
185 Casby/Holm, 1994
186 Baer, 2007; Carson et al., 2015; Lind, 2007; Urselmann, 2013
187 Urselmann, 2013
188 Urselmann, 2013
189 Urselmann, 2013
190 Bonner, 2013; Lind, 2007
191 Bonner, 2013; Burgio et al., 1996; Groulx, 2005; Urselmann, 2013
192 Allen-Burge et al., 1999; Sloane et al., 1997
193 Bonner, 2013; Camberg et al., 1999; Cohen-Mansfield, 2000; Cohen-Mansfield/Werner, 1997; Groulx, 2005; James, 2012; Manière et al., 2010; McMinn/Draper, 2005
194 Groulx, 2005
195 James, 2012; Lind, 2007; Sloane et al., 1999; Urselmann, 2013
196 Berghoff, 1999; Camp, 2015; McMinn/Draper, 2005
197 Bowlby Sifton, 2011; Cohen-Mansfield, 2000; Groulx, 2005
198 Bowlby Sifton, 2011
199 Bowlby Sifton, 2011
200 Groulx, 2005
201 Groulx, 2005
202 Bonner, 2013; Braun/Kulik, 2004; McMinn/Draper, 2005; Sloane et al., 1999; Urselmann, 2013; von Gunten et al., 2008
203 Bourbonnais/Ducharme, 2008; Lind, 2007; Sabat, 2018
204 Groulx, 2005; Urselmann, 2013
205 Sloane et al., 1997
206 Doyle et al., 1997
207 Bédard et al., 2011; Bonner, 2013; Bourbonnais/Ducharme, 2008; Bowlby Sifton, 2011; Cohen-Mansfield, 2000; Cohen-Mansfield/Werner, 1997; Groulx, 2005; James, 2012; Lind, 2007; Manière et al., 2010; McMinn/Draper, 2005; Sloane et al., 1999; Urselmann, 2013; von Gunten et al., 2008
208 Urselmann, 2013
209 Barton et al., 2005; Urselmann, 2005
210 Strauss, 2001

211 Goldsmith, 1996
212 Barton et al., 2005; Bourbonnais/Ducharme, 2008; Bowlby Sifton, 2011; Groulx, 2005; Lind, 2007; Sloane et al., 1997; Urselmann, 2013
213 Lind, 2007; Strauss, 2001; Urselmann, 2013
214 Bonner, 2013; Groulx, 2005; Sloane et al., 1997
215 Schneberger et al., 2013
216 Sonnweid Perspektiven, 2005; Urselmann, 2013
217 Ahlborn, 2013; Clavel, 1999; Groulx, 2005; von Gunten et al., 2008
218 Barton et al., 2005; Bédard et al., 2011; Groulx, 2005; Lind, 2007
219 Allen-Burge et al., 1999; Berghoff, 1999; Bourbonnais/Ducharme, 2008; Bowlby Sifton, 2011; Doyle et al., 1997; McMinn/Draper, 2005; Sloane et al., 1997
220 Arens, 2003
221 Manière et al., 2010
222 Urselmann, 2013
223 Chapman et al., 2004; Clavel, 1999; Lind, 2007; Urselmann, 2013
224 Goldsmith, 1996; Sloane et al., 1999; Sloane et al., 1997
225 Clavel, 1999
226 Arens, 2003; Clavel, 1999; Urselmann, 2013
227 Groulx, 2005; Lind, 2007
228 Carson et al., 2015; Hoffman/Platt, 1991
229 White et al., 1996
230 Hoffman/Platt, 1991
231 Clavel, 1999
232 Bonner, 2013; Chen et al., 2000; Dettmore et al., 2009; Füsgen, 2001; Haupt, 2000; Jackson/MacDonald, 2003; James, 2012; Lind, 2007; Seidl, 2010; Smith/Buckwalter, 2005
233 Bowlby Sifton, 2011; Cohen-Mansfield, 2000; Hoeffer et al., 1997; Lind, 2007; Pape-Raschen, 2012; Schneberger et al., 2013
234 Baer/Schotte, 2009; Mace/Rabins, 2012; Zeisel, 2009
235 Health Scotland, 2006; Woods, 2001
236 Bonner, 2013; Caughey, 2015; Cohen-Mansfield, 2000; Jackson/MacDonald, 2003; James, 2012; Perez et al., 2001; Schneberger et al., 2013; Zeisel, 2009
237 Grealy et al., 2005
238 James, 2012; Pape-Raschen, 2012; Perez et al., 2001; Stechl et al., 2012; Talerico et al., 2002
239 Wingenfeld et al., 2011
240 Carson et al., 2015; Caughey, 2015
241 Bonner, 2013; Smith, 2016; Stokes, 2000; Wojnar, 2000a
242 Baer, 2007; Moniz-Cook et al., 2003; Wojnar, 2000a
243 Bonner, 2013; Caughey, 2015; Chapman et al., 2004; Cohen-Mansfield, 2000; Füsgen, 2001; Harvey, 1996; Jackson/MacDonald, 2003; James, 2012; Leonard et al., 2006; Lind, 2007; Mahoney et al., 2000; Schneberger et al., 2013; Shanks, 2005; Stokes, 2000; Talerico/Evans, 2000; Wojnar, 2000a
244 Bonner, 2013; Bowlby Sifton 2004; Caughey, 2015; Chapman et al., 2004; Grealy et al., 2005; Haupt, 2000; Jackson/MacDonald, 2003; James, 2012; Moniz-Cook et al., 2003; Schneberger et al., 2013; Smith/Buckwalter, 2005; Talerico/Evans, 2000
245 Cohen-Mansfield, 2000; Dewing, 2010; Goldsmith, 1996; Jackson/MacDonald, 2003; Smith/Buckwalter, 2005; Wingenfeld et al., 2011
246 Chapman et al., 2004
247 Camp, 2015; Chapman et al., 2004; James, 2012
248 Chapman et al., 2004; Jackson/MacDonald, 2003; James, 2012
249 Chapman et al., 2004
250 Boucher, 1999; Chapman et al., 2004
251 Allen-Burge et al., 1999; Bonner, 2013
252 Bonner, 2013; Cohen-Mansfield, 2000; Goldsmith, 1996; Jackson/MacDonald, 2003
253 Bonner, 2013; Caughey, 2015; Goldsmith, 1996; Hoeffer et al., 1997

254 Bonner, 2013; Perez et al., 2001
255 Archibald, 2007; Bonner, 2013; Camp, 2015; Dettmore et al., 2009; Dewing, 2010; James, 2012; Louis, 2016; Talerico/Evans, 2000
256 Cohen-Mansfield, 2000; Whall et al., 2008
257 Seidl, 2010
258 Baer/Schotte, 2009; Chapman et al., 2004; Cohen-Mansfield, 2000; Dettmore et al., 2009; Dewing, 2010; Enmarker et al., 2011; Füsgen, 2001; Mahoney et al., 2000; Moniz-Cook et al., 2003; Perez et al., 2001; Jackson/MacDonald, 2003; James, 2012; Smith/Buckwalter, 2005; Schneberger et al., 2013; Stechl et al., 2012; Whall et al., 2008
259 Chapman et al., 2004; Jackson/MacDonald, 2003; James, 2012; Mahoney et al., 2000; Schneberger et al., 2013; Stokes, 2000; Talerico/Evans, 2000
260 Baer, 2007; James, 2012
261 Barrick et al., 2011; Garratt/Hamilton-Smith, 1998; Mahoney et al., 2000
262 Bowlby Sifton, 2011; Goldsmith, 1996
263 Bowlby Sifton, 2011
264 Stokes, 2000
265 Archibald, 2007; Baer, 2007; Bonner, 2013; Lind, 2007; Skovdahl et al., 2003; Wojnar, 2000a
266 Archibald, 2007; Bonner 2013; Lind, 2007; Pape-Raschen, 2012; Smith/Buckwalter, 2005
267 Baer/Schotte, 2009; Bonner, 2013; Bowlby Sifton, 2011; Smith/Buckwalter, 2005; Stechl et al., 2012; Stokes, 2000
268 Stechl et al., 2012
269 Bonner, 2013; Caughey, 2015
270 Bonner, 2013; Bryden, 2005; Cohen-Mansfield, 2000; Dettmore et al., 2009; Dewing, 2010; Fischer et al., 2007; Haupt, 2000; Jackson/MacDonald, 2003; James, 2012; Perez et al., 2001; Seidl, 2010; Smith/Buckwalter, 2005; Stechl et al., 2012; Stokes, 2000; Swaffer, 2017; Talerico et al., 2002; Wingenfeld et al., 2011; Wojnar, 2000a; Wojnar, 2000b
271 Wojnar, 2000a
272 Bowlby Sifton, 2011
273 Baer, 2007; Caughey, 2015; Moniz-Cook et al., 2003
274 Wojnar, 2000b
275 Archibald, 2007; Mace/Rabins, 2012; Seidl, 2010
276 Bonner, 2013; Bowlby Sifton, 2011; Chapman et al., 2004; Cohen-Mansfield, 2000; Smith/Buckwalter, 2005; Wingenfeld et al., 2011; Woods, 2001
277 Bowlby Sifton, 2011
278 Zgola, 1999a
279 James, 2012
280 Baer, 2007; Baer/Schotte, 2009; Grealy et al., 2005; Woods, 2001; Zeisel, 2009
281 Smith/Buckwalter, 2005
282 Baer, 2007; Baer/Schotte, 2009; König/Zemlin, 2008; Seidl, 2010
283 Bonner, 2013; Carson et al., 2015
284 Alzheimer Europe, 2005; Bonner, 2013; Caughey, 2015; Cohen-Mansfield, 2000; Grealy et al., 2005; Haberstroh et al., 2011; Health Scotland, 2006; Jackson/MacDonald, 2003; Perez et al., 2001; Seidl, 2010; Wojnar, 2000b
285 Archibald, 2007; Bonner, 2013; Dettmore et al., 2009; Garratt/Hamilton-Smith, 1998
286 Bonner, 2013; Chen et al., 2000; Garratt/Hamilton-Smith, 1998; Goldsmith, 1996
287 Bonner, 2013
288 Skovdahl et al., 2003
289 Chapman et al., 2004; Dettmore et al., 2009
290 Bonner, 2013; Cohen-Mansfield, 2000; Hoeffer et al., 1997; Perez et al., 2001; Smith/Buckwalter, 2005; Talerico/Evans, 2000
291 Baer, 2007; Chapman et al., 2004; Dewing, 2010; Stechl et al., 2012
292 Skovdahl et al., 2003
293 Haupt, 2000
294 Perez et al., 2001

295 Chapman et al., 2004; Jackson/MacDonald, 2003; Stechl et al., 2012
296 Enmarker et al., 2010; McMinn/Hinton, 2000
297 Fischer et al., 2007; Jackson/MacDonald, 2003; James, 2012; Skovdahl et al., 2003; Stechl et al., 2012; Talerico/Evans, 2000; Wojnar, 2000a
298 Bonner, 2013; Bowlby Sifton, 2011; Chapman et al., 2004; Goldsmith, 1996; Grealy et al., 2005; James, 2012; Skovdahl et al., 2003; Wojnar, 2000a; Zeisel, 2009; Zgola, 1999a
299 Dettmore et al., 2009; Dewing, 2010; Jackson/MacDonald, 2003; Lind, 2007; Pape-Raschen, 2012; Smith/Buckwalter, 2005
300 Fischer et al., 2007; James, 2012
301 Vgl. die zu Beginn von Kapitel 7 aufgeführte Literatur
302 Wojnar, 2000a
303 Haupt, 2000; McCloskey, 2004; Wojnar, 2000a
304 Enmarker et al., 2010
305 Chapman et al., 2004; Cohen-Mansfield, 2000; Grealy et al., 2005; Hoeffer et al., 1997; Lind, 2007; McCloskey, 2004; Schneberger et al., 2013; Stokes, 2000
306 Chapman et al., 2004; Stokes, 2000; Wojnar, 2000b
307 Bonner, 2013; Caughey, 2015; Cohen-Mansfield, 2000; Grealy et al., 2005; James, 2012; Lind, 2007; Mahoney et al., 2000; Moniz-Cook et al., 2003; Seidl, 2010; Stechl et al., 2012; Stokes, 2000; Wojnar, 2000a; Woods, 2001
308 vgl. auch Chapman et al., 2004; Finfgeld-Connett, 2009; Goldsmith, 1996; Jackson/MacDonald, 2003; McCloskey, 2004; Skovdahl et al., 2003; Smith/Buckwalter, 2005; Wingenfeld et al., 2011
309 Chapman et al., 2004; Goldsmith, 1996
310 Burgener et al., 1992; Lind, 2007; Pape-Raschen, 2012
311 Bonner, 2013; Goldsmith, 1996; James, 2012; Skovdahl et al., 2003; Stokes, 2000
312 Chapman et al., 2004; Goldsmith, 1996; James, 2012
313 Goldsmith, 1996; Hoeffer et al., 1997; Wojnar, 2000a
314 Bonner, 2013; Chapman et al., 2004; Cohen-Mansfield, 2000; Davis, 1989; Jackson/MacDonald, 2003; McCloskey, 2004; Perez et al., 2001; Dewing, 2010; Seidl, 2010; Skovdahl et al., 2003; Stokes, 2000; Talerico/Evans, 2000; Talerico et al., 2002
315 Goldsmith, 1996; Grealy et al., 2005
316 Chapman et al., 2004; Skovdahl et al., 2003
317 Bonner, 2013; Stokes, 2000
318 Bonner, 2013
319 Baer, 2007; McCloskey, 2004; Skovdahl et al., 2003; Talerico/Evans, 2000
320 Burgener et al., 1992; Costello/Corcoran, 2009; Jackson/MacDonald, 2003; Mahoney et al., 2000; Shanks, 2005; Stechl et al., 2012; Toseland/MacCallion, 1998
321 Caughey, 2015; Chapman et al., 2004; Grealy et al., 2005; Wojnar, 2000a
322 Chapman et al., 2004; McCloskey, 2004; Stokes, 2000
323 Baer, 2007; Bonner, 2013; Cohen-Mansfield, 2000; Grealy et al., 2005; Hoeffer et al., 1997; Jackson/MacDonald, 2003; James, 2012; Lind, 2007; Maxfield et al., 1996; McCloskey, 2004; Miller, 1997; Perez et al., 2001; Seidl, 2010; Shanks, 2005; Stokes, 2000; Talerico/Evans, 2000
324 Caughey, 2015; Mahoney et al., 2000
325 Carson et al., 2015; Enmarker et al., 2010; Mahoney et al., 2000
326 Chapman et al., 2004; Costello/Corcoran, 2009; James, 2012; Skovdahl et al., 2003; Stechl et al., 2012
327 Costello/Corcoran, 2009; James, 2012; Lind, 2007; Mahoney et al., 2000; Skovdahl et al., 2003; Talerico/Evans, 2000; Whall et al., 2008
328 Pape-Raschen, 2012; Talerico/Evans, 2000
329 Andres et al., 2000; Chapman et al., 2004
330 Lind, 2007
331 Caughey, 2015; Whall et al., 2008
332 Costello/Corcoran, 2009
333 Mahoney et al., 2000; Stechl et al., 2012

334 Bowlby Sifton, 2011; Caughey, 2015; Wojnar, 2000b
335 Mahoney et al., 2000; Wojnar, 2000a
336 Caughey, 2015; Chapman et al., 2004; James, 2012; Mahoney et al., 2000; Williams et al., 2009
337 Bonner, 2013
338 Hendryx-Bedalov, 2000; Smith/Buckwalter, 2005; Stokes, 2000
339 Chapman et al., 2004; Costello/Corcoran, 2009; Skovdahl et al., 2003
340 Bonner, 2013; Stokes, 2000; Wojnar, 2000b
341 Chapman et al., 2004; Jackson/MacDonald, 2003; Skovdahl et al., 2003
342 Chapman et al., 2004
343 Bowlby Sifton, 2011; Caughey, 2015; Hodgson, 1995; Powell, 2002
344 Hodgson, 1995; Smith/Buckwalter, 2005
345 Böhm, 2001; Bowlby Sifton, 2011; Chapman et al., 2004; Costello/Corcoran, 2009; Dewing, 2010; Hamborg et al., 2003; Jackson/MacDonald, 2003; Skovdahl et al., 2003; Smith/Buckwalter, 2005; Talerico/Evans, 2000; Wingenfeld et al., 2011
346 Chen et al., 2000; Enmarker et al., 2010
347 Bowlby Sifton, 2011; Caughey, 2015; Chapman et al., 2004; Pape-Raschen, 2012; Seidl, 2010
348 Caughey, 2015; James, 2012; Stokes, 2000
349 Bowlby Sifton, 2011; Finfgeld-Connett, 2009; Hamborg et al., 2003
350 Baer, 2007; Fey, 2012
351 Alzheimer Europe, 2005
352 Chapman et al., 2004; Engel, 2012; Gatterer/Croy, 2005; Health Scotland, 2006; Powell, 2002; Schmidt/Döbele, 2016; Stokes, 2000
353 Alzheimer Europe, 2005; Berghoff, 1999; Pape-Raschen, 2012
354 Health Scotland, 2006
355 Alzheimer Europe, 2005; Bonner, 2013; Chapman et al., 2004; Gatterer/Croy, 2005; Grealy et al., 2005; Health Scotland, 2006; Mace/Rabins, 2012; Mahoney et al., 2000; McCloskey, 2004; Pape-Raschen, 2012; Powell, 2002; Stokes, 2000; Toseland/MacCallion, 1998
356 Bowlby Sifton, 2011; Hamborg et al., 2003
357 Bowlby Sifton, 2011; Buijssen, 2012; Caughey, 2015; Hodgson, 1995
358 Bowlby Sifton, 2011; Mahoney et al., 2000; Skovdahl et al., 2003; Smith/Buckwalter, 2005
359 Gatterer/Croy, 2005, Health Scotland, 2006; Smith/Buckwalter, 2005
360 Chapman et al., 2004; Costello/Corcoran, 2009; Maxfield et al., 1996; Skovdahl et al., 2003
361 Jackson/MacDonald, 2003; Skovdahl et al., 2003; Smith/Buckwalter, 2005
362 Zgola, 1999a
363 Chapman et al., 2004; McCloskey, 2004; Smith/Buckwalter, 2005; Stokes, 2000
364 Hamborg et al., 2003; Jackson/MacDonald, 2003
365 Chapman et al., 2004; Wojnar, 2000a
366 McCloskey, 2004; Stokes, 2000
367 Bowlby Sifton, 2011
368 Bowlby Sifton, 2011; Chapman et al., 2004; Finfgeld-Connett, 2009; Jackson/MacDonald, 2003; Skovdahl et al., 2003
369 Chapman et al., 2004; Cohen-Mansfield, 2000; Hoeffer et al., 1997; Jackson/MacDonald, 2003; McCloskey, 2004; Schneberger et al., 2013
370 Bird et al., 2009; Chapman et al., 2004; Costello/Corcoran, 2009; Finfgeld-Connett, 2009; Jackson/MacDonald, 2003; Long Foley et al., 2003; Maxfield et al., 1996; Skovdahl et al., 2003
371 Bonner, 2013
372 Bonner, 2013; James, 2012
373 Finfgeld-Connett, 2009; Skovdahl et al., 2003
374 Bowlby Sifton, 2011; Costello/Corcoran, 2009; Finfgeld-Connett, 2009; Maxfield et al., 1996
375 Bowlby Sifton, 2011; Chapman et al., 2004; Costello/Corcoran, 2009; Finfgeld-Connett, 2009; Jackson/MacDonald, 2003; Smith/Buckwalter, 2005
376 Costello/Corcoran, 2009; Dettmore et al., 2009; Dewing, 2010; Jackson/MacDonald, 2003; Perez et al., 2001

377 Bonner, 2013; Bowlby Sifton, 2011; Davis, 1989; Jackson/MacDonald, 2003; McCloskey, 2004; Wojnar, 2000a
378 Barrick et al., 2011; Bonner, 2013; Bowlby Sifton, 2011; Bryden, 2005; Chapman et al., 2004; Grealy et al., 2005; Jackson/MacDonald, 2003; McCloskey, 2004; Perez et al., 2001; Skovdahl et al., 2003; Wojnar, 2000a
379 Chapman et al., 2004; Jackson/MacDonald, 2003; Knopman/Sawyer-DeMaris, 1990
380 Bonner, 2013
381 Boucher, 1999; Perez et al., 2001
382 Hoffman/Platt, 1991
383 Bonner, 2013; Knopman/Sawyer-DeMaris, 1990; Perez et al., 2001; Powell, 2002
384 Belluck, 2010; Jackson/MacDonald, 2003; Perez et al., 2001
385 McCloskey, 2004
386 Barrick et al., 2011
387 Wojnar, 2000a
388 Carson et al., 2015; Perez et al., 2001
389 Chapman et al., 2004; Jackson/MacDonald, 2003; McMinn/Hinton, 2000; Wojnar, 2000a
390 Dettmore et al., 2009
391 Dettmore et al., 2009
392 Hodgson, 1995
393 Bowlby Sifton, 2011
394 Chapman et al., 2004; Jackson/MacDonald, 2003; Long Foley et al., 2003
395 Barrick et al., 2011; Belluck, 2010; Carson et al., 2015; Dewing, 2010; Finfgeld-Connett, 2009; Hamborg et al., 2003; Jackson/MacDonald, 2003; Moniz-Cook et al., 2003; Schneberger et al., 2013; Skovdahl et al., 2003; Talerico/Evans, 2000
396 Bosch, 1998
397 vgl. auch Becker, 2002
398 Bowlby Sifton, 2011; McCloskey, 2004; Talerico/Evans, 2000
399 Belluck, 2010; Bowlby Sifton, 2011; Chapman et al., 2004; Dettmore et al., 2009; Mahoney et al., 2000; Moniz-Cook et al., 2003; Wingenfeld et al., 2011
400 Bowlby Sifton, 2011; Dewing, 2010; Mahoney et al., 2000
401 Belluck, 2010; Carson et al., 2015
402 Böhm, 2012; Bonner, 2013; Hoefert/Hellmann, 2008; Lind, 2007; Schmidt/Döbele, 2016; Schneberger et al., 2013
403 Bowlby Sifton, 2011; Health Scotland, 2006; Perez et al., 2001
404 Ahlborn, 2013; Carson et al., 2015; Health Scotland, 2006; vgl. auch das Beispiel in Abschnitt 7.4.2
405 Wingenfeld et al., 2011; Wojnar, 2000a
406 Barrick et al., 2011; Chapman et al., 2004; McCloskey, 2004
407 Wojnar, 2000a
408 Bonner, 2013; Dettmore et al., 2009; Jackson/MacDonald, 2003; McCloskey, 2004; Talerico/Evans, 2000
409 Belluck, 2010; Bonner, 2013; Fischer et al., 2007; Hodgson, 1995; Jackson/MacDonald, 2003; Pape-Raschen, 2012; Stechl et al., 2012
410 Belluck, 2010; Carson et al., 2015; Costello/Corcoran, 2009; Hanser, 1999; Knopman/Sawyer-DeMaris, 1990; Mahoney et al., 2000; McCloskey, 2004
411 Barrick et al., 2011; van Weert et al., 2005
412 Allen-Burge et al., 1999; Bonner, 2013; Boucher, 1999; Haupt, 2000
413 Skovdahl et al., 2003
414 Boucher, 1999; Sloane et al., 1995
415 James, 2012
416 Bonner, 2013; Chapman et al., 2004; Talerico/Evans, 2000
417 Boucher, 1999; Gatterer/Croy, 2005
418 Barrick et al., 2011; Bonner, 2013; Cohen-Mansfield, 2000; Fey, 2012; Finfgeld-Connett, 2009; Haupt, 2000; Health Scotland, 2006; Jackson/MacDonald, 2003; Mace/Rabins, 2012; Perez et al., 2001; Schneberger et al., 2013; Smith/Buckwalter, 2005

419 Bowlby Sifton, 2011; Jackson/MacDonald, 2003; Perez et al., 2001
420 Alzheimer Europe, 2005; Bonner, 2013; Bowlby Sifton, 2011; Finfgeld-Connett, 2009; James, 2012; Schneberger et al., 2013; Seman, 2003; Skovdahl et al., 2003; Stokes, 2000; Toseland/MacCallion, 1998
421 Bowlby Sifton 2004; Goldsmith 1996; Health Scotland, 2006
422 Barrick et al., 2011; Chapman et al., 2004; Maxfield et al., 1996; Seidl, 2010; Toseland/MacCallion, 1998
423 Chapman et al., 2004; Goldsmith, 1996; Jackson/MacDonald, 2003; Perez et al., 2001
424 Bonner, 2013; Hamborg et al., 2003; Perez et al., 2001; Perrar, 2005
425 Bonner, 2013; Chapman et al., 2004
426 Bell/Troxel, 2004
427 Alzheimer Europe, 2005
428 Alzheimer Europe, 2005; Caughey, 2015; Eichmann, 2013; Mace/Rabins, 2012; Pape-Raschen, 2012; Perez et al., 2001; Schmitt/Wojnar, 1999; Shanks, 2005; Sloane et al., 1995; Stechl et al., 2012; Stokes 2000; Zgola, 1999a
429 Caughey, 2015; Mace/Rabins, 2012; Mahoney et al., 2000; Shanks, 2005
430 Barrick et al., 2011; Bonner, 2013; Chapman et al., 2004; Mahoney et al., 2000; Perez et al., 2001; Shanks, 2005; Sloane et al., 1995
431 Bowlby Sifton, 2011; Lind, 2007; Mahoney et al., 2000
432 Alzheimer Europe, 2005; Bowlby Sifton, 2011; Chapman et al., 2004; Health Scotland, 2006; Mace/Rabins, 2012; Stokes, 2000
433 Bonner, 2013
434 Bowlby Sifton, 2011; Zgola, 1999a
435 Chapman et al., 2004
436 Baer, 2007; Bonner, 2013; Buijssen, 2012; Caughey, 2015; Pape-Raschen, 2012; Schneberger et al., 2013; Stechl et al., 2012
437 Baer, 2007; Bowlby Sifton, 2011; Jackson/MacDonald, 2003; Miller, 1997; Pape-Raschen, 2012; Perez et al., 2001; Seidl, 2010; Stokes, 2000; Skovdahl et al., 2003
438 Bowlby Sifton, 2011; Chapman et al., 2004; Costello/Corcoran, 2009; Grealy et al., 2005; Seidl, 2010; Skovdahl et al., 2003; Stokes, 2000; Talerico/Evans, 2000
439 Bowlby Sifton, 2011; Stokes, 2000
440 Schmitt/Wojnar, 1999; Stokes, 2000; Toseland/MacCallion, 1998
441 Caughey, 2015; Hodgson, 1995; Seman, 2003
442 Baer, 2007; Bowlby Sifton, 2011; Buijssen, 2012; Caughey, 2015; Grealy et al., 2005; König/Zemlin, 2008; Long Foley et al., 2003; Mace/Rabins, 2012; Miller, 1997; Pape-Raschen, 2012; Powell, 2002; Schneberger et al., 2013
443 Stokes, 2000
444 Mace/Rabins, 2012; Zgola, 1999a
445 Caughey, 2015; Dewing, 2010; Finfgeld-Connett, 2009; Gatterer/Croy, 2005; Jackson/MacDonald, 2003
446 Caughey, 2015
447 Bell/Troxel, 2004; Buijssen, 2012; Fey, 2012; Stechl et al., 2012; Strauss, 2001
448 Strauss, 2001
449 Bowlby Sifton, 2011; Mace/Rabins, 2012; Shanks, 2005; Strauss, 2001
450 Baer, 2007; Shanks, 2005
451 Alzheimer Europe, 2005; Barrick et al., 2011; Bell/Troxel, 2004; Bonner, 2013; Bowlby Sifton, 2011; Camp, 2015; Carson et al., 2015; Caughey, 2015; Chapman et al., 2004; Costello/Corcoran, 2009; Enmarker et al., 2010; Fischer et al., 2007; Gatterer/Croy, 2005; Grealy et al., 2005; Health Scotland, 2006; Jackson/MacDonald, 2003; James, 2012; Kappus, 2012; Lind, 2007; Louis, 2016; Mace/Rabins, 2012; Mahoney et al., 2000; Shanks, 2005; Stechl et al., 2012; Stokes, 2000; Strauss, 2001; Talerico/Evans, 2000; Zeisel, 2009
452 Sloane et al., 1995
453 Camp, 2015
454 Hoffman/Platt, 1991

455 Bowlby Sifton, 2011; Caughey, 2015; Long Foley et al., 2003; Mahoney et al., 2000; Miller, 1997; van der Kooij, 2007
456 Hodgson, 1995
457 Barrick et al., 2011
458 z.B. Kors/Seunke, 2001
459 Berghoff, 1999; vgl. Abschnitt 8.4
460 Bowlby Sifton, 2011; Hoffman/Platt, 1991; Toseland/MacCallion, 1998
461 Beach/Kramer, 1999; Bonner, 2013; Chapman et al., 2004; Jackson/MacDonald, 2003; Miller, 1997
462 Zgola, 1999a
463 Bell/Troxel, 2004; Bowlby Sifton, 2011; Gatterer/Croy, 2005; Health Scotland, 2006; Jackson/MacDonald, 2003; Mace/Rabins, 2012; Mahoney et al., 2000; Stechl et al., 2012; Stokes, 2000; Talerico/Evans, 2000
464 Hoffman/Platt, 1991; Mace/Rabins, 2012
465 van der Kooij, 2007
466 Bowlby Sifton, 2011; Carson et al., 2015; Füsgen, 2001; Finfgeld-Connett, 2009; Mace/Rabins, 2012; Strauss, 2001; Talerico/Evans, 2000; Taylor, 2010
467 Bryden, 2005; Füsgen, 2001; Gatterer/Croy, 2005
468 Alzheimer Europe, 2005; Bonner, 2013; Bryden, 2005; Carson et al., 2015; Finfgeld-Connett, 2009; Gatterer/Croy, 2005; Hamborg et al., 2003; Jackson/MacDonald, 2003; König/Zemlin, 2008; Mace/Rabins, 2012; Mahoney et al., 2000; Sabat, 2018; Stechl et al., 2012; Stokes, 2000; Talerico/Evans, 2000; Taylor, 2010; van Weert et al., 2005
469 Bowlby Sifton, 2011; Zgola, 1999a
470 Alzheimer Europe, 2005; Caughey, 2015; Stechl et al., 2012; Stokes, 2000
471 Kitwood, 2016
472 Alzheimer Europe, 2005
473 Caughey, 2015; Chapman et al., 2004; Mahoney et al., 2000
474 Mace/Rabins, 2012
475 Finfgeld-Connett, 2009
476 Kitwood, 2016; Stechl et al., 2012
477 Bowlby Sifton, 2011; Mahoney et al., 2000; McCloskey, 2004; Zgola, 1999a
478 Bowlby Sifton, 2011; Caughey, 2015; Zgola, 1999a
479 Bowlby Sifton, 2011
480 Alzheimer Europe, 2005; Berghoff, 1999
481 Böhm, 2001; Seidl, 2010
482 Kors/Seunke, 2001
483 Alzheimer Europe, 2005; Caughey, 2015; Stokes, 2000
484 Bonner, 2013; Chapman et al., 2004; Finfgeld-Connett, 2009; Grealy et al., 2005; Jackson/MacDonald, 2003; Long Foley et al., 2003; Shanks, 2005; Smith/Buckwalter, 2005; Stokes, 2000
485 Bonner, 2013; Caughey, 2015; Chapman et al., 2004
486 Stechl et al., 2012
487 Belluck, 2010; Burgener et al., 1992; Caughey, 2015; Finfgeld-Connett, 2009; Mahoney et al., 2000; McCarthy, 2012
488 Bonner, 2013; Bowlby Sifton, 2011; Costello/Corcoran, 2009; Finfgeld-Connett, 2009; Jackson/MacDonald, 2003; Long Foley et al., 2003; McCarthy, 2012; McCloskey, 2004; Sloane et al., 1995; Stokes, 2000; Toseland/MacCallion, 1998
489 Schneberger et al., 2013
490 Stokes, 2000
491 Stokes, 2000
492 Bowlby Sifton, 2011; Grealy et al., 2005; Jackson/MacDonald, 2003; James, 2012; Stokes, 2000
493 Bowlby Sifton, 2011; Chapman et al., 2004; Jackson/MacDonald, 2003; McCloskey, 2004; Shanks, 2005
494 Caughey, 2015
495 Carson et al., 2015; Chapman et al., 2004; Grealy et al., 2005; Jackson/MacDonald, 2003; Long Foley et al., 2003; Shanks, 2005; Smith/Buckwalter, 2005; Stokes, 2000

496 Zgola, 1999a
497 James, 2012; Stokes, 2000
498 Alzheimer Europe, 2005; Bowlby Sifton, 2011; Carson et al., 2015; Caughey, 2015; Grealy et al., 2005; James, 2012; Stokes, 2000; Talerico/Evans, 2000
499 Stechl et al., 2012
500 Mace/Rabins, 2012
501 Bonner, 2013; Bowlby Sifton, 2011; Hoffman/Platt, 1991
502 Stechl et al., 2012; Stokes, 2000; Talerico/Evans, 2000
503 Bowlby Sifton, 2011; Chapman et al., 2004; Grealy et al., 2005
504 Powell, 2002
505 Barrick et al., 2011; Hoeffer et al, 1997; Miller, 1997; Jackson/MacDonald, 2003; Skovdahl et al., 2003; Smith/Buckwalter, 2005; Talerico/Evans, 2000
506 Barrick et al., 2011; Carson et al., 2015; Chapman et al., 2004; Costello/Corcoran, 2009; Jackson/MacDonald, 2003; Mace/Rabins, 2012; Miller, 1997; Perez et al., 2001; Schneberger et al., 2013; Sloane et al., 1995; Smith/Buckwalter, 2005; Talerico/Evans, 2000
507 Boucher, 1999; Caughey, 2015; Mace/Rabins, 2012; Mahoney et al., 2000; McCloskey, 2004; Skovdahl et al., 2003
508 Barrick et al., 2011; Costello/Corcoran, 2009; Hamborg et al., 2003
509 Barrick et al., 2011; Bonner, 2013; Carson et al., 2015; Lind, 2007; Miller, 1997; Perez et al., 2001; Smith/Buckwalter, 2005; Stechl et al., 2012
510 Barrick et al., 2011; Bowlby Sifton, 2011; Chapman et al., 2004; Costello/Corcoran, 2009; Enmarker et al., 2010; Finfgeld-Connett, 2009; Miller, 1997
511 Miller, 1997
512 Enmarker et al., 2010; Miller, 1997; Sloane et al., 1995
513 Finfgeld-Connett, 2009; Mahoney et al., 2000; Miller, 1997
514 Jackson/MacDonald, 2003; Long Foley et al., 2003; Stechl et al., 2012
515 Jackson/MacDonald, 2003
516 Fisher/Buchanan, 2018
517 Finfgeld-Connett, 2009; Long Foley et al., 2003; Mahoney et al., 2000
518 Wojnar, 2000b
519 Miller, 1997
520 Barrick et al., 2011; Carson et al., 2015; James, 2012; Miller, 1997
521 Miller, 1997; Perez et al., 2001; vgl. auch Kapitel 6 zum Thema Motivieren
522 Chapman et al., 2004; Hamborg et al., 2003; Jackson/MacDonald, 2003; Miller, 1997
523 Barrick et al., 2011; Bonner, 2013; Bowlby Sifton, 2011; Chapman et al., 2004; Finfgeld-Connett, 2009; Jackson/MacDonald, 2003; McCloskey, 2004; Miller, 1997; Skovdahl et al., 2003; Talerico/Evans, 2000; vgl. auch Abschnitt 3.7
524 Barrick et al., 2011; Bowlby Sifton, 2011; Chapman et al., 2004; Costello/Corcoran, 2009; Finfgeld-Connett, 2009; Grealy et al., 2005; Health Scotland, 2006; Jackson/MacDonald, 2003; Miller, 1997; Perez et al., 2001; Schneberger et al., 2013; Skovdahl et al., 2003; Sloane et al., 1995; Smith/Buckwalter, 2005; Stokes, 2000
525 Barrick et al., 2011; Skovdahl et al., 2003; Smith/Buckwalter, 2005
526 Chapman et al., 2004; Costello/Corcoran, 2009; Finfgeld-Connett, 2009; Grealy et al., 2005; McCloskey, 2004; Miller, 1997; Skovdahl et al., 2003; Smith/Buckwalter, 2005; Stokes, 2000
527 Bonner, 2013; Bowlby Sifton, 2011
528 Barrick et al., 2011; Bowlby Sifton, 2011; Caughey, 2015; Costello/Corcoran, 2009; Jackson/MacDonald, 2003; Mahoney et al., 2000; Miller, 1997; Skovdahl et al., 2003
529 Barrick et al., 2011; Miller, 1997
530 Barrick et al., 2011; Bowlby Sifton, 2011
531 Barrick et al., 2011; Chapman et al., 2004; Gatterer/Croy, 2005; Miller, 1997
532 Talerico/Evans, 2000
533 Barrick et al., 2011; Bonner, 2013; Grealy et al., 2005; Mahoney et al., 2000; Shanks, 2005; Smith/Buckwalter, 2005
534 Caughey, 2015; Hanser, 1999; Schneberger et al., 2013

535 Grealy et al., 2005
536 Bowlby Sifton, 2011
537 Schröder, 2000
538 Bonner, 2013; Perrar/Rüsing, 2006
539 Chapman et al., 2004; Dettmore et al., 2009; Dewing, 2010; Jackson/MacDonald, 2003; James, 2012; Seidl, 2010; Stechl et al., 2012
540 Bowlby Sifton, 2011; Chapman et al., 2004; McCloskey, 2004; Smith, 2016; Stokes, 2000
541 Bowlby Sifton, 2011, S. 380–387
542 Cohen-Mansfield et al., 1998; Cohen-Mansfield et al., 2011; Füsgen, 2001; Richter/Richter, 2004; Shanks, 2005
543 Caughey, 2015; Chapman et al., 2004; Cipriani et al., 2014a; Gutzmann/Brauer, 2007; Rohra, 2011
544 Broer, 2012; Engel, 2012; Geiger, 2012; Haberstroh et al., 2011; Shanks, 2005; Swaffer, 2017
545 Cohen-Mansfield et al., 2011; Haberstroh et al., 2011
546 Lind, 2007
547 Harvey, 1996
548 Cohen-Mansfield et al., 1998; Füsgen, 2001
549 Perrar, persönliche Kommunikation, 2007
550 Cohen-Mansfield et al., 1998
551 Cohen-Mansfield et al., 1998; Richter/Richter, 2004
552 Bowlby Sifton, 2011; Buijssen, 2008; Caughey, 2015; Cipriani et al., 2014a; Cohen-Mansfield et al., 2011; James, 2012; Lind, 2007; Lind, 2010
553 Engel, 2012
554 Baer, 2007; Baer/Schotte, 2009; Buijssen, 2008
555 Mace/Rabins, 2012; Stechl et al., 2012
556 Berghoff, 1999; Diekämper, 2010
557 Becker, 2001; Buijssen, 2008
558 Alzheimer Europe, 2005; Buijssen, 2008; Health Scotland, 2006
559 Buijssen, 2008; Health Scotland, 2006; Mace/Rabins, 2012
560 Cipriani et al., 2014a; Cohen-Mansfield et al., 2011; Haberstroh et al., 2011; Lind, 2007; Mace/Rabins, 2012; Stechl et al., 2012
561 Bonner, 2013
562 Archibald, 2007; Bowlby Sifton, 2011; Caughey, 2015; Cohen-Mansfield, 2000; Cohen-Mansfield et al., 1998; Cohen-Mansfield et al., 2011; Engel, 2012; Lind, 2007; Perrar et al., 2011; Stechl et al., 2012; Stuhlmann, 2011; Zeisel, 2009
563 Bonner, 2013
564 Cohen-Mansfield et al., 2011
565 Lind, 2007
566 Carson et al., 2015; Lind, 2007; Stechl et al., 2012
567 Cohen-Mansfield et al., 2011; Knopman/Sawyer-DeMaris, 1990; Lind, 2007
568 Knopman/Sawyer-DeMaris, 1990
569 Cohen-Mansfield, 2000; Cohen-Mansfield et al., 2011
570 Cohen-Mansfield et al., 2011
571 Jones/Burns, 1992
572 Lind, 2007
573 Alzheimer Europe, 2005; Bowlby Sifton, 2011; Lind, 2007
574 Knopman/Sawyer-DeMaris, 1990
575 Gutzmann/Brauer, 2007; Knopman/Sawyer-DeMaris, 1990
576 Knopman/Sawyer-DeMaris, 1990; Lind, 2007
577 Bowlby Sifton, 2011; Gatterer/Croy, 2005; Mace/Rabins, 2012; Schmitt/Wojnar, 1999; Stechl et al., 2012
578 Caughey, 2015; Health Scotland, 2006; Stechl et al., 2012
579 Bowlby Sifton, 2011; Health Scotland, 2006; Mace/Rabins, 2012
580 Lind, 2007

581 Alzheimer Europe, 2005; Engel, 2012; Gatterer/Croy, 2005; Health Scotland, 2006; Mace/Rabins, 2012
582 Alzheimer Europe, 2005; Gatterer/Croy, 2005; Health Scotland, 2006; Mace/Rabins, 2012
583 Bowlby Sifton, 2011
584 Kappus, 2012
585 Buijssen, 2012; Carson et al., 2015
586 Carson et al., 2015; Pape-Raschen, 2012; Schmitt/Wojnar, 1999
587 Stechl et al., 2012
588 vgl. auch Broer, 2012
589 vgl. auch Abschnitt 8.4
590 Alzheimer Europe, 2005; Buijssen, 2008; Chapman et al., 2004; Engel, 2012; Haberstroh et al., 2011; Mace/Rabins, 2012; Schmitt/Wojnar, 1999
591 Bowlby Sifton, 2011; Knopman/Sawyer-DeMaris, 1990; Mace/Rabins, 2012
592 Buijssen, 2008; Harvey, 1996; Lind, 2007; Mace/Rabins, 2012
593 Broer, 2012; Caughey, 2015; Haberstroh et al., 2011; Stechl et al., 2012
594 Alzheimer Europe, 2005; Bowlby Sifton, 2011; Cipriani et al., 2014; Health Scotland, 2006; Pape-Raschen, 2012; Stechl et al., 2012
595 Buijssen, 2008; Health Scotland, 2006; Kim/Buschmann, 1999; Mace/Rabins, 2012
596 Alzheimer Europe, 2005
597 Bowlby Sifton, 2011; Kitwood, 2016; Zeisel, 2009
598 Hodgson, 1995; Kitwood, 2016; Pape-Raschen, 2012; Shanks, 2005
599 Ahlborn, 2013; Engel, 2012; Health Scotland, 2005; Lind, 2007; Pape-Raschen, 2012; Shanks, 2005; Stechl et al., 2012
600 Alzheimer Europe, 2005; Bowlby Sifton, 2011; Buijssen, 2008; Gatterer/Croy, 2005; Haberstroh et al., 2011; Mace/Rabins, 2012; Schmitt/Wojnar, 1999
601 Buijssen, 2012; Stechl et al., 2012
602 Ahlborn, 2013; Buijssen, 2008; Bryden, 2005; Geiger, 2012; Lind, 2007; Lind, 2010; Moody, 1993; Pape-Raschen, 2012; Shanks, 2005; van der Kooij, 2007; vgl. auch Abschnitt 8.4 zum Thema Notlügen
603 Alzheimer Europe, 2005; Bowlby Sifton, 2011
604 Mace/Rabins, 2012
605 Alzheimer Europe, 2005; Buijssen, 2008; Caughey, 2015; Health Scotland, 2006; Mace/Rabins, 2012; Pape-Raschen, 2012; Schmitt/Wojnar, 1999
606 Mace/Rabins, 2012; Schmitt/Wojnar, 1999
607 Schmitt/Wojnar, 1999
608 Alzheimer Europe, 2005; Buijssen, 2008; Cohen-Mansfield et al., 2011; Gatterer/Croy, 2005; Harvey, 1996; Lind, 2010; Mace/Rabins, 2012; Stechl et al., 2012
609 Bowlby Sifton, 2011; Schmitt/Wojnar, 1999
610 Cipriani et al., 2014b
611 Alzheimer Europe, 2005; Bonner, 2013; Carson et al., 2015; Cipriani et al., 2014b; Gust, 2010; Haberstroh et al., 2011; Health Scotland, 2006; James, 2012; Mace/Rabins, 2012; Marshall/Allan, 2011; Perez et al., 2001; Stechl et al., 2012
612 Health Scotland, 2006; James, 2012; Marshall/Allan, 2011; Stokes, 2000
613 Bonner, 2013; Marshall/Allan, 2011
614 Bonner, 2013; Marshall/Allan, 2011
615 Bowlby Sifton, 2011; Mace/Rabins, 2012
616 Bonner, 2013; Cipriani et al., 2014b; Cohen-Mansfield, 2000; Grealy et al., 2005; James, 2012; Klein et al., 1999; Marshall/Allan, 2011; Richter/Richter, 2004; Stechl et al., 2012; Zgola, 1999b
617 Marshall/Allan, 2011; Stechl et al., 2012; Stokes, 2000
618 Bathgate et al., 2001; Cipriani et al., 2014
619 Cipriani et al., 2014b
620 Bonner, 2013; James, 2012; Lind, 2007; Marshall/Allan, 2011; Richter/Richter, 2004; Stechl et al., 2012; Stokes, 2000

621 Alzheimer Europe, 2005; Cipriani et al., 2014b; Health Scotland, 2006; Klein et al., 1999; Marshall/Allan, 2011
622 Gust, 2010; Stokes, 2000
623 Bonner, 2013; Marshall/Allan, 2011; vgl. auch die zu Beginn von Kapitel 7 aufgeführte Literatur
624 Bonner, 2013; Gust, 2010; Marshall/Allan, 2011; McDuff/Phinney, 2015; vgl. auch die zu Beginn von Kapitel 7 aufgeführte Literatur
625 Health Scotland, 2006; Lind, 2007; Mace/Rabins, 2012; Marshall/Allan, 2011; Richter/Richter, 2004; Stechl et al., 2012; Zgola, 1999b
626 Alzheimer Europe, 2005; Bryden, 2005; Chapman et al., 2004; Marshall/Allan, 2011; Schneberger et al., 2013
627 Carson et al., 2015; Gust, 2010; James, 2012; Perez et al., 2001; Richter/Richter, 2004; Stokes, 2000, vgl. die zu Beginn von Kapitel 7 aufgeführte Literatur
628 Carson et al., 2015; Gust, 2010; James, 2012; Perez et al., 2001; Richter/Richter, 2004; Stokes, 2000, vgl. die zu Beginn von Kapitel 7 aufgeführte Literatur
629 Archibald, 2007
630 Gust, 2010; James, 2012; Perez et al., 2001; Richter/Richter, 2004; Stokes, 2000; Marshall/Allan, 2011; vgl. auch die zu Beginn von Kapitel 7 aufgeführte Literatur
631 Bowlby Sifton, 2011; James, 2012
632 Georg, 2011
633 Bowlby Sifton, 2011
634 Marshall/Allan, 2011
635 Bonner, 2013; James, 2012; Marshall/Allan, 2011; McDuff/Phinney, 2015
636 Archibald, 2007; Bonner, 2013; Carson et al., 2015; Gust, 2010; Health Scotland, 2006; Marshall/Allan, 2011; Stechl et al., 2012
637 Alzheimer Europe, 2005; Bowlby Sifton, 2011; Cipriani et al., 2014; Gust, 2010
638 Bonner, 2013; Marshall/Allan, 2011
639 Grealy et al., 2005; Hoffman/Platt, 1991
640 Klein et al., 1999
641 Marshall/Allan, 2011; vgl. auch die zu Beginn von Kapitel 7 aufgeführte Literatur
642 Carson et al., 2015; Gust, 2010; Marshall/Allan, 2011; vgl. auch die zu Beginn von Kapitel 7 aufgeführte Literatur
643 Marshall/Allan, 2011; Sabat, 2001; Stechl et al., 2012
644 Marshall/Allan, 2011
645 Marshall/Allan, 2011; vgl. auch die zu Beginn von Kapitel 7 aufgeführte Literatur
646 Bryden, 2005; Lind, 2007; Marshall/Allan, 2011
647 Bonner, 2013; vgl. die zu Beginn von Kapitel 7 aufgeführte Literatur
648 Cedervall et al., 2015; vgl. auch die zu Beginn von Kapitel 7 aufgeführte Literatur
649 James, 2012; Marshall/Allan, 2011
650 Marshall/Allan, 2011
651 Song/Algase, 2008
652 Gust, 2010
653 Archibald, 2007; Baer, 2007; Baer/Schotte 2009; Bonner, 2013; Bowlby Sifton, 2011; Cipriani et al., 2014b; Gust, 2010; Haberstroh et al., 2011; Lind, 2007; Pape-Raschen, 2012
654 Archibald, 2007; Cipriani et al., 2014b; Gust, 2010; Haberstroh et al., 2011; James, 2012; Lind, 2007; Marshall/Allan, 2011; Norberg, 2001; Stokes, 2000
655 Bonner, 2013; Marshall/Allan, 2011; Pape-Raschen, 2012; Schneberger et al., 2013
656 Duggan et al., 2008
657 Bonner, 2013; Carson et al., 2015; Cohen-Mansfield, 2000; Gust, 2010; Marshall/Allan, 2011; Pape-Raschen, 2012; Perez et al., 2001; Richter/Richter, 2004; Schneberger et al., 2013
658 Becker, 2002; James, 2012; Perez et al., 2001
659 Carson et al., 2015; James, 2012; Marshall/Allan, 2011; Richter/Richter, 2004; Schneberger et al., 2013
660 James, 2012; Marshall/Allan, 2011
661 Gust, 2010; James, 2012; Marshall/Allan, 2011

662 Bowlby Sifton, 2011; Camp, 2015; Duggan et al., 2008; Gust, 2010; Marshall/Allan, 2011; Perez et al., 2001; Stechl et al., 2012
663 Bryden, 2005
664 Gust, 2010; James, 2012
665 Grealy et al., 2005; Mace/Rabins, 2012; Woods, 2001
666 Marshall/Allan, 2011
667 Bonner, 2013; Gust, 2010; Mace/Rabins, 2012; Marshall/Allan, 2011; Stokes, 2000
668 Gust, 2010; James, 2012; Perez et al., 2001; Richter/Richter, 2004; Stokes, 2000
669 Bonner, 2013; Marshall/Allan, 2011; vgl. auch die zu Beginn von Kapitel 7 aufgeführte Literatur
670 Bonner, 2013; James, 2012
671 Marshall/Allan, 2011; vgl. auch die zu Beginn von Kapitel 7 aufgeführte Literatur
672 Cohen-Mansfield, 2000; Health Scotland, 2006; Lind, 2007
673 Kitwood, 2016; McDuff/Phinney, 2015;
674 Bonner, 2013
675 Georg, 2011
676 Schmidt/Döbele, 2016
677 Camp, 2015; Lind, 2007; Stokes, 2000
678 Edvardsson et al., 2008
679 Archibald, 2007; Bonner, 2013; Bowlby Sifton, 2011; Camp, 2015; Carson et al., 2015; Lind, 2007; Marshall/Allan, 2011; Perez et al., 2001
680 Gust, 2010; Marshall/Allan, 2011; vgl. auch die zu Beginn von Kapitel 7 aufgeführte Literatur
681 James, 2012
682 James, 2012; Marshall/Allan, 2011
683 Frieling-Sonnenberg, 2003
684 Lind, 2007; Marshall/Allan, 2011
685 Bonner, 2013; James, 2012; Marshall/Allan, 2011; Perez et al., 2001; Stokes, 2000; Zeisel, 2009
686 Cedervall et al., 2015; Duggan et al., 2008
687 McDuff/Phinney, 2015; Perez et al., 2001
688 Cedervall et al., 2015; Duggan et al., 2008
689 Bonner, 2013; Cedervall et al., 2015; Cohen-Mansfield, 2000; Grealy et al., 2005; Health Scotland, 2006; James, 2012; Lind, 2007; Marshall/Allan, 2011; McDuff/Phinney, 2015; Sabat, 2001; Stokes, 2000
690 Cedervall et al., 2015; Marshall/Allan, 2011; McDuff/Phinney, 2015
691 Archibald, 2007; Cipriani et al., 2014b; James, 2012; Lind, 2007; Marshall/Allan, 2011; Perez et al., 2001
692 Carson et al., 2015; Cipriani et al., 2014b; Gust, 2010; Marshall/Allan, 2011; Perez et al., 2001; Richter/Richter, 2004; Stechl et al., 2012
693 Carson et al., 2015; Grealy et al., 2005; Lind, 2007; Richter/Richter, 2004; Stechl et al., 2012
694 Alzheimer Europe, 2005
695 Stechl et al., 2012
696 Lind, 2007
697 Cohen-Mansfield, 2000; Marshall/Allan, 2011
698 Carson et al., 2015; Gust, 2010; Stechl et al., 2012
699 Alzheimer Europe, 2005; Carson et al., 2015; Gatterer/Croy, 2005; Health Scotland, 2006; Mace/Rabins, 2012; Marshall/Allan, 2011; Richter/Richter, 2004; Shanks, 2005; Stechl et al., 2012
700 Gust, 2010; Marshall/Allan, 2011; Shanks, 2005; Stechl et al., 2012
701 Gatterer/Croy, 2005; Gust, 2010; Shanks, 2005
702 Carson et al., 2015; Gust, 2010; Health Scotland, 2006; Richter/Richter, 2004; Stechl et al., 2012
703 Gatterer/Croy, 2005
704 Alzheimer Europe, 2005; Bonner, 2013; Bowlby Sifton, 2011; Cipriani et al., 2014b; Cohen-Mansfield, 2000; Lind, 2007; Marshall/Allan, 2011; McCloskey, 2004; Perez et al., 2001; Wojnar, 2000b
705 Bowlby Sifton, 2011; Lind, 2007; Lind, 2010; Zgola, 1999b
706 Frieling-Sonnenberg, 2003; Gust, 2010

707 Frieling-Sonnenberg, 2003
708 Bonner, 2013; Gust, 2010; James, 2012; Marshall/Allan, 2011; Stechl et al., 2012; Zeisel, 2009
709 Allen-Burge et al., 1999; Bonner, 2013; Carson et al., 2015; Marshall/Allan, 2011
710 Perrar, persönliche Kommunikation, 2007
711 Marshall/Allan, 2011
712 Bonner, 2013; Bowlby Sifton, 2011; Carson et al., 2015; Cohen-Mansfield, 2000; Grealy et al., 2005; Gust, 2010; Lind, 2010; McCloskey, 2004; Perez et al, 2001; Smith, 2016; Stechl et al., 2012; Zeisel, 2009
713 Bonner, 2013; Bowlby Sifton, 2011; Carson et al., 2015; Gust, 2010
714 Knopman/Sawyer-DeMaris, 1990; Pappritz, 2013
715 Camp, 2015; Mace/Rabins, 2012; Zeisel, 2009
716 Hoffman/Platt, 1991
717 Bonner, 2013
718 Bonner, 2013; Boucher, 1999; Bowlby Sifton, 2011; Camp, 2015; James, 2012; Lind, 2010
719 Carson et al., 2015; Lind, 2010; Perez et al., 2001
720 Gust, 2010; Stechl et al., 2012
721 Camp, 2015; Carson et al., 2015; Gust, 2010
722 Gust, 2010; Stechl et al., 2012
723 Gust, 2010
724 Gust, 2010
725 Lind, 2010
726 Gust, 2010; Schmidt/Döbele, 2016
727 Gust, 2010; Marshall/Allan, 2011; Stechl et al., 2012
728 Allen-Burge et al., 1999; Frieling-Sonnenberg, 2003; Marshall/Allan, 2011
729 Bonner, 2013; Gust, 2010; Marshall/Allan, 2011; Schneberger et al., 2013; Stechl et al., 2012
730 Gust, 2010
731 Frieling-Sonnenberg, 2003; Marshall/Allan, 2011
732 Bowlby Sifton, 2011; Camp, 2015; Lind, 2007
733 Carson et al., 2015; Gust, 2010; Stechl et al., 2012
734 Marshall/Allan, 2011; Perrar, 2007
735 Bonner, 2013; Volicer et al., 2013
736 Carson et al., 2015; Hoffman/Platt, 1991; Stechl et al., 2012
737 Bowlby Sifton, 2011; Carson et al., 2015; Cipriani et al., 2014b; Gust, 2010; James, 2012; Mace/Rabins, 2012; Marshall/Allan, 2011; Stechl et al., 2012
738 Bowlby Sifton, 2011; Perez et al., 2001
739 James, 2012
740 Lind, 2007
741 Bryden, 2005
742 Camp, 2015; Marshall/Allan, 2011
743 Beattie et al., 2004; Marshall/Allan, 2011; Carson et al., 2015; Pape-Raschen, 2012; Schmidt/Döbele, 2016; Wojnar, 2007b
744 Marshall/Allan, 2011; Schmitt/Wojnar, 1999; Strauss, 2001
745 Bowlby Sifton, 2011; Marshall/Allan, 2011; Pape-Raschen, 2012
746 Marshall/Allan, 2011
747 Edvardsson et al., 2008
748 Allen-Burge et al., 1999
749 Gust, 2010; Marshall/Allan, 2011; Schneberger et al., 2013
750 Bonner, 2013; Gust, 2010; Health Scotland, 2006; Marshall/Allan, 2011
751 Archibald, 2007; Marshall/Allan, 2011
752 Cohen-Mansfield, 2000; Schneberger et al., 2013; Toseland/MacCallion, 1998
753 Bonner, 2013; Gust, 2010; Marshall/Allan, 2011
754 Archibald, 2007
755 Mace/Rabins, 2012
756 Archibald, 2007; Bowlby Sifton, 2011

757 Bosch, 1998; Gust, 2010
758 Grealy et al., 2005
759 Goldsmith, 1996
760 Archibald, 2007; Bowlby Sifton, 2011; Carson et al., 2015; Gust, 2010; Stechl et al., 2012
761 Carson et al., 2015; Feil, 2004; Grealy et al., 2005; Gust, 2010; Perez et al., 2001
762 Carson et al., 2015; Diekämper, 2010; Rader, 1987
763 Marshall/Allan, 2011
764 Rader, 1987
765 Beattie et al., 2004
766 Beattie et al., 2004; Feil, 2004; Grealy et al., 2005; Hasselkus, 1997
767 Grealy et al., 2005; Hasselkus, 1997; Toseland/MacCallion, 1998
768 Archibald, 2007
769 Baer, 2007; Gust, 2010
770 Archibald, 2007
771 Baer, 2007
772 Alzheimer Europe, 2005; Bowlby Sifton, 2011; Gust, 2010; Health Scotland, 2006; Schmitt/Wojnar, 1999; Strauss, 2001
773 Zgola, 1999b
774 Alzheimer Europe, 2005; Archibald, 2007; Bosch, 1998; Bowlby Sifton, 2011; Grealy et al., 2005; Gust, 2010; Health Scotland, 2006; Mace/Rabins, 2012
775 Bosch, 1998
776 Bowlby Sifton, 2011
777 Alzheimer Europe, 2005; Mace/Rabins, 2012
778 Alzheimer Europe, 2005
779 Baer, 2007; Böhm, 2001; Bonner, 2013; Bowlby Sifton, 2011; Bryden, 2005; Camp, 2015; Gatterer/Croy, 2005; Grealy et al., 2005; Health Scotland, 2006; Marshall/Allan, 2011; McCloskey, 2004; Toseland/MacCallion, 1998
780 Camp, 2015; Grealy et al., 2005
781 Bowlby Sifton, 2011
782 Goldsmith, 1996
783 Stechl et al., 2012
784 Perez et al., 2001
785 Beattie et al., 2004
786 Allen-Burge et al., 1999; Berghoff, 1999
787 Bonner, 2013; Perez et al., 2001
788 Grealy et al., 2005
789 Bosch, 1998
790 Alzheimer Europe, 2005; Bosch, 1998; Carson et al., 2015
791 Alzheimer Europe, 2005; McCloskey, 2004; Zgola, 1999b
792 Bowlby Sifton, 2011; McCloskey, 2004
793 Alzheimer Europe, 2005; Bosch, 1998; Bowlby Sifton, 2011; Mace/Rabins, 2012; Marshall/Allan, 2011
794 Gutzmann/Brauer, 2007; Marshall/Allan, 2011
795 Mace/Rabins, 2012; Marshall/Allan, 2011
796 Alzheimer Europe, 2005; Frieling-Sonnenberg, 2003; Gust, 2010; Marshall/Allan, 2011
797 Chapman et al., 2004; Mace/Rabins, 2012; Marshall/Allan, 2011
798 Marshall/Allan, 2011; Stechl et al., 2012
799 Berghoff, 1999

8 Umgang mit der Wahrheit

In diesem Kapitel wird der für Angehörige sowie für Betreuungs- und Pflegepersonen schwierige Umgang mit der Wahrheit in Situationen thematisiert, in denen die Betroffenen unsere Welt und die Geschehnisse im Hier und Jetzt nicht mehr verstehen. Wie soll man beispielsweise auf die Frage nach der längst verstorbenen Mutter reagieren? Und was tut man, wenn jemand einen großen schwarzen Hund unter seinem Bett „sieht"? Welche Konzepte gibt es, um Menschen mit Demenz entweder wieder in unsere Realität zu holen, bzw. ihnen in ihrer derzeitigen Realität zu begegnen, und wie gut funktionieren sie?

Beschrieben und problematisiert werden das Realitätsorientierungs-Training (**Abschnitt 8.1**), die Validation nach Feil (**Abschnitt 8.2**) und Richard (**Abschnitt 8.3**), und das Konzept der Notlügen (**Abschnitt 8.4).**

8.1 Realitätsorientierungstraining (ROT)

Im Folgenden werden die Inhalte (**Abschnitt 8.1.1**), das methodische Vorgehen (**Abschnitt 8.1.2**), die beobachtbaren Auswirkungen (**Abschnitt 8.1.3**) und die sich daraus ergebende Bewertung des ROT (**Abschnitt 8.1.4**) dargestellt.

8.1.1 Die Inhalte

Beim ROT handelt es sich um einen rein kognitiven, verhaltenstherapeutischen Ansatz. Er basiert auf der Annahme, dass das regelmäßige Wiederholen und Einüben von Faktenwissen schlussendlich zu einer verbesserten Orientierung der Betroffenen führt. ROT wurde ursprünglich in den 1950er-Jahren in den USA erfunden[1], und zwar nicht für verwirrte alte Menschen, sondern für traumatisierte Kriegsveteranen. In den 1970er-Jahren galt es auch im deutschen Sprachraum als fortschrittlichste Methode zum Umgang mit demenzkranken Menschen.

Im Hinblick auf seine **Ziele** ist das ROT rein bewohnerorientiert:[2] Es soll helfen,

- die Gedächtnisleistung der Betroffenen zu steigern,
- ihre zeitliche, örtliche, personelle Orientierung zu verbessern,
- ihre Selbstständigkeit zu fördern und ihre Unabhängigkeit so lange wie möglich aufrechtzuerhalten,
- sowie ihr Wohlbefinden und ihre soziale Kompetenz zu steigern.

Ein wesentliches **Prinzip** des ROT ist, dass das gesamte Team mit den Betroffenen einheitlich, respektvoll und empathisch umgehen sollte.

8.1.2 Die Methode

Das ROT baut auf zwei Säulen auf. Es basiert erstens auf dem so genannten 24-Stunden-ROT. Das bedeutet, dass Pflegende die Betroffenen jederzeit und rund um die Uhr neben ihrer sonstigen Arbeit über die zeitlichen und örtlichen Gegebenheiten des Hier und Jetzt (z.B. Wochentag, Datum, Uhrzeit, Jahreszeit) informieren sollen:[3] „Guten Morgen Frau Meier, ich bin Schwester Petra. Sie befinden sich hier im Pflegeheim Kleinkleckersdorf. Wir haben heute Montag, den 16. Mai. Es ist 7 Uhr morgens und draußen scheint die Sonne!“ Während man früher permanent eine eher unnatürliche Menge an Informationen angeboten hat, ist man heute bestrebt, Fakten auf natürliche, ungekünstelt wirkende Art und Weise ins Gespräch einfließen zu lassen.[4] 24-Stunden-ROT bedeutet auch, verwirrte Menschen gegebenenfalls mit der Fehlerhaftigkeit ihres Selbstbildes und ihrer Zeitvorstellungen zu konfrontieren, also beispielsweise mit ihrem tatsächlichen Alter, mit dem Tod ihrer Mutter etc. Im Fall von Halluzinationen soll man ihnen zeigen und beweisen, dass da kein Hund unter dem Bett liegt, kein Mann im Schrank versteckt ist. Die Anwender sind dazu angehalten, die Betroffenen in jedem Fall zu korrigieren, wenn sie etwas sagen oder glauben, was nicht der Wahrheit entspricht.[5] Orientiertes Verhalten und realitätsangemessene Äußerungen sollen jedoch positiv verstärkt, d.h. gelobt und mit Zuwendung belohnt werden.[6]

ROT basiert zweitens auch auf ergänzenden und zeitlich begrenzten Gruppensitzungen („Classroom-ROT“), in denen die Betroffenen wie in der Schule orientierende Fakten und Details (wenn auch auf möglichst spielerische und abwechslungsreiche Art und Weise) pauken und Alltagsaktivitäten üben sollen.[7] Zentral sei hierbei, eine Balance zwischen Über- und Unterforderung herzustellen.[8] Das Classroom-ROT war also der Vorläufer des heute noch in vielen Varianten verwendeten Gedächtnistrainings.

Bei jeder Form des ROT gilt das Gebot allzeitiger und absoluter Ehrlichkeit.

8.1.3 Die Auswirkungen von ROT

Die Angaben über die Auswirkungen von ROT auf Pflegende sind uneinheitlich und widersprüchlich: Während die einen behaupten, ROT könne sich positiv auf Pflegepersonen auswirken, da es die Arbeitsmoral und -zufriedenheit steigere und darüber hinaus die Einstellung zu den und das Wissen über die Demenz-Betroffenen verbessere[9], konstatieren die anderen, ROT sei (über-) fordernd und ermüdend.[10]

Und wie steht es mit den Auswirkungen auf die BewohnerInnen?

Schon bald nach der Einführung des ROT in der Demenz-Pflege hat sich gezeigt, dass Informationstafeln und eine orientierende, jahreszeitlich angepasste Umgebungsgestaltung durchaus hilfreich sein[11] und sogar das Vorkommen herausfordernder Verhaltensweisen verringern können.[12]

Das Classroom-ROT bezeichnet allerdings lediglich ein Autor als effektiv und sinnvoll.[13] Auch kam nur eine einzige Forschergruppe zu dem Schluss, es könne den kognitiven Abbau von Menschen mit beginnender Demenz verlangsamen und ihre kommunikativen Fähigkeiten verbessern.[14] Alle anderen AutorInnen stellen fest, dass es keine bleibenden Erfolge habe[15], die Orientierung nur geringfügig verbessere[16] und grundsätzlich wenig praktische Bedeutung für das Leben der Betroffenen habe[17]: Was hilft es einem verwirrten Menschen, das Datum zu wissen, wenn doch alle Tage gleich verlaufen?[18] Was hat jemand mit Demenz davon, zu wissen, dass derzeit Angela Merkel Kanzlerin Deutschlands ist? Profitieren würden die Teilnehmenden einzig von den sozialen Kontakten und der vermehrten Zuwendung in der Gruppe:[19] Ihre Stimmung würde sich vorübergehend aufhellen[20], da die Teilnahme gegen Inaktivität und Vereinsamung helfe. Im Übrigen seien soziale Aktivitäten oder psychodynamisch ausgerichtete Gruppen wirksamer.[21]

Das 24-Stunden-ROT taugt, wenn überhaupt, dann für die frühen Krankheitsstadien[22] und für die Menschen, die selber wenigstens in einigen, konkreten Situationen darum bitten, in unsere Realität und Gegenwart zurückgeholt zu werden.[23] Auch in diesem Falle müssten Korrekturen jedoch taktvoll und sanft erfolgen[24], d.h. ohne auf den Fehlern der Betroffenen herumzureiten.[25] Am besten sollten orientierende Informationen daher wie absichtslos in normale Gespräche einfließen und weder aufgesetzt noch lehrerhaft herüberkommen.[26] Setze man ROT auf diese Weise ein, könne es den Erkrankten helfen,

- sich aktiv mit der Gegenwart auseinanderzusetzen[27],
- ihre Lebensqualität zu erhalten bzw. wiederherzustellen[28],
- sich ernst und wichtig genommen und noch nicht abgeschrieben zu fühlen[29],
- und sich angemessen zu verhalten und länger bzw. besser kognitiv zu „funktionieren".[30]

Überdies sei eine Realitätsorientierung dann angebracht, wenn schlechte, unverarbeitete Erinnerungen an die Eltern hochkämen.[31]

Das große Problem mit dem ROT ist, dass das Konfrontieren und Korrigieren spätestens ab dem mittleren Krankheitsstadium keine Erfolgsaussicht mehr hat[32], da es ja nur die kognitive, nicht mehr gut funktionierende linke Hirnhälfte anspricht[33], und auch im Fall von Halluzinationen und Wahnvorstellungen den Empfehlungen einiger Experten zum Trotz[34] nicht weiterhilft.[35]

In emotionaler Hinsicht belastet ROT die demenzkranken Menschen ganz erheblich, wenn man es pauschal und unmodifiziert anwendet. Es:

- ignoriert individuelle Bedürfnisse[36],
- vermindert die Zufriedenheit[37],
- steigert Stress und Überforderung[38],
- verstärkt die Unsicherheit und Desorientierung der Betroffenen[39],
- bewirkt Scham[40], Depressionen, Aggressionen und Apathie[41],
- produziert negative Gefühle[42]: Es regt die Betroffenen auf; es bekümmert und frustriert sie[43], es macht ihnen Angst[44] und es schädigt ihr Selbstwertgefühl.[45]
- kann im Extremfall zu Versagensängsten[46] und Panikreaktionen führen.[47]

Besonders dramatisch wirke sich immer wieder die beruhigend gemeinte Mitteilung aus, die schmerzlich vermisste Mutter sei doch schon lange tot: Das führe zu Verwirrung, Aufregung und Verzweiflung.[48]

Die negativen Folgen von realitätsorientierenden Bemühungen zeigen sich eindrücklich im folgenden Beispiel, das ausnahmsweise nicht aus meinen eigenen Gesprächsaufnahmen, sondern aus dem Dokumentarfilm „Der Tag, der in der Handtasche verschwand“ von Marion Kainz stammt. Die Regisseurin (R) hat die demenziell erkrankte, aber ungewöhnlich eloquente Frau Mauerhoff über viele Monate im Altenheim mit der Kamera begleitet. Die alte Dame (B) reagiert hier aufgewühlt, verständnis- und fassungslos auf die Orientierungsbemühungen ihrer jeweiligen Gesprächspartner:

Beispiel 94

01 B:	Ich bin ganz außer mir. *2* Guten Tag. Mit wem/
02 R:	Guten Tag.
03 B:	Mit wem hab ich das Vergnügen. *
04 R:	Ich bin's, die Marion.
05 B:	Marion. Weißte was liegt da vor? * ATMET SCHWER
06 R:	Ja.
07	Wo denn?
08 B:	Hier. * Bei mir. Und die/ eben die Umgebung.
	ATMET 2 SEK SCHWER
09 R:	Sie sind hier im Fliedner-Heim. *
10	Das'n Alten- und Pflegeheim hier.
11 B:	Alten- und Pflegeheim. ATMET 7 SEK SCHWER, AUFGEREGT
12	Also * das wär/ dass sie mir davon nichts gesagt haben. *2*
13 R:	Das ham Sie bestimmt im Augenblick grad vergessen. *
14	Weil Sie aufgeregt sind. *6*
15 B:	Ich weiß nich was ich machen soll. *
16	Ich/ ich werde einfach vor * vollendete Tatsachen gestellt
17	Und soll damit zufrieden sein?
18	Kann ich nich damit zufrieden sein.
19	Ich hab doch an sich all meine Pflichten erfüllt die notwendig
20	waren. *2*
21 R:	Ham Sie auch. *
22 B:	Ja und?
23 R:	Ihnen möchte keiner was Böses damit. **
24 B:	Ja und nun? Was geschieht jetzt? *
25 R:	Sie können hier wohnen bleiben. *2*
26 B:	Wohnen #bleiben?# SEHR AKZENTUIERT UND DEUTLICH **
27	Was heißt das? **
28 R:	Sie sind schon ne Zeit hier. **

29 B: Eine Zeit und keiner hat mir was gesagt? * 2*
30 Wie is so was möglich nur?
...
AUF DEM WEG VON FRAU M.s ALTER WOHNUNG ZUM HEIM
31 B: Weshalb/ Weshalb fahren wir jetz weg?
32 P: Wir fahren nach Hause Frau M.
33 B: Nach Hause? Wo nach Hause?
34 P: Da wo Sie jetz wohnen.
35 B: Wo ich jetz wohne?
36 P: In Meiderich. *
37 B: Ich wohn doch nich in Meiderich.
38 P: Christophoruswerk, Peter Kuhn Haus. *
39 B: Nein. Da wohn ich doch nich.
40 P: Dohoch, da wohnen Sie. Da ham Sie en Zimmer sogar. * 4*
41B: Nee. Ich wohn doch da nich. .. ..
42 Machen Sie keine Witze mit mir.
43 P: Wo wohnen Sie denn? *
44 B: Ich wohn doch hier. *
45 P: Sie haben hier gewohnt.
46 Wir ham ja grad extra nochma geschaut. *
47 Sie sind ja verzogen * vor ner Weile.
48 Sie sind ja nach Meiderich gezogen. *
49 B: Nach Meiderich bin ich gezogen?
50 P: Jaha? **
51 B: Das weiß ich aber nicht. *
52 P: Vielleicht können Sie sich grade jetzt nicht dran erinnern.

Was auch immer man zu ihr sagt – Frau Mauerhoff:

- kann den orientierenden Erklärungen ihrer Umwelt nicht glauben (Z. 12, 39, 41/42, 51),
- ist empört, dass man einfach über sie entschieden hat: Schließlich kann sie sich weder an den Umzug noch ein Gespräch darüber erinnern (Z. 16–20),
- erklärt sich ihre Situation als Bestrafung für ein Fehlverhalten, an das sie sich nicht erinnern kann (Z. 19/20),
- fühlt sich veräppelt (Z. 42) und
- zweifelt an ihrem Verstand.

8.1.4 Bewertung

Positive Aspekte

Historisch betrachtet muss man dem ROT hoch anrechnen, dass es trotz aller heute sichtbaren Schwächen erstmals das Personsein der Betroffenen erkannt und betont hat.[49] ROT war der erste Ansatz, der auf der Überzeugung basierte, dass demenzkranke Menschen therapierbar sind, und dass es lohnenswert ist, zu versuchen, sie in eine normale(re) Lebensweise zurückzuführen.[50] Überdies wurde Pflegenden mit dem ROT erstmals eine verantwortliche, aktive und über das Satt- und Saubersein hinausgehende Rolle für die Lebensqualität der Pflegebedürftigen zugewiesen.[51]

Negative Aspekte

Heutzutage sprechen sich die meisten AutorInnen gegen das ROT aus[52], u.a. weil:

- ein rein kognitiver Ansatz Menschen mit kognitiven Defiziten einfach nicht gerecht werden kann[53],
- die theoretischen Grundlagen nicht einwandfrei sind[54],
- ein stur und unmodifiziert durchgeführtes ROT unethisch ist im Hinblick auf die Achtung, die moralische Solidarität und das In-Beziehung-Treten mit den Betroffenen[55],
- es demenzkranken Menschen tatsächlich eher schadet, wenn es in nicht individualisierter, nicht an ihren Bedürfnissen ausgerichteter Art und Weise angewandt wird[56],
- es von unmotivierten, schlecht ausgebildeten und ausgebrannten Pflegepersonen herablassend, entwertend und kränkend verwendet werden kann[57],
- und es in vielen Fällen, wie in **Abschnitt 8.1.3** beschrieben, eher das Gegenteil von dem erreicht, was eigentlich sein Ziel ist: Es verwirrt Menschen mit Demenz mehr, als dass es sie orientiert.

Demzufolge wird statt inhaltlicher Auseinandersetzungen und dem ständigen Korrigieren empfohlen, beruhigende Beziehungsbotschaften zu übermitteln[58] und die emotionale Seite der Betroffenen mit Erinnerungsarbeit anzusprechen.[59] Man solle validierend arbeiten[60] und die Energie lieber in das Finden einer gemeinsamen Realität investieren.[61] Für agitierte und aggressive Menschen mit Demenz sei ferner das Angebot von Musiktherapie geeigneter.[62]

8.2 Validation nach Naomi Feil

In diesem Abschnitt geht es um die Inhalte (**Abschnitt 8.2.1**), das methodische Vorgehen (**Abschnitt 8.2.2**), die behaupteten wie die beobachteten Auswirkungen (**Abschnitt 8.2.3**) und die sich daraus ergebende Bewertung der Validation nach Feil (**Abschnitt 8.2.4**).

8.2.1 Die Inhalte

Das Konzept der Validation ist in den 1960er-Jahren von Naomi Feil in den USA speziell für sehr alte, desorientierte Menschen entwickelt worden. Feils Absicht war es, das kognitiv orientierte ROT angesichts der frustrierenden Erfahrungen in der Praxis durch einen psychologischen bzw. psychotherapeutisch und emotional ausgerichteten Ansatz zu ersetzen. Validieren bedeutet, die ver-rückte Welt verwirrter Menschen vorurteilsfrei wahr- und ernst zu nehmen. Laut Feil ist Validation „eine Kommunikationsform und Therapie".[63] Entsprechend definiert sie sie als:

- Entwicklungstheorie für desorientierte Menschen,
- Methode, ihr Verhalten einzuschätzen, und als
- Technik zur Wiedererlangung ihrer Würde.

Wie das ROT kann und soll Validation sowohl in (kurzen) Einzelbegegnungen als auch in Gruppen angeboten werden.[64]

Die Validation ist vorwiegend bewohnerorientiert. Anders als das ROT versteht sie sich jedoch als win-win-Methode, d.h. als ein Ansatz, von dem nicht nur Menschen mit Demenz, sondern auch Betreuer und Pflegende profitieren können.

Feil verfolgt neben physischen und sozialen **Zielen** vorrangig psychische bzw. psychotherapeutische. In psychischer Hinsicht soll die Validation den Betroffenen nämlich helfen,

- das gelebte Leben zu rechtfertigen,
- unausgetragene Konflikte aus der Vergangenheit zu lösen,
- ihr Selbstwertgefühl wiederherzustellen,
- Stress und Angst zu reduzieren
- und dadurch die Notwendigkeit für Psychopharmaka und Fixierung zu verringern.

In physischer Hinsicht möchte Feil mittels der Validation Gehvermögen und körperliches Wohlbefinden steigern. In sozialer Hinsicht soll die Validation die verbale und nonverbale Kommunikation verbessern. Letztlich hat sie einen hohen therapeutischen Anspruch: Sie behauptet, man könne die Demenz aufhalten und den Rückzugs ins „Vegetieren" verhindern, wenn man die Betroffenen nur gut genug validiere.

Die wesentlichen **Prinzipien** der Validation sind (ganz wie beim ROT!) Empathie, Wärme, Achtung und Respekt. Außerdem gelte es, die Biografie von Personen mit Demenz zu kennen, sich in sie einzufühlen und ihre Ziele verstehen zu lernen.

Handlungsleitend sind bei Feil die folgenden Hypothesen:

- Menschen mit Demenz werden vorwiegend von nicht bewältigten Konflikten aus der Vergangenheit umgetrieben.[65]
- Ihr verbales und nonverbales Verhalten (wie z. B. stereotype Körperbewegungen, Wortschöpfungen, Symbole) geht auf unkontrollierte, unbewältigte Gefühle zurück.
- Das Schwelgen in der Vergangenheit bzw. der Rückzug in die Vergangenheit werden als überlebenswichtige Selbststimulierungen verstanden, die dazu dienen, die schmerzvolle Gegenwart, die Einsamkeit und das Nichtgebrauchtwerden zu bewältigen.[66]

8.2.2 Die Methode

Um validieren zu können, braucht man laut Feil (vor allem für die Anwendung der Validation in Gruppen) eine entsprechende Ausbildung. Darüber hinaus benötigt man die Bereitschaft, den Betroffenen in ihre Welt zu folgen und sie so zu nehmen, wie sie jetzt sind.[67] Dazu gehöre, ihnen jederzeit gut zuzuhören, ihre Gefühle zu respektieren und darauf einzugehen, ohne sie zu analysieren.

Validation basiert in verbaler Hinsicht einerseits auf dem Spiegeln dessen, was die Betroffenen zu uns sagen: Validationsanwender sollen die immer wieder gebrauchten Schlüsselwörter der BewohnerInnen wiederholen und deren Äußerungen umformulieren.[68] Andererseits arbeitet die Validation intensiv mit Fragen, insbesondere den so genannten W-Fragen (wer, wie, wo, was, wann; nicht jedoch warum; vgl. S. 262, Beispiel 89 in **Abschnitt 7.1.2**). Es gelte, dabei Polaritäten zu verwenden („Gibt es Nächte, in denen der böse Hund nicht zu Ihnen ins Zimmer schleicht?") und nach Extremen zu fragen („Ist dies die schlechteste Tomatensuppe, die Sie je gegessen haben?"). Es wird ausdrücklich darauf hingewiesen, dass das durch diese Fragen kommunizierte Interesse echt, also nicht geheuchelt sein sollte.[69]

Feil berücksichtigt explizit auch das Nonverbale: Validationsanwender sollen ab dem mittleren Stadium Berührungen und Körpersprache gezielt einsetzen. Wichtig seien beispielsweise ein Blickkontakt auf gleicher Augenhöhe und ein angenehmer Stimmklang. Auch das Spiegeln von Bewegungsmustern, Stimmlage und Sprechgeschwindigkeit sei hilfreich. Überdies sollen die Anwender das vom Bewohner bevorzugte Sinnesorgan ansprechen, indem sie je nachdem visuell, auditiv, oder kinästhetisch ausgerichtete Begriffe verwenden.

Für die Validation gilt schließlich dasselbe wie für das ROT: Die Anwender sollen zwar in diesem Fall in die Welt der Betroffenen mitgehen, dabei aber inkonsequenterweise dennoch immer ehrlich sein.[70]

Ein Ausschnitt aus dem von Feil (F) veröffentlichten Lehrvideo „Was ist Validation?"[71] veranschaulicht ihre Herangehenweise. Sie spricht eine auf dem Flur herumirrende Frau an, die nach Hause zu ihrer Mutter möchte. Es zeigt sich, dass sie selber auch nicht immer hundertprozentig ehrlich ist – ihre Äußerungen in den Zeilen 06 und 08 lassen nämlich durchaus den Eindruck entstehen, als spiele sie zumindest mit (und bestätige so den Wunsch oder Glauben der Erkrankten, ihre Mutter sei noch am Leben):

Beispiel 95

01 F: Wollten Sie früher schon mal nach Hause gehen?
02 B: Ich will schon lange nach Hause gehen!
03 F: Und wen möchten Sie dort treffen?
04 B: Niemanden. Ich würde nämlich in die Nachbarschaft gehen
05 und meine Tochter treffen/meine Mutter.
06 F: **Wartet Ihre Mutter auf Sie?**
07 B: Sie weiß, dass ich irgendwo hier draußen bin.
08 F: **Und Sie sorgt sich um Sie!**
09 B: Ja, ich glaube schon. Sie macht sich immer große Sorgen!

8.2.3 Die Auswirkungen von Validation

Feil behauptet, dass sie alle selbst gesteckten Ziele mit ihrer Methode erreicht.[72] Validation führe:

- zur Lösung unbewältigter Lebensaufgaben,
- zur Abnahme störender Verhaltensweisen wie Schreien, Laufen, Schlagen, Aggressionen,
- zu weniger Angst,
- zu mehr Selbstwertgefühl,
- zu einer besseren Realitätswahrnehmung,
- zu gesteigertem verbalem und nonverbalem Ausdrucksvermögen
- und zur Rückkehr von Humor.

Leider mangelt es nach wie vor an Belegen und unvoreingenommenen, validen empirischen Untersuchungen.[73] Auch konnten in einer Interventionsstudie weder statistisch signifikante, noch klinisch relevante Effekte validierenden Arbeitens beobachtet werden.[74] Viele ExpertInnen aus der Pflegepraxis sind jedoch aufgrund eigener Beobachtungen davon überzeugt, dass die praktische Anwendung der Validation (im Gegensatz zu ihrem z.T. fragwürdigen theoretischen Fundament; vgl. **Abschnitt 8.2.4**) positive Auswirkungen auf Pflegende und Gepflegte habe.[75] So lehre die Validation ihre Anwender, besser zu kommunizieren[76], nämlich anderen zuzuhören, ohne zu urteilen.[77] Sie bewirke eine Steigerung der Sensibilität[78] und ermögliche ihnen darüber hinaus auch, sich besser in die Erkrankten und ihre Lebenswelt hineinzuversetzen[79] und ihr Verhalten besser zu verstehen.[80] Auch nehme das Gefühl von Sicherheit zu.[81] Dadurch können sowohl eine vertrauensvollere Atmosphäre, als auch bessere Beziehungen zueinander entstehen, was auch erhebliche Vorteile für die Pflegenden hat: Offenbar spart gelingende Validation zum einen Zeit, weil die Betroffenen während der Versorgung ruhiger bleiben. Zum anderen hilft sie, schwierige Situationen, bzw. herausfordendes Verhalten besser in den Griff zu bekommen[82] – was Pflegende deutlich entlastet.[83] Einer Interviewstudie zufolge profitieren Fachkräfte mit einer Ausbildung als ValidationsanwenderInnen auch insofern, als sie am Arbeitsplatz eine Art Expertenstatus zugebilligt bekommen. Dies führe zu einer Steigerung von Lebensqualität, Arbeitsmotivation und Selbstbewusstsein.[84]

Validation habe sich im mittleren bis fortgeschrittenen Krankheitsstadium für Personen mit Demenz als effektiv erwiesen[85], weil sie:

- körperlich belastbarer und kommunikativer mache[86],
- verwirrte Menschen ermutige und dadurch ihre intakten kognitiven Fähigkeiten stärke[87],
- den Betroffenen Trost[88] und Sicherheit[89] vermittle und sie beruhige[90],
- Selbstwertgefühl und Zufriedenheit fördere[91],

- demenzkranken Menschen das Gefühl gebe, akzeptiert zu sein[92],
- eine emotionale Wahrheit biete[93] und dadurch den emotionalen Stress erheblich reduziere.[94]

In einer schwedischen Langzeitstudie reagierten Menschen mit Demenz mit lebendigerem und aktiverem Verhalten auf Validation.[95]

Überdies bewirke die Validation nicht nur ein verbessertes Lebensgefühl[96], sondern verringere tatsächlich das Vorkommen von Depressionen[97], Agitation, Aggressionen und Reizbarkeit[98], und helfe dadurch auch den Einsatz von Psychopharmaka zu reduzieren.[99]

8.2.4 Bewertung

Positive Aspekte

Historisch gesehen verdanken wir der Validation einen großen Schritt nach vorne: Durch sie verbreitete sich die Erkenntnis, dass wir Menschen mit Demenz als Individuen behandeln müssen und nicht als hoffnungslos abstempeln dürfen: Wir sollten sie unbedingt ernst nehmen[100] und versuchen, auf emotionalem statt auf rationalem Wege Brücken in ihre Welt zu bauen.[101]

Vorbildlich an Naomi Feils Ansatz ist auch, dass darin erstmalig und explizit auch die nonverbale Kommunikation berücksichtigt wird.

Angesichts der praktischen Erfolge (vor allem im Vergleich zum ROT)[102] gilt die Validation bis heute vielen Fachleuten auf der ganzen Welt als Mittel der Wahl[103]: Validation sei eine gute Kommunikationsmethode[104] und ein guter Ansatz zum Eingehen auf die Realität der Betroffenen[105]: Sie schaffe Vertrauen und bringe Empathie zum Ausdruck.[106]

Negative Aspekte

Validation taugt weder für alle Pflegenden, noch für alle Menschen mit Demenz.[107]

In praktischer Hinsicht wird bemängelt, dass der Ansatz nicht leicht umzusetzen sei[108], jahrelang trainiert und geübt werden müsse[109] und durchaus auch Gefahren berge[110], etwa indem er zu nachhaltigem Missbehagen führen könne, wenn er falsch oder ungeschickt eingesetzt werde.[111] Besser als eine Akzeptanz von oben herab sei ein Dialog zur Findung einer gemeinsamen Wahrheit.[112]

Manche schmähen ihn sogar als reines Selbstmarketing der Erfinderin ohne Neuigkeitswert.[113]

Vor allem der theoretische Rahmen der Validation wird als schwach[114], inkohärent und nicht überzeugend[115] kritisiert. Feils Ansatz wird sowohl die Wissenschaftlichkeit, als auch die Überprüfbarkeit abgesprochen.[116] Zudem seien manche Begriffe unpräzise[117], andere (wie z. B. der Begriff „Vegetieren") wegen unglücklicher, negativer Assoziationen abzulehnen.[118] Überdies würden nicht alle Quellen der aus anderen Ansätzen entliehenen bzw. abgekupferten Elemente angegeben.[119]

Im Detail werden die folgenden Aspekte kritisiert: Erstens sei die rein psychodynamische Deutung des verbalen und nonverbalen Verhaltens von Menschen mit Demenz als einseitig, schematisch und widersprüchlich abzulehnen.[120] Nicht schlüssig sei vor allem, dass Feil einerseits einen individualisierten und nichtanalytischen Umgang mit den Gefühlen der Betroffenen fordere. Andererseits bringe sie aber zahllose pauschale, teils undurchschaubar und willkürlich anmutende, und teils unzulässig vereinfachende, der Tiefenpsychologie und dem Neuro-Linguistischen Programmieren entlehnte Deutungsmuster von Verhaltensweisen und äußerem Erscheinungsbild der Betroffenen ins Spiel und lasse dabei kulturelle und soziale Unterschiede weitgehend außer Acht.[121] Zudem: Wenn man das Benehmen der Personen nur auf frühere Konflikte beziehe, bestehe die Gefahr, mögliche Probleme im Hier und Jetzt zu übersehen.[122]

Zweitens könne das Absprechen jeglicher kognitiver Fähigkeiten und die damit potenziell einhergehende geistige Unterforderung Apathie und Depressionen Vorschub leisten und den Betroffenen damit letztlich massiv schaden.[123]

Drittens leugne und verharmlose die Methode akute Krisen: Halluzinationen, Wahn und das Zurückversetztsein in die Vergangenheit seien keine bewussten, willkürlichen Rückzüge aus der Realität.[124] Auch sei Feils psychogenetisches Erklärungsmodell unhaltbar: eine Demenz sei eine hirnorganische Krankheit, nicht das Resultat verdrängter Konflikte oder unerledigter Lebensaufgaben.[125]

Viertens sei die Auswahl ihrer Zielgruppe, also der Menschen, die man validieren könne, nicht transparent, bzw. nicht nachvollziehbar. [126]

Fünftens sei vor allem der therapeutische Anspruch, die Aufarbeitung versäumter Entwicklungsschritte anstoßen zu können, abzulehnen.[127] Überdies findet sich in Feils Büchern ein Widerspruch: Einerseits deutet sie an, dass unbewältigte Lebensaufgaben nie ganz gelöst werden; andererseits aber sei das Lösen unbewältigter Lebensaufgaben nicht nur Ziel, sondern auch Ergebnis der Validation.[128] Gefährlich ist auch die Überzeugung, Validation könne das

Vegetieren verhindern[129]: Mit der unterschwelligen Botschaft, richtig gute und aufopferungsvolle Validation könne das Fortschreiten der Krankheit aufhalten (was effektiv nicht möglich ist), arbeitet sie dem Helfersyndrom und dem Ausbrennen von Pflegenden zu.

Sechstens sei es problematisch, dass Naomie Feil und ihre Anhänger keinen anderen Ansatz außer der Validation für den Umgang mit demenzkranken Menschen gelten lassen.[130]

Aus rein linguistischer Sicht ist schließlich zu kritisieren, dass die Feil'sche Fragemethode darauf setzt, dass Menschen mit Demenz die ihnen gestellten Fragen verstehen, was aber oft nicht der Fall ist (vgl. **Abschnitt 1.2.1**).

8.3 Integrative Validation (IVA) nach Nicole Richard

In diesem Abschnitt werden die Inhalte (**Abschnitt 8.3.1**), das methodische Vorgehen (**Abschnitt 8.3.2**), die behaupteten und beobachtbaren Auswirkungen (**Abschnitt 8.3.3**) und die sich daraus ergebende Bewertung der Integrativen Validation (**Abschnitt 8.3.4**) dargestellt.

8.3.1 Die Inhalte

Richard hat Feils Methode in den 1990er-Jahren für den deutschen Sprachraum modifiziert und modernisiert.[131] Sie will andere Betreuungskonzepte wie beispielsweise Basale Stimulation oder Milieutherapie explizit nicht ersetzen, sondern integrieren, wobei die Biografiearbeit eine zentrale Stellung einnimmt.[132]

Richard definiert IVA zum einen als eine gefühlsbetonte, einfühlende Haltung zur Verwirrtheit, und zum anderen als eine pragmatische Umgangsweise oder Kommunikationsform. Entsprechend steht die Vermittlung von Kommunikationstechniken für einen akzeptierenden, nicht korrigierenden Umgang im Mittelpunkt ihres Ansatzes.[133]

Ein Grundgedanke der Validation nach Richard ist, dass (insbesondere) negative Gefühle „ausfließen" können, wenn wir sie stellvertretend für die Betroffenen aussprechen.[134]

IVA basiert auf der Überzeugung, dass Menschen mit Demenz nicht nur Probleme und Defizite haben, sondern auch noch mindestens zwei Ressourcen besitzen, nämlich Antriebe und Gefühle.[135] Diese gelte es zu erkennen und im Kontakt zu aktivieren.[136] Als Antriebe versteht Richard einerseits anerzogene

Normen und Werte wie beispielsweise Pflichtbewusstsein, Ordnungssinn, Genauigkeit, und andererseits charakterliche Qualitäten wie Fürsorge, Strenge, Treue, Charme, Organisationsvermögen, Risikobereitschaft etc.[137] Diese blieben bis in die weit fortgeschrittene Demenz erhalten.[138]

Auch ihr Konzept ist an BewohnerInnen und Pflegepersonen orientiert: Sie geht wie Feil davon aus, dass die Validation sowohl Demenz-Betroffenen wie Validationsanwendern etwas gibt.[139]

Im Unterschied zu Feil allerdings sieht sie nicht ausschließlich die sehr alten (und noch dazu in diverse Stadien unterteilten[140]) Menschen mit Demenz als ihre potenzielle Zielgruppe, sondern alle Kranken und auch deren Angehörige, unabhängig vom Lebensalter.[141] Einschränkend heißt es allerdings an späterer Stelle, für depressive und schizophrene Menschen sei IVA nicht geeignet.[142] Überdies gesteht sie zu, dass für Menschen im anfänglichen Krankheitsstadium in vielen Fällen Formen der Realitätsorientierung noch angemessener sein können als die auf emotionale Nähe bauende Validation.[143]

Anders als Feil geht sie weder von einem ursächlichen Zusammenhang zwischen ungelösten Problemen bzw. unerledigten Lebenaufgaben und dem Entstehen einer Demenz aus, noch möchte sie derartige Probleme mittels IVA bearbeiten oder gar lösen: Für sie ist Demenz schlicht und ergreifend eine hirnorganische Erkrankung.[144] Zudem hat sie sich von der zweifelhaften Überzeugung verabschiedet, mit Validation könne man die Betroffenen therapieren und die Krankheit aufhalten.[145] Entsprechend formuliert sie wesentlich bescheidenere **Ziele** als Feil. Die IVA soll:

- die Ich-Identität und das Gefühl von Zugehörigkeit unterstützen[146],
- die Handlungs- und Mitteilungsfähigkeit der Menschen mit Demenz verbessern und fördern,
- Vertrauen aufbauen sowie Ängste und Unsicherheiten abbauen,
- Pflegenden helfen, die Gefühle und das Verhalten von demenzkranken Menschen nachzuempfinden und besser zu verstehen,
- sowie herausfordernden Verhaltensweisen vorbeugen und direkte Interventionen in Krisensituationen ermöglichen.[147]

Bei der IVA geht es also schwerpunktmäßig um eine Verbesserung von Kommunikation und Kontakt. Dabei sollen die Begegnungen wie beim ROT und bei der Validation nach Feil auf den **Prinzipien** von Akzeptanz und Wertschätzung beruhen.[148] Überdies, und darin unterscheidet sie sich grundlegend von Feils Ansatz, sollen die Anwender sich als Begleiter, und nicht als Problemlöser sehen.

Handlungsleitend sind bei Richard die folgenden Überzeugungen:

- Die Gründe für den Rückzug liegen nicht nur in der Vergangenheit, sondern auch in der Gegenwart.[149]
- Durch das stellvertretende, aktive und ritualisierte Ansprechen von Gefühlen und Lebensthemen kann man das Person-Sein der Betroffenen unterstützen und ihnen für einen Moment Prestige, Status und Rollen zurückgeben.[150]
- Symbole und Schlüsselwörter sind elementare, für die Validation wichtige Bestandteile der Biografie.[151]

8.3.2 Die Methode

Einige Autoren beschreiben den IVA-Ansatz als methodische Vereinfachung der Feil'schen Validation.[152] So verzichtet Richard im Gegensatz zu Feil beispielsweise auf ein Stadienmodell: Methodik und Vorgehen seien unabhängig vom Schweregrad einer Demenz gleich.[153]

Grundvoraussetzung, um verwirrte Menschen angemessen validieren zu können, sei es, möglichst umfassende Kenntnisse über das Krankheitsbild der Demenz zu besitzen[154], die Betroffenen verstehen zu wollen[155], und bereit zu sein, ein Stück weit in ihre Welt mitzugehen.[156] Damit Validation gelingen kann, brauche man ferner eine suchende Haltung, Empathie, Echtheit, Flexibilität und Geduld.[157]

Validation, wie Richard sie versteht, soll in den Arbeitsalltag integrierbar sein und jederzeit nebenbei erfolgen können. Daher setzt sie ausschließlich auf Einzelkontakte und verzichtet auf jede Form der Gruppenarbeit.[158]

Richard reflektiert in ihren Veröffentlichungen vor allem die verbale Seite der Kommunikation. In ihren Kursen wird allerdings klar, für wie wesentlich sie auch den Einsatz der nonverbalen Kommunikation hält: Sie lehrt u. a. das Spiegeln der Körpersprache und den situativ angemessenen (also beispielsweise den Kontakt herstellenden oder tröstenden) Einsatz von Berührungen an Hand, Armen und Schultern[159], sowie auch den reflektierten Einsatz des Stimmklangs.[160]

Wie Feil geht sie davon aus, dass man in den Begegnungen mit demenzkranken Menschen neben einfacher Alltagssprache, Sprichwörtern und umgangssprachlichen Ausdrucksweisen von früher die von ihnen verwendeten Symbole und Schlüsselwörter nutzen sollte: Es gelte, die Äußerungen und Gefühle (wie auch die nonverbalen Signale) der Betroffenen zu wiederholen, zu spiegeln oder zu paraphrasieren.[161] Auch solle man es vermeiden, sie mit der Realität zu konfrontieren oder „falsche", symbolische Handlungen zu korrigieren.

Bei IVA wird nicht über Inhalte, sondern über die zugrunde liegenden Gefühle und Antriebe gesprochen, die als Ressourcen verstanden werden.[162] So würden IVA-Anwender gegenüber jemandem, der nach der verstorbenen Mutter fragt, je nach Person und aktueller Situation beispielsweise die Gefühle Sehnsucht und Angst sowie die Antriebe Sorge und Pflichtbewusstsein thematisieren und die Begegnung anschließend mit Sprichwörtern und Redensarten wie: „Zu Hause ist es am schönsten." oder: „Mutter ist die Beste." abrunden.

Anders als das eher dialogisch ausgerichtete Konzept von Feil arbeitet die IVA nicht oder wenigstens doch sehr viel weniger mit Fragen.[163] Richard selbst geht nämlich zu Recht davon aus, dass die verbalen Reaktionsmöglichkeiten bei fortgeschrittener Demenz sehr eingeschränkt sein können. Sie bezeichnet ihren Ansatz daher als eher monologisch ausgerichtet.[164] Statt Menschen mit Demenz nach ihrem Leben auszufragen, solle man besser bekannte Episoden aus dem Leben der Validierten nebenbei ins Gespräch einfließen lassen. Entsprechend setzt die IVA auf kurze ritualisierte Begegnungen, quasi im Vorbeigehen, in denen die Betroffenen immer wieder von den Validationsanwendern in ihrem Selbstbild, ihren Gefühlen und Antrieben bestätigt werden sollen.[165]

Auch behauptet Richard, dass IVA-Anwender das Verhalten der Betroffenen nicht (wenigstens nicht tiefenpsychologisch) interpretieren.[166] Das allerdings widerspricht ihrer Forderung, sich zu fragen, welches Gefühl, welcher Antrieb hinter den Äußerungen bzw. Verhaltensweisen der Validierten liegen mag, bevor man diese Gefühle erst individuell validiert und ihr Verhalten dann auf einer allgemeineren Ebene, z.B. durch Sprichwörter und Volksweisheiten bestätigt.

Wesentlich an der IVA sei es, die Gefühle der Betroffenen nicht wegnehmen oder korrigieren zu wollen, und sie nicht von ihren Wünschen und Zielen abzulenken.[167]

Auch die IVA fordert von den Anwendern, dass sie immer ehrlich sind und keine Notlügen verwenden.[168]

8.3.3 Die Auswirkungen von IVA

Selbstverständlich schreiben auch Richard und ihre SchülerInnen ihrer Methode eine Reihe von positiven Effekten zu. Durch IVA:

- könnten belastende Gefühle reduziert[169] und positive Gefühle verstärkt werden[170],

- erlebten die Validierten weniger Stress und Angst[171],
- erführen aber dafür mehr Vertrauen, Schutz, Sicherheit, Geborgenheit[172] und Wohlbefinden[173],
- fühlten sie sich verstanden und ernst genommen[174],
- bekämen Identität und Selbstwertgefühl vermittelt[175],
- würden seltener aggressiv[176],
- und erhielten mehr Freiraum zur Entfaltung.

Insgesamt bewirke die IVA, dass die Validierten wacher würden und verbal wie nonverbal häufiger Kontakte zu anderen Menschen aufnähmen.[177]

Der Effekt der IVA auf die Validationsanwender sei, dass sie einen besseren bzw. überhaupt einen Zugang zur Erlebniswelt demenzkranker Menschen bekämen und weniger häufig hilflos und frustriert seien.[178] Auch würden ihre Handlungen im Umgang mit den Betroffenen strukturierter, überdies erlebten sie eine Wertschätzung ihrer intuitiven Fähigkeiten.[179]

Ähnliche Effekte schreibt auch Stuhlmann dem Ansatz zu: IVA verbessere die Wahrnehmungs- und Beobachtungsfähigkeit der Anwender, und wirke sich positiv auf ihre Neugier und Motiviertheit aus.[180]

Bedauerlicherweise gibt es bislang nur zwei wissenschaftliche Studien, die mit Auswirkungen und Effektivität der IVA befasst sind. Einer Interviewstudie zufolge[181] bewerten sowohl Angehörige als auch Pflegende den Einsatz von IVA als positiv. Durch den Einsatz von IVA würden einerseits die validierten Menschen dazu in die Lage versetzt, besser mit Distress und negativen Gefühlen fertig zu werden[182]; andererseits würden die Validationsanwender in ihrem Bemühen um personenzentrierte Pflege unterstützt. Den Beobachtungen der Wissenschaftler wie auch den Äußerungen der befragten Validationstrainer und -anwender zufolge führe die IVA bei den validierten Personen im besten Fall

- zu Wohlbefinden und Freude,
- zu der Erfahrung von Vertrauen, Zugehörigkeit, und Bindung,
- zur Wahrnehmung der eigenen Identität,
- zu dem Gefühl, verstanden zu werden,
- zur Chance, von jemandem Trost zu erfahren,
- zu einem Abnehmen von Agitation und Aggressionen,
- sowie zu einem dadurch bedingten Rückgang der Notwendigkeit, Benzodiazepine und Neuroleptika einzusetzen.

Etwas weniger rosig als Nicole Richard schätzen die Befragten die IVA allerdings in zweierlei Hinsicht ein: Erstens seien die erwünschten Effekte oft nur von kurzer Dauer. Und zweitens widersprechen sie der Hypothese, durch IVA könne der Identitätsverlust von Menschen mit Demenz verlangsamt oder gar aufgehalten werden.[183]

Die von Richard postulierten positiven Auswirkungen auf die Validationsanwender hingegen werden durch diese Studie bestätigt: Der Einsatz von IVA erleichtere ihren Alltag. IVA führe

- zu einer Abnahme von psychischem Stress,
- zu weniger Widerstand während der Pflege und dadurch zu weniger Gewalt in der Pflege,
- zu verbesserter Kommunikation mit KollegInnen und Leitungskräften,
- und auch zu größerer Zufriedenheit mit der eigenen Arbeit.[184]

Bei einer zweiten Studie wurden Pflegepersonen in mehreren Heimen beobachtet und interviewt.[185] Untersucht wurde, ob, wie und mit welchem Effekt die Teilnehmenden personen- und emotionszentrierte Ansätze wie IVA und Basale Stimulation anwenden. In diesem Fall waren die Ergebnisse noch ernüchternder: Nicht einmal in den Häusern, die sich die Integrative Validation auf die Fahnen geschrieben haben und viele Mitarbeitende aus allen Berufsgruppen entsprechend geschult hatten, wurde die IVA regelmäßig und systematisch angewandt. Entsprechend war es unmöglich, festzustellen, ob der Einsatz von IVA sinnvoll oder hilfreich für die Prävention herausfordernder Verhaltensweisen ist, und welche Wirkungen und Nebenwirkungen sie hat. In Einzelfällen führte das Ansprechen von Antrieb, Gefühlen oder Schlüsselwörtern zu höherer Aufmerksamkeit, zu größerer Wachheit und Lächeln. Einige der Befragten gaben allerdings auch an, dass das Spiegeln negativer Gefühle manchmal das vorhandene Problem, bzw. die beobachtbaren herausfordernden Verhaltensweisen, verschlimmere statt verbessere. IVA funktioniere also auch nicht in jedem Fall. Zudem wurde das Problem benannt, dass intensive, validierende Beziehungsarbeit bei den Betroffenen zu hohe Erwartungen im Hinblick auf Nähe und Verfügbarkeit wecke, und somit zu einer Belastung bei den Validationsanwendern führen könne – was wiederum, so die beobachtenden Wissenschaftler, Rückzug, Distanzierung und Selbstschutzstrategien bei den Pflegenden auslöse.

8.3.4 Bewertung

Positive Aspekte

Gut ist, dass einerseits die Intuition und Lebenserfahrung der Betreuenden und andererseits auch andere Ansätze wie Milieutherapie, Biografiearbeit etc. explizit integriert werden, statt sich mühsam von ihnen abzugrenzen und die IVA als Nonplusultra darzustellen. Gut ist auch die Gegenwarts- statt der reinen Vergangenheitsorientierung. Positiv ist jedoch vor allem, dass Feils Ansatz auf ein realistisches Maß heruntergeschraubt und Pflegenden nicht länger weisgemacht wird, sie könnten die Betroffenen therapieren und die Krankheit zum Stillstand bringen.

Negative Aspekte

Erstens ist die Methode zu Lebzeiten von Nicole Richard leider zu unsystematisch (auch im Hinblick auf ihre Abgrenzung und Unterschiede zu Feils Ansatz) dargestellt worden.[186] Zudem halten manche sie für unwissenschaftlich und spekulativ.[187]

Zweitens erscheint einigen Autoren der Verzicht auf jegliche Berücksichtigung des Schweregrads der Demenz als problematisch.[188]

Drittens ist das Konzept der „Antriebe“ bzw. der als solche eingeordneten Phänomene inkohärent. Auch gibt es schwer aufzulösende innere Widersprüche: So fordere die IVA von den Anwendern einerseits Authentizität und Kongruenz, verlange ihnen aber andererseits gleichzeitig ab, die eigenen Emotionen streng zu kontrollieren und zu regulieren.[189]

Unklar bleibt viertens, warum man gar keine (!) Fragen stellen und nicht über Inhalte reden soll. Zudem kommt beides sowohl in den von der Autorin herangezogenen Beispielen als auch in der beobachtbaren Praxis durchaus vor: Die in einer Studie interviewten Validationstrainer und -anwender gaben an, den Einsatz von Fragen überhaupt, sowie deren Schwierigkeitsgrad von der noch vorhandenen Sprachfähigkeit der Menschen mit Demenz abhängig zu machen.[190] Ich meine: Fragend abzusichern, ob man Gefühle richtig wahrnimmt, ist doch wohl besser, als einfach zu behaupten, so oder so gehe es jemandem.

Dass man bei der IVA in der Realität durchaus Fragen stellt und über konkrete Inhalte (aber nicht immer über Gefühle) spricht, illustriert auch ein Ausschnitt aus einem Video, das einem gerontopsychiatrischen Lehrbuch beigefügt ist.[191] In dieser Szene versucht eine Validationstrainerin (VT), das Prinzip des

Ansatzes zu veranschaulichen. Nachdem sie sich eigentlich schon von der Bewohnerin verabschiedet hatte, greift sie das Gespräch wieder auf, indem sie nach deren an einer Kette um den Hals getragenen Rosenkranz fragt:

Beispiel 96

01 VT: **Ham Sie den Rosenkranz um Frau ..?**
02 B: Mhm, en Rosenkranz. Hab ich/ Den hab ich geschenkt gekriegt.
03 VT: Is das/
04 Aahh. Mhm! ** **Is der wichtig für Ihnen der Rosenkranz?**
05 B: Jaha.
06 VT: **Oder is er en Schmuck.**
07 B: Nee. Is wichtig für mich!
08 VT: Is wichtig für Sie.
09 B: Ja.
10 VT: **Ham Sie immer an Ihrem Glauben festgehalten in Ihrem**
11 Leben?
12 B: Bis jetzt ja!
13 VT: Bis jetzt ja. **Und da wird sich auch nichts dran ändern**
14 **so wie Sie das sagen, ne?**
15 B: Nee dat glaub ich auch nich. Das glaub ich auch nicht.
16 VT: **Der Glaube der gibt Ihnen viel Kraft, ne?**
17 B: Ja et war immer * dass man dann sagen muss ja *
18 man hat Rosenkranz, ne?
19 VT: Wir beten den Rosen/ * Rosenkranz.
20 B: Ja.
21 VT: Genau. *2* Das wird auch so gemacht, ne?
22 Den Rosenkranz zu beten.
23 B: Wird so/ Ja ja. Wird so gemacht und bleibt so.
24 VT: Und bleibt so. Genau. Das is bei uns auch so in der Eifel.
25 B: Ja?
26 VT: Ja. In Müllenbach, wenn jemand stirbt, * dann wird au/
27 B: Ja Müllenbach.
28 Ja Müllenbach da/ Wenn da der/ Der muss auch/ de t/ t/
29 VT: Da wird auch immer/ * Is viel los in Müllenbach.
30 B: Ja. *2*
31 VT: Da kommt man zusammen und betet dann zusammen, ne?
32 B: Ja auch. *2*

33 VT: Genau. *3* Frau .. ..
34 B: Ja. * Ich wünsche Ihnen alles Gute alles Liebe.
35 VT: Danke schön, Ihnen auch!
36 B: Sehen wir uns bei Gelegenheit mal wieder!
37 VT: Das/ Würd ich mich sehr sehr drüber freuen
38 wenn wir uns mal wiedersehen.
39 B: Ja.

Kritisch wird fünftens auch der Einsatz von Sprichwörtern gesehen: Es sei nicht ausgemacht, ob er den validierten Personen tatsächlich nutze, oder lediglich eine Zeit sparende Möglichkeit eröffne, ein Gespräch schnell zu beenden.[192] Einige gehen sogar polemisch überspitzt davon aus, dass es Menschen mit Demenz in emotionalen Ausnahmesituationen nicht helfe, gespiegelt zu werden und ein Sprichwort aufgesagt zu bekommen.[193]

Ähnlich wie bei Feil wird sechstens auch bei der IVA angeblich nicht analysiert und interpretiert. Ohne mir ein Bild von den Gefühlen meines Gegenübers zu machen, ohne seine Gemütslage anhand seiner Worte und seiner Körpersprache zu erfassen, ist es jedoch unmöglich, die Gefühle der Betroffenen zu verbalisieren – und das steht ja schließlich im Zentrum des integrativen Validationskonzeptes.

Siebtens ergab eine Untersuchung der Validations-Praxis in Heimen, dass es offenbar schwierig bis unmöglich ist, die anspruchsvolle Theorie in die vielschichtige Praxis umzusetzen[194]: So koste der Einsatz der IVA unter anderem viel Zeit. Sie fühle sich für manch einen auch dämlich, bzw. wie Schauspielerei an, und stelle insbesondere für introvertierte Menschen (beispielsweise was das Spiegeln extrovertierter Gefühle angeht) zuweilen eine Überforderung dar.

Ein weiterer kurzer Gesprächsausschnitt aus einem IVA-Lehrvideo zeigt schließlich, dass selbst Validationstrainer es nicht immer schaffen, bei der Wahrheit zu bleiben und niemals zu flunkern. In dieser Szene hat die Trainerin mit der Heimbewohnerin über ihr Geschick als Köchin und ihr schönes Zuhause gesprochen. Als diese sich dann unvermittelt danach erkundigt, wann sie denn dahin zurück könne (Z. 09), reagiert sie folgendermaßen:

Beispiel 97

01 VT: Ja das klingt ganz einfach, ne? Aber
02 B: Is viel Arbeit!
03 VT: Is viel Arbeit, ja. Das muss man einfach können, ne?
04 B: Ja.

05 VT: Da muss man en Händchen für haben! B NICKT *
06 Ja und das haben Sie eben, ne Frau .. .. ..?
07 B: Ja.
08 VT: Ja.
09 B: Komm ich denn bald wieder nach Hause, ne?
10 VT: **Bestimmt Frau .. .. .. In Ihre schöne Wohnung.**
11 **Da können Sie wieder wirken, ne?**
12 B: Naja.
13 Mmmmhmmm!
14 VT: Da ham Sie es ganz gemütlich!
15 B: Oh ja.
16 VT: Da ham Sie's alles schön gemacht, ne?
17 B: Mhm.
18 VT: Ja.
19: Ham Sie's gern gemütlich, ne?
20 B: Oh ja!
21 VT: Das glaub ich. * Dass Sie auch den Menschen verwöhnen können.
22 B: Ja ja.
23VT: Sind Sie ganz fürsorglich, ne?

8.4 „Notlügen“

In diesem letzten Unterkapitel zum schwierigen Umgang mit der Wahrheit geht es ebenfalls um die Inhalte (**Abschnitt 8.4.1**), das methodische Vorgehen (**Abschnitt 8.4.2**), die beobachtbaren Auswirkungen (**Abschnitt 8.4.3**) und die sich daraus ergebende Bewertung der in manchen Notlagen angewendeten Notlügen (**Abschnitt 8.4.4**).

8.4.1 Die Inhalte

Das Thema Notlügen lässt die wenigsten Pflegepraktiker und -theoretiker kalt. Dennoch gibt es auf dem internationalen bzw. englischsprachigen Markt nach wie vor nur eine vergleichende und zusammenfassende Darstellung einiger unterschiedlicher Meinungen.[195] In Deutschland existieren lediglich einzelne Buchkapitel und Zeitschriftenbeiträge, in denen in der Regel höchst kontroverse Positionen vertreten werden.

Demgemäß gibt es bislang auch keine einheitliche Terminologie: Es stehen viele unterschiedliche und vermutlich nicht ganz deckungsgleiche Begriffe nebeneinander.

Viele Menschen tun sich bereits mit dem Wort Notlüge schwer. Wer prinzipiell etwas gegen Unehrlichkeit hat, spricht ausschließlich von Lügen.[196] Wer im speziellen Fall des Umgangs mit demenziell erkrankten Menschen das Ablehnen von Lügen relativiert und andere, nämlich personen-, situations- und krankheitsspezifische Maßstäbe anlegt, neigt eher zu positiveren, bzw. beschönigenden Ausdrucksweisen.[197]

Im englischen Sprachraum spricht man dann z. B. lieber von
- „therapeutischem Flunkern" (therapeutic fibbing/lies)[198],
- „Notlügen" (little white lies)[199],
- „Tricks"[200],
- „gesichtswahrenden Täuschungen" (deception)[201],
- „es mit der Wahrheit nicht so genau nehmen"[202],
- „jemandem nach dem Mund reden"[203], oder
- „Mitspielen" (going along)[204].

Auch im Deutschen ist die Rede von „Mitmachen"[205], „Mitspielen"[206] und „Mitgehen".[207] Ich selber bleibe aus zwei Gründen bei dem von manchen Menschen als provokativ empfundenen Wort Notlüge: erstens, weil es ein wichtiges Motiv für den unehrlichen Umgang mit den Betroffenen beinhaltet. Laut Wahrig Deutsches Wörterbuch ist eine Notlüge nämlich „eine Lüge aus Höflichkeit, um den anderen nicht zu kränken"; auch im Duden gilt als Beweggrund für eine Notlüge, dass man jemanden schonen, oder Schlimmeres vermeiden möchte. Und zweitens bevorzuge ich den Begriff Notlüge, weil er die Not in den Vordergrund stellt, in der alle Beteiligten sich befinden.

Es gibt zum Thema Notlügen kein Ehrfurcht gebietendes Theoriegebäude, das sich auf wichtige philosophische, psychologische oder pflegewissenschaftliche Denker stützt oder gar behauptet, die einzig richtige Lösung zum Umgang mit demenzkranken Menschen anzubieten. Das Konzept ist sogar nicht einmal am Schreibtisch erdacht worden. Es hat sich gewissermaßen nebenbei, bei der Bewältigung des schwierigen Pflegealltags ergeben: „Täuschungsmanöver kommen allmählich und pragmatisch auf und entwickeln sich entsprechend. Das geschieht nicht geplant oder systematisch, sonden aus der Not heraus, um mit einer gegebenen Situation fertig zu werden."[208]

Dieser Ansatz ist demnach ein rein intuitiver: Gar nicht wenige Pflegepersonen wenden ihn (allerdings fast immer mit einem schlechten Gewissen) an, wenn sie in schwierigen Situationen stecken, in denen weder Ablenkung, noch Realitätsorientierung oder Validation helfen, etwa wenn eine Bewohnerin immer wieder nach ihrer längst verstorbenen Mutter fragt, oder wenn der ehemalige Bauer sich frühmorgens auf den Weg zum Stall machen will, um seine Kühe zu melken.

Ich verstehe Notlügen als konsequentes Eintauchen in die subjektive Welt der Betroffenen[209], um sie da abzuholen, wo sie gerade sind, und damit eigentlich als naheliegende Weiterführung validierender Ansätze.[210]

Was ist nun in diesem Buch mit dem Begriff Notlügen konkret gemeint? *Notlügen sind ein Notbehelf in Notlagen.* Dabei liegt der Akzent, wie schon weiter oben angedeutet, auf der „Not", nicht auf dem „Lügen". Streng genommen bedeutet das also, dass man einem schwer demenziell (und vor allem zeitlich desorientierten) Erkrankten, der noch verbal kommunizieren kann, ganz in seine Welt folgt und versucht, ihm dort zu begegnen, ohne ihn wieder in unsere Realität zerren zu wollen. Eine Notlüge zu verwenden heißt letztlich, die jetzt und hier geäußerten Erfahrungen, Gefühle, Bedürfnisse und Denkweisen von Menschen mit Demenz ernst zu nehmen und respekt- und würdevolle Wege zu beschreiten, um emotional angemessen auf sie zu reagieren. Es bedeutet nötigenfalls auch, die eigenen Vorstellungen von „richtig" und „falsch" je nach Situation zurückzustellen.[211]

Welche Arten von Notlügen gibt es nun, und in welchen Ausnahmesituationen werden sie verwendet?[212]

Irrtümer

Zu Notlügen greift man, wenn die Betroffenen Fehler machen (also etwas nicht mehr können, oder nicht richtig gemacht haben), wenn sie Erlebtes falsch einordnen, oder wenn sie beispielsweise Dinge behaupten, die nicht stimmen. Ihr Ziel ist, ihnen in solchen Situationen einen Gesichtsverlust und Verzweiflung zu ersparen.[213] Zugleich sollen sie ihr Selbstwertgefühl stärken. Ein sehr gutes Beispiel für eine würdevolle Notlüge dieser Art findet sich bei Bell und Troxel[214]: Ein Bewohner hatte versucht, sich selber zu rasieren. Der Erfolg ließ allerdings zu wünschen übrig: Das Diktiergerät, das er als „Rasierapparat" verwendete, konnte die Bartstoppeln selbstverständlich nicht beseitigen. Eine Pflegende, der er dies frustriert mitteilte, reagierte blitzschnell und umsichtig. Sie sagte zu ihm, ohne ihn zu beschämen oder über sein Missgeschick zu lachen: „Kein Wunder, das ist ja auch ein kaputtes altes Gerät. Ich hole Ihnen mal einen neuen Rasierer mit scharfen Klingen!" Respektvoll ist auch die von Becker beschriebene Reaktion einer Pflegenden: Zu der Bewohnerin, die ihr freudestrahlend (aber unzutreffenderweise) verkündete, sie habe ihre Jacke repariert, sagte sie: „Prima, danke, ich hole sie mir nachher ab."[215] Manche Heimbewohner können sich nicht erklären und nicht verstehen, warum sie in einer Einrichtung mit lauter alten Leuten zusammenleben sollen. Zuweilen belässt man sie in ihrem (zumeist auf persönlichen Erlebnissen in der Vergangenheit beruhenden, und für sie meist tröstlichen) Glauben, sie befänden sich in einem Kur- oder Erholungsheim, in einem Ferienlager oder Internat, oder in einer Übergangslösung, weil ihre Wohnung renoviert wird.[216]

Verkennen Pflegender

Eine Notlüge ist auch das Mitspielen, wenn man für eine andere Person gehalten wird: Wenn einen beispielsweise jemand systematisch und immer wieder als Freundin, Tochter oder Nachbarin verkennt, spielt man diese Rolle mit, so lange man das Gefühl hat, dass der demenzkranke Mensch ein gutes Verhältnis zu dieser Person hat(te) und ihm der (vermeintliche) Kontakt zu ihr gut tut, d.h. er sich einerseits offensichtlich freut, wenn er einen sieht[217] – und andererseits irritiert, ungläubig und aufgeregt auf Versuche reagiert, den Irrtum aufzuklären.[218]

Wunsch nach Autonomie

Menschen mit Demenz wollen, wie alle anderen auch, so lange wie möglich ein autonomes, selbstständiges Leben führen. Dazu gehört für die meisten, selber Geld zu haben, selber einkaufen zu gehen und für Dienstleistungen zu bezahlen. Viele von ihnen können aber aufgrund des verlorenen Sinns für Zahlen nicht mehr angemessen mit Geld umgehen. Um Taschengeld betteln zu müssen ärgert sie, und das Gefühl, nicht bezahlen zu können, macht ihnen erheblichen Stress. So manche Notlüge verfolgt daher die Absicht, ihnen in dieser Situation Sicherheit zu geben und ihnen wenigstens die Illusion von Autonomie zu bieten.[219] Wenn jemand also unbedingt einkaufen oder den Friseur bezahlen möchte, besteht die Notlüge darin, dieser Person das Einkaufen nicht zu verbieten, sondern ihr in Absprache mit den jeweiligen Läden oder Dienstleistern beispielsweise ungültig gestempelte Schecks auszuhändigen[220], oder sie mit alten DM-Münzen „bezahlen“ zu lassen.[221] In einem ländlichen Heim bestand eine Bewohnerin darauf, jeden Tag eine Flasche Shampoo zu erstehen. Statt ihr dies als unsinnig zu verbieten, ließ man sie gewähren – und tauschte Ware und Geld hinter ihrem Rücken wieder zurück.

Menschen, die das Essen und Trinken verweigern, weil sie Angst haben, dass sie es nicht bezahlen können,

- gibt man „Essensmarken“ aus[222],
- versichert man, dass es heute nichts koste,
- oder macht ihnen glaubhaft, dass sie von der Regierung oder einem Familienmitglied eingeladen seien, weil sie ihr Leben lang hart gearbeitet haben.[223]

Im folgenden Beispiel lehnt ein Bewohner die angebotenen Getränke ab, weil er Angst hat, sie nicht bezahlen zu können. Die Pflegenden zerstreuen diese Sorge, indem sie ihm glaubhaft versichern, einer von ihnen schmeiße zur Feier seines runden Geburtstags sozusagen eine Lokalrunde:

Beispiel 98

01 P2: Herr D., en Schluck zu trinken, * en Bierchen?
02 P1: Ich wollt’ doch eins ausgeben, en Bier.
03 B: >Äh< ja.
04 P2: **Der Paul gibt einen aus!** * Möchten S/
05 B: Darf aber/ nich zu teuer werden, hm?
06 P2: Nein, das hat der schon bezahlt!
07 Der gibt doch einen aus der Paul.
08 B: Ach so! *
09 P2: Ja?
10 B: Ja dann kann ich ja mal das probieren.
11 P2: Ja. Ich hole eins, ja? *
12 P1: Herr D. ich habe/
13 ich habe dies Jahr einen runden Geburtstag.
14 Und da wir nich alle zusammen feiern können,
15 da geb ich immer schon mal einen vorher aus. *
16 B: Das is zwar nich nötig...
17 P1: Joa, mach ich gerne!
18 B: Ja?

Pflichterfüllung[224]

Viele Betroffene halten sich für jung, leistungsfähig und gesund. Sie sind bestrebt, die in früheren Jahren im Berufs- und Familienleben angefallenen Pflichten nach wie vor gewissenhaft zu erfüllen: Sie möchten sich um die noch kleinen Kinder, oder um die Haustiere kümmern und werden panisch und ärgerlich, wenn man sie nicht in die Schule oder zur Arbeit gehen lässt. Um sie in ihrem Selbstbild als zuverlässige und kompetente Erwachsene zu bestätigen und um sie zu beruhigen, bzw. ihre Unruhe zu lindern, werden dann hin und wieder Notlügen verwendet: So versprechen Pflegepersonen, gewisse Pflichten des Erkrankten zu übernehmen, etwa die Katze oder die Hühner zu füttern, den Hund Gassi zu führen[225] oder Essen für die Kinder aufzuheben.[226] Wenn der Bauer früh morgens in den Stall will, lässt man ihm ausrichten, dass bereits der Sohn Peter (der den Hof geerbt hat) die Kühe melkt. Und einer Mutter, die für ihre Kinder kochen will, macht man die biografisch plausible Mitteilung, dass die Kinder heute beim Babysitter essen[227], oder von Tante Gisela (der zuverlässigen und vertrauenswürdigen Schwester der Erkrankten) gehütet werden.[228]

Halluzinationen

Notlügen finden ferner auch Anwendung, wenn demenzkranke Menschen halluzinieren (was selbstverständlich eine ärztliche Behandlung nicht ersetzen kann und soll), und die Trugbilder sie ängstigen, ekeln oder stören: Um ihnen die Angst zu nehmen und Sicherheit zu geben, saugen Reinigungskräfte beispielsweise manchmal „Käfer" von der Gardine oder schütteln „Insekten" aus dem Fenster; Pflegende vertreiben einen „bösen Mann", „geflügelte Nonnen" oder scheuchen eine gefürchtete „Bestie" unter dem Bett weg.[229]

Frage/Sehnsucht nach Verstorbenen

Als Notlügen verstehe ich auch die Erklärungen und Ausreden, die einem demenzkranken Menschen gegeben werden, der sich nicht daran erinnern kann, dass seine Eltern nicht mehr leben. Wenn der Betroffene also nach ihnen, anderen geliebten und vermissten Personen oder sogar nach früheren Haustieren fragt, und man ihn trösten, und ihm die Hoffnung auf ein Wiedersehen nicht nehmen möchte, konfrontiert man ihn nicht mit seinem tatsächlichen

Alter und deren Tod: Man spielt mit und tut so, als würden sie noch leben.[230] So kommt es beispielsweise vor, dass eine Bewohnerin jeden Morgen weint, weil sie sich nach Vater und Mutter sehnt – und man sich bemüht, ihr deren Abwesenheit biografisch fundiert plausibel zu machen, etwa indem man sie mit der (aus unserer Sicht unwahren, aus ihrer Sicht aber tröstlichen) Mitteilung beruhigt, die Mutter sei in der Küche und koche Kaffee, und der Vater sei schon bei der Arbeit, ganz so, wie es in ihrer Kindheit immer war.[231]

Weglaufen/nach Hause wollen

Ein großes Problem in Pflege und Betreuung von Menschen mit Demenz ist, dass viele von ihnen weg-, bzw. zu einem alten Zuhause (oder in die Schule, zur Arbeit...) hinlaufen wollen.[232] Um sie von diesem (meist für sie selber) gefährlichen Vorhaben abzubringen, sie zu beruhigen und abzulenken, wird nicht selten geflunkert.[233] Manchmal ist es beispielsweise zugleich nötig und hilfreich, eine glaubwürdige Ausrede dafür zu finden, dass jemand nicht zur Arbeit fahren kann, etwa weil Wochenende ist.[234] Hin und wieder muss man jemandem verständlich machen, dass er nicht zum Bus oder Bahnhof gehen kann – etwa weil es schon spät ist und bald dunkel wird, weil das Wetter schlecht ist, weil wegen einer Baustelle keine Busse mehr fahren[235] oder weil der Zug erhebliche Verspätung hat.[236] Zuweilen werden die Betroffenen sogar zu einer unechten Bushaltestelle geführt.[237] Wenn jemand nicht mehr versteht, dass er selber nicht mehr in der Lage ist, die Maschine und den Straßenverkehr zu bewältigen, ist es manchmal nötig, ein Auto fahruntüchtig zu machen, oder den Schlüssel zu verstecken.[238] Kreativ und überzeugend finde ich die Lösung, die Seminarteilnehmende für eine ehemalige Chefsekretärin fanden, die bis dahin jeden Nachmittag aus ihrem Heim weglief. Sie musste unter Einsatz von mehreren Personen und zuweilen erheblicher Kraft wieder zurückgeführt werden, beinahe wie eine von der Polizei festgenommene Straftäterin. Um ihr (und auch sich selber) diese unwürdige und emotional belastende Prozedur zu ersparen, hat man sich getraut, mit einer Notlüge an ihr Selbstwertgefühl und den Stolz ihres Lebens zu appellieren, nämlich an ihre Zuverlässigkeit und ihr Organisationstalent. Wenn sie sich mal wieder dem Treppenabsatz näherte, rief jemand hinter ihr her: „Frau Meier, Telefon!“ Umgehend und voller Pflichtbewusstsein machte sie auf dem Absatz kehrt und eilte zum nächsten Telefon. Dort hat dann jemand ein kurzes Telefonat mit ihr improvisiert, beispielsweise nach dem Chef gefragt, einen Termin abgesagt etc. Anschließend hat man ihr einen Kaffee angeboten und für ein paar Minuten über die gute alte Zeit geplaudert: „Frau Meier, was macht Ihr Chef bloß, wenn Sie mal in Urlaub gehen? Ohne Sie bricht doch wohl der Laden hier zusammen!“ Frau Meier hat sich jedes Mal beim Erzählen über ihr Berufsleben beruhigt – und hat sich für den Rest des Tages nicht mehr auf den Weg ins Büro gemacht.

Erfolgreich war das Andocken an frühere Leistungen und Aufgaben auch bei einem ehemaligen Arzt mit Demenz. Er blieb nur deswegen in einer Tagesstätte, weil man ihn dort als Mediziner ansprach und ihn um fachliche Hilfe bei der Versorgung der alten Menschen dort bat.[239]

Widerstand

Menschen mit Demenz lehnen häufig die pflegerische Versorgung, Essen und Trinken, oder auch ihre Medikamente ab. Um Schaden von ihnen abzuwenden, setzen einige Pflege- und Betreuungskräfte spielerische und kreative Tricks ein, um sie in solchen Situationen zur Kooperation zu bewegen.[240] So hat man in einem Pflegeheim die Damen, die sich normalerweise gegen das Baden und

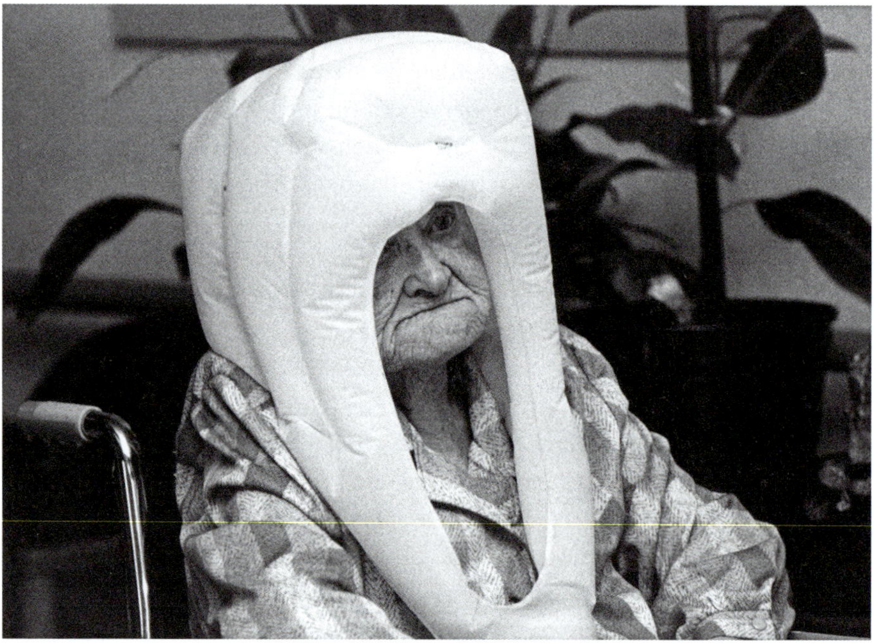

Abbildung 8-1: Beim Friseur (Foto: Lubomir Tükör)

Haarewaschen vehement wehren, dadurch zum Mitmachen inspiriert, dass man sie einen wöchentlichen Wettbewerb gewinnen ließ, dessen Hauptpreis ein Friseurbesuch war.[241]

Und bei Kitwood findet sich der Trick, Frauen mit Demenz durch eine imaginierte Modenschau, bzw. durch Kleideranprobe wie in einem Kaufhaus zum Ausziehen verschmutzter Kleidung anzuregen.[242] Und ganz banal: Manch einer isst und trinkt besser, bzw. ist eher zu duschen bereit, wenn man betont, dass der Herr Doktor das verordnet hat.[243]

Konflikte und Aggressionen

Schließlich kommen Notlügen in seltenen Fällen auch in akuten Notsituationen vor, etwa, wenn man selber, oder jemand anderes von einer agitierten Person angegriffen wird. Ihr Ziel ist in diesem Fall, sich selber bzw. das Opfer zu schützen und den Angriff zu beenden.[244] Als Berghoff beispielsweise von einer ehemaligen Nachbarin mit Demenz aggressiv mit einem Stock angegangen wurde, konterte sie erfolgreich mit den Worten: „Das sage ich Papa!"[245] An ihren Vater konnte die Dame sich noch gut erinnern, vor dem hatte sie Respekt...

Potenzielle **Ziele** des kreativen Umgangs mit unserer Wahrheit wären:
- das Ermöglichen positiver Gefühle und Erlebnisse (Wohlbefinden, Freude, Sicherheit, Selbstvertrauen)
- und das Abwenden von negativen Gefühlen (Beschämung, Aufregung, Angst, Sorge), herausfordernden Verhaltensweisen, und Gefahren.[246]

Selbstverständlich beruht auch die Verwendung von Notlügen auf den **Prinzipien** von Empathie und Respekt. Handlungsleitend ist die Maxime: Gut ist, was den Betroffenen sicht- und hörbar gut tut – nicht etwa das, was wir an ihrer Stelle aus der Perspektive der kognitiv Gesunden besserwisserisch für richtig und angemessen halten würden.

8.4.2 Die Methode

Grundsätzlich lassen sich derzeit zwei Herangehensweisen beobachten: Die einen definieren den Begriff „Lügen" so eng, dass sie kein schlechtes Gewissen haben müssen, wenn sie auf die Realität von Menschen mit Demenz eingehen. Die anderen versuchen, mittels eines Verhaltenskodex klar zu umreißen, unter welchen Umständen und zu welchem Zweck der Gebrauch von Notlügen akzeptabel und angemessen sein kann.

Mitspielen ohne zu „lügen“

Einige AutorInnen haben einerseits ein ethisch-moralisches Problem mit dem Lügen. Andererseits erkennen sie, dass die reine Wahrheit den Erkrankten in späteren Krankheitsstadien auch nicht unbedingt gut tut. Diesen Widerspruch versuchen sie aufzulösen, indem sie sich (mehr oder weniger) klar wie die Anhänger der Validations-Methoden für das Mitgehen, jedoch gegen das Lügen aussprechen. Es mache einen Unterschied, ob man tatsächlich lüge, oder aber besser etwas (wie z.B. Inkontinenz) übersehe oder nicht anspreche.[247] Gefragt seien emotional ehrliche Reaktionen.[248] Wenn wir also auf einen Verstorbenen angesprochen würden, könnten bzw. sollten wir sinnvollerweise:

- mitfühlende und unverbindliche Kommentare abgeben („Der ist gerade leider nicht hier!“)[249],
- gewissermaßen ökonomisch mit der Wahrheit um- und eher auf die dahinterliegenden Gefühle eingehen, beispielsweise indem wir, anstatt die Betroffenen zu korrigieren oder zu orientieren, über diese Person sprechen, allerdings in der Vergangenheitsform[250],
- Ausreden verwenden, z.B. dass man den Weg oder die Adresse nicht kenne und keinen Schlüssel habe[251],
- oder erst mitspielen, beispielsweise indem wir unsere Begleitung bei einem Besuch anbieten, und dann geschickt ablenken.[252]

Richtlinien zum Einsatz von Notlügen

Erstens sollten Notlügen nicht die Standardreaktion auf schwierige Situationen sein, sondern wirklich erst dann erwogen werden, wenn alle nicht pharmakologischen, der Wahrheit verpflichteten Reaktionsweisen erfolglos bleiben.[253] Der Einsatz von Notlügen sollte also dann überlegt und als letzter Ausweg erlaubt werden, wenn der Betroffene sich nicht ablenken oder validieren lässt und objektive bzw. orientierende Erklärungen:

- nicht versteht,
- als Schock, Kränkung, oder Beleidigung erlebt bzw.
- dadurch in immer größere Aufregung gerät.[254]

Zweitens sollte man sich wirklich sicher sein, dass die Demenz weit fortgeschritten und es daher nahezu ausgeschlossen ist, dass der Belogene die Flunkerei durchschaut.[255]

Drittens sollte es in erster Linie um das Wohlbefinden der Menschen mit Demenz gehen, nicht (vorwiegend) darum, dass Pflegende sich ihre Arbeit leichter machen.[256]

Wichtig ist viertens, dass man desorientierten Menschen nicht einfach irgendetwas erzählt: Es muss schon zu ihrem früheren Leben und zu ihrer individuellen Denkweise und Logik in der Gegenwart passen.[257] Notlügen müssen also biografisch und situativ plausibel sein, d.h. es ist unabdingbar, die Lebensgeschichte der Betroffenen umfassend zu kennen.[258] Ein anschauliches Beispiel für eine verunglückte und ungeschickte Notlüge findet sich bei Bell und Troxel: Einer Bewohnerin, die ihren verstorbenen Mann (einen Mathematik-Professor) vermisste, wurde aufs Geratewohl gesagt, der sei beim Angeln. Daraufhin wurde die Dame allerdings schrecklich wütend und sagte: „Mein Mann hat Angst vor Wasser, der geht nie im Leben angeln!" Besser wäre es nach Meinung der AutorInnen gewesen, ihr zu sagen, ihr Mann sei an der Universität und bereite eine Vorlesung vor.[259] Ein überzeugendes Beispiel hat mir hingegen eine Pflegende aus dem ambulanten Bereich erzählt. Sie sollte eine sehr verwirrte Dame versorgen, die früher Fotomodell war. Kein Argument, keine noch so große Engelsgeduld konnte diese Dame dazu bringen, sich auszuziehen und waschen zu lassen. In ihrer Not griff die Pflegeperson dann zu einer biografisch plausiblen Notlüge: Sie kam morgens herein, klatschte in die Hände, und rief: „Jetzt aber schnell, die Fotografen stehen schon vor der Tür, Sie müssen gleich auf den Laufsteg. Darf ich Ihnen helfen, sich für die Modenschau schön zu machen?" Im Nu warf die Frau alle Kleider von sich und ließ sich bereitwillig baden und schminken – und hatte zum Glück jedes Mal am Ende dieser Prozedur die Fotografen bereits wieder vergessen.

Unabdingbar ist fünftens und letztens, dass Notlügen nicht nur respektvoll und höflich eingesetzt[260], sondern eben in jeder Hinsicht auch überzeugend präsentiert werden.[261]

Die Arbeitsgruppe um Ian James aus Newcastle war die erste, die Richtlinien zum Einsatz von Notlügen entwickelt und zur Diskussion gestellt hat. Übersetzt lauten die von diesem Team formulierten Regeln:

1. Man sollte nur dann zu Lügen greifen, wenn diese im besten Interesse des Patienten sind, also beispielsweise um Distress zu lindern.

2. Spezifische Bereiche wie etwa die Medikamentengabe oder aggressives Verhalten bedürfen individualisierter, in der Pflegeplanung dokumentierter Regeln.
3. In jeder Einrichtung sollte man sich darauf einigen, was genau man unter Lügen versteht, etwa im Hinblick auf den Unterschied zwischen einer offensichtlichen Lüge und dem Lügen durch Verschweigen der Wahrheit.
4. Bevor Notlügen zum Einsatz kommen, sollten die kognitiven Fähigkeiten jedes einzelnen Patienten überprüft werden.
5. Es ist unabdingbar, das Thema mit Familienangehörigen zu besprechen und um deren Einverständnis zu bitten.
6. Wenn man sich einmal auf eine Lüge geeinigt hat, sollten alle Beteiligten in allen Settings sie konsequent nutzen.
7. Alle verwendeten Notlügen müssen dokumentiert werden.
8. An jeden einzelnen Fall sollte man individuell und flexibel herangehen und vorab die jeweiligen Vor- und Nachteile einer Notlüge gegeneinander abwägen.
9. Das Pflegepersonal sollte das Gefühl bekommen, von den Leitungsebenen und den Angehörigen unterstützt zu werden. Sie sollten keine Angst davor haben müssen, dass man ihnen Fehlverhalten vorwirft, wenn sie Notlügen angemessen und vereinbarungsgemäß einsetzen.
10. Die Umstände, die gegen den Einsatz von Notlügen sprechen, sollten skizziert und dokumentiert werden. Welche Rahmenbedingungen jeweils relevant sind, muss u. U. für jede einzelne Person spezifiziert werden.
11. Der Einsatz von Notlügen darf keinesfalls dazu führen, dass das Personal die betroffenen Menschen respektlos behandelt. Notlügen sollten nicht als Verletzung ihrer Grundrechte, sondern vielmehr als Strategie angesehen werden, um ihr Wohlbefinden zu steigern.
12. Das Personal sollte Fortbildungen und Supervision hinsichtlich der potenziellen Probleme von Notlügen erhalten und im Hinblick darauf geschult werden, alternative Strategien einzusetzen, wenn Notlügen nicht angemessen sind.[262]

8.4.3 Die Auswirkungen von Notlügen

Leider habe ich nach wie vor nicht viele authentische Gesprächsbeispiele zur Hand, kann also keine verallgemeinerbaren Schlüsse präsentieren. Dass allerdings das konsequente Mitgehen in die subjektive Welt der Betroffenen im Einzelfall und mit etwas Glück Vertrauen schaffen, den Kontakt vertiefen und eine Beziehung herstellen bzw. verbessern kann, wie dies van der Kooj formuliert[263], zeigt der folgende Gesprächsausschnitt. Eine häufig sehr traurige und in ihre Kindheit regredierte Bewohnerin und ich sprachen über und streichelten eine Katze. Bei einem Blick auf die Kühe und Wiesen vor ihrem Fenster fragte sie plötzlich nach dem Verbleib ihres (anscheinend geliebten, jedoch längst verstorbenen) Onkels. Mein Versuch herauszubekommen, ob dieser möglicherweise Bauer gewesen war, scheiterte (Z. 05/06). Deshalb tröstete ich sie mit den eigentlich hilflosen Worten, der habe sicher gerade sehr viel zu tun (Z. 10). Erstaunlicherweise funktionierte das wirklich gut: Offensichtlich passte meine Notlüge zu ihrer Lebenserfahrung (Das haben wir schon mal gehabt, ne? Z. 14), sie entspannte sich, und ihre Stimmung hellte sich im Nu auf. Anschließend nahm sie mich an der Hand mit bis zu ihrem Bett, legte sich hinein, erzählte mir noch etwas, wobei ihre Augen immer klarer und leuchtender wurden, und schlief dann sehr bald mit einem seligen Lächeln im Gesicht ein. Wie überzeugend meine Notlüge für sie war, zeigte sich dann am nächsten Morgen: Sie tröstete nämlich ihre Teddybären (ihre „Kinder“) mit den folgenden Worten über die Abwesenheit des Vaters: „Der Papa hat uns noch lieb, der ist nur arbeiten gegangen, hat gerade ganz viel zu tun ...“

Beispiel 99

01 B:	Mein Onkel war immer * sonst mal gekommen,
02	Und jetzt kommt er kein Mal.
03 S:	#Hm.# MITFÜHLEND
04 B:	Ich weiß nich warum. *
05 S:	Was hat der denn für'n Beruf.
06	Arbeitet der * in der Landwirtschaft auch?
07 B:	Nein, der arbeitet da.
08 S:	Aha. *
09 B:	Mhm.
10 S:	**Dann hat der vielleicht einfach grad ganz viel zu tun.**
11 B:	Ja da hat er sicher vielleicht was anderes * zu machen,
12	Bevor er das hinbringt.
13 S:	Mhm
14 B:	Das haben wir schon mal gehabt, ne?
15 S:	Mhm, bestimmt.
16 B:	Ich konnt ihn jetzt nich finden/

17 S: Einfach so kommt der ja nich.
18 B: Nein. Ich konnt ihn nich finden auf einmal.
19 S: Mhm
20 B: Da dacht' ich mein Gott. Lass ihn allein.
21 S: Ja.
22 B: #Er# ONKEL ODER TEDDY? hat ja auch so/
23 S: Der kommt schon wieder.
24 B: So lang schon Angst jehabt.
25 S: Angst hat der gehabt?
26 B: #Ja ja.# FLÜSTERT Naja, wir ham ja wieder ein Bett.
27 S: Genau.*
28 B: Können #wieder schlafen gehen.# LACHEND * LACHT KURZ
29 S: >LACHT<

In den Situationen, in denen in meiner Anwesenheit Notlügen verwendet worden sind, waren sowohl eine Reihe von positiven wie auch einige wenige negative Auswirkungen zu beobachten, d.h. das Konzept funktioniert (wie jedes andere auch!) nicht bei allen Betroffenen gleichermaßen. In **positiver** Hinsicht erwies sich, dass:

- Notlügen manche schwierige Situation ohne größere Aufregung für alle Beteiligten entschärfen können[264],
- Notlügen vor allem helfen können, Widerstände gegen Körperpflege und Medikamenteneinnahme zu überwinden[265],
- Notlügen manche BewohnerInnen wie beabsichtigt trösten und beruhigen[266], bzw. Erleichterung verschaffen[267], Wohlbefinden erzeugen[268] und ihnen die Angst nehmen können[269],
- Notlügen dazu beitragen können, selbst- und fremdgefährdende Verhaltensweisen wie Aggressionen und Weglaufen in den Griff zu bekommen[270],
- Notlügen manchmal besser wirken und weniger Nebenwirkungen haben als Zwang, Sedierung und Fixierung[271],
- und das kreative Eingehen auf ihre Gefühle und Bedürfnisse dazu führen kann, dass sich einige (wie die Dame im obigen Beispiel) endlich ernst genommen fühlen, und dadurch wacher, und kommunikativer werden, ja sogar deutlicher sprechen.

Negative Folgen können sein (insbesondere, wenn die Notlügen nicht auf biografischem Wissen beruhen und ins Blaue hinein erfolgen), dass die Betroffenen, selbst wenn sie noch so desorientiert sind, misstrauisch reagieren oder sich gar wie die Gattin des angeblich zum Angeln gegangenen Mathematikprofessors veräppelt fühlen. Knifflig kann es schließlich auch dann werden, wenn sie immer wieder nachfragen, wann denn jetzt der Papa von der Arbeit kommt ...

8.4.4 Bewertung

Sowohl die Gegner als auch die Befürworter haben nur das Beste für demenzkranke Menschen im Sinne. Doch während die einen von einem gewissermaßen hohen ethisch-moralischen Ross aus strikt gegen jede Form des Lügens oder Täuschens plädieren, sprechen sich die anderen, sozusagen aus der Augenhöhe eines Shetland-Ponys (um im Bilde zu bleiben), für eine pragmatische und quasi evidenzbasierte Handhabung aus. Andere wiederum satteln ständig um und können sich nicht recht entscheiden, ob sie eher den edlen Araberhengst, oder aber das struppige Pony reiten möchten. Zentral bei all dem ist die Überlegung, ob denn unsere Vorstellungen von gut und böse, von richtig und falsch überhaupt noch denen verwirrter Menschen entsprechen. Eine britische Interview-Studie scheint das zu bestätigen[272]: auf die Frage hin, ob und unter welche Umständen sie Täuschungsmanöver und Notlügen im Umgang mit Betroffenen akzeptabel finden, waren die Meinungen noch sprachfähiger Menschen mit Demenz genauso heterogen wie die kognitiv gesunder Menschen: Während einige (wenige) von ihnen Notlügen ausnahmslos ablehnen, halten andere sie unter gewissen Umständen für vertretbar. Grundsätzlich gilt also: Es gibt keine Schemata oder Rezepte, die in jeder Situation und im Umgang mit jedem demenzkranken Menschen funktionieren![273] Deshalb muss man sich stets an die jeweilige Situation und Person anpassen: Manchmal sind Notlügen ein Segen; manchmal wird Re-Orientierung zur Gegenwart nicht nur verkraftet, sondern gar gewünscht, wie mir beispielsweise Richard Taylor schrieb, der die mit dem Fortschreiten der Erkrankung immer häufiger erlebte Unehrlichkeit von Seiten Pflegender sehr kritisch sieht: „Lügen Sie mich niemals an! Wenn Sie es tun, tun Sie es nämlich normalerweise um Ihrer selbst willen, nicht für mich. Sie lügen in meinem Namen, obwohl es tatsächlich Sie sind, die sich nicht die Zeit nehmen wollen, mit mir zu arbeiten.“[274]

Wie wird nun im Detail argumentiert?

Die Argumente der strikten Notlügen-Gegner

Zu den strikten Gegnern gehören neben Theoretikern und Pflegepraktikern auch einige Betroffene. [275] Sie argumentieren aus einer rein ethisch-moralischen Perspektive und verurteilen daher jede Form des Mitgehens, bzw. die Verwendung von Notlügen und Tricks, und zwar unter allen Umständen und unabhängig von den beteiligten Personen und gegebenen Notlagen.[276] Für Kitwood stellen Täuschungsmanöver sogar Auswüchse maligner Sozialpsychologie dar.[277] Strikte Gegner glauben:

- Leiden ist zumutbar.[278]
- Notlügen sind unethisch und zeugen von mangelndem Respekt.[279]
- Notlügen können eine Form von Missbrauch darstellen.[280]
- Notlügen sind manipulativ.[281]
- Notlügen nutzen die kognitive Behinderung aus.[282]
- Notlügen sind nicht personenzentriert.[283]
- Notlügen beschränken das Recht auf Autonomie und Selbstbestimmung.[284]
- Es ist anmaßend, wenn wir entscheiden, was für die Betroffenen gut ist.[285]
- Lügen helfen auch nur für fünf Minuten.[286]
- Betroffene merken immer, wenn man sie anlügt.[287]

Argumente, die gegen Notlügen ins Feld geführt werden

Gemäßigte Notlügen-Kritiker machen ihr Urteil davon abhängig, wie, warum und gegenüber wem wir Notlügen verwenden, und wie sich diese auswirken. In ihren Veröffentlichungen finden sich die folgenden sieben Argumentationsstränge.

Stichwort Beweggrund:
Nicht jeder „Notlügner“ hat akzeptable Gründe für sein Verhalten. Notlügen sind zugegebenermaßen nicht okay, wenn

- sie herablassend verwendet werden[288],
- sie nur dazu eingesetzt werden, um die Betroffenen zu etwas zu bringen, was man selber gerne will[289],
- und man sie nur deshalb verwendet, um es sich selber einfach zu machen.[290]

Stichwort Voraussetzungen:
Notlügen sind nicht für alle Erkrankten und in allen Situationen geeignet.

- Problematisch kann es sein, wenn Notlügen zum falschen Zeitpunkt (oder überhaupt) bei Menschen mit Demenzformen angewendet werden, die durch schnelle, unvorhersehbare Wechsel zwischen klaren und verwirrten Momenten gekennzeichnet sind, wie z.B. die vaskuläre oder die Lewy-Körperchen-Demenz.
- Es besteht stets die Gefahr, dass man die zeitliche Desorientierung eines Menschen mit Demenz falsch einschätzt: Man könne einfach nie genau wissen, ob jemand, der beispielsweise nach seiner Mutter frage, wirklich eine Auskunft erwarte, oder aber die Bestätigung von etwas, das er schon wisse oder ahne: nämlich, dass sie nicht mehr lebt.[291]

Stichwort Umsetzung:
Es ist schwierig, „gute“ Notlügen zu finden und sie überzeugend einzusetzen. Manche halten Notlügen berechtigterweise für problematisch, weil es in vielen Fällen an den nötigen Voraussetzungen für ein gelingendes Mitgehen in die Welt der Erkrankten mangelt[292]:

- Nicht immer liegen genügend biografische Kenntnisse vor.[293]
- Der Einsatz von Notlügen kostet Zeit: Man braucht einen langen Atem und zuweilen viele Versuche, bis man die eine Antwort gefunden hat, die für einen Betroffenen passend und glaubwürdig ist.[294]
- Vielen Menschen widerstrebt es aus religiösen oder moralischen Gründen prinzipiell, zu lügen. Für sie scheint die Strategie des Ablenkens geeigneter.[295]
- Man muss nicht nur rational, sondern auch emotional von seinem Tun überzeugt sein, d.h. man darf kein schlechtes Gewissen haben.[296]
- Man braucht psychologisches, schauspielerisches und kommunikatives Geschick, und das hat einfach nicht jeder.[297]
- Innerliches Winden erkennen die für Nonverbales so sensiblen demenzkranken Menschen an unserer Körpersprache.[298]
- Der Umgang mit heftigen Gefühlen ist für viele sehr gewöhnungsbedürftig.[299]
- Wir können uns im Netz immer komplexerer Lügen verheddern, wenn wir nicht konsistent bei einer geflunkerten Argumentationslinie bleiben.[300]

Stichwort Auswirkungen 1: Notlügen schaden Menschen mit Demenz.
Etwas zu verallgemeinernd wird im Hinblick auf die Betroffenen behauptet, dass Notlügen:

- ihre Würde verletzen[301],

- ihre Autonomie einschränken[302],
- das zugrunde liegende Problem nicht lösen[303],
- nicht trösten[304],
- falsche Hoffnungen wecken (z.B. auf das Wiedersehen mit bereits Verstorbenen)[305],
- noch größeres Unbehagen als die Wahrheit auslösen können[306],
- sie unnötigerweise noch mehr verwirren können, wenn sie nicht konsistent eingesetzt werden[307],
- Distress, Misstrauen und negative Emotionen bewirken können[308],
- Selbstzweifel bei den Erkrankten hervorrufen können[309],
- ihnen die Möglichkeit nehmen, sich für oder gegen die Wahrheit und die Gegenwart zu entscheiden[310],
- und sie früher als nötig wahnhaft machen.[311]

Im Pflegealltag erweist sich, dass vor allem wenig durchdachte und schlecht gemachte Notlügen negative Auswirkungen auf die Betroffenen haben.

Stichwort Auswirkungen 2: Notlügen schaden auch den Lügnern.
Nicht ganz zu Unrecht gehen die gemäßigten Gegner davon aus, dass Notlügen auch den Lügnern nicht gut tun. Sie sagen: Notlügen

- schaden ihrer Integrität und Glaubwürdigkeit[312],
- verunsichern sie[313],
- verursachen Schuldgefühle bzw. ein schlechtes Gewissen[314]
- und machen sie inkongruent.[315]

Stichwort Auswirkungen 3: Notlügen schaden der Beziehung zwischen Pflegenden und Gepflegten.
Die gemäßigten Bedenkenträger argumentieren:

- Notlügen können die Beziehung schädigen.[316]
- Notlügen können Misstrauen gegenüber Pflegenden erzeugen.[317]
- Menschen mit Demenz wissen oder spüren, wenn man sie veräppelt; auf irgendeiner Bewusstseinsebene können sie Wahrheit und Lüge immer noch voneinander unterscheiden.[318]

Diese Argumente sind nicht ganz von der Hand zu weisen, vor allem, wenn die Notlügen schlecht gemacht sind und die Betroffenen sich nicht wirklich im fortgeschrittenen Krankheitsstadium befinden.

Stichwort Auswirkungen 4: Notlügen gefährden die Beziehung zu den Angehörigen.
Durchaus zu Recht besteht schließlich die Sorge, dass der Einsatz von Notlügen Misstrauen und Argwohn unter Angehörigen säen und Spannungen produzieren kann, wenn man ihnen die Beweggründe hierfür nicht erklärt.[319]

Zusammenfassende Bewertung der Argumente gegen Notlügen
Manche kritischen Einwände aus der praktischen Perspektive des Pflegealltags sind nachvollziehbar. Viele Einwände treffen allerdings nur auf schlecht gemachte, also nicht personenzentrierte und biografisch angebundene Notlügen zu. Abstrakte ethisch-moralische Einwände von Theoretikern werden weder den Nöten der Betroffenen, noch den Nöten der Pflegenden gerecht; sie produzieren lediglich Schuldgefühle.[320]

Argumente, die für Notlügen sprechen

Auch alle Fürsprecher bevorzugen, wenn und so lange wie möglich, Wahrheit und Ehrlichkeit.[321] Sie argumentieren allerdings auch: Notlügen sind keine Lügen, sondern angemessene Reaktionen auf die subjektive Welt der demenzkranken Menschen.[322]

Alle Befürworter sind sozusagen gemäßigte Befürworter – sie halten Notlügen also nicht prinzipiell, sondern stets nur unter gewissen Voraussetzungen für akzeptabel.

Stichwort Beweggründe und Voraussetzungen:
Notlügen sind nur unter gewissen Bedingungen okay. Nach Meinung der Befürworter sind Notlügen nachvollziehbarerweise nur dann in Ordnung, wenn

- die Krankheit weiter fortgeschritten ist[323]
- sie im besten Interesse der belogenen Person sind[324]
- sie das Vertrauen zu Pflegenden oder Angehörigen nicht, oder nur kurzfristig beeinträchtigen[325]
- sie nicht dazu dienen, Menschen mit Demenz zu betrügen oder zu kränken[326]
- sie ausschließlich situativ, individuell und respektvoll, sowie nicht gewohnheitsgemäß genutzt werden[327]
- ihre Folgen absehbar weniger gravierend als das Aussprechen der Wahrheit sind[328]

- und man umfassende biografische Kenntnisse über die Person, sowie Fachwissen über das Krankheitsbild hat[329]

Stichwort Auswirkungen 1: Notlügen können Menschen mit Demenz gut tun.
Menschen, die Notlügen für vertretbar halten, sagen aus ihrer praktischen Erfahrung heraus: Notlügen haben weniger Nebenwirkungen als Psychopharmaka.[330] Überdies können Notlügen

- Würde, Wohlbefinden und Selbstwertgefühl der Erkrankten unterstützen[331]
- trösten[332]
- beruhigen[333]
- Sicherheit vermitteln[334]
- Hoffnung geben[335]
- die Illusion von Autonomie aufrecht halten helfen[336]
- Demütigungen ersparen[337]
- therapeutisch wirken[338]
- personenzentriert sein[339]
- Distress (Leiden, Verzweiflung, Angst) reduzieren[340]
- ablenken[341]
- kommunikativer machen[342] bzw. die Kommunikation verbessern[343]
- die Lebensqualität erhöhen[344]

Stichwort Auswirkungen 2: Notlügen nutzen auch Pflegenden und Angehörigen.
Notlügen-Befürworter gestehen zu, dass Notlügen im besten Falle nicht nur den Betroffenen, sondern auch den „Lügnern" helfen können. Sie meinen: Notlügen können

- Compliance mit Pflege bzw. Medikation bewirken[345]
- helfen, Fixierungen und Zwang zu vermeiden[346]
- dazu beitragen, schwierige Situationen ohne große Aufregung für alle Beteiligten zu entschärfen[347]
- helfen, Konflikte zu vermeiden[348] bzw. mit herausforderndem Verhalten fertig zu werden[349]
- Aggressionen während der Körper- und Intimpflege vorbeugen[350]
- bis zu einem gewissen Grad auch Pflegende und Angehörige im Sinne einer Coping-Strategie schützen[351]

- Erschöpfung und Ausbrennen Pflegender vorbeugen[352] und die Lebensqualität von Pflegenden und Betreuenden verbessern[353]

Stichwort Auswirkungen 3: Notlügen können Balsam für die Beziehung sein.
Befürworter gehen davon aus, dass Notlügen das Potenzial besitzen,
- Vertrauen zu schaffen, den Kontakt zu vertiefen, und eine Beziehung herzustellen oder zu verbessern[354]
- und uns Zugang zur inneren Welt von Menschen mit fortgeschrittener Demenz zu verschaffen.[355]

Stichwort Auswirkungen 4: Notlügen können helfen, Gefahren abzuwenden.
Notlügen-Befürworter geben zu bedenken, dass das Flunkern vor allem dann entschuldbar ist, wenn
- es Weglauftendenzen minimiert[356],
- es hilft, Wertgegenstände oder Besitztümer vor Verlust zu schützen[357],
- oder es bewirkt, dass die Erkrankten weder sich noch andere schädigen.[358]

Für sie hat das Vermeiden negativer und das Stärken positiver, selbstwert-dienlicher Gefühle der Betroffenen absolute Priorität vor der vermeintlichen, objektiven Wahrheit: Manchmal sei es respekt- und würdevoller, die Wahrheit zu umschiffen, als das Gegenüber mit ihr zu konfrontieren.[359]

Sie argumentieren, dass mancher verwirrte Mensch offensichtlich untröstlich und empört auf wahrheitsverpflichtete Orientierungsversuche reagiert, da nichts schlimmer sei, als wenn seine Ängste und Sorgen von uns belächelt oder ignoriert würden[360]: Ihm seine Wahrnehmung, seine Gefühle und seine Sicht der Dinge ausreden zu wollen, sei für ihn beängstigend, verwirrend, und frustrierend.[361] Außerdem wird zu Recht darauf hingewiesen, dass mancher demenziell Erkrankte unsere orientierenden „Wahrheiten“ als Lügen empfindet.[362] Umgekehrt spricht für die Notlügen, dass sich mancher Betroffene durch nichts anderes von seinen Fragen, seinen für uns z.T. unverständlichen, störenden oder selbstgefährdenden Verhaltensweisen ablenken lässt.

Zusammenfassende Bewertung der Argumente für Notlügen
Die Argumente der Befürworter sprechen dafür, dass gut gemachte und überzeugend präsentierte Notlügen allen Beteiligten helfen und Probleme abwenden können.

Schlussfolgerungen

Notlügen bergen durchaus ernst zu nehmende Gefahren. Sie können Schaden anrichten, wenn sie unbedacht eingesetzt werden und nicht individuell „gestrickt" sind. Deswegen sollten sie im Team reflektiert, mit den Angehörigen abgesprochen und immer wieder im Hinblick auf ihre Wirksamkeit und Notwendigkeit überprüft werden.[363]

Notlügen können hilfreicher sein als die Wahrheit. Notlügen können in Ordnung sein, wenn sie auf das subjektive Erleben der Betroffenen eingehen, und respektvoll sowie zu ihrem Schutz verwendet werden. Notlügen sind entschuldbar, wenn das Ergebnis für Pflegende *und* Betroffene positiv ist. Aus Notsituationen geborene Notlügen können zwar problematisch sein, sind aber zumeist akzeptabel.

Ganz und gar nicht okay ist es aber, Notlügen nicht zum Wohle von Menschen mit Demenz, sondern einzig und allein zur Durchsetzung und Absicherung eigener Interessen einzusetzen.

Fußnoten

1 Smith, 2016
2 Maciejewski, 2001
3 Maciejewski, 2001; Woods, 1992
4 Maciejewski, 2001
5 Baer, 2007; Bowlby Sifton, 2011; Maciejewski, 2001; Smith, 2016; Woods, 1992
6 Maciejewski, 2001
7 Smith, 2016
8 Maciejewski, 2001; Woods, 1992
9 Woods, 1992
10 Hodgson, 1995
11 James, 2012; Kraft, 2009; Maciejewski, 2001; Smith, 2016; Stuhlmann, 2011
12 Knopman/Sawyer-DeMaris, 1990
13 Woods, 2001
14 Zanetti et al., 1995
15 Kasl-Godley/Gatz, 2000; Maciejewski, 2001; Orange, 1994; Woods, 1992
16 Griffiths, 1991; Stokes, 2000; Woods, 1992
17 Maciejewski, 2001; Woods, 1992
18 Maciejewski, 2001
19 Maciejewski, 2001
20 Kasl-Godley/Gatz, 2000; Stokes, 2000
21 Kasl-Godley/Gatz, 2000; Stokes, 2000
22 Garratt/Hamilton-Smith, 1998; Health Scotland, 2006; Jones, 2004; Kraft, 2009; Maciejewski, 2001; Schwenk, 1979; Smith, 2016; Stechl et al., 2012
23 Beyer, 2004; Jones, 1992; Maciejewski, 2001; Smith, 2016; Woods, 1992
24 James, 2012; Maciejewski, 2001; Woods, 1992
25 Kraft, 2009
26 Kraft, 2009
27 Stuhlmann, 2011

28 Clees/Eierdanz, 1996
29 Kors/Seunke, 2001
30 Bonner, 2013; Clees/Eierdanz, 1996; Woods, 1992
31 Miesen, 1992
32 Becker, 2002; Bowlby Sifton, 2011; Maciejewski, 2001; Orange/Ryan, 2000; Sabat, 2001
33 Böhm, 2001
34 z. B. Maciejewski, 2001
35 Lind, 2007
36 Bowlby Sifton, 2011; Jones/Burns, 1992; Sabat, 2001
37 Maciejewski, 2001; Schwenk, 1979
38 Becker, 2002; Kraft, 2009; Lind, 2007; Maciejewski, 2001
39 Baer, 2007; Beyer, 2007
40 Baer, 2007
41 Stuhlmann, 2011
42 Hopper, 2001; Zgola, 1999a
43 Baer, 2007; Beach/Kramer, 1999; Bonner, 2013; Bowlby Sifton, 2011; James, 2012; Stechl et al., 2012; Strauss, 2001; Zgola, 1999a
44 Baer, 2007; Kraft, 2009; Strauss, 2001
45 Garratt/Hamilton-Smith, 1998; Kraft, 2009; Woods, 1992
46 Maciejewski, 2001
47 Romero/Kurz, 1989
48 Davis, 1989; Mace/Rabins, 2012; Rühl, 2012
49 Kitwood, 2016
50 Kitwood, 2016
51 Woods, 1992
52 Grealy et al. 2005; Smith, 2016
53 Baer, 2007
54 Woods, 1992
55 Maciejewski, 2001; Kitwood, 2016
56 Smith, 2016; Woods, 2001
57 Maciejewski, 2001; Woods, 1992
58 Romero/Kurz, 1989
59 Böhm, 2001; McCloskey, 2004; Wojnar, 2000a
60 Grealy et al., 2005; Hendryx-Bedalov, 2000
61 Stracke-Mertes, 2000
62 McCloskey, 2004
63 Feil, 2004, S. 44
64 Erdmann/Schnepp, 2012
65 Erdmann/Schnepp, 2012
66 Erdmann/Schnepp, 2012
67 Smith, 2016
68 Erdmann/Schnepp, 2012
69 Erdmann/Schnepp, 2012
70 Erdmann/Schnepp, 2012
71 Feil, 2012; notiert ist die im Film angebotene Übersetzung aus dem Amerikanischen.
72 Feil, 2004
73 Boccardi/Frisoni, 2006; Clees/Eierdanz, 1996; Erdmann/Schnepp, 2012; Gutzmann/Brauer, 2007; James, 2012; Neal/Briggs, 2003; Schrijnemaekers, 1995
74 Schrijnemaekers et al., 2002
75 Söderlund et al., 2012; Stechl et al., 2012; Wimberger, 2014
76 Söderlund et al., 2012
77 Strauss, 2001
78 KDA, 2001; Söderlund et al., 2012; Wimberger, 2014
79 Söderlund et al., 2012; Stokes, 2000

80 Deponte/Missan, 2007; Erdmann/Schnepp, 2012; Söderlund et al., 2012
81 Erdmann/Schnepp, 2012
82 Erdmann/Schnepp, 2012; Söderlund et al., 2012; Wimberger, 2014
83 Wimberger, 2014
84 Wimberger, 2014
85 Füsgen, 2001; Kors/Seunke, 2001
86 Erdmann/Schnepp, 2012
87 Sabat, 2001
88 Seman, 2003; Hopper, 2001
89 Bowlby Sifton, 2011; Söderlund et al., 2012; Strauss, 2001
90 Erdmann/Schnepp, 2012; Hopper, 2001; KDA, 2001
91 Erdmann/Schnepp, 2012; Sabat, 2001
92 Stokes, 2000
93 Strauss, 2001
94 Hopper, 2001; Sabat, 2001
95 Söderlund et al., 2012
96 Söderlund et al., 2012; Strauss, 2001
97 Erdmann/Schnepp, 2012; KDA, 2001
98 Erdmann/Schnepp, 2012; Tondi et al., 2007
99 Erdmann/Schnepp, 2012
100 Kitwood, 2016; Smith, 2016
101 Baer, 2007; Dammert et al., 2016
102 Seman, 2003
103 Gatterer/Croy, 2005; Grealy et al., 2005; Hopper, 2001; Jones, 1992; Miesen, 1992; Rösler et al., 2005; Strauss, 2001; van Weert et al., 2005
104 Boccardi/Frisoni, 2006; Bonner, 2013; Hendryx-Bedalov, 2000; Söderlund et al., 2012; Woods, 2001
105 Beach/Kramer, 1999; Seman, 2003
106 Beach/Kramer, 1999
107 Söderlund et al., 2012
108 Bosch, 1998; Koß, 2004
109 Söderlund et al., 2012
110 Gutzmann/Brauer, 2007; Seman, 2003
111 Gutzmann/Brauer, 2007
112 Stracke-Mertes, 2000
113 Clees/Eierdanz, 1996; Koß, 2004; Schäfer/Clees, 2011
114 Clees/Eierdanz, 1996; Dammert et al., 2016; Kitwood, 2016
115 Stokes, 2000
116 Schäfer/Clees, 2011
117 Clees/Eierdanz, 1996
118 KDA, 2001
119 Koß, 2004
120 Baer, 2007; Clees/Eierdanz, 1996; Griffith, 1991; KDA, 2001
121 Clees/Eierdanz, 1996
122 Woods, 2001
123 Clees/Eierdanz, 1996
124 Lind, 2007
125 Erdmann/Schnepp, 2012; Schäfer/Clees, 2011; Stechl et al., 2012
126 Boccardi/Frisoni, 2006; KDA, 2001
127 Berghoff, 1999
128 KDA, 2001
129 Clees/Eierdanz, 1996
130 Koß, 2004
131 Richard, 1994a–c; 1995; 1996

132 Erdmann/Schnepp, 2016; Richard, 1994c; 2010; Stechl et al., 2012
133 Dammert et al., 2016; Stechl et al., 2012
134 Dammert et al., 2016
135 Erdmann/Schnepp, 2012
136 Richard, 2010; Stechl et al., 2012
137 Richard, 2010
138 Richard, 2010
139 Dammert et al., 2016
140 Richard, 2010
141 Richard, 1996
142 Richard, 2010
143 Richard, 1994a; 1996
144 Dammert et al., 2016; Erdmann/Schnepp, 2012; KDA, 2001; Richard, 2010; Schäfer/Clees, 2011; Stechl et al., 2012
145 Dammert et al., 2016; Richard, 1996
146 Richard, 2010
147 Dammert et al., 2016
148 Dammert et al., 2016; Erdmann/Schnepp, 2012; Erdmann/Schnepp, 2016; Stechl et al., 2012
149 Richard, 1995
150 Dammert et al., 2016; Richard, 2010
151 Richard, 1994c
152 Dammert et al., 2016; Erdmann/Schnepp, 2012
153 Richard, 2010
154 Richard, 1994c, 1996
155 Erdmann/Schnepp, 2016
156 Erdmann/Schnepp, 2016
157 Erdmann/Schnepp, 2016
158 Erdmann/Schnepp, 2012
159 Erdmann/Schnepp, 2016
160 Erdmann/Schnepp, 2012
161 Dammert et al., 2016; Erdmann/Schnepp, 2016; Richard, 1994b, 1995, 2004, 2010; Stechl et al., 2012
162 Dammert et al., 2016; Richard, 1995, 1996, 2010
163 Dammert et al., 2016; Erdmann/Schnepp, 2012; Richard, 1995, 2010
164 Richard, 2010
165 Dammert et al., 2016; Erdmann/Schnepp, 2012; Erdmann/Schnepp, 2016
166 Dammert et al., 2016; Richard, 1995, 2010
167 Richard, 1995
168 Erdmann/Schnepp, 2016; Richard, 1994a
169 Richard, 2010
170 Dammert et al., 2016
171 Dammert et al., 2016
172 Richard, 1994a, 1995, 2004
173 Dammert et al., 2016
174 Richard, 2010
175 Dammert et al., 2016; Richard, 2004
176 Brinker, 1997
177 Dammert et al., 2016; Richard, 2004
178 Brinker, 1997; Dammert et al., 2016; Richard, 1995, 2004
179 Dammert et al., 2016; Richard, 2004
180 Stuhlmann, 2011
181 Erdmann/Schnepp, 2016
182 Auch Stechl et al. (2012) bezeichnen die IVA als geeignet, um Konfliktsituationen und stark emotionalisierte Situationen zu de-eskalieren.

183 Erdmann/Schnepp, 2016
184 Erdmann/Schnepp, 2016
185 Dammert et al., 2016
186 Dammert et al., 2016
187 Schäfer/Clees, 2011
188 Erdmann/Schnepp, 2012
189 Dammert et al., 2016
190 Erdmann/Schnepp, 2016
191 Perrar et al., 2011
192 Erdmann/Schnepp, 2012
193 Schäfer/Clees, 2011
194 Dammert et al., 2016
195 Seaman/Stone, 2017
196 Müller-Hergl 2007; Müller-Hergl, 2009; Pool, 2007; Rüsing, 2009; Sherratt, 2007; Taylor, 2009; Walker, 2007
197 Turner et al., 2017
198 Caiazza/James, 2016; Cantone et al., 2017; Culley et al., 2013; Fowler, 2007; Hasselkus, 1997; James, 2015; Mackenzie et al., 2015; McElveen, 2015; Mitchell, 2014; Tuckett, 2012; Turner et al., 2017; Wood-Mitchell et al., 2006; Zeltzer, 2003
199 Blum, 1994; Hasselkus, 1997; McElveen, 2015; Schermer, 2007; Seaman/Stone, 2017; Turner et al., 2017; Zeltzer, 2003
200 Blum, 1994; Schermer, 2007
201 Blum, 1994; Day et al., 2011; McElveen, 2015; Moody, 1993; Schermer, 2007; Seaman/Stone, 2017; Tullo et al., 2015; Turner et al., 2017
202 Turner et al., 2017
203 Turner et al., 2017
204 Blum, 1994; Hasselkus, 1997; Turner et al., 2017
205 Lind, 2010; McElveen, 2015; Schnell, 2009
206 Lind, 2010
207 Lind, 2007; Lind, 2010; van der Kooij, 2009
208 Blum, 1994, S. 25 (Übersetzung: S. Sachweh)
209 James, 2015
210 vgl. auch Zeltzer, 2003
211 Geiger, 2012; Louis, 2016
212 Diese Einteilung ist weder erschöpfend, noch in jedem Fall trennscharf: Es gibt in einigen Fällen Überschneidungen!
213 Ahlborn, 2013; Braam, 2007; Broer, 2012; Buijssen, 2008; Cantone et al., 2017; Lind, 2010; Louis, 2016; Rühl, 2012; Seman, 2003; Shanks, 2005
214 Bell/Troxel, 2004, S. 34
215 Becker, 2002, S. 16
216 Becker, 2002; Braam, 2007
217 vgl. Baer, 2007; Horwatitsch, 2013; Pappritz, 2013; Rüsing, 2009
218 Lind, 2010
219 Vgl. Broer, 2012; Hertogh et al., 2004; Moody, 1993; sowie das Beispiel mit dem mehrfach angeschafften Geldbeutel in Abschnitt 7.4.2
220 Mace/Rabins, 2012
221 Lind, 2010
222 Bowlby Sifton, S. 404
223 Bowlby Sifton, 2011; Diekämper, 2010; Lind, 2007; Pappritz, 2013
224 Vgl. auch den thematisch teils ähnlich gelagerten Punkt 7 zum Thema Weglaufen bzw. Nach-Hause-Wollen weiter unten!
225 Lind, 2007; Lind, 2011; Louis, 2016
226 Pappritz, 2013
227 Bowlby Sifton, 2011

228 Caiazza/James, 2016
229 vgl. Ahlborn, 2013; Beach/Kramer, 1999; Bryden, 2011; Geiger, 2012; Lind, 2007; Lind, 2010; van der Kooij, 2007; van der Kooij, 2009
230 Braam, 2007; Horwatitsch, 2013; James, 2015; Louis, 2016; Pappritz, 2013; Stechl et al., 2012; Turner et al., 2017
231 vgl. Becker, 2002; McElveen, 2015; Rühl, 2012; van der Kooj, 2007
232 vgl. Bonner, 2013; Hasselkus, 1997; Strauss, 2001
233 Cutcliffe/Milton, 1996; Hasselkus, 1997; Pappritz, 2013; Rühl, 2012; Turner et al., 2017
234 Beach/Kramer, 1999; James, 2015; Rühl, 2012
235 Hasselkus, 1997; Lind, 2007; Rühl, 2012
236 Bell/Troxel, 2004
237 Culley et al., 2013; Graf-Wäspe, 2016
238 Blum, 1994; Day et al., 2011; McElveen, 2015; Moody, 1993
239 Kappus, 2012
240 Ahlborn, 2013; Broer, 2012; Cantone et al., 2017; Hasselkus, 1997; Miller, 1997; Mitchell, 2014; Offermans, 2007; Raia, 1998; Shanks, 2005; Turner et al., 2017; vgl. auch das Kapitel 6 zum Thema Motivieren
241 Bowlby Sifton, 2011
242 Kitwood, 2016
243 Blum, 1994
244 Cantone et al., 2017; Mitchell, 2014; Turner et al., 2017
245 Berghoff, 1999, S. 14
246 Day et al., 2011; James, 2015
247 Moody, 1993
248 Strauss, 2001
249 Carson et al., 2015; Strauss, 2001
250 Mace/Rabins, 2012; Powell, 2002; Schmitt/Wojnar, 1999
251 Strauss, 2001
252 Health Scotland, 2006
253 James, 2015; Mitchell, 2014; Stokes, 2000
254 vgl. Beach/Kramer, 1999; Bowlby Sifton, 2011; Day et al., 2011; Hasselkus, 1997; Hertogh et al., 2004; James, 2015; Mackenzie et al., 2015; Rühl, 2012; Schmidt/Döbele, 2016; Stokes, 2000
255 Day et al., 2011
256 Caiazza/James, 2016; Cantone et al., 2017; Stokes, 2000
257 James, 2015
258 Becker, 2002; Bell/Troxel, 2004; Bowlby Sifton, 2011; Caiazza/James, 2016; Carson et al., 2015; Galik et al., 2009
259 Bell/Troxel, 2004, S. 195
260 Day et al., 2011
261 James, 2015
262 zitiert nach Culley et al., 2013, S. 36
263 van der Kooj, (2007)
264 vgl. auch Becker, 2002; Blum 1994;
265 vgl. Blum 1994; Cutcliffe/Milton, 1996; Hasselkus, 1997; Miller, 1997; Turner et al., 2017
266 Blum, 1994; Cutcliffe/Milton, 1996; Graf-Wäspe, 2016; Lind, 2007; Turner et al., 2017; van der Kooij, 2007; van der Kooij, 2009; Zeltzer, 2003
267 Hertogh et al., 2004
268 Schermer, 2007
269 Lind, 2010
270 Blum 1994; Cutcliffe/Milton, 1996; Tuckett, 2012; Turner et al., 2017
271 Cutcliffe/Milton, 1996; Hasselkus, 1997
272 Day et al., 2011
273 Day et al., 2011
274 Taylor, 2006

275 Bowlby Sifton, 2011; Day et al., 2011; Goldsmith, 1996; Grealy et al., 2005; Jones, 1992; König/Zemlin, 2008; Strauss, 2001; Taylor, 2010; Woods, 1992
276 Die ausnahmslose Gültigkeit dieser Einstellung stellen allerdings einige von ihnen selber infrage, indem sie durchaus den einen oder anderen Notlügen-Trick empfehlen (z. B. Bowlby Sifton, 2011; Kitwood, 2016).
277 Kitwood, 2016
278 Müller-Hergl, 2007; Müller-Hergl, 2009
279 Müller-Hergl, 2007; Müller-Hergl, 2009; Walker/Dale, 2004; Walker, 2007
280 Culley et al., 2013; Cutcliffe/Milton, 1996; McElveen, 2015
281 Müller-Hergl, 2009; Taylor, 2009
282 Hertogh et al., 2004; Walker/Dale, 2004; Walker, 2007
283 Müller-Hergl, 2007; Müller-Hergl, 2009; Pool, 2007; Rüsing, 2009
284 Cutcliffe/Milton, 1996
285 Rüsing, 2009
286 Müller-Hergl, 2007; Rippe, 2010; Rüsing, 2009
287 Feil, 2004; Sherratt, 2007; Taylor, 2009
288 Day et al., 2011; Waterworth, 2009
289 Elvish et al., 2010; Rippe, 2010
290 Caiazza/James, 2016; Cantone et al., 2017; McElveen, 2015; Rüsing, 2009; Taylor, 2009
291 Zgola, 1999a
292 van der Kooij, 2007
293 Bell/Troxel, 2004; Bowlby Sifton, 2011; Schnell, 2009
294 van der Kooij, 2007
295 Day et al., 2011; Schermer, 2007; Turner et al., 2017; Walker/Dale, 2004; Young et al., 2010; Zeltzer, 2003
296 Beach/Kramer, 1999; Bowlby Sifton, 2011; Hasselkus, 1997; Hertogh et al., 2004
297 Bell/Troxel, 2004; Bowlby Sifton, 2011; Miller, 1997; Rippe, 2010
298 Bowlby Sifton, 2011; Lind, 2006; Pool, 2007; Rippe, 2010
299 van der Kooij, 2007
300 Schermer, 2007; Walker/Dale, 2004; Walker, 2007
301 Graf-Wäspe, 2016; Rippe, 2010
302 Day et al., 2011; Seaman/Stone, 2017
303 Bowlby Sifton, 2011; Feil, 2004; Pool, 2007; Walker, 2007
304 Bowlby Sifton, 2011; Schermer, 2007
305 Bowlby Sifton, 2011; Walker, 2007
306 Schermer, 2007; Walker/Dale, 2004
307 James et al., 2006; Schermer, 2007; Wood-Mitchell et al., 2006
308 Day et al., 2011; Seaman/Stone, 2017; Taylor, 2009; Wood-Mitchell et al., 2006
309 Day et al., 2011; Howe, 2011
310 Taylor, 2009
311 Taylor, 2009
312 Day et al., 2011; Müller-Hergl, 2007; Schermer, 2007
313 Seaman/Stone, 2017
314 Blum, 1994; Rippe, 2010; Rüsing, 2009; Seaman/Stone, 2017; Wood-Mitchell et al., 2006
315 Pool, 2007
316 Bowlby Sifton, 2011; Day et al., 2011; Howe, 2011; Müller-Hergl, 2007
317 Blum, 1994; Bowlby Sifton, 2011; Day et al., 2011; James et al., 2006; Müller-Hergl, 2009; Rippe, 2010; Schermer, 2007; Seaman/Stone, 2017; Taylor, 2009; Tuckett, 2012; Waterworth, 2009; Wood-Mitchell et al., 2006
318 Feil, 2004; Rippe, 2010; Sherratt, 2007; Taylor, 2009; Wood-Mitchell et al., 2006
319 James et al., 2006; Seaman/Stone, 2017; Tullo et al., 2017
320 Bender, 2007
321 Tuckett, 2012

322 Garratt/Hamilton-Smith, 1998; Hasselkus, 1997; Hertogh et al., 2004; Lind, 2007; Miller, 1997; Wood-Mitchell et al., 2006
323 Blum, 1994; Day et al., 2011; Schermer, 2007; Seaman/Stone, 2017; Waterworth, 2009; Zeltzer, 2003
324 Day et al., 2011; Elvish et al., 2010; Culley et al., 2013; Howe, 2011; James, 2015; James et al., 2006; McElveen, 2015; Rippe, 2010; Schermer, 2007; Seaman/Stone, 2017; Tuckett, 2012; Turner et al., 2017
325 Bender, 2007; Rippe, 2010, Schermer, 2007
326 Bender, 2007; Schermer, 2007
327 Day et al., 2011; Schnell, 2009: Wood-Mitchell et al., 2006
328 Schnell, 2009; Zeltzer, 2003
329 Schnell, 2009
330 Wood-Mitchell et al., 2006
331 Camp, 2015; Hasselkus, 1997; Howe, 2011; Lind, 2010; McElveen, 2015; Moody, 1993; Rippe, 2010; Schermer, 2007; Seaman/Stone, 2017; Zeltzer, 2003
332 van der Kooij, 2009; Zeltzer, 2003
333 Blum, 1994; Cutcliffe/Milton, 1996; Lind, 2006; McElveen, 2015; Seaman/Stone, 2017; Shanks, 2005; Tullo et al., 2017; van der Kooij, 2009; Zeltzer, 2003
334 Graf-Wäspe, 2016; Zeltzer, 2003
335 Schermer, 2007
336 Hertogh et al., 2004; Moody, 1993
337 Moody, 1993; Seaman/Stone, 2017
338 Culley et al., 2013; Fowler, 2007; James, 2015
339 Fowler, 2007; James, 2015
340 Day et al., 2011; Elvish et al., 2010; Graf-Wäspe, 2016; Howe, 2011; James 2015; James et al., 2006; Lind, 2006; Lind, 2010; Lind, 2011; McElveen, 2015; Rippe, 2010; Schermer, 2007; Seaman/Stone, 2017; Tuckett, 2012; Tullo et al., 2015, Waterworth, 2009; Wood-Mitchell et al., 2006; Zgola, 1999a
341 Schermer, 2007
342 Beobachtung S. Sachweh
343 Culley et al., 2013
344 Zeltzer, 2003
345 Hertogh et al., 2004; James et al., 2006; Miller, 1997; Seaman/Stone, 2017; Turner et al., 2017; Wood-Mitchell et al., 2006
346 Cutcliffe/Milton, 1996; Hasselkus, 1997; Rippe, 2010
347 Becker, 2002; Strauss, 2001; Zeltzer, 2003
348 Andres et al., 2000; Blum, 1994; Elvish et al., 2010; Miller, 1997; Mitchell, 2014; Moody, 1993; Schröder, 2000
349 McElveen, 2015; Zeltzer, 2003
350 Miller,1997
351 Blum, 1994; Turner et al., 2017
352 Blum, 1994; Seaman/Stone, 2017
353 Zeltzer, 2003
354 van der Kooij, 2007; Zeltzer, 2003
355 Schermer, 2007
356 Cutcliffe/Milton, 1996; James et al., 2006; McElveen, 2015; Tuckett, 2012
357 Blum, 1994
358 Blum, 1994; Day et al., 2011; Hasselkus, 1997; Mace/Rabins, 2012; Mitchell, 2014; Schermer, 2007; Tullo et al., 2015; Turner et al., 2017; Zeltzer, 2003
359 Day et al., 2011; Moody, 1993; Zeisel, 2009
360 Carson et al., 2015; Strauss, 2001
361 Strauss, 2001
362 Baer, 2007; James, 2015; Rühl, 2012
363 James, 2015

Fazit

Es liegt in unserer Hand, das Leben von Menschen mit Demenz durch das bewusste Beschreiten angemessener und respektvoller Kommunikationswege zu bereichern. Wir können etwas dafür tun, dass die verbale und körpersprachliche Verständigung mit ihnen besser klappt. Zwar können wir uns und unsere individuellen Kommunikationsweisen nicht von heute auf morgen grundlegend ändern. Auch werden wir trotz größter Bemühungen immer wieder Fehler machen. Aber um es mit der abgewandelten Form eines bekannten Spruches auszudrücken: Sich auf den Weg gemacht zu haben, ist das, was zählt. Jede/r einzelne Betroffene wird es Ihnen danken.

Ich hoffe in diesem Sinne, dass Sie beim Lesen nicht nur den einen oder anderen Aha-Effekt hatten, sondern sich durch die Inhalte dieses Buches auch in Ihrer Arbeit und Ihrer Art des Umgangs mit demenziell Erkrankten bestätigt fühlen.

Literatur

Aalten, P.; Jolles, J.; de Vugt, M.E.; Verhey, F.: The influence of neuropsychological functioning on neuropsychiatric problems in dementia. Journal of Neuropsychiatry and Clinical Neuroscience (2007) 19(1): 50–56.

Acton, G.J.; Mayhew, P.A.; Hopkins, B.A.; Yauk, S.: Communicating with individuals with dementia: the impaired person's perspective. Journal of Gerontological Nursing (1999) 25(2): 6–13.

Acton, G.J.; Yauk, S.; Hopkins, B.A.; Mayhew, P.A.: Increasing social communication in persons with dementia. Research and Theory for Nursing Practice (2007) 21(1): 32–44.

Ahlborn, H.: Tilla Eiskönigin wider Willen. Eine wahre Geschichte über das Leben mit Demenz. Mira Motta Verlag, Friedland 2013.

Aitchison, J.: Words in the Mind. An Introduction to the Mental Lexicon. Blackwell Publishing, Oxford, [2]2003.

Alberoni, M.; Baddeley, A.; Della Salla, S.; Logie, R.; Spinnler, H.: Keeping track of a conversation: impairments in Alzheimer's disease. International Journal of Geriatric Psychiatry (1992) 7: 639–642.

Albert, S.M.; Cohen, C.; Koff, E.: Perception of affect in patients with dementia of the Alzheimer type. Archives of Neurology (1991) 48: 791–795.

Allan, K.; Killick, J.: Communication and relationships: an inclusive social world. In: Downs, M.; Bowers, B. (Eds.): Excellence in dementia care. Research into practice. Open University Press, Maidenhead 2008, pp. 212–229.

Allen-Burge, R.; Stevens, A.; Burgio, L.D.: Effective behavioral interventions for decreasing dementia-related challenging behavior in nursing homes. International Journal of Geriatric Psychiatry (1999) 14: 213–232.

Almor, A.; Kempler, D.; MacDonald, M.C.; Andersen, E.S.; Tyler, L.K.: Why do Alzheimer patients have difficulty with pronouns? Working memory, semantics, and reference in comprehension and production in Alzheimer's disease. Brain and Language (1999) 67: 207–227.

Alnes, R.E.; Kirkevold, M.; Skovdahl, K.: Insights gained through Marte Meo counselling: experiences of nurses in dementia specific care units. International Journal of Older People Nursing (2011) 6(2): 123–132.

Altmann, L.J.P.; Kempler, D.; Andersen, E.S.: Speech errors in Alzheimer's disease: Reevaluating morphosyntactic preservation. Journal of Speech, Language, and Hearing research (2001) 44(5): 1069–1082.

Altus, D.E.; Engelman, K.K.; Mathews, R.M.: Using family-style meals to increase participation and communication in persons with dementia. Journal of Gerontological Nursing (2002) 9: 47–53.

Alzheimer Europe: Handbuch der Betreuung und Pflege von Alzheimer-Patienten. Thieme, Stuttgart [2]2005.

Amanzio, M.; Geminiani, G.; Leotta, D.; Cappa, S.: Metaphor comprehension in Alzheimer's disease: Novelty matters. Brain and Language (2008) 107: 1–10.

Andersson, B.: Am Ende des Gedächtnisses gibt es eine andere Art zu leben. Brunnen Verlag, Gießen 2007.

Andres, G.; Bille, H.; Straub, F.: Alzheimer. Eine Krankheit verstehen und annehmen. Urban & Fischer, München ²2000.

Archibald, C.: Menschen mit Demenz im Krankenhaus. Kuratorium Deutsche Altershilfe, Köln 2007.

Ardila, A.; Ramos, E.: Normal and abnormal aging in bilinguals. Dementia & Neuropsychologia (2008) 2(4): 242–247.

Arens, F.: „Haben Sie auch Angst?". Ergebnisse einer Untersuchung zur Kommunikation zwischen Pflegenden und dementierenden alten Menschen. Pflegezeitschrift (2003) 12: 2–8.

Arkin, S.; Mahendra, N.: Discourse analysis of Alzheimer's patients before and after intervention: methodology and outcomes. Aphasiology (2001) 15(6): 533–569.

Arroyo-Anlló, E. M.; Lorber, M.; Rigaleau, F.; Gil, R.: Verbal fluency in Alzheimer's Disease and aphasia. Dementia (2011) 11(1): 5–18.

Asp, E. D.; de Villiers, J.: When language breaks down. Cambridge University Press, Cambridge 2010.

Asplund, K.; Jansson, L.; Norberg, A.: Facial expressions of patients with dementia: a comparison of two methods of interpretation. International Psychogeriatrics (1995) 7(4): 527–534.

Asplund, K.; Norberg, A.; Adolfsson, R.; Waxman, H. M.: Facial expressions in severely demented patients – a stimulus-response study of four patients with dementia of the Alzheimer type. International Journal of Geriatric Psychiatry (1991) 6: 599–606.

Astell, A. J.; Harley, T.: Tip-of-the-tongue states and lexical access in dementia. Brain and Language (1996) 54: 196–215.

Bär, M.; Kurse, A.; Re, S.: Emotional bedeutsame Situationen im Alltag demenzkranker Heimbewohner. Zeitschrift für Gerontologie und Geriatrie (2003) 36(6): 454–462.

Baer, U.: Innenwelten der Demenz. Affenkönig Verlag, Neukirchen-Vluyn 2007.

Baer, U.; Schotte, G.: Das Herz wird nicht dement. Affenkönig Verlag, Neukirchen-Vluyn 2009.

Baker, M.: Assessing the potential of pantomime as a tool for communication for persons with Alzheimer's Disease and related dementias. PhD thesis, Acron 2005.

Baker, R.; Angus, D.; Smithconway, E. R.; Baker, K. S.; Gallois, C.; Smith, A.; Wiles, J.; Chenery, H. J.: Visualising conversations between care home staff and residents with dementia. Ageing & Society (2013) 35: 270–297.

Baldo, J. V.; Dronkers, N. F.: Neural correlates of arithmetic and language comprehension: A common substrate? Neuropsychologia (2007) 45(2): 229–235.

Barker, M. G.; Lawson, J. S.: Nominal aphasia in dementia. British Journal of Psychiatry (1968) 114: 1351–1356.

Barrick, A. L.; Rader, J.; Hoeffer, B.; Sloane, P. D.; Biddle, S.: Körperpflege ohne Kampf. Personenorientierte Pflege von Menschen mit Demenz. Verlag Hans Huber, Bern 2011.

Bartol, M. A.: Dialogue with dementia: nonverbal communication in patients with Alzheimer's disease. Journal of Gerontological Nursing (1979) 5(4): 21–31.

Barton, S.; Findlay, D.; Blake, R. A.: The management of inappropriate vocalisation in dementia: a hierarchical approach. International Journal of Geriatric Psychiatry (2005) 20(12): 1180–1186.

Basting, A. D.: Das Vergessen vergessen. Besser leben mit Demenz. Verlag Hans Huber, Bern 2012.

Basting, A. D.: Looking back from loss: views of the self in Alzheimer's disease. Journal of Aging Studies (2003) 17: 87–99.

Bates, E.; Harris, C.; Marchman, V.; Wulfeck, B.; Kritchevsky, M.: Production of complex syntax in normal ageing and Alzheimer's disease. Language and Cognitive Processes (1995) 10: 487–539.

Bathgate, D.; Snowden, J. S.; Varma, A.; Blackshaw, A.; Neary, D.: Behaviour in frontotemporal dementia, Alzheimer's disease and vascular dementia. Acta Neurologica Scandinavica (2001) 103: 367–378.

Bauer, J.: Warum ich fühle, was du fühlst: Intuitive Kommunikation und das Geheimnis der Spiegelneurone. Wilhelm Heyne Verlag, München 2006.

Bayles, K. A.: Effects of working memory deficits on the communicative functioning of Alzheimer's dementia patients. Journal of Communication Disorders (2003) 36: 209–219.

Bayles, K. A.; Tomoeda, C. K.; Cruz, R. F.; Mahendra, N.: Communication abilities of individuals with late-stage Alzheimer disease. Alzheimer Disease and Associated Disorders (2000) 14(3): 176–181.

Bayles, K.; Tomoeda, C.; Kaszniak, A.; Stern, L.; Eagans, K.: Verbal perseveration of dementia patients. Brain and Language (1985) 25: 102–116.

Beach, D. L.; Kramer, B. J.: Communicating with the Alzheimer's resident: Perceptions of care providers in a residential facility. Journal of Gerontological Social Work (1999) 2(3): 5–26.

Beard, R. L.: In their voices: identity preservation and experiences of Alzheimer's disease. Journal of Aging Studies (2004) 18: 415–428.

Beattie, E. R. A.; Algase, D. L.; Song, J.: Keeping wandering nursing home residents at the table: improving food intake using a behavioral communication intervention. Anging & Mental Health (2004) 8(2): 109–116.

Beck, C.; Frank, L.; Chumbler, N. R.; O'Sullivan, P.; Vogelpohl, T. S.; et al.: Correlates of disruptive behavior in severely cognitively-impaired nursing home residents. The Gerontologist (1998) 38: 189–198.

Beck, C.; Richards, K.; Lambert, C.; Doan, R.; Landes, R. D.; Whall, A.; Algase, D.; Kolanowski, A.; Feldman, Z.: Factors associated with problematic vocalizations in nursing home residents with dementia. The Gerontologist (2011) 51(3): 389–405.

Beckendorf, M.: Demenzschriften. Ein Jeder lebt es zugrunde. Unveröffentlichtes Manuskript, 2002–2005.

Becker, J.: „Die Wegwerfwindel auf der Wäscheleine". Die Handlungslogik dementer alter Menschen verstehen lernen. Arbeitszentrum Fort und Weiterbildung Elisabethenstift Darmstadt, Darmstadt [7]2001.

Becker, J.: „Gell, heut geht's wieder auf die Rennbahn?". Die Handlungslogik dementer Menschen wahrnehmen und verstehen. Arbeitszentrum Fort- u. Weiterbildung Elisabethenstift Darmstadt, Darmstadt [3]2002.

Bédard, A.; Philippe Landreville, P.; Voyerac, P.; Verreault, R.; Vézina, J.: Reducing verbal agitation in people with dementia: Evaluation of an intervention based on the satisfaction of basic needs. Aging & Mental Health (2011) 15(7): 855–865.

Bell, V.; Troxel, D.: Richtig helfen bei Demenz. Ernst Reinhardt Verlag, München 2004.

Belluck, P.: Giving Alzheimer's patients their way, even chocolate. The New York Times, 31. Dezember 2010.

Bender, M. Lying: in the real world, context is all-important. Journal of Dementia Care (2007): 12–14.

Benke, T.; Andree, B.; Hittmair, M.; Gerstenbrand, F.: Sprachveränderungen bei Demenz. Fortschritte der Neurologie Psychiatrie (1990) 58: 215–223.

Berendonk, C.; Stanek, S.; Schönit, M.; Kaspar, R.; Bär, M.; Kruse, A.: Biographiearbeit in der stationären Langzeitpflege von Menschen mit Demenz: Potenziale des DEMIAN-Pflegekonzepts. Zeitschrift für Gerontologie und Geriatrie (2011) 44: 13–18.

Berghoff, I.: Förderpflege mit Dementen. Ullstein Medical, Wiesbaden 1999.

Beyer, S.: Demenz ist anders. Über den Versuch einer einfühlenden Begleitung. balance buch + medien verlag, Bonn 2007.

Beyer, S.: „Bring mir mal den Bluckibumm". Dr. Med. Mabuse (November/Dezember 2004) 152: 25–27.

Bickel, C.; Pantel, J.; Eysenbach, K.; Schröder, J.: Syntactic comprehension deficits in Alzheimer's disease. Brain and Language (2000) 71: 432–448.

Binder, J. R., Desai, R. H., Graves, W. W.; Conant, L. L.: Where is the semantic system? A critical review and meta-Analysis of 120 Functional Neuroimaging Studies. Cerebral Cortex (2009) 19(12): 2767–2796.

Bird, M.; Llewellyn-Jones, R. H.; Korten, A.: An evaluation of the effectiveness of a case-specific approach to challenging behaviour associated with dementia. Aging & Mental Health (2009) 13(1): 73–83.

Blanken, G.: Kommunikatives Verhalten in Frage-Antwort-Sequenzen bei seniler Demenz. In: Roth, V. M. (Hrsg.): Kommunikation trotz gestörter Sprache. Narr, Tübingen 1989, pp. 119–127.

Blanken, G.; Dittmann, J.; Haas, J.-C.; Wallesch, C.-W.: Spontaneous speech in senile dementia and aphasia: Implications for a neurolinguistic model of language production. Cognition (1987) 27: 247–274.

Blum, N. S.: Deceptive practices in managing a family member with Alzheimer's Disease. Symbolic Interaction (1994) 17: 21–36.

Boccardi, M.; Frisoni, G. B.: Cognitive rehabilitation for severe dementia: Critical observations for better use of existing knowledge. Mechanisms of Ageing and Development 127 (2006): 166–172.

Böhm, E.: Sprechen Sie limbisch? Ein Plädoyer für eine transkulturelle und transgenerationelle Altenpflege: Schlütersche Verlagsgesellschaft, Hannover 2012.

Böhm, E.: Psychobiographisches Pflegemodell nach Böhm. Verlag Wilhelm Maudrich, Wien ^{2}2001.

Böhm, E.: Psychobiographisches Pflegemodell nach Böhm. Band II. Arbeitsbuch. Verlag Wilhelm Maudrich, Wien 2004.

Böhme, G.: Förderung der kommunikativen Fähigkeiten bei Demenz. Verlag Hans Huber, Bern 2008.

Bonner, C.: Stressmindernde Pflege bei Menschen mit Demenz. Verlag Hans Huber, Bern 2013.

Bopp-Kistler, I.: „Flaschenpost aus dem Durcheinandertal" – Die Perspektive der Betroffenen. In: Bopp-Kistler, I. (Hrsg.): demenz. Fakten Geschichten Perspektiven. rüffer & rub Sachbuchverlag GmbH, Zürich 2016, pp. 98–109.

Bosch, C. F. M.: Vertrautheit. Studie zur Lebenswelt dementierender alter Menschen. Ullstein Medical, Wiesbaden 1998.

Boucher, L. A.: Disruptive behaviours in individuals with Alzheimer's disease: a behavioural approach. American Journal of Alzheimer's Disease (1999) 14: 351–356.

Bourbonnais, A.; Ducharme, F.: Screaming in elderly persons with dementia. A critical review of the literature. Dementia (2008) 7(2): 205–225.

Bourgeois, M. S.: „Where is my wife and when am I going home?" The challenge of communicating with person with dementia. Alzheimer's Care Quarterly (2002) 3(2): 1332–1344.

Bourne, V. J.: How are emotions lateralised in the brain? Contrasting existing hypotheses using the Chimeric Faces Test. Cognition & Emotion (2010) 24(5): 903–911.

Bowlby Sifton, C.: Das Demenz-Buch. Ein „Wegbegleiter“ für Angehörige, Pflegende und Aktivierungstherapeuten. Hogrefe, vorm. Verlag Hans Huber, Bern ²2011.

Braun, U.; Kunik, M.: Behavioral disturbances in dementia. Geriatrics (2004) 59(12): 32–34.

Brinker, A.: Freiheit der Gefühle. Integrative Validation (IVA) nach Richard. Altenpflege (1997) 7: 41–42.

Broer, D.: Mr A. Alzheimer des Vaters. Zytglogge, Oberhofen am Thunersee 2012.

Bryden, C.: Mein Tanz mit der Demenz. Verlag Hans Huber, Bern 2011.

Buchter, S.: „Ich hab noch etwas zu sagen!“. Sprachliche Förderung bei Altersdemenz. Verlag Peter Guhl, Rohrbach/Pfalz 2003.

Bucks, R. S.; Radford, S. A.: Emotion processing in Alzheimer's disease. Aging & Mental Health (2004) 8: 222–232.

Buijssen, H.: Die magische Welt von Alzheimer. Beltz Verlag, Weinheim und Basel 2012.

Buijssen, H.: Demenz und Alzheimer verstehen. Beltz, Weinheim ⁶2011.

Burgener, S. C.; Jirovec, M.; Murrel, L.; Barton, D.: Caregiver and environmental variables related to difficult behaviors in institutionalized, demented elderly persons. Journal of Gerontology (1992) 47(4): 242–249.

Burgio, L. D.; Butler, F. R.; Roth, D. L.; Hardin, J. M.; Hsu, C.-C.; Ung, K.: Agitation in nursing home residents: the role of gender and social context. International Psychogeriatrics (2000) 12: 495–511.

Burgio, L. D.; Scilley, K.; Hardin, J. M.; Hsu, C.; Yancey, J.: Environmental „white noise“: an intervention for verbally agitated nursing home residents. Journal of Gerontology Series B: Psychological Sciences and Social Sciences (1996) 51: 364–373.

Burgio, L. D.; Scilley, K.; Hardin, J. M.; Hsu, C.: Temporal patterns of disruptive vocalization in elderly nursing home residents. International Journal of Geriatric Psychiatry (2001b) 16: 378–386.

Burnham H.; Hogervorst, E.: Recognition of facial expressions of emotion by patients with dementia of the Alzheimer type. Dementia and Geriatric Cognitive Disorders (2004) 18: 75–79.

Caiazza, R.; James, I.: Untruths in dementia care: Ethical decision making process. SIGNPOST (2016) 22(1): 6–11.

Camberg, L.; Woods, P.; McIntyre, K.: SimPres®. A personalized approach to enhance well-being in persons with Alzheimer's Disease. In: Volicer, L.; Bloom-Charette, L. (Eds.): Enhancing the quality of life in advanced dementia. Brunner/Mazel, Philadelphia 1999, pp. 126–140.

Camicioli, R.; Howieson, D.; Lehman, S.; Kaye, J.: Talking while walking: the effects of a dual task in aging and Alzheimer's disease. Neurology (1997) 48: 955–958.

Camp, C. J.: Tatort Demenz – Menschen mit Demenz verstehen. Hogrefe, Bern 2015.

Cantone, D.; Attena, F.; Cerrone, S.; Fabozzi, A., Rossiello, R., Spagnoli, L.; Pelullo, C. P.: Lying to patients with dementia: Attitudes versus behaviours in nurses. Nursing Ethics (2017) November 21: 1–9.

Caramazza, A.: The brain's dictionary. Nature (1996) 380 (11 April): 485–486.

Carlomagno, S.; Santoro, A.; Menditti, A.; Pandolfi, M.; Marini, A.: Referential communication in Alzheimer's type dementia. Cortex (2005a) 41: 520–534.

Carlomagno, S.; Pandolfi, M.; Marini, A.; Di Iasi, G.; Cristilli, C.: Coverbal gestures in Alzheimer's type dementia. Cortex (2005b) 41: 435–546.

Carson, V.B.; Vanderhorst, K.J.; Koenig, H.G.: Care giving for Alzheimer's Disease. Springer, New York 2015.

Casby, J.A.; Holm, M.B.: The effect of music on repetitive disruptive vocalizations of persons with dementia. American Journal of Occupational Therapy (1994) 48: 883–889.

Castelli, I.; Pini, A.; Alberoni, M.; Liverta-Sempio, O.; Baglio, F.; Massaro, D.; Marchetti, A.; Nemni, R.: Mapping levels of theory of mind in Alzheimer's disease: A preliminary study. Aging & Mental Health (2011) 15(2): 157–168.

Caughey, A.: Das Demenz-Buch. Praktische und persönliche Ratschläge für pflegende Angehörige und professionelle Helfer. Schattauer, Stuttgart 2015.

Causino Lamar, M.A.; Obler, L.K.; Knoefel, J.E.; Albert, M.L.: Communication patterns in end-stage Alzheimer's disease: Pragmatic analyses. In: Bloom, R.L.; Obler, L.K.; De Santi, S.; Ehrlich, J.S. (Eds.): Discourse Analysis and Applications: Studies in Adult Clinical Populations. Lawrence Erlbaum Associates, Hillsdale 1994, pp. 217–236.

Cedervall, Y., Torres, S.; Aberg, A.C.: Maintaining well-being and selfhood through physical activity: Experiences of people with mild Alzheimer's disease. Aging & Mental Health (2015) 19(8): 679–688.

Chainay, H.; Louarn, C.; Humphreys, G.W.: Ideational action impairments in Alzheimer's disease. Brain and Cognition (2006) 62: 198–205.

Chapman, A.; Jackson, G.A.; McDonald, C.: Wenn Verhalten uns herausfordert ... Ein Leitfaden für Pflegekräfte zum Umgang mit Menschen mit Demenz. Demenz Support Stuttgart gGmbH, Stuttgart 2004.

Chapman, S.B.; Peterson Highley, A.; Thompson, J.L.: Discourse in fluent aphasia and Alzheimer's disease: linguistic and pragmatic considerations. Journal of Neurolinguistics (1998) 11(1): 55–78.

Chapman, S.B.; Ulatowska, H.K.; Franklin, L.R.; Shobe, A.E.; Thompson, J.L.; McIntire, D.D.: Proverb interpretation in fluent aphasia and Alzheimer's disease: Implications beyond abstract thinking. Aphasiology (1997) 11: 337–350.

Chapman, S.B.; Zientz, J.; Weiner, M.; Rosenberg, R.; Frawley, W.; Burns, M.H.: Discourse changes in early Alzheimer's disease, mild cognitive impairment and normal aging. Alzheimer Disease and Associated Disorders (2002) 16: 177–186.

Chen, Y.; Ryden, M.; Feldt, K.; Savik, K.: The relationship between social interaction and characteristics of aggressive, cognitively impaired nursing home residents. American Journal of Alzheimer's disease (2000) 15(1): 10–17.

Cheston, R.: Stories and metaphors: Talking about the past in a psychotherapy group for people with dementia. Ageing and Society (1996) 16: 579–602.

Cipriani, G.; Danti, S.; Vedovello, M.; Nuti, A.; Lucetti, C.: Understanding delusion in dementia: A review. Geriatrics & Gerontology International (2014a) 14: 32–39.

Cipriani, G.; Lucetti, C.; Nuti, A.; Danti, S.: Wandering and dementia. Psychogeriatrics (2014b) 14(2): 1–8.

Cipriani, G.; Vedovello, M.; Ulivi, M.; Nuti, A.; Lucetti, C.: Repetitive and stereotypic phenomena and dementia. American Journal of Alzheimer's Disease & Other Dementias (2013) 28(3): 223–227.

Clare, L.; Rowlands, J.; Bruce, E.; Surr, C.; Downs, M.: The experience of living with dementia in residential care: An interpretative phenomenological analysis. The Gerontologist (2008) 48: 711–720.

Clark, C.N.; Nicholas, J.M.; Gordon, E.; Golden, H.L.; Cohen, M.H.; Woodward, F.J.; Macpherson, K.; Slattery, C.F.; Mummery, C.J.; Schott, J.M.; Rohrer, J.D.; Warren, J.D.: Altered Sense of Humor in Dementia. Journal of Alzheimer's Disease (2016) 49: 111–119.

Clark, L.W.; Witte, K.: Nature and efficacy of communication management in Alzheimer's disease. In: Lubinski, R. (Ed.): Dementia and Communication. B.C. Decker, Philadelphia/Hamilton 1991, pp. 238–254.

Clarke, R.: Precious experiences beyond words. Journal of Dementia Care (2004) 12(3): 22–23.

Clavel, D.S.: Vocalizations among cognitively impaired elders. What is your patient trying to tell you? Geriatric Nursing (1999) 20: 90–93.

Clees, J.; Eierdanz, J.: Bühne frei im Altenheim. Altenpflege (1996) 11: 708–715.

Cohen-Mansfield, J.: Approaches to the management of disruptive behaviours. In: Powell Lawton, M.; Rubinstein, R.L. (Eds.): Interventions in Dementia Care: Toward Improving Quality of Life. Springer Publications, London 2000, pp. 39–63.

Cohen-Mansfield, J.; Werner, P.: Management of verbally disruptive behaviours in nursing home residents. Journal of Gerontology: Medical Sciences (1997) 52A(6): M369–M377.

Cohen-Mansfield, J.; Parpura-Gill., A.; Golander, H.: Salience of self-identity roles in persons with dementia: Differences in perceptions among patients themselves, family members and caregivers. Social Science & Medicine (2006b) 62: 745–757.

Cohen-Mansfield, J.; Taylor, L.; Werner, P.: Delusions and hallucinations in an adult day care population: A longitudinal study. American Journal of Geriatric Psychiatry (1998) 6: 104–121.

Cohen-Mansfield, J.; Golander, H.; Ben-Israel, J.; Garfinkel, D.: The meanings of delusions in dementia: A preliminary study. Psychiatry Research (2011) 189: 97–104.

Cohen-Mansfield, J.; Dakheel-Ali, M.; Marx, M.S.; Thein, K.; Regier, N.G.: Which unmet needs contribute to behavior problems in persons with advanced dementia? Psychiatry Research (2015) 228: 59–64.

Cohen-Mansfield, J.; Marx, M.S.; Dakheel-Ali, M.; Regier, N.G.; Thein, K.: Can persons with dementia be engaged with stimuli? American Journal of Geriatric Psychiatry (2010) 18(4): 351–363.

Coltheart, M.: Are there lexicons? Quarterly Journal of Experimental Psychology A: Human Experimental Psychology (2004) 57A (7): 1153–1171.

Costello, E.; Corcoran, M.A.: How to bathe a person with dementia: an evidence-based guide. Geriatrics & Aging (2009) 12(9): 464–468.

Craig, C.: Die Kunst des Gehens: eine Begegnung mit Edith. In: Marshall, M.; Allan, K. (Eds.): „Ich muss nach Hause. " Ruhelos umhergehende Menschen mit einer Demenz verstehen. Verlag Hans Huber, Bern 2011, pp. 171–175.

Crisp, J.: Communication. In: Hudson, R. (Ed.): Dementia nursing: A guide to practice. Ausmed Publication, Melbourne, 2003, pp. 94–106.

Cuerva, A.G.; Sabe, L.; Kuzis, G.; Tiberti, C.; Dorrego, F.; Starkstein, S.E.: Theory of mind and pragmatic abilities in dementia. Neuropsychiatry, Neuropsychology, and Behavioral Neurology (2001) 14: 153–158.

Cullen, B.; Coen, R.F.; Lynch, C.A.; Cunningham, C.J.; Coakeley, D.; Robertson, I.H.; Lawlor, B.A.: Repetitive behaviour in Alzheimer's disease: descriptions, correlates and functions. International Journal of Geriatric Psychiatry (2005) 20(7): 686–693.

Culley, H.; Barber, R.; Hope, A.; James, I.: Therapeutic lying in dementia care. Nursing Standard (2013) 28: 35–39.

Cunningham, J.; Williams, K. N.: A case study of resistiveness to care and elderspeak. Research and Theory for Nursing Practice: An International Journal (2007) 21(1): 45–56.

Cutcliffe, J.; Milton, J.: In defence of telling lies to cognitively impaired elder patients. International Journal of Geriatric Psychiatry (1996) 11: 1117–1118.

Cutica, I.; Bucciarelli, M.; Bara, B. G.: Neuropragmatics: Extralinguistic pragmatic ability is better preserved in left-hemisphere damaged patients than in right-hemisphere-damaged patients. Brain and Language (2006) 98: 12–25.

Dammert, M., Keller, C., Beer, T., Bleses, H.: Person-Sein zwischen Anspruch und Wirklichkeit. Eine Untersuchung zur Anwendung der Integrativen Validation und der Basalen Stimulation in der Begleitung von Personen mit Demenz. Beltz Juventa, Weinheim, Basel 2016.

Davis, B.: Interpersonal issues in health discourse: Caregiver-resident interaction in Alzheimer talk. In: Locher, M.; Graham, S. (Eds.): Interpersonal pragmatics. Vol 6 of Handbooks of Pragmatics series. Mouton Gruyter, New York and The Hague 2011, pp. 381–404.

Davis, B. H.; Bernstein, C.: Talking in the here and now: Reference and politeness in Alzheimer conversation. In: Davis, B. H. (Ed.): Alzheimer talk, text and context: Enhancing communication. Palgrave Macmillan, New York 2005, pp. 60–86.

Davis, B.; Maclagan, M.: Examining pauses in Alzheimer's discourse. American Journal of Alzheimer's Disease and Other Dementias (2009) 24: 141–154.

Davis, B.; Maclagan, M.: Cook, J.: „Aw, so, How's your day going?" Ways that persons with dementia keep their conversational partners involved. In: Davis, B. H.; Guendouzi, J. (Eds.): Pragmatics in dementia discourse. Cambridge Scholars Publishing, Newcastle upon Tyne 2013, pp. 83–116.

Davis, R.: My Journey Into Alzheimer's Disease. Tyndale House Publishers, Wheaton 1989.

Day, A. M.; James, I.A; Meyer, T. D.; Lee, D. R.: Do people with dementia find lies and deception in dementia care acceptable? Aging & Mental Health (2011) 15(7): 822–829.

Delazer, M.; Semenza, C.; Reiner, M.; Hofer, R.; Benke, T.: Anomia for people names in DAT-evidence for semantic and post-semantic impairments. Neuropsychologia (2003) 41(12): 1593–1598.

De Picciotto, J.; Friedland, D.: Verbal fluency in elderly bilingual speakers: Normative data and preliminary application to Alzheimer's disease. Folia Phoniatrica et Logopaedica (2001) 53: 145–152.

Deponte, A.; Missan, R.: Effectiveness of validation therapy (VT) in group: Preliminary results. Archives of Gerontology and Geriatrics (2007) 44: 113–117.

Dettmore, D.; Kolanowski, A.; Boustani, M.: Aggression in persons with dementia: Use of nursing theory to guide clinical practice. Geriatric Nursing (2009) 30(1): 8–17.

Deutsche Alzheimer Gesellschaft: Empfehlungen zum Umgang mit Unruhe und Gefährdung bei Demenz, 2005. Verfügbar unter: http://www.deutsche-alzheimer.de/fileadmin/alz/pdf/empfehlungen/empfehlungen-zum-umgang-mit-unruhe.pdf [24.08.2018]

Devinsky, O.: Right cerebral hemisphere dominance for a sense of corporeal and emotional self. Epilepsy and Behavior (2000) 1: 60–73.

Dewing, J.: Responding to agitation in people with dementia. Nursing Older People (2010) 22(6): 18–25.

D'Hondt, M.; Leybaert, J.: Lateralization effects during semantic and rhyme judgement tasks in deaf and hearing subjects. Brain and Language (2003) 87: 227–240.

Diekämper, W.: Menschen mit Demenz begleiten und pflegen. Cornelsen Verlag, Berlin 2010.

Dijkstra, K.; Bourgeois, M.; Petrie, G.; Burgio, L.; Allen-Burge, R.: My recaller is on vacation: Discourse analysis of nursing home residents with dementia. Discourse Processes (2002) 33: 53–74.

Dijkstra, K.; Bourgeois, M.; Youmans, G.; Hancock, A.: Implications of an advice-giving and teacher role on language production in adults with dementia. Gerontologist (2006) 46(3): 357–366.

Dobler, M.: Verkannt und bagatellisiert. In: Bopp-Kistler, I. (Hrsg.): demenz. Fakten Geschichten Perspektiven. rüffer & rub Sachbuchverlag GmbH, Zürich 2016, pp. 207–212.

Doyle, C.; Zapparoni, T.; O'Connor, D.; Runci, S.: Efficacy of psychosocial treatments for noise-making in severe dementia. International Psychogeriatrics (1997) 9(4): 405–422.

Duggan, S.; Blackman, T.; Martyr, A.; Van Schaik, P.: The impact of early dementia on outdoor life: A ‚shrinking world'? Dementia (2008) 7(2): 191–204.

Dumont, C.; Ska, B.: Pantomime recognition impairment in Alzheimer's disease. Brain and Cognition (2000) 43: 177–181.

Duong, A.; Tardiff, A.; Ska, B.: Discourse about discourse: What is it and how does it progress in Alzheimer's disease? Brain and Cognition (2003) 53(2): 177–180.

Edvardsson, D.; Sandman, P.O.; Nay, R.; Karlsson, S.: Associations between the working characteristics of nursing staff and the prevalence of behavioral symptoms in people with dementia in residential care. International Psychogeriatrics (2008) 20(4): 764–776.

Egan, M.; Bérubé, D.; Racine, G.; Leonard, C.; Rochon, E.: Methods to enhance verbal communication between individuals with Alzheimer's disease and their formal and informal caregivers: A systematic review. International Journal of Alzheimer's Disease (2010) 6: Article ID 906818.

Ehrlich, J.S.; Obler, L.K.; Clark, L.: Ideational and semantic contributions to narrative production in adults with dementia of the Alzheimers type. Journal of Communication Disorders (1997) 30: 79–99.

Eichmann, B.: Vatter baut ab. Eine Geschichte von Demenz und Liebe. Gütersloher Verlagshaus, Gütersloh 2013.

Ekman, S.-L., Robins Wahlin, T.-B.; Viitanen, M.; Norberg, A.; Winblad, B.: Preconditions for communication in the care of bilingual demented persons. International Psychogeriatrics (1994) 6(1): 105–120.

Ellis, D.: Coherence patterns in Alzheimer's discourse. Communication Research (1996) 23: 472–495.

Ellis, M.P.; Astell, A.J.: The urge to communicate in severe dementia. Brain and Language (2004) 91: 51–52.

Elvish, R.A.; James, I.; Milne, D.L.: Lying in dementia care: an example of a culture that deceives in people's best interests. Aging & Mental Health (2010) 14(3): 255–262.

Engel, S.: Alzheimer & Demenzen. Die Methode der einfühlsamen Kommunikation. TRIAS-Verlag, Stuttgart ^{2}2012.

Enmarker, I.; Olsen, R.; Hellzen, O.: Management of person with dementia with aggressive and violent behaviour: a systematic literature review. International Journal of Older People Nursing (2011) 8(2): 153–162.

Erdmann, A.; Schnepp, W.: Conditions, components and outcomes of Integrative Validation Therapy in a long-term care facility for people with dementia. A qualitative evaluation study. Dementia. The International Journal of Social Research and Practice (2016) 15(5): 1184–1204.

Erdmann, A.; Schnepp, W.: Validation nach Feil oder Richard? Eine systematische Literaturstudie zur Differenzierung zweier Methoden. Pflegewissenschaft (2012) 11: 581–595.
Feil, E.G.: Was ist Validation? Ernst Reinhardt Verlag, München 2012.
Feil, N.: Validation. Ernst Reinhardt Verlag, München [4]2004.
Fels, D.I.; Astell, A.J.: Storytelling as a model for conversation for people with dementia and caregivers. American Journal of Alzheimer's Disease and Other Dementias 2011 26(7): 535–541.
Ferré, P.; Ska, B.; Lajoie, C.; Bleau, A.; Joanette, Y.: Clinical focus on prosodic, discursive and pragmatic treatment for right hemisphere damaged adults: what's right? Rehabilitation Research and Practice (2011): 1–10.
Fey, U.: Clowns für Menschen mit Demenz. Mabuse-Verlag, Frankfurt/Main 2012.
Feyereisen, P.; Berrewaerts, J.; Hupet, M.: Pragmatic skills in the early stages of Alzheimer's disease: an analysis by means of a referential communication task. International Journal of Language & Communication Disorders (2007) 42: 1–17.
Finfgeld-Connett: Management of aggression among demented or brain-injured patients. Clinical Nursing Research (2009) 18(3): 272–287.
Fischer, B.; Schecker, M.; Moosmann, H.; Kochendörfer, G.; Faupel, M.: Kommunikation mit demenziellen Patienten. Working Papers in Neurolinguistics and Neuroscience (1998): 5.
Fischer, T.; Spahn, C.; Kovach, C.: Die „Serial Trial Intervention" (STI). Pflegezeitschrift (2007) 7: 370–373.
Flori, L.: Don't throw in the towel: tips for bathing a patient who has dementia. Nursing (2007) July: 22–23.
Foerch, C.; Misselwitz, B.; Sitzer, M.; Berger, K.; Steinmetz, H.; Neumann-Haefelin, T. for the Arbeitsgruppe Schlaganfall Hessen: Difference in recognition of right and left hemispheric stroke. Lancet (2005) 366: 392–392.
Förstl, H. (Hrsg.): Demenzen in Theorie und Praxis. Springer, Berlin 2001.
Forbes-McKay, K.; Ellis, A.; Shanks, M.; Venneri, A.: The age of acquisition of words produced in a semantic fluency task can reliably differentiate normal from pathological age related cognitive decline. Neuropsychologia (2005) 43: 1625–1632.
Fowler, F.: More questions than answers. The Journal of Dementia Care (2007) 15(4): 12.
Friederici, A.D.; Alter, K.: Lateralizations of auditory language functions. Brain & Language (2004) 89(3): 267–276.
Friedland, D.; Miller, N.: Language mixing in bilingual speakers with Alzheimer's dementia: A conversation analysis approach. Aphasiology (1999) 13 (4-5): 427–444.
Frieling-Sonnenberg, W.: Sinnesarm, steril und langweilig. Von der „Weglauftendenz" demenziell erkrankter Menschen in Pflegeeinrichtungen. Dr. Med. Mabuse (2003) 145: 46–49.
Frith, C.D.; Frith, U.: How we predict what other people are going to do. Brain Research (2006) 1079(1): 36–46.
Füsgen, I.: Demenz. Praktischer Umgang mit Hirnleistungsstörungen. Urban und Vogel, München [4]2001.
Gainotti, G.: Unconscious processing of emotions and the right hemisphere. Neuropsychologia (2012) 50: 205–218.
Galik, E.; Resnick, B.; Pretzer-Aboff, I.: ‚Knowing what makes them tick': motivating cognitively impaired older adults to participate in restorative care. International Journal of Nursing Practice (2009) 15: 48–55.
Gallese, V.: The „shared manifold" hypothesis: From mirror neurons to empathy. Journal of Consciousness Studies (2001) 8: 33–50.

Garrard, P.; Maloney, L. M.; Hodges, J. R.; Patterson, K.: The effects of very early Alzheimer's disease on the characteristics of writing by a renowned author. Brain (2005) 128: 250–260.

Garratt, S.; Hamilton-Smith, E. (Eds.): Dementia and communication. In: Rethinking Dementia – an Australian Approach. Ausmed Publications, Melbourne [3]1998, pp. 47–71.

Gaschler, K.: Spieglein, Spieglein im Gehirn. Woher ich weiß, wie du dich fühlst. In: Spitzer, M.; Bertram, W.: Braintertainment. Expeditionen in die Welt von Geist und Gehirn. Schattauer, Stuttgart 2007, S. 72–80.

Gatterer, G.; Croy, A.: Leben mit Demenz. Springer, Wien/New York 2005.

Gayraud, F.; Barkat-Defradas, M.: Problems with assessing cognitive abilities in bilingual patients with Alzheimer's disease. Paper presented at the CLARe3 conference, Berlin March 8, 2017.

Gazzaniga, M. S.; Ivry, R. B.; Mangun, G. R.: Cerebral lateralization and specialization. In: Gazzaniga, M. S.; Ivry, R. B.; Mangun, G. R.: Cognitive Neuroscience. Norton, New York 1998, pp. 323–369.

Geiger, A.: Der alte König in seinem Exil. Deutscher Taschenbuch Verlag, München 2012.

Georg, J.: Ruheloses Umhergehen aus pflegediagnostischer und chronopflegerischer Sicht. In: Marshall, M.; Allan, K. (Eds.): „Ich muss nach Hause." Ruhelos umhergehende Menschen mit einer Demenz verstehen. Verlag Hans Huber, Bern 2011, pp. 189–221.

Gerdner, L.: Effects of individualized versus classical „relaxation" music on the frequency of agitation in elderly persons with Alzheimer's disease and related disorders. International Psychogeriatrics (2000) 12: 49–65.

Giovannetti, T.; Sestito, N.; Libon, D. J.; Schmidt, K. S.; Gallo, J. L.; Gambino, M.; Chrysikou, E. G.: The influence of personal familiarity on object naming, knowledge, and use in dementia. Archives of Clinical Neuropsychology (2006) 21(7): 607–614.

Gleeson, M.; Timmins, F.: Touch: a fundamental aspect of communication with older people experiencing dementia. Nursing Older People (2004) 16: 18–21.

Glosser, G.; Wiley, M. J.; Barnoski, E. J.: Gestural communication in Alzheimer's disease. Journal of Clinical and Experimental Neuropsychology (1998) 20(1): 1–13.

Götell, E.; Brown, S.; Ekman, S.-L.: Influence of caregiver singing and background music on posture, movement and sensory awareness in dementia. International Psychogeriatrics (2003) 15: 411–430.

Goldsmith, M.: Hearing the Voice of People with Dementia. Jessica Kingsley Publishers, London/Bristol 1996.

Graf-Wäspe, J.: The Real Truman Show? Über die Legitimität von Schein-Elementen in der Betreuung von Menschen mit Demenz. Ethik in der Medizin (2016) 28: 5–19.

Grealy, J.; McMullen, H.; Grealy, J.: Dementia Care. Blackwell Publishing, Oxford 2005.

Griffith, H. L.: The psychiatry of old age. In: Gravell, R.; France, J. (Eds.): Speech and Communication Problems in Psychiatry. Chapman & Hall, London 1991, pp. 194–219.

Grond, E.: Erfahrungen zur non-verbalen Kommunikation freiwilliger Besucher in der Interaktion mit verwirrten Pflegeheimbewohnern. Zeitschrift für Gerontologie (1984) 17(2): 93–97.

Grossman, M.; White-Devine, T.: Sentence comprehension in Alzheimer's disease. Brain and Language (1998) 62(2): 186–201.

Groulx, B.: Screaming and wailing in dementia patients (Part 1). The Canadian Alzheimer Disease Review (January 2004): 11–14.

Groulx, B.: Screaming and wailing in dementia patients (Part 2). The Canadian Alzheimer Disease Review (January 2005): 7–11.

Guaita, A.; Malnati, M.; Vaccaro, R.; Pezzati, R.; Marcionetti, J.; Vitali, S.F.; Colombo, M.: Impaired facial emotion recognition and preserved reactivity to facial expressions in people with severe dementia. Archives of Gerontology and Geriatrics (2009) 49 (Supplement 1): 135–146.

Guendouzi, J.: „So what's your name?" Relevance in dementia. In: Davis, B.H.; Guendouzi, J. (Eds.): Pragmatics in dementia discourse. Cambridge Scholars Publishing, Newcastle upon Tyne 2013, pp. 29–54.

Guendouzi, J.; Müller, N.: Intelligibility and rehearsed sequences in conversations with a DAT patient. Clinical Linguistics and Phonetics (2001) 2: 91–95.

Guendouzi, J.; Müller, N.: Approaches to Discourse in Dementia. Lawrence Erlbaum, Mahwah 2006.

Guendouzi, J.; Davis, B.H.; Maclagan, M.: Expanding expectations for narrative styles in the context of dementia. Topics in Language Disorders (2015) 35(3): 237–257.

Guendouzi, J.; Meaux, A.; Müller, N.: Avoiding interactional conflict in dementia: The influence of gender styles in interaction. Journal of Language Agression and Conflict (2016) 4(1): 9–35.

Gust, J.: Phänomen Hinlauftendenz. Wenn alte Menschen weglaufen. Books on Demand, Norderstedt 2010.

Gutzmann, H.; Brauer, T.: Sprache und Demenz. Schulz-Kirchner Verlag, Idstein 2007.

Haberstroh, J.; Neumeyer, K.; Pantel, J.: Kommunikation bei Demenz. Springer-Verlag, Berlin/Heidelberg 2011.

Häggström, T.; Norberg, A.: Maternal thinking in dementia care. Journal of Advanced Nursing (1996) 24(3): 431–438.

Häggström, T.M.; Jansson, L.; Norberg, A.: Skilled carers' ways of understanding people with Alzheimer's disease. Scholarly Inquiry for Nursing Practice (1998) 12: 239–266.

Hafford-Letchfield, T.: Funny things happen at the Grange: Introducing comedy activities in day services to older people with dementia – innovative practice. Dementia (2012) 12(6): 840–852.

Hallberg, I.R.; Edberg, A.-K.; Nordmark, A.; Johnsson, K.: Daytime vocal activity in institutionalized severely demented patients identified as vocally disruptive by nurses. International Journal of Geriatric Psychiatry (1993) 8: 155–164.

Hallberg, I.; Norberg, A.: Staffs' interpretation of the experience behind vocally disruptive behavior in severely demented patients and their feelings about it. An exploratory study. International Journal on Aging and Human Development (1990) 31(4): 295–305.

Hamborg, M.; Entzian, H.; Huhn, S.; Kämmer, K.: Gewaltvermeidung in der Pflege Demenzkranker. Wissenschaftliche Verlagsgesellschaft, Stuttgart 2003.

Hamilton, H.E.: Narrative as snapshot: glimpses into the past in Alzheimer's discourse. In: Duszak, A.; Okulska, U. (Eds.): Language, culture and the dynamics of age. De Gruyter Mouton, Berlin 2011, pp. 77–108.

Hamilton, H.E.: Conversations with an Alzheimer's Patient. Cambridge University Press, Cambridge 1994a.

Hamilton, H.: Requests for clarification as evidence of pragmatic comprehension difficulty: The case of Alzheimer's disease. In: Bloom, R.L.; Obler, L.K.; De Santi, S.; Ehrlich, J.S. (Eds.): Discourse Analysis and Applications: Studies in Adult Clinical Populations. Lawrence Erlbaum Associates, Hillsdale 1994b, pp. 185–199.

Han, A.; Radel, J.; McDowd, J.M.; Sabata, D.: Perspectives of people with dementia about meaningful activities: A synthesis. American Journal of Alzheimer's Disease & Other Dementias (2016) 31(2): 115–123.

Hanetseder, C.: Wenn es Migrantinnen und Migranten betrifft. In: Bopp-Kistler, I. (Hrsg.): demenz. Fakten Geschichten Perspektiven. rüffer & rub Sachbuchverlag GmbH, Zürich 2016, pp. 426–434.

Hanser, S.B.: Music therapy with individuals with advanced dementia. In: Volicer, L.; Bloom-Charette, L. (Eds.): Enhancing the quality of life in advanced dementia. Brunner/Mazel, Philadelphia 1999, pp. 141–167.

Harmer, B.J.; Orrell, M.: What is meaningful activity for people with dementia living in care homes? A comparison of the views of older people with dementia, staff and family carers. Aging & Mental Health (2008) 12(5): 548–558.

Harvey, R.J.: Review: Delusions in dementia. Age and Ageing (1996) 25: 405–408.

Hausmann, S.: Humor in der Betreuung. In: Wißmann, P. (Hrsg.): Werkstatt Demenz. Vincentz Network, Hannover 2004, pp. 234–248.

Hasselkus, B.R.: Occupation and well-being in dementia: the experience of day-care staff. The American Journal of Occupational Therapy (1998) 52: 423–433.

Hasselkus, B.R.: Everyday ethics in dementia care: Narratives of crossing the line. The Gerontologist (1997) 37(5): 640–649.

Haupt, M.: Aggression im Alter aus kognitiv-behavioristischer Sicht. In: Hirsch, R.D.; Bruder, J.; Radebold, H.: Aggression im Alter. Bonner Schriftenreihe „Gewalt im Alter" (Band 7), Bonn 2000, pp. 181–190.

Health Scotland: Coping with Dementia. A Practical Handbook for Carers. NHS Health Scotland, Edinburgh/Glasgow 2006.

Hedna, V.S.; Bodhit, A.N.; Ansari, S.; Falchook, A.D.; Stead, L.; Heilman, K.M., Watersa, M.F.: Hemispheric Differences in Ischemic Stroke: Is Left-Hemisphere Stroke More Common? Journal of Clinical Neurology (2013) 9: 97–102.

Heimhilger, L.: Ich verliere mich. Novum Verlag, Neckermarkt 2008.

Held, C.: Was „macht" Demenz mit den Menschen? In: Bopp-Kistler, I. (Hrsg.): demenz. Fakten Geschichten Perspektiven. rüffer & rub Sachbuchverlag GmbH, Zürich 2016, pp. 110–122.

Hellen, C.R.: Eating – mealtime challenges and interventions. In: Kaplan, M.; Hoffman, S.B. (Eds.): Behaviors in dementia. Best practices for successful management. Health Professions Press, Baltimore 1998, pp. 193–213.

Henderson, V.W.; Mack, W.; Freed, D.M.; Kempler, D.; Andersen, E.S.: Naming consistency in Alzheimer's disease. Brain and Language (1990) 39: 530–538.

Hendryx-Bedalov, P.M.: Effects of caregiver communication on the outcomes of requests in spouses with dementia of the Alzheimer type. International Journal of Aging and Human Development (1999) 49: 127–148.

Hendryx-Bedalov, P.M.: Alzheimer's dementia: coping with communication decline. Journal of Gerontological Nursing (2000) 26(8): 20–24.

Henry, J.D.; Crawford, J.R.; Phillips, L.H.: Verbal fluency in dementia of the Alzheimer's type: a meta-analysis. Neuropsychologia (2004) 42: 1212–1222.

Herholz, K., Salmon, E., Perani, D., et al.: Discrimination between Alzheimer dementia and controls by automated analysis of multicenter FDG PET. NeuroImage (2002) 17: 302–316.

Hertogh, C.M.P.M.; Mei The, B.A.; Miesen, B.M.L.; Eefsting, J.A.: Truth telling and truthfulness in the care for patients with advanced dementia: an ethnographic study in Dutch nursing homes. Social Science and Medicine (2004) 59: 1685–1693.

Hier, D.B.; Hagenlocker, K.; Shindler, A.G.: Language disintegration in dementia: effects of etiology and severity. Brain and Language (1985) 25: 117–133.

Hirni, D.I.; Kivisaari, S.L.; Monsch, A.U.; Taylor, K.I.: Distinct neuroanatomical bases of episodic and semantic memory performance in Alzheimer's disease. Neuropsychologia (2013) 51: 930–937.

Hirsch, R.D.: Wer lacht, dämmert nicht vor sich hin! DNP – Der Neurologe und Psychiater (2015) 16(5): 34–36.

Hirsch, R.D.: Heiterkeit und Humor: Eine Hilfe im Umgang mit Demenzkranken? In: Tackenberg, P.; Abt-Zegelin, A. (Hrsg.): Demenz und Pflege. Mabuse-Verlag. Frankfurt/Main 2000, pp. 162–174.

Hirsch, R.D.: Humor auf der Pflegestation: „Geri-Clown" als „Humorträger" – Vorstellung eines Modellprojekts. Unveröffentlichtes Manuskript 1999.

Hodgson, H.: Finding the Words. A Communication Guide for Those Who Care. John Wiley & Sons, New York 1995.

Hoefert, W.: Kommunikation mit alten und dementen Patienten. In: Hoefert, H.-W.; Heilmann, W. (Hrsg.): Kommunikation als Erfolgsfaktor im Krankenhaus. Economica Verlag, Heidelberg 2008, pp. 79–104.

Hoeffer, B.; Rader, J.; McKenzie, D.; Lavelle, M.; Stewart, B.: Reducing aggressive behavior during bathing cognitively impaired nursing home residents. Journal of Gerontological Nursing (1997) 23(5): 16–23.

Hoffman, S.: Nurturing. In: Kaplan, M.; Hoffman, S.B. (Eds.): Behaviors in dementia. Best practices for successful management. Health Professions Press, Baltimore 1998, pp. 63–69.

Hoffman, S.; Platt, C.: Comforting the Confused. Strategies for Managing Dementia. Springer Publishing Company, New York 1991.

Hoffman, S.; Platt, C.; Barry, K.; Hamill, L.: When language fails: Nonverbal communication abilities of the demented. In: Hutton, J.T.; Kenny, A.D. (Eds.): Senile dementia of the Alzheimer's type. Alan R Liss, New York 1985, pp. 49–64.

Holthe, T.; Thorsen, K.; Josephsson, S.: Occupational patterns of people with dementia in residential care: An ethnographic study. Scandinavian Journal of Occupational Therapy (2007) 14(2): 96–197.

Hopper, T.: Indirect interventions facilitate communication in Alzheimer's disease. Seminars in Speech and Language (2001) 22(4): 305–315.

Horley, K.; Reid, A.; Burnham, D.: Emotional prosody perception and production in dementia of the Alzheimer's type. Journal of Speech, Language, and Hearing Research (2010) 53: 1132–1146.

Horwatitsch, B.: Das Herz des Dings. Geschichten über das Leben mit Demenz. Mabuse-Verlag, Frankfurt 2013.

Howe, E.G.: Ethical challenges when patients have dementia. The Journal of Clinical Ethics (2011) 22(3), 203–211.

Hubbard, G.; Cook, A.; Tester, S.; Downs, M.: Beyond words. Older people with dementia using and interpreting nonverbal behaviour. Journal of Aging Studies (2002) 16: 155–167.

Hwang, D.Y.; Golby, A.J.: The brain basis for episodic memory: Insights from functional MRI, intracranial EEG, and patients with epilepsy. Epilepsy and Behavior (2006) 8: 115–126.

Hydén, L.-C.: Narrative collaboration and scaffolding in dementia. Journal of Aging Studies (2011a) 25: 339–347.

Hydén, L.-C.: Non-verbal vocalizations, dementia and social interaction. Communication & Medicine (2011b) 8(2): 135–144.

Hydén, L.-C.; Örulv, L.: Narrative and identity in Alzheimer's disease: A case study. Journal of Aging Studies (2009) 23(4): 205–214.

Hydén, L.-C.; Plejert, C.; Samuelsson, C.; Örulv, L.: 2013: Feedback and common ground in conversational storytelling involving people with Alzheimer's Disease. Journal of Interactional Research in Communication Disorders (2013) 4: 211–247.

Hyltenstam K.: The code-switching behaviour of adults with language disorders – with special reference to aphasia and dementia. In: Milroy, L.; Muysken, P. (Eds.): One speaker, two languages. Cambridge University Press, Cambridge 1995, pp. 302–343.

Hyltenstam, K.; Stroud, C.: Second language regression in Alzheimer's dementia. In: Hyltenstam, K.; Viberg, A. (Eds.): Progression and regression in language. Cambridge University Press, Cambridge 1993, pp. 222–242.

Illes, J.: Neurolinguistic features of spontaneous language production dissociate three forms of neurodegenerative disease: Alzheimer's, Huntington's, and Parkinson's. Brain and Language (1990) 37: 628–642.

Jackson, G.A.; MacDonald, C.: Aggression. In: R. Hudson (Ed.): Dementia nursing. A guide to practice. Ausmed Publications, Melbourne 2003, pp. 184–198.

James, I.A.: The use of CBT in dementia care: a rationale for Communication and Interaction Therapy (CAIT) and therapeutic lies. The Cognitive Behaviour Therapist (2015) 8(e10): 1–18.

James, I.A.: Herausforderndes Verhalten bei Menschen mit Demenz: Einschätzen, verstehen und behandeln. Verlag Hans Huber, Bern 2012.

James, I.A.; Wood-Mitchell, A.J.; Waterworth, A.M.; Mackenzie, L.E.; Cunningham, J.: Lying to people with dementia: developing ethical guidelines for care settings. International Journal of Geriatric Psychiatry (2006) 21: 800–801.

Jansen, M.: Ein Clown im Einsatz bei Menschen mit Demenz. In: Wißmann, P. (Hrsg.): Werkstatt Demenz. Vincentz Network, Hannover 2004, pp. 176–192.

Jansson, L.; Norberg, A.; Sandman, P.; Athlin, E.; Asplund, K.: Interpreting facial expressions in patients in the terminal stage of the Alzheimer disease. Omega (1992/93) 26(4): 309–324.

Janzen, S.; Zecevic, A.A.; Kloseck, M.; Orange, J.B.: Managing agitation using nonpharmacological interventions for seniors with dementia. American Journal of Alzheimer's Disease & Other Dementias (2013) 28(5): 524–532.

Johnson, C.J.; Johnson, R.H.: Alzheimer's disease as a „trip back in time". American Journal of Alzheimer's Disease (2000) 15(2): 87–93.

Jones, D.: A family living with Alzheimer's disease: the communicative challenges. Dementia (2015) 14(5): 555–573.

Jones, G.: A communication model for dementia. In: Jones, G.; Miesen, B. (Eds.): Care-Giving in Dementia. Research and Applications (vol. 1). Tavistock/Routledge, London 1992, pp. 77–99.

Jones, G.M.M.: Metaphors for teaching about changing memory and cognition in Alzheimer's disease: Bookcases in a library. In: Jones, G.M.M.; Miesen, B.M.L. (Eds.): Care-giving in Dementia. Research and Applications (vol. 3). Brunner-Routledge, Hove/New York 2004, pp. 36–66.

Jones, G.; Burns, A.: Reminiscing disorientation theory. In: Jones, G.; Miesen, B. (Eds.): Care-Giving in Dementia. Research and Applications (vol. 1). Tavistock/Routledge, London 1992, pp. 57–76.

Jordi, E.; Held, C.: Dissozatives Alltagserleben: Kommunikation. In: Held, C.: Was ist „gute" Demenzpflege? Demenz als dissoziatives Erleben – Ein Praxishandbuch für Pflegende. Hans Huber, Bern 2013, pp. 49–55.

Joubert, S.; Beauregard, M.; Walter, N.; Bourgouin, P.; Beaudoin, G.; Leroux, J.-M.; Karama, S.; Lecours, A.R.: Neural correlates of lexical and sublexical processes in reading. Brain and Language (2004) 89: 9–20.

Kales, H.C.; Girlin, L.N.; Lyketsos, C.G.: The time is now to adress behavioral symptoms of dementia. GENERATIONS – Journal of the American Society on Aging (2014) 38(3): 86–95.

Kappus, H.: Das Leben ist ein großes. Alzheimer – ein langsamer Abschied. Gütersloher Verlagshaus, Gütersloh 2012.

Kasl-Godley, J.; Gatz, M.: Psychosocial interventions for individuals with dementia: an integration of theory, therapy and a clinical understanding of dementia. Clinical Psychology Review (2000) 20(6): 755–782.

Katz, I.R.: Agitation, aggressive behavior and catastrophic reactions. International Psychogeriatrics (2000) 12 (Suppl. I): 119–123.

Kavé, G.; Levy, Y.: Sensitivity to gender, person, and tense inflection by persons with Alzheimer's disease. Brain and Language (2003) 87: 267–77.

Kuratorium Deutsche Altershilfe: „Wie geht es Ihnen?". Konzepte und Materialien zur Einschätzung des Wohlbefindens von Menschen mit Demenz. Kuratorium Deutsche Altershilfe, Köln 2005.

Kuratorium Deutsche Altershilfe: Qualitätshandbuch Leben mit Demenz. Köln, 2001.

Kempler, D.: Language changes in dementia of the Alzheimer type. In: Lubinski, R. (Ed.): Dementia and Communication. B.C. Decker, Philadelphia/Hamilton 1991, pp. 98–114.

Kempler, D.: Lexical and pantomime abilities in Alzheimer's disease. Aphasiology (1988) 2: 147–159.

Kempler, D.; van Lancker, D.; Read, S.: Proverb and idiom comprehension in Alzheimer's disease. Alzheimer Disease and Associated Disorders (1988) 2: 38–49.

Khan, F.: Being monolingual, bilingual or multilingual: pros and cons in patients with dementia. International Psychiatry (2011) 8(4): 96–98.

Killick, J.; Allan, K.: Communication and the Care of People with Dementia. Open University Press, Buckingham/Philadelphia 2001.

Killick, J.; Allan, K.: Good sunset project: making contact with those close to death. Journal of Dementia Care (2006) 14(1): 22–24.

Kim, E.S.; Bayles, K.A.: Communication in latestage Alzheimer's disease: Relation to functional markers of disease severity. Alzheimer's Care Quarterly (2007) 8(1): 43–52.

Kim, E.J.; Buschmann, M.T.: The effect of expressive physical touch on patients with dementia. International Journal of Nursing Studies (1999) 36: 235–243.

Kipfer, S.; Imhof, L.; Koppitz, A.: Einbezug der Biografie in den Pflegealltag – eine qualitative Studie. International Journal of Health Professions (2016) 3(2): 216–226.

Kirshner, H.S.; Webb, W.G.; Kelly, M.P.: The naming disorder of dementia. Neuropsychologia (1984) 22 (1): 23–30.

Kitwood, T.: Demenz. Der person-zentrierte Ansatz im Umgang mit verwirrten Menschen. Hogrefe Verlag, Bern ^{7}2016.

Kitzinger, C.; Jones, D.: When May calls home: The opening moments of family telephone conversations with an Alzheimer's patient. Feminism & Psychology (2007) 17: 184–202.

Klare, J.: Als meine Mutter ihre Küche nicht mehr fand. Vom Wert des Lebens mit Demenz. Suhrkamp Taschenbuch Verlag, Berlin 2012.

Klein, D.A.; Steinberg, M.; Galik, E.; Steele, C.; Sheppard, J.M.; Warren, A.; Rosenblatt, A.; Lyketsos, C.G.: Wandering behaviour in community-residing persons with dementia. International Journal of Geriatric Psychiatry (1999) 14(4): 272–279.

Knecht, S.; Dräger, B.; Deppe, M.; Bobe, L.; Lohmann, H.; Flöel, A.; Ringelstein, E.-B.; Henningsen, H.: Handedness and hemispheric language dominance in healthy humans. Brain (2000) 123: 2512–2518.

Knopman, D.S.; Sawyer-DeMaris, S.: Practical approach to managing behavioural problems in dementia patients. Geriatrics (1990) 45: 27–35.

Kontos, P.: Ethnographic reflections on selfhood, embodiment and Alzheimer's disease. Ageing and Society (2004) 24(6): 829–849.

Kontos, P.: Embodied selfhood in Alzheimer's disease. Dementia (2005) 4(4): 553–570.

Kontos, P.C.; Naglie, G.: Bridging theory and practice: Imagination, the body, and person-centred dementia care. Dementia (2007) 6(4): 549–569.

Kontos, P.; Miller, K.-L.; Colobong, R.; Palma Lazgare, L.I.; Binns, M.; Low, L.-F.; Surr, C.; Naglie, G.: Elder-Clowning in long-term dementia care: results of a pilot study. Journal of the American Geriatrics Society (2016) 64: 347–353.

Kors, B.; Seunke, W.: Gerontopsychiatrische Pflege. Urban & Fischer, München/Jena [2]2001.

Koß, A.: Wie valide ist die „Validation"? Dr. Med. Mabuse (2004) 152: 33–34.

Krach, S.; Hartje, W.: Comparison of hemispheric activation during mental word and rhyme generation using transcranial Doppler sonography. Brain and Language (2006) 96: 269–279.

Kraft, P.: Realitätsorientierungstraining – Rettung aus der Orientierungslosigkeit? Demenz: Pflege und Betreuung kompakt (Januar 2009): 4–5.

Kramer, B.J.; Gibson, J.W.: The cognitively impaired elderly's response to touch: A naturalistic study. Journal of Gerontological Social Work (1991) 18(1/2): 175–193.

Langer, E.J.: The effects of enhanced personal responsibility for the aged. In: Langer, E.J.: The psychology of control. Sage, Beverly Hills 1983, pp. 227–239.

Langland, R.M.; Panicucci, C.L.: Effects of touch on communication with elderly confused clients. Journal of Gerontological Nursing (1982) 8(3): 152–155.

Lawton, M.P.; Van Haitsma, K.; Klapper, J.: Observed affect in nursing home residents with Alzheimer's disease. Journal of Gerontology Series B: Psychological Sciences and Social Sciences (1996) 51(1): 3–14.

Lee, T.M.C.; Sun, D.; Leung, M.-K.; Chu, L.-W.; Keysers, C.: Neural activities during affective processing in people with Alzheimer's disease. Neurobiology of Aging (2013) 34: 706–715.

Lehman Blake, M.: Communication deficits associated with right hemisphere brain damage. In: Damico, J.S.; Muller, N.; Ball, M.J. (Eds.): The handbook of language and speech disorders. Wiley-Blackwell, Chichester, W Sussex 2010, pp. 556–576.

Leonard, R.; Tinetti, M.E.; Allore, H.G.; Drickamer, M.A.: Potentially modifiable resident characteristics that are associated with physical or verbal aggression among nursing home residents with dementia. Archives of Internal Medicine (2006) 166: 1295–1300.

Levy-Storms, L.: Therapeutic communication training in long-term care institutions: Recommendations for future research. Patient Education and Counseling (2008) 73: 8–21.

Li, R.; Orleans, M.: Personhood in a world of forgetfulness: An ethnography of the self-process among Alzheimer's patients. Journal of Aging and Identity (2002) 7(4): 227–244.

Liang, J.; Krause, N.M.; Bennett, J.M.: Social exchange and wellbeing: Is giving better than receiving? Psychology & Aging (2001) 16: 511–523.

Lind, S.: Demenzkranke Menschen pflegen. Verlag Hans Huber, Bern [2]2007.

Lind, S.: Stress und Überforderung vermeiden. Pflegezeitschrift (2010) 11: 668–671.

Lindholm, C.: Parallel realities: The interactional management of confabulation in dementia care encounters. Research on Language and Social Interaction (2015) 48(2): 176–199.

Lindhom, C.: Challenges and opportunities of group conversations: The day care center as a communication milieu. In: Davis, B.H.; Guendouzi, J. (Eds.): Pragmatics in dementia discourse. Cambridge Scholars Publishing, Newcastle upon Tyne 2013, pp. 205–233.

Lindholm, C.: Laughter, communication problems and dementia. Communication & Medicine (2008) 5(1): 3–14.
Lindholm, C.; Wray, A.: Proverbs and formulaic sequences in the language of elderly people with dementia. Dementia (2012) 10(4): 603–623.
Liptak, A.; Tate, J.; Flatt, J.; Oakley, M.A.; Lingler, J.: Humor and laughter in persons with cognitive impairment and their caregivers. Journal of Holistic Nursing (2014) 32(1): 25–34.
Long Foley, K.; Sudha, S.; Sloane, P.D.; Gold, D.T.: Staff perceptions of successful management of severe behavioral problems in dementia special care units. Dementia (2003) 2(1): 105–124.
Louis, C.: Ommas Glück. Kiepenheuer & Witsch, Köln ²2016.
Low, L.F.; Goodenough, B.; Fletcher, J.; Xu, K.; Casey, A.-N.; Chenoweth, L.; Fleming, R.; Spitzer, P.; Bell, J.-P.; Brodaty, H.: The effects of humor therapy on nursing home residents measured using observational methods: The SMILE cluster randomized trial. Journal of the American Medical Directors Association (2014) 15(8): 564–569.
Lukatela, K.; Malloy, P.; Jenkins, M.; Cohen, R.: The naming deficit in early Alzheimer's and vascular dementia. Neuropsychology (1998) 12: 565–72.
Lyons, K.; Kemper, S.; LaBarge, E.; Ferraro, F.R.; Balota, D.; Storandt, M.: Oral language and Alzheimer's disease: A reduction in syntactic complexity. Aging and Cognition (1994) 1: 271–281.
Mace, N.L.; Rabins, P.V.: Der 36-Stunden-Tag. Verlag Hans Huber, Bern ⁶2012.
Maciejewski, B.; Sowinski, C.; Besselmann, K.; Rückert, W.: Qualitätshandbuch Leben mit Demenz. Kuratorium Deutsche Altershilfe, Köln 2001.
Mackenzie, L.; Smith, K.; James, I.: „How a time machine concept aids dementia care." Nursing Times (2015) 111: 17, 18–19.
Maclagan, M.; Mason, P.: Bad times and good times: Lexical variation over time in Robbie Walters' speech. In: Davis, B.H. (Ed.): Alzheimer talk, text and context: Enhancing communication. Palgrave Macmillan, New York 2005, pp. 146–166.
Magai, C.; Cohen, C.; Gomberg, D.; Malatesta, C.; Culver, C.: Emotional expression during mid- to late-stage dementia. International Psychogeriatrics (1996) 8(3): 383–395.
Magai, C.; Cohen, C.; Culver, C.; Gomberg, D.; Malatesta, C.: Relation between premorbid personality and patterns of emotion expression in mid- to late-stage dementia. International Journal of Geriatric Psychiatry (1997) 12: 1092–1099.
Magai, C.; Cohen, C.I.; Gomberg, D.: Impact of training caregivers in sensitivity to nonverbal emotional signs. International Psychogeriatrics (2002) 14(1): 25–38.
Mahendra, N.; Arkin, S.: Effects of four years of exercise, language, and social interventions on Alzheimer discourse. Journal of Communication Disorders (2003) 36: 395–422.
Mahoney, e.K., Volicer, L.; Hurley, A.C.: Challenging behaviours in dementia. Health Professions Press, Baltimore, MD 2000.
Maier, R.: Ich will dich doch erreichen. Begegnungen mit demenzkranken Menschen ermöglichen. Kösel Verlag, München 2009.
Maki, Y.; Yamaguchi, T.; Koeda, T.; Yamaguchi, H.: Communicative competence in Alzheimer's disease: metaphor and sarcasm comprehension. American Journal of Alzheimer's Disease & Other Dementias (2013) 28(1): 69–74.
Makoni, S.B.: Effects of Alzheimer's dementia on conversational ability: a case study. Southern African Journal of Gerontology (1997) 6(1): 7–13.
Mall, W.: Kommunikation ist immer möglich – bis zuletzt! Basale Kommunikation als Angebot für Menschen in Zuständen der Demenz. Unveröffentlichtes Manuskript, 2005. Verfügbar unter: http://www.winfried-mall.ch/pdf/demenz.pdf [24.08.2018]

Manière, D.; Morlet, M.; Ploton, L.: Les comportements vocaux perturbateurs. Psychologie & Neuropsychiatrie du Vieillissement (2010) 8(2): 111–121.

Martin, A.; Fedio, P.: Word production and comprehension in Alzheimer's disease. The breakdown of semantic knowledge. Brain and Language (1983) 19: 124–141.

Marshall, M.; Allan, K. (Hrsg.): „Ich muss nach Hause. " Ruhelos umhergehende Menschen mit einer Demenz verstehen. Verlag Hans Huber, Bern 2011.

Matteau, E.; Landreville, P.; Laplante, L.; Laplante, C.: Disruptive vocalizations: a means to communicate in dementia? American Journal of Alzheimer Disease and Other Dementias (2003) 18(3): 147–153.

Maxfield, M.C.; Lewis, R.E.; Cannon, C.: Training staff to prevent aggressive behavior of cognitively impaired elderly patients during bathing and grooming. Journal of Gerontological Nursing (1996) 22(1): 37–43.

Mayhew, P.A.; Acton, G.J.; Yauk, S.; Hopkins, B.A.: Communication from individuals with advanced DAT: Can it provide clues to their sense of self-awareness and well-being? Geriatric Nursing (2001) 22(2): 106–110.

McCarthy, B.: Nur nicht den Verstand verlieren! Gute Kommunikation trotz(t) Demenz. Verlag Hans Huber, Bern 2012.

McCloskey, R.M.: Caring for patients with dementia in an acute care environment. Geriatric Nursing (2004) 25: 139–144.

McDuff, J.; Phinney, A.: Walking with meaning: subjective experiences of pyhsical activity in dementia. Global Qualitative Nursing Research (2015) Sep 30, 1–9.

McElveen, T.: Lying to people with dementia: treacherous act or beneficial therapy? Royal College of Psychiatrists, eNewsletter, September 2015

McGowin, D.F.: Living in the Labyrinth. Delta, New York 1993.

McLean, A.H.: Coherence without facticity in dementia: The case of Mrs. Fine. In: Leibing, A.; Cohen, L. (Eds.): Thinking about dementia: Culture, loss, and the anthropology of senility. Rutgers University Press, New Brunswick, NJ 2006, pp. 157–179.

McMinn, B.; Draper, B.: Vocally disruptive behaviour in dementia: development of an evidence based practice guideline. Aging and Mental Health (2005) 9(1): 16–24.

McMinn, B.G.; Hinton, L.: Confined to barracks: The effects of indoor confinement on aggressive behavior among inpatients of an acute psychogeriatric unit. American Journal of Alzheimer's Disease (2000) 15(1): 36–41.

Meares, S.; Draper, B.: Treatment of vocally disruptive behavior of multifactorial aetiology. International Journal of Geriatric Psychiatry (1999) 14: 285–90.

Meyer, C.: Menschen mit Demenz als Interaktionspartner. Eine Auswertung empirischer Studien vor dem Hintergrund eines dimensionalisierten Interaktionsbegriffs. Zeitschrift für Soziologie (2014) 43(2): 95–112.

Miesen, B.: Attachment theory and dementia. In: Jones, G.; Miesen, B. (Eds.): Care-Giving in Dementia. Research and Applications (vol. 1). Tavistock/Routledge, London 1992, pp. 38–56.

Miller, C.A.: Communication difficulties in hospitalized older adults with dementia. American Journal of Nursing (2008) 108(3): 58–66.

Miller, M.F.: Physically aggressive resident behavior during hygienic care. Journal of Gerontological Nursing (1997) 23(5): 24–39.

Miozzo, M.; Fischer-Baum, S.; Caccappolo-van Vliet, E.: Perseverations in Alzheimer's disease: Memory slips? Cortex (2013) 49: 2028–2039.

Mitchell, G.: Therapeutic lying to assist people with dementia in maintaining medication adherence. Nursing Ethics (2014) 21(7): 844–849.

Moniz-Cook, E.; Stokes, G.; Agar, S.: Difficult behaviour and dementia in nursing homes: Five cases of psychosocial intervention. Clinical Psychology and Psychotherapy (2003) 10: 197–208.

Moody, H.R.: Ethical dilemmas of Alzheimer's disease. In: Moody, H.R.: Ethics in an Aging Society. The Johns Hopkins University Press, Baltimore 1993, pp. 41–70.

Moore, L.A.; Davis, B.: Quilting narrative. Using repetition techniques to help elderly communicators. Geriatric Nursing (2002) 23(5): 262–266.

Moos, I.: Humor, irony and sarcasm in severe Alzheimer's dementia – a corrective to retrogenesis? Ageing & Society (2011) 31: 328–346.

Moran, J.M.; Wig, G.S.; Adams Jr., R.B.; Janata, P.; Kelley, W.M.: Neural correlates of humor detection and appreciation. NeuroImage (2004) 21(3): 1055–1060.

Mozaz, M.; Garaigordobil, M.; Gonzalez Rothi, L.J.; Anderson, J.; Crucian, G.P.; Heilman, K.M.: Posture recognition in Alzheimer's disease. Brain and Cognition (2006) 62(3): 241–245.

Müller, N.; Guendouzi, J.A.: Order and disorder in conversation: encounters with dementia of the Alzheimer's type. Clinical Linguistics and Phonetics (2005) 19(5): 393–404.

Müller, N.; Mok, Z.: Applying systemic functional linguistics to conversations with dementia: The linguistic construction of relationships between participants. Seminars in Speech and Language (2012) 33(1): 5–15.

Müller-Hergl, C.: Distress does not justify lying. The Journal of Dementia Care (2007) 15: 10–11.

Müller-Hergl, C.: Stress rechtfertigt keine Lügen. Konturen einer Debatte. pflegen: Demenz (2009) 11: 30–32.

Myers, P.S.: Right Hemisphere Damage. Singular Publishing, San Diego 1999.

Naess, H.; Waje-Andreassen, U.; Thomassen, L.; Myhr, K.M.: High incidence of infarction in the left cerebral hemisphere among young adults. Journal of Stroke and Cerebrovascular Diseases (2006) 15(6): 241–244.

Nagaratnam, N.; Patel, I.; Whelan, C.: Screaming, shrieking and muttering: the noise-makers amongst dementia patients. Archives of Gerontology and Geriatrics (2003a) 36(3): 247–258.

Nagaratnam, N.; Irving, J.; Kalouche, H.: Misidentification in patients with dementia. Archives of Gerontology and Geriatrics (2003b) 27(3): 195–202.

Neal, M.; Briggs, M.: Validation therapy for dementia. Cochrane Database Systematic Reviews (2003) 3: CD001394.

Niehaus, J.: Humor, Lachen und Lächeln in der Ergotherapie. Ergotherapie und Rehabilitation (2010) 1: 12–18.

Nold, G.: Alzheimer's speakers and two languages. In: Davis, B. (Ed.): Alzheimer talk, text, and context. Palgrave, New York 2005, pp. 102–127.

Norberg, A.: Communication in the care of people with severe dementia. In: Hummert, M.L. (Ed.): Aging, Communication and Health. Erlbaum, Mawah 2001, pp. 157–175.

Normann, H.K.; Norberg, A.; Asplund, K.: Confirmation and lucidity during conversations with a woman with severe dementia. Journal of Advanced Nursing (2002) 39: 370–376.

Normann, H.K.; Henriksen, N.; Norberg, A.; Asplund, K.: Lucidity in a woman with severe dementia related to conversation. A case study. Journal of Clinical Nursing (2005) 14(7): 891–896.

Nyström, K.; Olin Lauritzen, S.: Expressive bodies: demented persons' communication in a dance therapy context. Health (2005) 9(3): 297–317.

Obler, L.K.; Albert, M.L.: Language in the elderly aphasic and in the dementing patient. In: Taylor Sarno, M. (Ed.): Acquired Aphasia. Academic Press, New York 1981, pp. 385–398.

Örulv, L.; Hydén, L.-C.: Confabulation: Sensemaking, self-making and world-making in dementia. Discourse Studies (2006) 8(5): 647–673.

Orange, J. B.: Communication with cognitively impaired individuals: Maintaining the vital link. Poster/Material presented at the 7th International Conference of the Educational Centre for Aging and Health (ECAH) „How are we today Dearie?“ – Confronting how we talk and listen to older people. McMaster University, Hamilton, Ontario, Canada, 12th May 1994.

Orange, J. B.; Purves, B.: Conversational discourse and cognitive impairment: Implications for Alzheimer's disease. Canadian Journal of Speech-Language Pathology and Audiology (1996) 20(2): 139–153.

Orange, J. B.; Ryan, E. B.: Alzheimer's disease and other dementias. Implications for physician communication. Clinics in Geriatric Medicine (2000) 16(1): 153–173.

Orange, J. B.; Lubinski, R. B.; Higginbotham, D. J.: Conversational repair by individuals with dementia of the Alzheimer type. Journal of Speech and Hearing Research (1996) 39: 881–895.

Orange, J. B.; Van Gennep, K. M.; Miller, L.; Johnson, A. M.: Resolution of communication breakdown in dementia of the Alzheimer's type: a longitudinal study. Journal of Applied Communication Research (1998) 26: 120–138.

Ornstein, R.: The Right Mind. Harcourt Brace, New York 1997.

Osborn, C.; Schweitzer, P.; Trilling, A.: Erinnern. Eine Anleitung zur Biografiearbeit mit älteren Menschen. Lambertus-Verlag, Freiburg i.Br. 22013.

Ott, B. R.; Heindel, W. C.; Tan, Z.; Noto, R. B.: Lateralized cortical perfusion in women with Alzheimer's disease. Journal of Gender Specific Medicine (2000) Sep/Oct 3(6): 29–35.

Ousset, P. J.; Viallard, G.; Puel, M.; Celsis, P.; Demonet, J. F.; Cardebat, D.: Lexical therapy and episodic word learning in dementia of the Alzheimer type. Brain and Language (2002) 80: 14–20.

Pagani, M.; Salmaso, D.; Jonsson, C.; Hatherly, R.; Jacobsson, H.; Larsson, S. A.; Wägner, A.: Regional cerebral blood flow as assessed by principal component analysis and (99 m) Tc-HMPAO SPET in healthy subjects at rest: normal distribution and effect of age and gender. European Journal of Nuclear Medicine (2002) 29(1): 67–75.

Palo-Bengtsson, L.; Ekman, S. L.: Emotional response to social dancing and walks in persons with dementia. American Journal of Alzheimer's Disease and Other Dementias (2002) 17(3): 149–153.

Papagno, C.: Comprehension of metaphors and idioms in patients with Alzheimer's disease: a longitudinal study. Brain (2001) 124(7): 1450–1460.

Pape-Raschen, K.: 100 Fragen zur Kommunikation mit Menschen mit Demenz. Schlütersche Verlagsgesellschaft, Hannover 2012.

Pappritz, D.: Rundweg im Herbst des Lebens. Kleine Geschichten über Menschen mit Demenz. CreateSpace Independent Publishing Platform, 22013.

Paradis, M.: Bilingualism and psychiatric disorders. Journal of Neurolinguistics (2008) 21: 199–230.

Paradis, M.: Cerebral representation of language. In: Verschueren, J.; Östman, J.-O.; Blommaert, J.; Bulcaen, C. (Eds.): Handbook of Pragmatics. John Benjamins, Amsterdam 2001, pp. 1–30.

Parakh, R.; Roy, E.; Koo, E.; Black, S.: Pantomime and imitation of limb gestures in relation to the severity of Alzheimer's disease. Brain and Cognition (2004) 55: 272–274.

Parenteau, P.: Communication with Alzheimer patients: a matter of time, caring and contact. The Canadian Alzheimer Disease Review (November 2000): 5–7.

Perez, K.; Proffitt, M.A.; Calkins, M.P.: Minimizing disruptive behaviors (vol. 3). Health Professions Press, Baltimore 2001.

Perkins, L.; Whitworth, A.; Lesser, R.: Conversing in dementia: A conversation analytic approach. Journal of Neurolinguistics (1998) 11(1): 33–53.

Perrar, K.M.: Ressourcen ausschöpfen! Fallkonferenzen in der Altenpflege. Pflegen: Demenz (2007) 3: 31–34.

Perrar, K.M.: Angehörige als Partner im multiprofessionellen Team – Fallkonferenzen in der Altenpflege. In: Deutsche Alzheimer Gesellschaft e.V. (Hrsg.): „Keine Zeit zu verlieren!". Tagungsreihe der Deutschen Alzheimer Gesellschaft e.V. (Band 5). Deutsche Alzheimer Gesellschaft e.V., Berlin 2005, S. 231–236.

Perrar, K.M.; Sirsch, E.; Kutschke, A. (Hrsg.): Gerontopsychiatrie für Pflegeberufe. Thieme-Verlag, Stuttgart [2]2011.

Perrar, K.M.; Rüsing, D.: Zehn Regeln für den Einsatz von Psychopharmaka. Pflegen: Demenz (2006) 1: 25.

Perry, J.; Galloway, S.; Bottorff, J.L.; Nixon, S.: Nurse-patient communication in dementia. Journal of Gerontological Nursing (2005) 4: 43–52.

Perry, R.J.; Rosen, H.R.; Kramer,. J.H.; Beer, J.S.; Levenson, R.L.; Miller, B.L.: Hemispheric dominance for emotions, empathy and social behaviour: Evidence from right and left handers with Frontotemporal Dementia. Neurocase (2001) 7(2): 145–160.

Person, M.; Hanssen, I.: Joy, happiness, and humor in dementia care: a qualitative study. Creative Nursing (2015) 21(1): 47– 52.

Peterson, M.: Du denkst, du weißt alles. Atrium Verlag, Zürich 2006.

Phillips, L.H.; Scott, C.; Henry, J.D.; Mowat, D.; Bell, J.S.: Emotion perception in Alzheimer's disease and mood disorder in old age. Psychology & Aging (2010) 25: 38–47.

Phinney, A.; Chaudhury, H.; O'Connor, D.L.: Doing as much as I can do: The meaning of activity for people with dementia. Aging and Mental Health (2007) 11: 384–393.

Planton, S.; Longcamp, M.; Péran, P.; Démonet, J.-F.; Jucla, M.: How specialized are writing-specific brain regions? An fMRI study of writing, drawing and oral spelling. Cortex (2017) 88: 66–80.

Pool, J.: Facts or feelings: do we need to choose? The Journal of Dementia Care (2007) 15(2): 27.

Potkins, D.; Myint, P.; Bannister, C.; Tadros, G.; Chithramohan, R.; Swann, A.; O'Brien, J.; Fossey, J.; George, E.; Ballard, C.; Margallo-Lana, M.: Language impairment in dementia: impact on symptoms and care needs in residential homes. International Journal of Geriatric Psychiatry (2003) 18: 1002–1006.

Powell, J.: Hilfen zur Kommunikation bei Demenz. Kuratorium Deutsche Altershilfe, Köln 2002.

Prado, J.; Chadha, A.; Booth, J.R.: The brain network for deductive reasoning: a quantitative meta-analysis of 28 neuroimaging studies. Journal of Cognitive Neuroscience (2011) 23(11): 3483–3497.

Preston, T.: Caring for the aged: when words fail. American Journal of Nursing (1973) 73(12): 2064–2066.

Price, C.J.: A review and synthesis of the first 20 years of PET and fMRI studies of heard speech, spoken language and reading. NeuroImage (2012) 62: 816–847.

Pulvermüller, F.: Brain embodiment of syntax and grammar: Discrete combinatorial mechanisms spelt out in neuronal circuits. Brain and Language (2012) 112: 167–179.

Rader, J.: A comprehensive staff approach to problem wandering. The Gerontologist (1987) 27(6): 756–760.

Raia, P.: Habilitation therapy: a new starscape. In: Volicer, L.; Bloom-Charette, L. (Eds.): Enhancing the quality of life in advanced dementia. Brunner/Mazel, Philadephia 1999, pp. 21–37.

Ramanathan, V.: Alzheimer Discourse. Some Sociolinguistic Dimensions. Erlbaum, Mahwah 1997.

Ramanathan-Abbott, V.: Interactional differences in Alzheimer's discourse: an examination of Alzheimer's speech across two audiences. Language and Society (1994) 23: 31–58.

Rapp, B.; Lipka, K.: The literate brain: the relationship between spelling and reading. Journal of Cognitive Neuroscience (2011) 23(5): 1180–1197.

Rapp, A.; Wild, B.: Nonliteral Language in Alzheimer Dementia: A Review. Journal of the International Neuropsychological Society (2011) 17(2): 207–218.

Rassiga, C.; Lucchelli, F.; Crippa, F.; Papagno, C.: Ambiguous idiom comprehension in Alzheimer's disease. Journal of Clinical and Experimental Neuropsychology (2009) 31(4): 402–411.

Re, S.: Erleben und Ausdruck von Emotionen bei schwerer Demenz. Verlag Dr. Kovac, Hamburg 2003.

Re, S.: Die Sprache der Mimik. Pflegezeitschrift (2004) 3: 185–189.

Reilly, J.; Peelle, J.E.; Antonucci, S.M.; Grossman, M.: Anomia as a marker of distinct semantic memory impairments in Alzheimer's Disease and Semantic Dementia. Neuropsychology (2011) 25(4): 413–426.

Reilly, J.; Troche, J.; Grossman, M.: Language processing in dementia. In: Budson, A.E.; Kowall, N.W. (Eds.): The Handbook of Alzheimer's Disease and Other Dementias. Wiley, Oxford 2014, pp. 336–368.

Richard, N.: Validation. Lichtungen im Nebel der Verwirrtheit finden. Altenpflege (1994a) 3: 196–199.

Richard, N.: Validierende Gespräche. Wege aus dem Nebel der Verwirrtheit. Altenpflege (1994b) 5: 310–313.

Richard, N.: Alter Wein in neuen Schläuchen. Ein neuer „Integrativer Ansatz". Altenpflege (1994c) 7: 433–435.

Richard, N.: Annehmen und begleiten. Altenpflege (1995) 4: 244–248.

Richard, N.: Ein wichtiges Instrument im Handwerkskoffer. Altenpflege (1996) 11: 713–715.

Richard, N.: Kommunikation und Körpersprache mit Menschen mit Demenz – die Integrative Validation (IVA). Unterricht Pflege (2004) 5: 13–16.

Richard, N.: „Sie sind sehr in Sorge". Die Innenwelt von Menschen mit Demenz gelten lassen. Curaviva (2010) 2: 4–9.

Richter, B.; Richter, R.W.: Alzheimer in der Praxis. Verlag Hans Huber, Bern 2004.

Ripich, D.N.; Terrell, B.Y.: Patterns of cohesion and coherence in Alzheimer's disease. Journal of Speech and Hearing Disorders (1988) 53: 8–15.

Ripich, D.; Carpenter, B.; Ziol, E.: Conversational cohesion patterns in men and women with Alzheimer's disease: a longitudinal study. International Journal of Language and Communication Disorders (2000) 35: 49–64.

Ripich, D.N.; Vertes, D.; Whitehouse, P.; Fulton, S.; Ekelman, B.: Turn-taking and speech act patterns in the discourse of senile dementia of the Alzheimer's type patients. Brain and Language (1991) 40(3): 330–343.

Ripich, D.N.; Ziol, E.; Fritsch, T.; Durand, E.J.: Training Alzheimer's disease caregivers for successful communication. Clinical Gerontologist (1999) 21(1): 37–56.

Rippe, K.: Richtig Lügen!? Zum Umgang mit Lügen im Pflegealltag. ProAlter (2010) 42(5-6): 47–51.

Robert Bosch Stiftung (Hrsg.): Ernährung bei Demenz. Verlag Hans Huber, Bern 2007.

Rösler, A.; Schwerdt, R.; von Renteln-Kruse, W.: Was die Sprache Alzheimer-Kranker mit der Celans verbindet. Zeitschrift für Gerontologie und Geriatrie (2005) 38: 354–359.

Rösner, M.: Der Gericlown. Zeitschrift für Gerontologie und Geriatrie (2010) 43(1): 53–57.

Rohra, H.: Aus dem Schatten treten. Mabuse-Verlag, Frankfurt/M. 2011.

Rohrer, J.D.; Knight, W.D.; Warren, J.E.; Fox, N.C.; Rossor, M.N.; Warren, J.D.: Word-finding difficulty: a clinical analysis of the progressive aphasias. Brain (2008) 131: 8–38.

Romero, B.; Kurz, A.: Kommunikationswege für Alzheimer Kranke. In: Roth, V.M. (Hrsg.): Kommunikation trotz gestörter Sprache. Narr, Tübingen 1989, pp. 129–141.

Romero, B.; Pulvermüller, F.; Haupt, M.; Kurz, A.: Pragmatische Sprachstörungen in frühen Stadien der Alzheimer-Krankheit: Analyse der Art und Ausprägung. Zeitschrift für Neuropsychologie (1995) 6(1): 29–42.

Ross, E.D.: Cerebral localization of functions and the neurology of language: Fact versus fiction or is it something else? The Neuroscientist (2010) 16(3): 222–243.

Roudier, M.; Marcie, P.; Grancher, A.-S.; Tzortzis, C.; Starkstein, S.; Boller, F.: Discrimination of facial identity and of emotions in Alzheimer's disease. Journal of the Neurological Sciences (1998) 154: 151–158.

Rousseau, M.; Sève, A.; Vallet, M.; Pasquier, F.; Mackowiak-Cordoliani, M.A.: An analysis of communication in conversation in patients with dementia. Neuropsychologia (2010) 48: 3884–3890.

Routasalo, P.: Non-necessary touch in the nursing care of elderly people. Journal of Advanced Nursing (1996) 23: 904–911.

Rowe, M.; Alfred, D.: The effectiveness of slow-stroke massage in diffusing agitated behaviours in individuals with Alzheimer's disease. Journal of Gerontological Nursing (1999) 25(6): 22–34.

Rühl, M.: Ich muss in die Schule! Geschichten aus der Welt der Demenz. Schlütersche, Hannover 2012.

Rüsing, D.: Ist alles erlaubt? Zum Umgang mit Wahn und Halluzination bei Personen mit Demenz. pflegen: Demenz (2009) 11: 4–6.

Ryan, E.B.; Byrne, K.; Spykerman, H., Orange, J.B.: Evidencing Kitwood's personhood strategies: conversation as care in dementia. In: Davis, B.: (Ed.): Alzheimer Talk, Text and Context: Identifying Communication Enhancement. Palgrave Macmillan, New York 2005, pp. 18–36.

Sabat, S.R.: Turn-taking, turn-giving and Alzheimer's disease: A case study in conversation. Georgetown Journal of Language and Linguistics (1991) 2(2): 167–181.

Sabat, S.R.: Language function in Alzheimer's disease: a critical review of selected literature. Language and Communication (1994a) 14(4): 331–351.

Sabat, S.R.: Recognizing and working with remaining abilities: toward improving the care of Alzheimer's disease sufferers. The American Journal of Alzheimer's Care and Related Disorders and Research (1994b) 9(3): 8–16.

Sabat, S.R.: Alzheimer's disease and dementia: What everyone needs to know. Oxford University Press, New York 2018.

Sabat, S.R.: The Experience of Alzheimer's Disease: Life Through a Tangled Veil. Blackwell Publishers, Massachusetts 2001.

Sabat, S.R.; Cagigas, X.E.: Extralinguistic communication compensates for the loss of verbal fluency: a case study of Alzheimer's disease. Language and Communication (1997) 4: 341–351.

Sabat, S. R.; Harré, R.: The construction and deconstruction of self in Alzheimer's disease. Ageing and Society (1992) 12: 443–461.

Sabat, S. R.; Lee, J. M.: Relatedness among people diagnosed with dementia: Social cognititon and the possibility of friendship. Dementia (2012) 11(3): 315–327.

Sachweh, S.: Noch ein Löffelchen? Effektive Kommunikation in der Altenpflege. Verlag Hans Huber, Bern ^{3}2012.

Sachweh, S.: Unter der Oberfläche oder das Ding mit den Dingern: Wortfindungsstörungen bei Demenz. Altenpflege (2006) 1: 58–59.

Sachweh, S.: „Frau Meier, Telefon!". Notlügen in der Pflege demenziell erkrankter Menschen. Pflegezeitschrift (2005) 5: 292–294.

Sachweh, S.: Falsches Verständnis. Altenpflege (2003) 6: 37–39.

Santo Pietro, M. J. S.; Boczko, F.: „The Breakfast Club: results of a study examining the effectiveness of a multi-modality group communication treatment". American Journal of Alzheimer's Disease (1998) 13(3): 146–158.

Saunders, P. A.; de Medeiros, K.; Bartell, A.: „Oh he was forgettable": Construction of self identity through use of communicative coping behaviors in the discourse of persons with cognitive impairment. Dementia (2011) 10: 341–359.

Saunders, P. A.; de Medeiros, K.; Doyle, P.; Mosby, A.: The discourse of friendship: mediators of communication among dementia residents in long-term care. Dementia (2012) 11(3): 347–361.

Schäfer, A.; Clees, J.: Entlarvende Allgemeinplätze. Altenpflege (2011) 36(9): 28–29.

Schecker, M.: Pragmatische Sprachstörung bei Alzheimer-Demenz. Sprache – Stimme – Gehör. Zeitschrift für Kommunikationsstörungen (2010) 34(2): 63–72.

Schecker, M.: Sprache und Demenz. In: Fiehler, R.; Thimm, C. (Hrsg.): Sprache und Kommunikation im Alter. Westdeutscher Verlag, Opladen 1998, pp. 278–292.

Schermer, M.: Nothing but the truth? On truth and deception in dementia care. Bioethics (2007) 21(1): 13–22.

Schiaratura, L. T.: La communication non verbale dans la maladie d'Alzheimer. Psychologie & Neuropsychiatrie du vieillissement (2008) 6(3): 183–188.

Schmidt, S.; Döbele, M.: Demenzbegleiter. Springer, Berlin 2010.

Schmitt, E. M.; Wojnar, J.: Leitlinien zum Umgang mit Verwirrten. Vincentz Verlag, Hannover 1999.

Schneberger, M.; Jahn, S.; Marino, E.: „Mutti lässt grüßen..." Biografiearbeit und Schlüsselwörter in der Pflege von Menschen mit Demenz. Schlütersche Verlagsgesellschaft, Hannover ^{3}2013.

Schneider, C.: „Das Nichtstun macht einen ja ganz blöd im Kopf." Demenzielle Erkrankungen im Spiegel personen- und biografiezentrierter Pflege- und Betreuungsansätze. In: Sittner, E.: Demenz – eine Herausforderung für Pflege und Betreuung. Facultas Verlags- und Buchhandels AG, Wien 2005, pp. 68–78.

Schnell, M. Der Wahn und seine Wahrheit. Bedeutung und Verantwortung. pflegen: Demenz (2009) 11: 26–28.

Schöler, M.; Grötzbach, H.: Aphasie. Wege aus dem Sprachdschungel. Springer, Berlin ^{2}2004.

Schrijnemaekers, V. J. J.: De effectiviteit van validation. Tijdschrift voor Gerontologie en Geriatrie (1995) 26: 205–213.

Schrijnemaekers, V.; van Rossum, E.; Candel, M.; Frederiks, C.; Derix, M.; Sielhorst, H.; et al.: Effects of emotion-oriented care on elderly people with cognitive impairment and behavioural problems. International Journal of Geriatric Psychiatry (2002) 17(10): 926–37.

Schröder, S.G.: Geborgenheit als Prinzip der Pflege von Demenzkranken. In: Tackenberg, P.; Abt-Zegelin, A. (Hrsg.): Demenz und Pflege. Mabuse-Verlag, Frankfurt/Main 2000, pp. 175–183.

Schwenk, M.A.: Reality orientation for the institutionalized aged: Does it help? The Gerontologist (1979) 19: 373–377.

Seaman, A.T.; Stone, A.M.: Little White Lies: Interrogating the (Un)acceptability of Deception in the Context of Dementia. Qualitative Health Research (2017) 27(1): 60–73.

Seidl, N.: Aggressives Verhalten in Altenpflegeheimen. Bonner Schriftenreihe „Gewalt im Alter" (Band 19). Mabuse-Verlag, Frankfurt/Main 2010.

Seidl, U.; Lueken, U.; Thomann, P.A.; Kruse, A. & Schröder, J.: Facial expression in Alzheimer's disease: Impact of cognitive deficits and neuropsychiatric symptoms. American Journal of Alzheimer's Disease & Other Dementias (2012) 27(2): 100–106.

Seignourel, P.J.; Kunik, M.E.; Snow, L.; Wilson, N.; Stanley, M.: Anxiety in dementia: A critical review. Clinical Psychology Review 28 (2008): 1071–1082.

Seman, D.: „Listen with the ears of your heart." Nursing Homes (2003) 52(9): 34–39.

Semenza, C.; Delazer, M.; Bertella, L.; Granà, A.; Mori, I.; Conti, F.M.; Pignatti, R.; Bartha, L.; Domahs, F.; Benke, T.; Mauro, A.: Is math lateralised on the same side as language? Right hemisphere aphasia and mathematical abilities. Neuroscience Letters (2006) 406(3): 285–288.

Shanks, L.K.: Your name is Hughes Hannibal Shanks. A caregiver's guide to Alzheimer's. University of Nebraska Press, Nebraska ³2005.

Sherratt, C.: More questions than answers. The Journal of Dementia Care (2007) 15(4): 12.

Sherratt, K.; Thornton, A.; Hatton, C.: Emotional and behavioural responses to music in people with dementia: An observational study. Aging and Mental Health (2004) 8: 233–241.

Shimokawa, A.; Yatomi, N.; Anamizu, S.; Ashikari, I.; Kohno, M.; Maki, Y.; et al.: Comprehension of emotions: comparison between Alzheimer type and vascular type dementias. Dementia and Geriatric Cognitive Disorders (2000) 11: 268–274.

Sieveking, D.: Vergiss mein nicht. Wie meine Mutter ihr Gedächtnis verlor und ich meine Eltern neu entdeckte. Herder Verlag, Freiburg i.Br. 2012.

Silva Lima, S.: Facetten der Langzeitpflege. In: Bopp-Kistler, I. (Hrsg.): demenz. Fakten Geschichten Perspektiven. rüffer & rub Sachbuchverlag GmbH, Zürich 2016, pp. 526–534.

Skovdahl, K.; Kihlgren, A.L.; Kihlgren, M.: Different attitudes when handling aggressive behaviour in dementia – narratives from two caregiver groups. Aging and Mental Health (2003) 7(4): 277–286.

Sloane, P.D.; Davidson, S.; Knight, N.; Tangen, C.; Mitchell, M.: Severe disruptive vocalizers. Journal of the American Geriatrics Society (1999) 37(4): 439–445.

Sloane, P.D.; Davidson, S.; Buckwalter, K.; Lindsey, A.; Ayers, S.; Lenker, V.; Burgio, L.D.: Management of patients with disruptive vocalization. The Gerontologist (1997) 37(5): 675–682.

Sloane, P.D.; Honn, V.J.; Dwyer, S.A.R.; Weiselquist, J.; Cain, C.; Meyers, S.: Bathing the Alzheimer's patient in long-term care. Results and recommendations from three studies. American Journal of Alzheimer's Disease (1995) 10: 3–11.

Small, J.A.; Gutman, G.: Recommended and reported use of communication strategies in Alzheimer caregiving. Alzheimer Disease and Associated Disorders (2002) 16: 270–278.

Small, J.A.; Kemper, S.; Lyons, K.: Sentence comprehension in Alzheimer's disease: effects of grammatical complexity, speech rate, and repetition. Psychology and Aging (1997) 12(1): 3–11.

Small, J.A.; Geldart, K.; Gutman, G.; Clarke Scott, M.: The discourse of self in dementia. Ageing and Society (1998) 18: 291–316.

Small, J.A.; Gutman, G.; Makela, S.; Hillhouse, B.: Effectiveness of communication strategies used by caregivers of persons with Alzheimer's disease during activities of daily living. Journal of Speech, Language, and Hearing Research (2003) 46: 353–367.

Smiley, A.C.: Easing the pain of Alzheimer's with sign language. Journal of Long-Term Care Administration (1993) 21(2): 8–9.

Smith, E.; Broughton, M.; Baker, R.; et al.: Memory and communication support in dementia: research-based strategies for caregivers. International Psychogeriatrics (2011) 23(2): 256–263.

Smith, M.: Facial expression in mild dementia of the Alzheimer type. Behavioural Neurology (1995) 8: 149–156.

Smith, P.T.M.: Stressreduzierende Pflege von Menschen mit Demenz. Hogrefe, Bern 2016.

Smith, M.; Buckwalter, K.: Behaviors associated with dementia. American Journal of Nursing (2005) 105(7): 40–52.

Snyder M.; Egan, E.C.; Burns, K.: Efficacy of hand massage in decreasing agitation behaviours associated with care activities in persons with dementia. Geriatric Nursing (1995) 16: 60–63.

Söderlund, M.; Norberg, A.; Hansebo, G.: Implementation of the validation method: Nurses' descriptions of caring relationships with residents with dementia disease. Dementia (2012) 11(5): 569–587.

Song, J.-A.; Algase, D.: Premorbid characteristics and wandering behavior in persons with dementia. Archives of Psychiatric Nursing (2008) 22: 318–327.

Sonnweid Perspektiven: Newsletter der Sonnweid AG (September 2005) 2: 7. Verfügbar unter: Perspektiven 02 – Sexualität und Demenz

https://www.sonnweid.ch/de/heim/publikationen/das-heft/ [24.08.2018]

von Spreti, F.: „Ich bin wieder wer!". Kunsttherapie mit einer Alzheimer-Patientin. Dr. Med. Mabuse (2004) 151: 33–35.

Stechl, E.; Knüvener, C.; Lämmler, G.; Steinhagen-Thiessen, E.; Brasse, G.: Praxishandbuch Demenz. Erkennen – Verstehen – Behandeln. Mabuse-Verlag, Frankfurt/Main 2012.

Stechl, E.; Steinhagen-Thiessen, E.; Knüvener, C.: Demenz – mit dem Vergessen leben. Mabuse-Verlag, Frankfurt/Main 2008.

Stevens, J.: Stand up for dementia: Performance, improvisation and stand up comedy as therapy for people with dementia; a qualitative study. Dementia (2011) 11(1): 61–73.

Stewart, L.; von Kriegstein, K.; Warren, J.D.; Griffiths, T.D.: Music and the brain: disorders of musical listening. Brain (2006) 129: 2533–2553.

Stock, U.: Wo bist du, Mutter? Die Zeit (25.04.2002) 18: 65.

Stokes, G.: Challenging Behaviour in Dementia: A Person-Centred Approach. Winslow Press, Bicester 2000.

Stracke-Mertes, A.: Aufgeschlossen zuhören. Die Fremdheit im Umgang mit verwirrten Menschen überwinden. Forum Sozialstation (2000) 106: 40–42.

Strauss, C.J.: Talking to Alzheimer's. New Harbinger Publications, Oakland/CA 2001.

Stuhlmann, W.: Demenz braucht Bindung: Wie man Biographiearbeit in der Altenpflege einsetzt. Ernst Reinhardt Verlag, München/Basel ²2011.

Sturm, V.E.; Yokoyama, J.S.; Seeley, W.W.; Kramer, J.H.; Miller, B.L.; Rankin, K.P.: Heightened emotional contagion in mild cognitive impairment and Alzheimer's disease is associated with temporal lobe degeneration. PNAS (2013) 110: 9944–9949.

Subramaniam, P.; Woods, B.: The impact of individual reminiscence therapy for people with dementia: systematic review. Expert Review of Neurotherapeutics (2012) 12(5): 545–555.

Svennevig, J.; Landmark, A.M.; Lind, M.: Collaborative word searches in conversations involving bilingual speakers with dementia. Paper presented at the CLARe3 conference, Berlin 6–8, 2017.

Swaffer, K.: „Was zum Teufel geschieht in meinem Kopf?". Hogrefe Verlag, Bern 2017.

Takeda, M.; Hashimoto, R.; Kudo, T.; Okochi, M.; Tagami, S.; Morihara, T.; Sadick, G.; Tanaka, T.: Laughter and humor as complementary and alternative medicines for dementia patients. BMC Complementary and Alternative Medicine (2010) 10(28): 1–7.

Taler, V.; Baum, S.R.; Chertkow, H.; Saumier, D.: Comprehension of grammatical and emotional prosody is impaired in Alzheimer's disease. Neuropsychology (2008) 22: 188–195.

Talerico, K.A.; Evans, L.: Making sense of aggressive/protective behaviors in persons with dementia. Alzheimer's Care Quarterly (2000) 1(4): 77–88.

Talerico, K.A.; Evans, L.K; Strumpf, N.E: Mental health correlates of aggression in nursing home residents with dementia. The Gerontologist (2002) 42(2): 169–177.

Tan, T.; Schneider, M.A.: Humor as a coping strategy for adult-child caregivers of individuals with Alzheimer's Disease. Geriatric Nursing (2009) 30(6): 397–408.

Tappen, R.M.: Alzheimer's disease: communication techniques to facilitate perioperative care. AORN Journal (1991) 54(6): 1279–86.

Tappen, R.M.; Williams, C.: Attribution of emotion in advanced Alzheimer's disease: Family and caregiver perspectives. American Journal of Alzheimer's Disease (1998) 13: 257–264.

Tappen, R.M.; Williams, C.; Fishman, S.; Touhy, T.: Persistence of self in advanced Alzheimer's disease. Image—the Journal of Nursing Scholarship (1999) 31(2): 121–125.

Tappen, R.M.; Williams-Burgess, C.; Edelstein, J.; Touhy, T.; Fishman, S.: Communicating with individuals with Alzheimer's disease: examination of recommended strategies. Archives of Psychiatric Nursing (1997) 11: 249–256.

Taylor, R.: I'm normal, you're not! Unveröffentlichtes Manuskript, 2006.

Taylor, R.: Alzheimer und Ich. „Leben mit Dr. Alzheimer im Kopf." Verlag Hans Huber, Bern [2]2010.

Taylor, R.: Ich spüre, wenn man mich anlügt. Interview. pflegen: Demenz (2009) 11: 15–18.

Teitelman, J., Raber, C.; Watts, J.: The power of the social environment in motivating persons with dementia to engage in occupation: Qualitative findings. Journal of Physical & Occupational Therapy in geriatrics (2010) 28(4): 321–333.

Temple, V.; Sabat, S.; Kroger, R.: Intact use of politeness in the discourse of Alzheimer's sufferers. Language and Communication (1999) 19: 163–180.

Tervaniemi, M.; Hugdahl, K.: Lateralization of auditory-cortex functions. Brain Research Reviews (2003) 43: 231–246.

Testa, J.A.; Beatty, W.W.; Gleason, A.C.; Orbelo, D.M.; Ross, E.D.: Impaired affective prosody in AD: Relationship to aphasic deficits and emotional behaviors. Neurology (2001) 57: 1474–1481.

Thompson, P.M.: Communicating with dementia patients on hospice. American Journal of Alzheimer Disease and Other Dementias (2002) 17(5): 299–302.

Thompson, P.M.; Hayashi, K.M.; de Zubicaray, G.; Janke, A.L.; Rose, S.E.; Semple, J.; Herman, D.; Hong, M.S.; Dittmer, S.S.; Doddrell, D.M.; Toga, A.W.: Dynamics of gray matter loss in Alzheimer's disease.The Journal of Neuroscience (2003) 23(3): 994–1005.

Thompson-Schill, S.L.: Neuroimaging studies of semantic memory: inferring „how" from „where". Neuropsychologia (2003) 41: 280–292.

Tompkins, C.: Rehabilitation for cognitive-communication disorders in right hemisphere brain damage. Archives of Physical Medicine and Rehabilitation (January 2012) Vol 93(Suppl 1): 61–69.

Tondi, L.; Ribani, L.; Bottazzi, M.; Viscomi, G.; Vulcano, V.: Validation therapy (VT) in nursing home: A case-control study. Archives of Gerontology and Geriatrics (2007) Suppl. 1: 407–411.

Toseland, R.W.; McCallion, P.: Maintaining Communication with Persons with Dementia. Springer, New York 1998.

Trilling, A.; Bruce, E.; Hodgson, S.; Schweitzer, P.: Erinnerungen pflegen. Vincentz Verlag, Hannover 2001.

Tuckett, A.G.: The experience of lying in dementia care: A qualitative study. Nursing Ethics (2012) 19(1): 7–20.

Tullo, E.; Leeb, R.P.; Robinson, L.; Allan, L.: Why is dementia different? Medical students' views about deceiving people with dementia. Aging & Mental Health (2015) 19(8): 731–738.

Turner, A.; Eccles, F.; Keady, J.; Simpson, J.; Elvish, R.: The use of the truth and deception in dementia care amongst general hospital staff. Aging & Mental Health (2017) 21(8): 862–869.

Ulatowska, H.K.; Bond Chapman, S.: Discourse Studies. In: Lubinski, R. (Ed.): Dementia and Communication. B.C. Decker, Philadelphia/Hamilton 1991, pp. 115–132.

Urselmann, H.-W.: Den Zusammenhang herstellen. Altenpflege (2005) 12: 46–49.

van der Kooij, C.: Ein Lächeln im Vorübergehen. Erlebensorientierte Altenpflege mit Hilfe der Mäeutik. Verlag Hans Huber, Bern 2007.

van der Kooj, C.: Erlebenswelt und Wirklichkeit. Auf ‚psychotisches' Verhalten eingehen und suchend reagieren. pflegen: Demenz (2009) 11: 21–24.

Van Dijkhuizen, M.; Clare, L.; Pearce, A.: Striving for connection: Appraisal and coping among women with early-stage Alzheimer's disease. Dementia (2006) 5(1): 73–94.

Van Lancker Sidtis, D.: Formulaic language and language disorders. Annual Review of Applied Linguistics (2012) 32: 62–80.

Van Lancker, D.; Cummings, J.L.: Expletives: neurolinguistic and neurobehavioral perspectives on swearing. Brain Research Reviews (1999) 31: 83–104.

Van Lancker Sidtis, D.; Choi, J.; Alken, A.; Sidtis, J.: Formulaic language in Parkinson's disease and Alzheimer's disease: Complementary effects of subcortical and cortical dysfunction. Journal of Speech, Language and Hearing Research (2015) 58: 1493–1507.

Van Weert, J.; van Dulmen, A.; Spreeuwenberg, P.; Ribbe, M.; Bensing, J.: Effects of snoezelen, integrated in 24h dementia care, on nurse-patient communication during morning care. Patient Education and Counseling (2005) 58: 312–326.

Verma, M.; Howard, R.J.: Semantic memory and language dysfunction in early Alzheimer's disease: a review. International Journal of Geriatric Psychiatry (2012) 27: 1209–1217.

Vigneau, M.; Beaucousin, V.; Hervé, P.-Y.; Jobard, G.; Petit, L.; Crivello, F.; Mellet, E.; Zago, L.; Mazoyer, B.; Tzourio-Mazoyer, N.: What is right-hemisphere contribution to phonological, lexico-semantic, and sentence processing? Insights from a meta-analysis. NeuroImage (2011) 54: 577–593.

Vittoria, A.K.: Preserving selves. Research on Aging (1998) 20(1): 91–136.

Volicer, L.; van der Steen, J.; Frijters, D.H.M.: Involvement in activities and wandering in nursing home residents with cognitive impairment. Alzheimer Disease and Associated Disorders (2013) 27: 272–277.

von Gunten, A; Alnawaqil, A.M.; Abderhalden, C.; Needham, I.; Schupbach, B.: Vocally disruptive behavior in the elderly: a systematic review. International Psychogeriatrics (2008) 20(4): 653–72.

Wagener, R.; Berkemeyer, C.; Hock, G.; Schneider, A.; Winterberg, C.; Ulmer, E.M.: Essen und Trinken bei Menschen mit Alzheimer-Demenz. Pflege (1998) 11(2): 89–95.

Walker, B.; Dale, T.: How Fancy Footwork can open up the language of dementia. The Journal of Dementia Care (2004) 12(6): 30–32.

Walker, B.: Communication: building up a toolkit of helpful responses. The Journal of Dementia Care (2007) 15(1): 28–31.

Wallesch, C.-W.; Förstl, H.: Demenzen. Thieme, Stuttgart 2005.

Ward, J.: The Student's Guide to Cognitive Neuroscience. Psychology Press, Hove/New York 2006a.

Ward, R.; Vass, A.A.; Aggarwal, N.; Garfield, C.; Cybyk, B.: What is dementia care? 3. Seeking patterns, making sense. Journal of Dementia Care (2006b) 14(2): 22–24.

Waterworth, A.: The perspectives of people with dementia towards truth-telling in everyday dementia care. Unveröffentlichte Doktorarbeit, Universität Newcastle-upon-Tyne 2009.

Watson, C.M.; Chenery, H.J.; Carter, M.S.: An analysis of trouble and repair in the natural conversations of people with dementia of the Alzheimer type. Aphasiology (1999) 13(3): 195–218.

Welland, R.J.; Lubinski, R.; Higginbotham, D.J.: Discourse comprehension test performance of elders with dementia of the Alzheimer type. Journal of Speech, Language and Hearing Research (2002) 45: 1175–1187.

Wendelstein, B.; Felder, E.: Sprache als Orientierungsrahmen und als Defizitindikator: Sprachliche Auffälligkeiten und Alzheimer-Risiko. In: Schröder, J.; Pohlmann, M. (Hrsg.): Gesund altern. Universitätsverlag Winter, Heidelberg 2012, pp. 139–173.

Wendelstein, B.; Schröder, J.: Veränderungen verbaler Kommunikation bei Alzheimer-Demenz: Zwischen Früherkennung und Ressourcenorientierung. In: Busch, A.; Spranz-Fogasy, T. (Hrsg.): Handbuch der Sprache in der Medizin. De Gruyter, Berlin/NY 2015, pp. 317–332.

Whall, A.L.; Colling, K.B.; Kolanowski, A.; et al.: Factors associated with aggressive behavior among nursing home residents with dementia. The Gerontologist (2008) 48(6): 721–731.

White, M.; Kaas, M.; Ritchie, M.F.: Vocally disruptive behavior. Journal of Gerontological Nursing (1996) 22(11): 23–29.

Whitehouse, P.J.; George, D.: Mythos Alzheimer. Verlag Hans Huber, Bern 2009.

Wild, B.: Humor und Gehirn. Neurobiologische Aspekte. Zeitschrift für Gerontologie und Geriatrie (2010) 43: 31–35.

Wild, B.: Humor ernst genommen. Lächeln, Erheiterung und das Gehirn. In: Spitzer, M.; Bertram, W.: Braintertainment. Expeditionen in die Welt von Geist und Gehirn. Schattauer, Stuttgart 2007, pp. 62–71.

Willems, R.M.; Van der Haegen, L.; Fisher, S.E.; Francks, C.: On the other hand: including left-handers in cognitive neuroscience and neurogenetics. Nature Reviews Neuroscience (2014): 193–201.

Williams, K.N.; Herman, R.; Gajewski, B.; Wilson, K.: Elderspeak communication: impact on dementia care. American Journal of Alzheimer's Disease and other Dementias (2009) 24(1): 11–20.

Wilson, R.; Rochon, E.; Mihailidis, A.; Leonhard, C.: Examining success of communication strategies used by formal caregivers assisting individuals with Alzheimer's Disease during an activity of daily living. Journal of Speech, Language, and Hearing Research (2012) 55: 328–341.

Wimberger, M.: Validation und Lebensqualität von Pflegepersonen. Pro care (2014) 06-07: 20–23.

Winchester, T.A.: Teaching communication skills to nursing home certified nursing assistants. Geriatric Nursing (2003) 24: 178–181.

Wingenfeld, K.; Seidl, N.; Ammann, A.: Präventive Unterstützung von Heimbewohnern mit Verhaltensauffälligkeiten. Zeitschrift für Gerontologie und Geriatrie (2011) 44: 27–32.

Witteman, J.; van Ijsendoorn, M.H.; van de Velde, D.; van Heuven, V.; Schiller, N.O.: The nature of hemispheric specialization for linguistic and emotional prosodic perception: A meta-analysis of the lesion literature. Neuropsychologia (2011) 49: 3722–3738.

Wojnar, J.: Die Welt der Demenzkranken. Vincentz Network, Hannover 2007a.

Wojnar, J.: Möglichkeiten der Beeinflussung von aggressiven Demenzkranken. In: Hirsch, R.D.; Bruder, J.; Radebold, H. (Hrsg.): Aggression im Alter. Bonner Schriftenreihe „Gewalt im Alter" (Band 7), Bonn 2000a, pp. 221–231.

Wojnar, J.: Zwischen zwei Welten. Altenpflege (2000b) 2: 36–39.

Wojnar, J.: Heiterkeit und Demenz. In: Hirsch, R.D.; Bruder, J.; Radebold, H. (Hrsg.): Heiterkeit und Humor im Alter. Schriftenreihe der Deutschen Gesellschaft für Gerontopsychiatrie und -psychotherapie (Band 2), Bonn, Hamburg, Kassel 2001, pp. 181–188.

Wojnar, J.: Ernährung in der häuslichen Pflege Demenzkranker. Praxisreihe der Deutschen Alzheimer Gesellschaft e.V., Band 6. Deutsche Alzheimer Gesellschaft, Berlin [6]2007b.

Wood-Mitchell, A.; Waterworth, A.; Stephenson, M.; James, I.: Lying to people with dementia: sparking the debate. Journal of Dementia Care (2006) 14: 30–31.

Woods, B.: What can be learned from studies on reality orientation? In: Jones, G.M.M.; Miesen, B.L. (Eds.): Care-Giving in Dementia. Research and Applications (vol. 1). Tavistock/Routledge, New York 1992, pp. 121–136.

Woods, R.T.: Discovering the person with Alzheimer's disease: cognitive, emotional and behavioural aspects. Aging and Mental Health (2001) 5 (Supplement 1): 7–16.

Woods, D.L.; Dimond, M.: The effect of therapeutic touch on agitated behavior and cortisol in persons with Alzheimer's disease. Biological Research for Nursing (2002) 4(2): 104–114.

Wray, A.: Formulaic Sequences as a Regulatory Mechanism for Cognitive Perturbations During the Achievement of Social Goals. Topics in Cognitive Science 2017: 1–19.

Wray, A.: Mechanisms of conflict and aggression in the dementia context. Journal of Language Aggression and Conflict (2016) 4(1): 114–140.

Wray, A.: Mislaying compassion: Linguistic triggers for inadequate care-giving in Alzheimer's disease care. In: Davis, B.H.; Guendouzi, J. (Eds.): Pragmatics in dementia discourse. Cambridge Scholars Publishing, Newcastle upon Tyne 2013, pp. 117–145.

Wray, A.: Patterns of formulaic language in Alzheimer's disease: implications for quality of life. Quality in Ageing and Older Adults (2012) 13(3): 168–175.

Wray, A.: We've had a wonderful, wonderful thing: formulaic interaction when an expert has dementia. Dementia (2010) 9(4): 517–534.

Young, T.; Manthorp, C.; Howell, D.: Communication and dementia: New Perspectives, new approaches. Editorial Aresta, Barcelona 2010.

Zahn, R.; Juengling, F.; Bubrowski, P.; Jost, E.; Dykierek, P.; Talazko, J.; Huell, M.: Hemispheric asymmetries of hypometabolism associated with semantic memory impairment in Alzheimer's disease: a study using positron emission tomography with fluorodeoxyglucose-F18. Psychiatry Research: Neuroimaging (2004) 132(2): 159–172.

Zanetti, O.; Frisoni, G.B.; De Leo, D.; Dello Buono, M.; Bianchetti, A.; Trabucchi, M.: Reality orientation therapy in Alzheimer's disease: Useful or not? A controlled study. Alzheimer's Disease and Associated Disorders (1995) 9: 132–138.

Zatorre, R.J.; Belin, P.; Penhune, V.B.: Structure and function of auditory cortex: music and speech. Trends in Cognitive Sciences (2002) 6(1): 37–46.

Zeisel J.: I'm still here. A breakthrough approach to understanding someone living with Alzheimer's. Penguin/Avery Books, New York 2009.

Zeltzer, B. B.: To lie or not to lie: That is the question. American Journal of Alzheimer's Disease and Other Dementias (2003) 18(6): 325–326.

Zgola, J. M.: Care That Works: A Relationship Approach to Persons with Dementia. Johns Hopkins University Press, Baltimore 1999a.

Zgola, J. M.: Etwas tun! Verlag Hans Huber, Bern ^{2}1999b.

Zimmermann, P. G.: Effective communication with patients with dementia. Journal of Emergency Nursing (1998) 24(5): 412–415.

Zoutewelle-Morris, S.: Wenn es Schokolade regnet. Verlag Hans Huber, Bern 2013.

Dementia-Care Programm im Hogrefe Verlag

Aktivierung

Spector, A., Thorgrimsen, L., Woods, B. & Orrell, M. (2012). *Kognitive Anregung (CST) für Menschen mit Demenz*. Bern: Huber.

Tschan, E. (2014). *Integrative Aktivierende Alltagsgestaltung – Konzept und Anwendung*. Bern: Huber.

Tuntland, H. (2019). *Das ADL/ IADL-Handbuch. Das Selbstversorgungshandbuch für Pflegende und Ergotherapeuten*. Bern: Hogrefe.

Waldboth, V., Suter-Riederer, S., Föhn, M., Schneiter-Ulmann, R. & Imhof, L. (2017). *Pflanzengestützte Pflege*. Bern: Hogrefe.

Zoutewelle-Moris, S. (2019). *Wenn es Schokolade regnet – 99 kreative Ideen für die Arbeit mit Menschen mit Demenz* (2. Aufl.). Bern: Hogrefe.

Angehörigenarbeit

Wilz, G., Schinkötte, D. & Kalytta T. (2015). *Therapeutische Unterstützung für pflegende Angehörige von Menschen mit Demenz*. Göttingen: Hogrefe.

Woods, B., Keady, J. & Seddon, D. (2009). *Angehörigenintegration*. Bern: Huber.

Assessment

Becker, S., Kaspar, R. & Kruse, A. (2010). *H.I.L.DE – Heidelberger Instrument zur Erfassung der Lebensqualität demenzkranker Menschen*. Bern: Huber.

Gupta, A. (2012). *Assessmentinstrumente für alte Menschen*. Bern: Huber.

Riesner, C. (Hrsg.). (2014). *Dementia Care Mapping (DCM) – Evaluation und Anwendung im deutschsprachigen Raum*. Bern: Huber.

Beratung/Patientenedukation

Lippinska, D. (2010). *Menschen mit Demenz person-zentriert beraten*. Bern: Huber.

Demenz-Begleiter

Werner, S. (2019). *Pflegeassistenz Notes.* Bern: Hogrefe.
Werner, S. (2017). *Demenzbegleiter Notes.* Bern: Hogrefe.
Werner, S. (2016). *Alltagsbegleiter Notes.* Bern: Hogrefe.
Werner, S. (2015). *Praxishandbuch für Alltagsbegleiter.* Bern: Hogrefe.
Werner, S. (2013). *Praxishandbuch für Demenzbegleiter.* Bern: Huber.

Demenzerkrankung

Hafner, M. & Meier, A. (2005). *Geriatrische Krankheitslehre I – Psychiatrische und neurogene Symptome.* Bern: Huber.
Hülshoff, T. (2008). *Das Gehirn.* Bern: Huber.
Jahn, T. (2015). *Demenzen.* Göttingen: Hogrefe.
Martin, M. & Schelling H. R. (Hrsg.). (2005). *Demenz in Schlüsselbegriffen.* Bern: Huber.

Demenz-Forschung/Epidemiologie

Innes, A. (Hrsg.). (2014). *Demenzforschung.* Bern: Huber.
Doblhammer, G. (2012). *Demografie der Demenz.* Bern: Huber.

Demenz und Zivilgesellschaft

Robert Bosch Stiftung. (Hrsg.). (2007). *Gemeinsam für ein besseres Leben mit Demenz.* Bern: Huber.
Whitehouse, P. J. & George, D. (2009). *Mythos Alzheimer.* Bern: Huber.
Wißmann, P., Eisenberg, S., Grambow, E., Koczy, P., Kruse, A., Kuhn, C., ... Zegelin, A. (2007). *Demenzkranken begegnen.* Bern: Huber.

Empirisch neurokognitive Ansätze

Bonner, C. (2013). *Stressmindernde Pflege bei Menschen mit Demenz.* Bern: Huber.
Held, C. (2018). *Was ist gute Demenzpflege?* (2. Aufl.). Bern: Hogrefe.
Lind, S. (2011). *Fortbildungsprogramm Demenzpflege.* Bern: Huber.
Lind, S. (2007). *Demenzkranke Menschen pflegen.* Bern: Huber.
Savaskan, E. & Haasemann, W. (2017). *Leitlinie Delir.* Bern: Hogrefe.
Smith, P. T. M. (2017). *Stressreduzierende Pflege von Menschen mit Demenz.* Bern: Hogrefe.
Weih, M. (2011). *Wie war das noch mal? – Lernen, Vergessen und die Alzheimer-Krankheit.* Bern: Huber.

Ernährung

Rückert, W., Arnold, R., Bauer-Söllner, B., Brinner, C., Ding-Greiner, C., Kolb, C., ... Vanorek, R. (2007). *Ernährung bei Demenz*. Bern: Huber.

Ethik

Petzold, C., Brucker, U., Ohnsorge, K., Reisach, B., Robertz-Grossmann, B., Roser, T., ... Wilkening, K. (2007). *Ethik und Recht*. Bern: Huber.

Evaluation

Becker, S., Kaspar, R. & Kruse, A. (2010). *H.I.L.DE – Heidelberger Instrument zur Erfassung der Lebensqualität demenzkranker Menschen*. Bern: Huber.
Innes, A. & McCabe, L. (Hrsg.). (2013). Demenzevaluation. Bern: Huber.
Riesner, C. (Hrsg.). (2014). *Dementia Care Mapping (DCM) – Evaluation und Anwendung im deutschsprachigen Raum*. Bern: Huber.

Frühe Demenz

Bölicke, C., Mösle R., Romero, B., Sauerbrey, G., Schlichting, R., Weritz-Hanf, P. & Zieschang, T. (2007). *Ressourcen erhalten*. Bern: Huber.
Bredenkamp, R., Albota, M., Beyreuther, K., Bruder, J., Kurz, A., Langehennig, M., ... Weyerer, S. (2007). *Die Krankheit frühzeitig auffangen*. Bern: Huber.
Moniz-Cook, E. & Manthorpe, J. (2010). *Frühe Diagnose Demenz. Rechtzeitige evidenzbasierte psychosoziale Intervention bei Menschen mit Demenz*. Bern: Huber.
Swaffer, K. (2017). *„Was zur Hölle geschieht in meinem Hirn?“* Bern: Hogrefe.

Gedächtnistraining

Oswald, W. D. (2014). *Aktiv gegen Demenz*. Göttingen: Hogrefe.

Herausforderndes Verhalten bei Menschen mit Demenz (BPSD)

Barrick, A. E. (2010). *Körperpflege ohne Kampf*. Bern: Huber.
Bonifas, R. (2018). *Mobbing und Bullying unter alten Menschen*. Bern: Hogrefe.
James, I. A. (2019). *Herausforderndes Verhalten bei Menschen mit Demenz* (2. Aufl.). Bern: Hogrefe.
Marshall, M. & Allan, K. (2010). *„Ich muss nach Hause“. Ruhelose Menschen mit einer Demenz verstehen* (2. Aufl.). Bern: Huber.

Urselmann, W. (2019). *Schreien und Rufen – Herausforderndes Verhalten bei Menschen mit Demenz* (2. Aufl.). Bern: Hogrefe.

Urselmann, W. (2013). *Schreien und Rufen – Herausforderndes Verhalten bei Menschen mit Demenz.* Bern: Huber.

Weber-Long, S. (2019). *Herausforderndes Verhalten.* Bern: Hogrefe. (Plan)

White, E. (2013). *Sexualität bei Menschen mit Demenz.* Bern: Huber.

Kommunikation

Böhme, G. (2007). *Förderung der kommunikativen Fähigkeiten bei Demenz.* Bern: Huber.

Ellis, M. & Astell, A. (2019). *Nonverbale Kommunikation bei Menschen mit Demenz.* Bern: Hogrefe.

McCarthy, B. (2012). *Nur nicht den Verstand verlieren. Gute Kommunikation trotz(t) Demenz.* Bern. Huber.

Sachweh, S. (2019). *Spurenlesen im Sprachdschungel. Kommunikation und Verständigung mit demenzkranken Menschen* (2. Aufl.). Bern: Hogrefe.

Sachweh, S. (2012). *„Noch ein Löffelchen?" – Effektive Kommunikation in der Altenpflege* (3. Aufl.). Bern: Huber.

Sachweh, S. (2008). *Spurenlesen im Sprachdschungel. Kommunikation und Verständigung mit demenzkranken Menschen.* Bern: Huber.

Kunstgestützte, kreative Therapien

Basting, A. D. (2012). *Vergiss das Vergessen. Besser leben mit Demenz.* Bern: Huber.

Killick, J. & Craig, C. (2013). Kreativität und Kommunikation bei Menschen mit Demenz. Bern: Huber.

Sulser, R. (2010). *Ausdrucksmalen für Menschen mit Demenz* (2. Aufl.). Bern: Huber.

Zeisel, J. (2011). *„Ich bin noch hier" Menschen mit Alzheimer-Demenz kreativ begleiten – eine neue Philosophie.* Bern: Huber.

Körperorientierte Therapien bei Menschen mit Demenz

Tanner, L. J. (2018). *Berührungen und Beziehungen bei Menschen mit Demenz.* Bern: Hogrefe.

Management, Patientensicherheit, Risikomanagement

Baker, C. (2015). *Exzellente Pflege von Menschen mit Demenz entwickeln.* Bern: Huber.

Loveday, B. (2015). *Demenzteams führen und leiten.* Bern: Huber.

McCormack, B., Manley, K. & Garbett, R. (Hrsg.). *Praxisentwicklung in der Pflege.* Bern: Huber.

Sanderson, H. & Bailey, G. (2015). *Praxishandbuch person-zentrierte Pflege.* Bern: Huber.

Mäeutik

van der Kooij, C. (2017). *Das mäeutische Pflege- und Betreuungsmodell* (2. Aufl.). Bern: Hogrefe.
van der Kooij, C. (2015). *Die Magie der Bewohnerbesprechung.* Bern: Hogrefe.
van der Kooij, C. (2012). *„Ein Lächeln im Vorübergehen" – Erlebnisorientierte Altenpflege mit Hilfe der Mäeutik.* Bern: Huber.

Montessori-basierte Ansätze

Camp, C. (2015). *Tatort Demenz – Menschen mit Demenz verstehen. Praxishandbuch für Demenz-Detektive.* Bern: Hogrefe.

Naturgestützte Therapie, Dementia Green Care

Chalfont, G. (2019). *Praxishandbuch Dementia Green Care.* Bern: Hogrefe.
Chalfont, G. (2009). *Naturgestützte Therapie.* Bern: Huber.
Föhn, M. & Dietrich, C. (Hrsg.). (2013). *Gärten und Demenz – Gestaltung und Nutzung von Außenanlagen für Menschen mit Demenz.* Bern: Huber.
Germann-Tillmann, T., Merklin, L. & Näf A.S. (2019). *Tiergestützte Intervention* (2. Aufl.). Bern: Hogrefe.
Gilliard, J. & Marshall, M. (Hrsg.). (2014). *Naturgestützte Pflege von Menschen mit Demenz.* Bern: Huber.
Schneiter, R. & Föhn, M. (Hrsg.). (2019). *Lehrbuch Gartentherapie* (2. Aufl.). Bern: Hogrefe.
Waldboth, V., Suter-Riederer, S., Föhn, M., Schneiter-Ulmann, R. & Imhof, L. (2017). *Pflanzengestützte Pflege.* Bern: Hogrefe.

Palliative Dementia Care

Dibelius, O., Offermanns, P. & Schmidt, S. (2016). *Palliative Care von Menschen mit Demenz.* Bern: Hogrefe.
Kostrzewa, S. (2013). *Menschen mit geistiger Behinderung palliativ pflegen und begleiten.* Bern: Huber.
Kostrzewa, S. (2010). *Palliative Pflege von Menschen mit Demenz* (2. Aufl.). Bern: Huber.

Person-zentrierte Pflege, Dementia Care Mapping (DCM)

Baker, C. (2015). *Exzellente Pflege von Menschen mit Demenz entwickeln.* Bern: Huber.
Brooker, D. (2008). *Person-zentriert pflegen. Das VIPS-Modell zur Pflege und Betreuung von Menschen mit Demenz.* Bern: Huber.
Kitwood, T. (2016). *Demenz* (7. Aufl.). Bern: Hogrefe.
Kuhn, D., Verity, J. (2012). *Die Kunst der Pflege von Menschen mit Demenz.* Bern: Huber.
Loveday, B. (2015). *Demenzteams führen und leiten.* Bern: Huber.

Riesner, C. (Hrsg.). (2014). *Dementia Care Mapping (DCM) - Evaluation und Anwendung im deutschsprachigen Raum.* Bern: Huber.

Sanderson, H., Bailey, G. (2015). *Praxishandbuch person-zentrierte Pflege.* Bern: Huber.

Pflegeprozess und Pflegephänomene bei Menschen mit Demenz

Barrick, A.E. (2010). *Körperpflege ohne Kampf.* Bern: Huber.

Fischer, T. (2012). *Schmerzeinschätzung bei Menschen mit schwerer Demenz.* Bern: Huber.

Gogl, A. (Hrsg.). (2013). *Selbstvernachlässigung bei alten Menschen.* Bern: Huber.

Gupta, A. (2012). *Assessmentinstrumente für alte Menschen.* Bern: Huber.

Handel, E. (Hrsg.). (2009). *Praxishandbuch ZOPA - Schmerzeinschätzung bei Patienten mit kognitiven und/oder Bewusstseinsbeeinträchtigungen.* Bern: Huber.

James, I.A. (2019). *Herausforderndes Verhalten bei Menschen mit Demenz. Einschätzen, verstehen, behandeln* (2. Aufl.). Bern: Hogrefe.

Lindesay, J., MacDonald, A. & Rockwood K. (2009). *Akute Verwirrtheit - Delir im Alter.* Bern: Huber.

Marshall, M. & Allan, K. (2010). *„Ich muss nach Hause". Ruhelose Menschen mit einer Demenz verstehen.* Bern: Huber.

May, H., Edwards, P. & Brooker, D. (2011). *Professionelle Pflegeprozessplanung. Person-zentrierte Pflegeplanung für Menschen mit Demenz.* Bern: Huber.

Urselmann, W. (2019). *Schreien und Rufen - Herausforderndes Verhalten bei Menschen mit Demenz* (2. Aufl.). Bern: Huber.

Urselmann, W. (2013). *Schreien und Rufen - Herausforderndes Verhalten bei Menschen mit Demenz.* Bern: Huber.

Weber-Long, S. (2019). *Herausforderndes Verhalten.* Bern: Hogrefe.

White, E. (2013). *Sexualität bei Menschen mit Demenz.* Bern: Huber.

Positive Demenzpflege

Clarke, C. & Wolverson, E. (2019). *Positive Demenzpflege.* Bern: Hogrefe.

Ratgeber (Außenansichten)

Basting, A.D. (2012). *Vergiss das Vergessen. Besser leben mit Demenz.* Bern: Huber.

Bowlby Sifton, C. (2011). *Das Demenz-Buch* (2. Aufl.). Bern: Huber.

Buell-Whitworth, H. & Whitworth, J. (2019). *Das Levy-Body-Demenz-Buch* (2. Aufl.). Bern: Hogrefe.

Klessmann, E. (2011). *Wenn Eltern Kinder werden und doch die Eltern bleiben* (7. Aufl.). Bern: Huber.

Mace, N.L. & Rabins, P.V. (2012). *Der 36-Stunden-Tag* (6. Aufl.). Bern: Huber.

Whitehouse, P.J. & George, D. (2009). *Mythos Alzheimer.* Bern: Huber.

Ratgeber (Innenansichten)

Bryden, C. (2016). *Nichts über uns, ohne uns!* Bern: Hogrefe.
Bryden, C. (2011). *Mein Tanz mit der Demenz – Trotzdem positiv leben.* Bern: Huber.
Inauen, F. (2016). *Eins nach dem anderen – Texte und Zeichnungen einer Demenz.* Bern: Hogrefe.
Snyder, L. (2011). *Wie sich Alzheimer anfühlt.* Bern: Huber.
Swaffer, K. (2017). *„Was zur Hölle passiert in meinem Hirn?“* Bern: Hogrefe.
Taylor, R. (2013). *Hallo Mr. Alzheimer.* Bern: Huber.
Taylor, R. (2011a). *Alzheimer und Ich* (3. Aufl.). Bern: Huber.
Taylor, R.(2011b). *Der Moralische Imperativ des Pflegens.* Bern: Huber.
Taylor, R. (2011c). *Im Dunkeln würfeln.* Bern: Huber.

Rehabilitation

Gogia, P.P. & Rastogi, N. (2014). *Alzheimer-Rehabilitation. Menschen mit Demenz stabilisieren und rehabilitieren.* Bern: Huber.
Röse, K.M. (2017). *Betätigung von Menschen mit Demenz im Kontext Pflegeheim.* Bern: Hogrefe.

Reminiszenz/Biografiearbeit/ROT

Schweitzer P. & Bruce, E. (2010). *Das Reminiszenzbuch.* Bern: Huber.

Technische Unterstützung

Heeg, S., Heusel, C., Kühnle, E., Külz, S., von Lützau-Hohlbein, H., Mollenkopf, H., ... Schweizer R. (2007). *Technische Unterstützung bei Demenz.* Bern: Huber.

Transkulturelle Pflege und Kompetenz

Dibelius, O., Feldhaus-Plumin, E. & Piechotta-Henze, G. (Hrsg.). (2015). *Lebenswelten von Menschen mit Migrationserfahrung und Demenz.* Bern: Hogrefe.
Krasberg, U. (2013). *„Hab ich vergessen, ich hab' nämlich Alzheimer“.* Bern: Huber.

Umgebungsgestaltung, Milieu, Wohnen, Architektur

Chalfont, G. (2019). *Praxishandbuch Dementia Green Care.* Bern: Hogrefe.
Chalfont, G. (2009). *Naturgestützte Therapie.* Bern: Huber.
Föhn, M. & Dietrich, C. (Hrsg.). (2013). *Gärten und Demenz – Gestaltung und Nutzung von Außenanlagen für Menschen mit Demenz.* Bern: Huber.

Germann-Tillmann, T., Merklin, L. & Näf A.S. (2019). *Tiergestützte Intervention* (2. Aufl.). Bern: Huber.
Gilliard, J. & Marshall, M. (Hrsg.). (2014). *Naturgestützte Pflege von Menschen mit Demenz*. Bern: Huber.
Schneiter, R. & Föhn, M. (Hrsg.). (2019). *Lehrbuch Gartentherapie* (2. Aufl.). Bern: Hogrefe.
Waldboth, V., Suter-Riederer, S., Föhn, M., Schneiter-Ulmann, R. & Imhof, L. (2017). *Pflanzengestützte Pflege*. Bern: Hogrefe.

Zusammenstellung: Jürgen Georg, Antonia Halt (Stand: 1-2019)

Sachwortverzeichnis

A

B